U0345880

国家出版基金项目
NATIONAL PUBLICATION FOUNDATION

平乐正骨系列丛书

总主编 郭艳幸 杜天信

张 敏 郭智萍 主编

平乐正骨影像学

4

PINGLE GUO'S
ORTHOPAEDIC

中国中医药出版社

·北京·

图书在版编目（CIP）数据

平乐正骨影像学 / 张敏，郭智萍主编 . —北京：中国中医药出版社，2018.12
（平乐正骨系列丛书）

ISBN 978 - 7 - 5132 - 4902 - 7

Ⅰ . ①平… Ⅱ . ①张… ②郭…Ⅲ . ①医学摄影—应用—中医伤科学

Ⅳ . ① R274.9

中国版本图书馆 CIP 数据核字（2018）第 079890 号

中国中医药出版社出版

北京市朝阳区北三环东路 28 号易亨大厦 16 层

邮政编码　100013

传真　010-64405750

保定市中画美凯印刷有限公司印刷

各地新华书店经销

开本 787×1092　1/16　印张 47　彩插 4.5　字数 1032 千字

2018 年 12 月第 1 版　2018 年 12 月第 1 次印刷

书号　ISBN 978 - 7 - 5132 - 4902 - 7

定价　349.00 元

网址　www.cptcm.com

社 长 热 线　010-64405720

购 书 热 线　010-89535836

维 权 打 假　010-64405753

微信服务号　zgzyycbs

微商城网址　https://kdt.im/LIdUGr

官 方 微 博　http://e.weibo.com/cptcm

天猫旗舰店网址　https://zgzyycbs.tmall.com

如有印装质量问题请与本社出版部联系（010-64405510）

正骨医学瑰宝　造福社会民生（陈序）

平乐郭氏正骨，享誉海内外，是我国中医正骨学科的光辉榜样，救治了大量骨伤患者，功德无量，是我国中医药界的骄傲。追溯平乐正骨脉络，实源于清代嘉庆年间，世代相传，医术精湛，医德高尚，励学育人，服务社会，迄今已有 220 余年历史。中华人民共和国成立以后，平乐正骨第五代传人高云峰先生将其家传秘方及医理技术传于天下，著书立说，服务民众。在先生的引领下，1958 年创建河南省平乐正骨学院，打破以往中医骨伤靠门内传授之模式，中医骨伤医疗技术首次作为一门学科进入大学及科学研究部门之殿堂，学子遍布祖国各地，形成平乐正骨系统科学理论与实践体系，在推动中医骨伤学科的传承与发展方面做出了重大的贡献。以平乐正骨第六代传人、著名骨伤科专家郭维淮教授为代表的平乐正骨人，更是不断创新、发展和完善，使"平乐正骨"进一步成为以理论架构完整、学术内涵丰富、诊疗经验独特、治疗效果显著等为优势的中医骨伤科重要的学术流派，确立其在中医骨伤科界的重要学术地位。由于平乐郭氏正骨的历史性贡献与影响，"平乐郭氏正骨法"于 2008 年 6 月被国务院列入国家第一批非物质文化遗产保护名录；2012 年，"平乐郭氏正骨流派"被国家中医药管理局批准为国家第一批中医学术流派传承工作室建设单位。

《平乐正骨系列丛书》从介绍平乐正骨的历史渊源、流派传承等发展经历入手，分别论述了平乐正骨理论体系、学术思想、学术特色及诊疗特色，包括伤科"七原则""六方法"，平乐正骨固定法、药物疗法、功能锻炼法等。此外，还生动论述了平乐正骨防治结合的养骨法、药膳法，以及平衡思想等新理念、新思路和新方法，囊括了平乐正骨骨伤科疾病护理法及诊疗规范，自成一体，独具特色。从传统的平乐正骨治伤经典入手，由点及面，把平乐正骨的预防规范、诊疗规范、护理规范、康复规范等立体而全面地呈献给社会，极具实用性及科学性。该书集我国著名的骨伤科学术流派——平乐正骨之大成，临床资料翔实、丰富、可靠，汇聚了几代平乐正骨人的心血，弥足珍贵。

该书系从预防入手，防治结合，宗气血之总纲，守平衡之大法，一些可贵的理论或理念第一次呈献给大家，进一步丰富、发展了平乐正骨理论体系，集理、法、方、药于一体，具有较强的系统性、创新性、实用性和科学性，丰富和完善了中医骨伤疾病诊疗体系，体现了平乐正骨中西并重、兼收并蓄、与时俱进的时代性和先进性。该书既可供同行参考学习，寓教于学，也可作为本学科的优秀教材。

随着世界医学的发展、人类疾病谱的变化，以及医学科学技术的进步，人们更加关注心理因素和社会因素对于疾病的影响，更加关注单纯医疗模式向"医疗、保健、预防"综合服务模式的转变。在为人民健康服务的过程中，平乐正骨始终坚持以患者需求为本，疗效为先，紧紧围绕健康需求，不断探索、创新与发展。今天，以杜天信院长及平乐正骨第七代传人郭艳幸教授为代表的平乐正骨人，秉承慎、廉、诚之医道医德，弘扬严谨勤勉之学风，继承发扬，严谨求实，博采众长，大胆创新，在总结、继承、更新以往学术理论和临床经验的基础上，对平乐正骨进行了更深层次的挖掘、创新，使得平乐正骨从理论到实践都进一步取得了重大突破。

纵观此系列丛书，内涵丰富，结构严谨，重点突出，实用性强，体现了"古为今用，西为中用"和中医药学辨证论治的特点，可以为中医骨伤科学提供重要文献，为临床医师提供骨伤科临床诊疗技术操作指南，为管理部门提供医疗质量管理的范例与方法，为从业者提供理论参考标准和规范，为人民大众提供防治疾病与养生的重要指导。

我深信此套丛书的出版，必将对中医骨伤科学乃至中医药学整体学术的继承与发展，做出新的贡献，是以为序。

陈可冀

中国科学院资深院士

中国中医科学院首席研究员

2018 年元月于北京西苑

继往开来绽新花（韦序）

受平乐郭氏正骨第 7 代传人、国家级非物质文化遗产项目中医正骨疗法（平乐郭氏正骨法）代表性传承人郭艳幸主任医师之邀，为其及杜天信教授为总主编的《平乐正骨系列丛书》做序，不由得使我想到了我的母校——河南平乐正骨学院，如果不是受三年自然灾害影响，今年就是她的"花甲之年"。

1955 年冬天，平乐郭氏正骨第 5 代传人高云峰先生到北京参加全国政协会议，当毛泽东主席见到高云峰时，指着自己的胳膊向她说："就是这里折了，你能接起来吗？现在公开了，要好好培养徒弟，好好为人民服务！"毛主席的教导，给予高云峰先生多大的鼓舞啊。她回到洛阳孟津平乐家中，不久就参加了工作，立下了要带好徒弟，使祖传平乐郭氏正骨技术惠及更多患者的决心。

在党和政府的关怀、支持下，于 1956 年 9 月成立了河南省平乐正骨医院（河南省洛阳正骨医院的前身），这是我国最早的一家中医骨伤专科医院，高云峰先生为首任院长。平乐郭氏正骨也因其技术优势与特色在全国产生了巨大影响，《河南日报》《健康报》《人民日报》为此做了相继报道，平乐郭氏正骨医术被誉为祖国医学宝库中的珍珠（见 1959 年 10 月 17 日《健康报》）。

1958 年，为进一步满足广大人民群众对医疗保健事业日益增长的需求，把中医正骨医术提高到新的水平，经国家教育部和河南省政府有关部门批准，在平乐正骨医院的基础上，由高云峰先生主持成立了我的母校河南平乐正骨学院——全国第一所中医骨科大学，高云峰先生任院长。平乐正骨学院的成立，开辟了中医骨伤现代教育的先河，为中医骨伤科掀开了光辉灿烂的历史篇章，使中医骨伤由专有技术步入了科学的殿堂。高云峰先生是我国中医骨伤高等教育当之无愧的开拓者和奠基人。新中国成立后，中医骨伤的骨干力量由此源源不断地输送到祖国各地，成为各省公立医院骨伤科或学院骨伤系的创始人及学术带头人。因此，河南平乐正骨学院被学术界誉为中医骨伤的"黄埔军校"。同时，在学术界还有"平乐正骨半天下"的美誉。

1960 年 9 月上旬,我第一次乘火车,在经过两天两夜的旅程后,来到了位于洛阳市白马寺附近的河南平乐正骨学院,被分在本科甲二班,这个班虽然仅有 19 名学生,却是来自国内 14 个省、市、自治区的考生或保送生。日月如梭,50 多年前的那段珍贵的经历令我终生难忘,我带着中医骨伤事业的梦想从平乐正骨学院启航,直到如今荣获"国医大师"殊荣。

经过几代平乐正骨人的不懈努力,平乐正骨弟子遍及海内外,在世界各地生根、发芽、开花、结果,为无数患者带来福祉。如今的平乐正骨流派已成为枝繁叶茂的全国最大最具影响力的学术流派之一,河南省洛阳正骨医院也已成为一所集医疗、教学、科研、产业、康复、文化于一体的具有 3000 多张床位的三级甲等省级中医骨伤专科医院。站在新时代的起点,发展和创新平乐正骨、恢复高等教育是新一代平乐正骨人的肩负使命,也是我和其他获得平乐郭氏正骨"阳光雨露"者的梦想和愿望。

《平乐正骨系列丛书》共约 700 余万字,含 18 个分册,包含《平乐正骨发展简史》《平乐正骨史话》《平乐正骨基础理论》《平乐正骨平衡学》《平乐正骨常见病诊疗规范》《平乐正骨诊断学》《平乐正骨影像学》《平乐正骨骨伤学》《平乐正骨筋伤学》《平乐正骨骨病学》《平乐正骨手法学》《平乐正骨外固定法》《平乐正骨药物治疗学》《平乐正骨养骨学》《平乐正骨康复药膳》《平乐正骨康复法》《平乐正骨护理法》《平乐正骨骨伤常见疾病健康教育》等,是对 220 余年平乐正骨发展成果与临床经验的客观总结,具有鲜明的科学性、时代性和实用性。此套丛书图文并茂,特色突出,从平乐正骨学术思想到临床应用等,具体翔实地介绍了平乐正骨的诊疗方法和诊疗特色。平乐正骨有高等院校教育的过去和今天的辉煌,将来也必然能使这段光荣的历史发扬光大,结出累累硕果。《平乐正骨系列丛书》是中医骨伤从业者难得的一套好书,也是中医骨伤教学的好书,特别适用于高等医药院校各层次的本科生、研究生阅读。

特为此序!

韦贵康

国医大师

世界手法医学联合会主席

广西中医药大学终身教授

2018 年 6 月

百年正骨　承古拓新（孙序）

在河洛文化的发祥地、十三朝古都洛阳，这块有着厚重历史文化底蕴的沃土上，孕育成长着一株杏林奇葩，这就是有着 220 余年历史、享誉中外的平乐郭氏正骨。自郭祥泰于清嘉庆元年（1796）在平乐村创立平乐正骨以来，其后人秉承祖训，致力于家学的发展与创新，医术名闻一方。1956 年，平乐正骨第五代传人高云峰女士，在毛泽东主席的亲切勉励下，带领众弟子创办了洛阳专区正骨医院，1958 年创建平乐正骨学院，1959 年创建平乐正骨研究所，并自制药物为广大患者服务，使平乐正骨于 20 世纪 50 年代末即实现了医、教、研、产一体化，学子遍及华夏及亚、欧、美洲等地区和国家，成为当地学科的带头人和骨干力量，平乐正骨医术随之载誉国内外，实现了由医家向中医著名学术流派的完美转型。平乐郭氏正骨第六代传人郭维淮，作为首届国家级非物质文化遗产传承人，带领平乐正骨人，将平乐郭氏正骨传统医术与现代科学技术结合，走创新发展之路，使平乐郭氏正骨以特色鲜明、内涵丰富、理论系统、疗效独特等为优势，为"平乐正骨"理论体系的形成奠定了坚实的基础，为中医骨伤科学的发展做出了重要贡献。

《平乐正骨系列丛书》全面介绍了国家非物质文化遗产——平乐郭氏正骨的内容，全方位展现了平乐正骨的学术思想和特色。丛书包含 18 个分册，从介绍平乐正骨的历史渊源、流派传承等情况入手，分别论述了平乐正骨学术思想、学术特色、理论体系及诊疗特色，尤其是近年理论与方法的创新，如"平衡思想""七原则""六方法"等。丛书集 220 余年平乐正骨学术之精华，除骨伤、骨病、筋伤等诊疗系列外，还涵盖了平乐正骨发展史、基础理论、平衡学、正骨手法、固定法、康复法、护理法等，尤其是体现平乐郭氏正骨防治结合思想的养骨法、药膳法和健康教育等，具有鲜明的时代特点，符合现代医学的预防－医学－社会－心理之新医学模式，为广大患者带来了福音。

统观此丛书，博涉知病、多诊识脉、屡用达药，继承我国传统中医骨伤科学之精华，结合现代医学之先进理念，承古拓新，内容丰富，实用性强，对骨伤医生及研究者有很好的指导作用。全书自成一体，独具特色，是一套难能可贵的好书。

《平乐正骨系列丛书》由洛阳正骨医院、郑州骨科医院、深圳平乐骨伤科医院等平乐正骨主要基地的百余名专家共同撰著，参编专家均为长期工作在医、教、研一线，临床经验丰富的平乐正骨人；临床资料翔实、丰富、可靠，汇聚了几代平乐正骨人的心血，弥足珍贵。

叹正骨医术之精妙，殊未逊于西人，虽器械之用未备，而手法四诊之法既精，则亦足以赅括之矣。愿此书泽被百姓，惠及后世。

中华中医药学会副会长

中华中医药学会骨伤专业委员会主任委员

中国中医科学院首席专家

2018 年 3 月

施　序

　　"平乐正骨"是我国中医骨伤学科著名流派之一，被列为国家级非物质文化遗产，发祥于我国河南省洛阳市孟津县平乐村，先祖郭祥泰自清代创始迄今已历七代，相传220余年，被民众誉为"大国医""神医"，翘楚中华，饮誉海内外。中医药学是一个伟大宝库，积聚了历代医家深邃的创新智慧、理论发明和丰富的临证经验。在如此灿若星河的中医药发展历史画卷中，"平乐正骨"俨然是一颗熠熠生辉的明珠。"洛阳春色擅中州，檀晕鞓红总胜流。"近220余年来，西学东进，加之列强欺凌，包括中医药在内的我国优秀民族传统文化屡遭打压。然而，"平乐正骨"面对腥风血雨依然挺立，诚为奇葩。我国中医骨伤同道在引以为傲的同时每每发之深省，激励今日之前行。

　　"平乐正骨"自先祖郭祥泰始，后经郭树楷、郭树信相传不辍，代有建树，遂形成"人和堂""益元堂"两大支系。郭氏家族素以"大医精诚"自励，崇尚"医乃仁术"之宗旨，坚持德高济世、术优惠民为己任之价值取向和行为规范，弘扬"咬定青山不放松，立根原在破岩中。千磨万击还坚劲，任尔东西南北风"的创业精神，起废除伤、病愈膏肓、妙手回春等众多轶事传闻誉溢乡里域外，不绝于耳。"平乐正骨"植根民众，形成"南星""北斗"之盛况经久不衰。中华人民共和国成立后的60多年来，在中国共产党的中医政策指引下，更是蓬勃发展。在第五代传人高云峰女士和第六代传人郭维淮教授的推进下日臻完善，先后建立了公立洛阳正骨医院、平乐正骨学院、河南省平乐正骨研究所。河南省洛阳正骨医院以三级甲等医院的规模和医疗品质，每年吸引省内外乃至海外数以百万计的骨伤患者，为提升医院综合服务能力，他们积极开展中西医结合诊疗建设，不断扩大中医骨伤治疗范围和疗效水平。平乐正骨学院及以后的培训班为国家培育了数千名优秀骨伤高级人才，时至今日，他们中的大多数已成为我国中医骨伤科事业的学科带头人、领军人才或著名学者。改革开放以来，在总结临床经验的同时，引入现代科技和研究方法，河南省洛阳正骨研究所获得多项省和国家重大项目资助，也获得多项省和国家科技奖项，在诸多方面为我国当代中医骨伤事业发展做出了重大贡献，河南省洛阳正骨医院也被国家列为部级重点专科和全国四大基地之一。"天行健，君子以自强不息"，郭氏门人始终在逆境中搏击，在成功中开拓。以"平乐正骨"为品牌的洛阳正骨医院，在高云峰等历届院长的带领下，成功地将"平乐正骨"由民间医术转向中医现代化的诊疗体系，由传统医技转向科技创新的高端平台，由单纯口授身传的师承育人模式转向现代学校教育制度的我国高等中医骨伤人才培养的摇篮，从而实现了难能可贵的历史跨越。中医药事业的发展应以"机构建设为基础，人才培养为关键，学术发展为根本，科学管理为保障"，这是 20 世纪 80 年代国家中医药管理局向全国提出的指导方针，河南省洛阳正骨医院的实践和成功无疑证实了其正确性，而且是一个先进的范例。

牡丹为我国特产名贵花卉，唐盛于长安，至宋已有"洛阳牡丹甲天下"之说，世颂为"花王"。刘禹锡《赏牡丹》诗曰："庭前芍药妖无格，池上芙蕖净少情。唯有牡丹真国色，花开时节动京城。""平乐正骨"正是我国中医药百花园中一株盛开不衰的灿烂花朵，谨借此诗为之欢呼！

继承创新是中医药事业振兴的永恒主题。在流派的整理与传承中，继承是前提、是基础。"平乐正骨"以光辉灿烂的传统文化为底蕴，有着丰富的学术内涵和独具特色的临证经验。其崇尚"平衡为纲，整体辨证，筋骨并重，内外兼治，动静互补"的学术思想，不仅是数代郭氏传人的经验总结，而且也充分反映了其哲学智慧，从整体上阐明了中医药特色优势在"平乐正骨"防治疾病中的运用。整体辨证是中医学的基本观点，强调人与自然的统一，人自身也是一个统一的整体。中医学理论体系的形成渊薮于中国古典哲学，现代意义上的"自然"来自拉丁语 Nature（被生育、被创造者），最初含义是指独立存在，是一种本能地在事物中起作用的力量。中国文人的自然观远在春秋时期即已形成，闪烁着哲学睿智。《道德经》曰："人法地，地法天，天法道，道法自然。"后人阮籍曰："道即自然。"《老子》还强调"柔弱胜刚强""天下莫柔弱于水，而攻坚强者莫之能胜，以其无以易之。弱之胜强，柔之胜刚，天下莫不知，莫能行"。相传出于孔子之手的《周易大传》提出刚柔的全面观点，认为"刚柔者，昼夜之象也""君子知微知彰，知柔知刚，万夫之望""刚柔相推而生变化""一阴一阳之谓道"。《素问·阴阳应象大论》进一步明确提出："阴阳者，天地之道也；万物之纲纪，变化之父母，生杀之本始，神明之府也。"天人相应的理念，加之四诊八纲观察分析疾病的中医学独有方法，不仅使整体辨证有可能实施，而且彰显了其优势。"平乐正骨"将这些深厚的哲理与骨伤临床结合，充分显示其文化底蕴和中医学的理论造诣。"骨为干，肉为墙"，无论从生理或病理角度，中医学总是将筋骨密切联系，宗筋束骨，在运动中筋骨是一个统一的整体，只有在动静力平衡的状态下才能达到最佳功能。"肝主筋""肾主骨""脾主肌肉"，"平乐正骨"提出的"筋骨并重，内外兼治"正是其学术思想的灵活应用。在我看来，"动静互补"比"动静结合"有着更显明的理论特征和实用价值。在骨伤疾病的防治中，动和静各有其正面和负面的作用，因而要发挥各自的正能量以避免消极影响，这样便需要以互补为目的形成两相结合的科学方法，如果违背了这一目的，动和静失去量的限制，结合仅是一种形式，甚至不利于损伤的修复。科学的思维，其延续往往不受光阴的限制，甚至有异曲同工之妙。现代研究证实，骨膜中的骨祖细胞对骨折愈合起着重要作用，肌肉是仅次于骨膜最接近骨表面的软组织，适当的肌肉收缩应力可以促进骨的发育和损伤愈合，肌肉中的丰富血管为骨提供了营养供应，肌肉的异常（包括功能异常）也会影响骨量和骨质。临床研究表明，即使不剥离骨膜，肌肉横断损伤也会延迟骨折愈合。因此，除骨膜和骨髓间充质的干细胞外，肌肉成为影响骨折愈合的又一重要组织，其中肌肉微环境的改变则是研究的重要方面。220 多年前的"平乐正骨"已在实践中体现了这种思维，并探索其规律。

基于上述的理论和实践，"平乐正骨"形成了一整套独具特色的诊疗方法，包括手法、内外药物治疗、练功导引等，将骨伤疾病的防治、康复、养生一体化。早在 20世纪 50 年代，高云峰、郭维淮等前辈已将众多家传秘方和技术公诸于世。"平乐正骨"手到病除的技艺来自于郭氏历代传人的精心研究和积累，也与其注重学术交流、博采众长密切相关。"平乐正骨"的发源地也是少林寺伤科的发祥地。相传北魏孝文帝（495）时，少林寺始建于河南登封市北少室山五乳峰下。印度佛教徒菩提达摩曾在该寺面壁 9 年，传有"达摩十八手""心意拳"等。隋末少林寺僧助秦王李世民有功受封，寺院得到发展，逐渐形成与武术相结合的伤科技法，称为"少林寺武术伤科"，在唐代军营中推广应用，少林寺秘传内外损伤方亦得以流传。作为文化渊源，对"平乐正骨"不无影响。

洛阳之称首见于《战国策·苏秦以连横说秦》。早在距今六七千年前，该地区已发展到母系氏族繁荣阶段，著名的仰韶文化即发现于此。自周以来相继千年，成为中原地区历史上重要的政治、文化、经济、商贸、科技中心。在我国历史上有着重要地位的大批经典名著、科技发明多发迹于此。如《说文解字》《汉书》《白虎通义》《三国志》《博物志》《水经注》《新唐书》《资治通鉴》，以及"蔡侯纸""龙门石窟""唐三彩"等均为光灿千古之遗存。此外，如"建安七子"、三曹父子、"竹林七贤"、"金谷二十四友"、李白杜甫相会、程氏兄弟理学宣讲，以及白居易以香山居士自号，晚年居洛城18年等群贤毕至、人才荟萃。唐·卢照邻曾曰："洛阳富才雄。"北宋·司马光有诗曰："若问古今兴废事，请君只看洛阳城。"在如此人文资源丰富的地域诞生"德才兼高、方技超群"的"平乐正骨"应是历史的必然。以"平乐正骨"第七代传人杜天信教授、郭艳幸教授为首的团队肩负历史责任和时代使命，率领河南省洛阳正骨医院和河南省正骨研究院，在继承、创新、现代化、国际化的大道上快速发展，为我国中医骨伤学科建设和全面拓展提供了宝贵经验，做出了重大贡献，他们不负众望，成为"平乐正骨"的后继者、兴旺的新一代。汇积多年经验，经过认真谋划，杜天信教授、郭艳幸教授主编的《平乐正骨系列丛书》共18册即将出版，该套书图文并茂，洋洋大观，可敬可贺。当年西晋大文豪左思移居洛阳，筹构10年，遂著《三都赋》而轰动京城，转相录抄以致难觅一纸，遂有"洛阳纸贵"之典故脍炙人口，千年相传。本书问世，亦当赞誉有加，再现"洛阳纸贵"，为世人目睹"平乐正骨"百年光彩而呈献宝鉴。

不揣才疏，斯为序。

施杞

中医药高校教学名师

上海中医药大学脊柱病研究所名誉所长、终身教授

中华中医药学会骨伤分会名誉主任委员

乙未夏月

总前言

　　发源于河洛大地的平乐郭氏正骨医术是中医药学伟大宝库中的一颗明珠，起源于1796年，经过220余年的发展，平乐正骨以其特色鲜明、内涵丰富、理论系统、疗效独特、技术领先的优势及其所秉承的"医者父母心"的医德、医风，受到海内外学术界的广泛关注，并成为国内业界所公认的骨伤科重要学术流派。2008年6月，平乐郭氏正骨法被载入国务院公布的第二批国家级非物质文化遗产名录和第一批国家级非物质文化遗产扩展项目名录。平乐正骨理论体系完整，并随着时代进步和科学发展而不断丰富，其整体性体现在理、法、方、药各具特色，诊、疗、养、护自成体系等方面。但从时代发展和科学进步的角度看，平乐正骨理论一方面需要系统总结与提炼，进一步规范化、系统化，删繁就简；另一方面需要创新与发展，突出其实用性及科学性。在国家大力倡导发展中医药事业的背景下，总结和全面展示平乐正骨这一宝贵的非物质文化遗产，使其造福更多患者，《平乐正骨系列丛书》应运而生。

　　发掘与继承、发展与创新是平乐正骨理论的显著特征。平乐正骨在中医及中西医结合治疗骨伤科疑难疾患方面，形成了自己的学术特色。其学术特征主要表现为"平衡为纲、整体辨证、筋骨并重、内外兼治、动静互补、防治结合、医患合作"七原则和"诊断方法、治伤手法、固定方法、药物疗法、功能疗法、养骨方法"六方法及"破瘀、活血、补气"等用药原则。这些原则和方法是平乐正骨的"法"和"纲"，指导着平乐正骨的临床研究与实践，为众多患者解除了痛苦。在不断传承发展过程中，平乐正骨理论体系更加系统、完善。

　　在新的医学模式背景下，平乐正骨的传承者重视生物、心理、社会因素对人体健康和疾病的综合作用和影响，从生物学和社会学多方面来理解人的生命，认识人的健康和疾病，探寻健康与疾病及其相互转化的机制，以及预防、诊断、治疗、康复的方法。作者结合中医养生理论及祖国传统文化，审视现代人生活、疾病变化特点，根据人类生、长、壮、老、已的规律，探索人类健康与疾病的本质，不断提高平乐正骨对筋骨系统的健康与疾病及其预防和治疗的理性认识水平，提出了平乐正骨的平衡思想，并将平乐正骨原"三原则""四方法"承扬和发展为"七原则""六方法"，形成了平乐正骨理论体系的基本构架。

作为平乐正骨医术的传承主体，河南省洛阳正骨医院（河南省骨科医院）及平乐正骨的传承者在挖掘、继承、创新平乐郭氏正骨医术的基础上，采取临床研究与基础研究相结合的方法，通过挖掘、创新平乐正骨医术及理论，并对现有临床实践及科学技术进行提炼总结、研究汇总，整理成《平乐正骨系列丛书》，包含 18 个分册，全面介绍国家级非物质文化遗产——平乐郭氏正骨法的内容，全方位展现平乐正骨的学术思想、学术特色，集中体现平乐正骨的学术价值及其研究进展，集 220 余年尤其是近 70 年的理论与实践研究之精粹，以期更好地造福众患，提携后学，为骨伤学科的发展及现代化尽绵薄之力。

最后，感谢为平乐正骨医术做出巨大贡献的老一辈平乐正骨专家！感谢为平乐正骨医术的创新和发展努力工作的传承者！感谢一直以来关注和支持平乐正骨事业发展的各级领导和学术界朋友！感谢丛书撰稿者多年来的辛勤耕耘！同时也恳请各界同仁对本丛书中的不足给予批评指正。再次感谢！

《平乐正骨系列丛书》编委会

2017 年 12 月 18 日

主编简介

张敏 男，1956年7月24日出生，中共党员，本科学历，教授，硕士生导师。现任河南省中西医结合学会骨科影像诊断专业委员会主任委员，河南省医学会放射学分会委员，洛阳市医学会核医学分会副主任委员，河南省医院质量管理检查组成员，《中医正骨》杂志编委、审稿专家。从事医学影像诊断与治疗工作三十余年，连续多年在医院年度考核中被评为"优秀"及"先进工作者""优秀共产党员"荣誉称号，先后多年被河南省医学会评为"优秀学科带头人"，多年被洛阳市医学会放射学分会、核医学分会评为"先进工作者"及"学科建设先进个人"，多次获得河南省卫生厅中医管理局的嘉奖。获得河南省科技进步三等奖1项，中医管理局科技进步一等奖2项，发表核心期刊论文30余篇，参与著作编写3部。研究方向为多模式医学影像融合技术在骨关节疾病诊断及疗效评价中的应用。

郭智萍 女，1974年5月生，河北冀州市人，主任医师，硕士生导师。2006年获河北医科大学影像与核医学硕士学位；2008年4月至2008年12月美国印第安纳大学访问学者；2000年12月至2010年8月任职于河北医科大学第三医院；2010年7月获河北医科大学骨外科学博士学位；2013年1月至今任河南省洛阳正骨研究院院长。获得河北省科技进步三等奖2项，河北省医学会优秀成果一等奖1项，主持并参与河北省及河南省级课题5项。以第一作者发表核心期刊论文10余篇，第一作者SCI论文1篇，参与著作编写3部。现任河南省健康管理学会执行理事长。熟练掌握了各系统疾病的影像诊断，尤其是肌肉骨骼系统、眼耳鼻喉系统。研究兴趣方向为骨关节退变的影像学研究，以及腰椎退变的MR成像。

内容提要

　　本书收录了洛阳平乐正骨医院数十年的病例材料，并与多年的临床经验、研究成果及近年来的相关文献相结合。书中不光有少见病的讲述，更有常见病、多发病的最新进展，是一部在骨肌系统方面病种齐全、图文并茂的专业书籍。其中涉及解剖影像学、分子影像学、功能影像学、细胞影像学、介入放射学、红外影像学、核素治疗等方面内容，使我们对影像诊断的大体解剖水平拓展到了功能、细胞、分子水平。这些内容的结合应用使骨肌系统疾病的诊断水平有了很大的提高，部分内容的研究处于起步阶段，位于国内前列，具有很大的研究空间。本书文字部分采用三线表格方式，条理清晰，易于学习，内容翔实；图像资料完整，解释明了。其中治疗部分资料完整，系统性强，治疗前后对比，使诊断与治疗相互印证。

前　言

　　《平乐正骨影像学》不仅体现了中西医结合的特色，更是展现了融入其中的洛阳平乐郭氏正骨220多年传承下来的精髓及心血。平乐郭氏正骨有着220余年的传承，代代相传，获得"国家非物质文化遗产"的称号。而今，在洛阳正骨医院、河南省骨科医院全体员工的努力下，不辱使命，继承并发扬了平乐郭氏正骨的辉煌，将平乐郭氏正骨打造成骨科第一品牌。同时，影像中心在院领导的支持下陆续引进了 DR、MRI、SPECT-CT 等图像融合系统及红外线热成像仪等检查设备，积极开展工作，积累大量素材，认真分析整理，在发扬传统中医药特色的同时，积极与现代医学接轨，二者互补，使影像学有更为丰富多样的表现；影像诊断也使中医正骨术更为精准可靠，更具说服力。

　　我从医近40年，天道酬勤，也获得了许多荣誉，唯一让我遗憾的是没有引以为傲的高学历。但也是因为这一点，让我清醒认识到，要想有所成就，就必须付出比别人更多的努力。所以数十年如一日，我坚持着自己的原则给患者看病：首先，我认为影像诊断医生也是临床医生。我利用工作之外的时间探望病人，亲自问病史、查体，掌握第一手资料，积累了丰富的临床知识、经验，并将其与影像资料相互印证，提升自己的诊断水平。其次，大胆假设，小心求证。这句话适用于很多行业，医疗也不例外，面对疑难病例患者，面对大量的影像资料，有时候不是我们不会诊断，而是常规的检查方法不能满足诊断需要，所以要大胆推理病因，小心认真地确定个性化的检查，以求最大可能地让疾病无处可躲。最后，要有永不停歇的脚步。这不仅是持续学习进取的脚步，也是放眼世界不断"猎奇"的脚步，更重要的是在我们的头脑中应不停地琢磨如何针对病症创新出最理想的诊断手段。

　　在此，我想要对很多人表达我的谢意。感谢每一位参编的同仁的支持，感谢那些给我们留下宝贵资料的患者，感谢院方及出版社给予的支持，以及未来将要阅读此书的同行，希望对于此书的不当之处不吝指教。

张敏　写于洛阳

2018 年 1 月 13 日

目录

第一章 骨与关节影像学检查

第一节 X线常规检查

一、普通摄影

平片作为骨关节最常用的检查方法，除骨盆、肋骨、肩关节、髋关节外，常规拍摄正侧位片，必要时还可拍摄斜位、切线位或轴位等其他位置。根据病变位置的高低，四肢骨摄片应包括近端或远端的一个关节，以便确定病变的位置、范围或骨折的移位情况。较厚部位的摄片应采用滤线栅装置，以提高摄片质量，而对较薄部位的摄片，可不用增感纸而用黑纸将胶片包好直接摄片，可以清晰地显示骨小梁结构及有无骨折或其他轻微病变。当一侧病变有疑问时，可摄对侧片比较，以确定是否为先天性变异；若为病变所致，也可进一步了解是否为对称性发病。

二、体层摄影

（一）一般体层摄影

体层摄影的基本原理是通过一种特殊的装置，使X线球管与片匣以相等的速度向相反方向移动，移动的轴心与拟观察的物体层面在同一水平，以使这一层面始终不变地投照在X线片上，而相邻层面在曝光过程中由于不断移动而变得模糊不清。体层摄影常能了解骨质破坏和关节破坏的范围、轮廓和形态，以及有无小死骨，并显示常规摄片所不能显示的细小骨质破坏，因而对诊断骨关节的早期炎症及肿瘤破坏有所帮助。对于重叠较多的部位，体层摄影可以清楚地显示各层结构和平片因重叠而不能显示的病变。

（二）曲面体层摄影

曲面体层摄影，又称"全颌体层摄影"，系运用圆弧轨道进行体层摄影，使整个马蹄形弯曲的下颌骨呈平面展开，清晰显示骨内结构及该层面中与颌骨相邻的其他结构。此种摄影不仅可了解颌骨及牙列的生长发育、大体解剖以及颌骨的发育畸形等，而且对牙体病、牙周病、颌骨外伤和炎症，以及关节病变、系统性疾病等亦可明确诊断。

三、立体摄影

立体摄影是利用人双眼可以辨别物体远近，从而对物体产生立体感的基本原理而设计的一种特殊的摄片方法。首先将 X 线球管对准被检查部位，然后向左或右分别移动球管，各摄片一张，两次摄片球管移动的距离约为 6cm（相当于两眼瞳孔的距离），两次摄片时被检查部位和胶片的位置均保持不变。将两张 X 线片放在立体观片灯上，两眼各看一片，即可得到立体影像。通过立体观察，可作为头颅、骨盆等不透 X 线异物或钙化灶的定位。

四、放大摄影

放大摄影分为直接放大摄影和间接放大摄影两种。直接放大摄影是利用投照学的原理，用微焦点球管投照，并增大拟检查部位与胶片间的距离，使影像放大。间接放大摄影是使拟检查部位与胶片紧贴，拍摄清晰度良好的 X 线片，再以光线或电子线进行放大。

放大摄影主要用于肢体骨的 X 线检查，能观察细微骨结构变化，特别是骨小梁的改变。用于检查某些代谢性、内分泌性骨病，对于发现骨膜下骨吸收、皮质内骨吸收、皮质变薄或增厚、髓质吸收破坏等都非常有益，也能发现一般平片上难以明确显示的细小骨折。

五、软组织摄影

软组织摄影是利用某些 X 线波长较长和线质软的特性对软组织进行的一种摄影方法，大致可分为以下两类：

（一）普通 X 线机摄影

所用 X 线球管为钨靶。钨的原子序数较高，其射线波长较短，属硬射线，对软组织摄影的效果较差，清晰度与分辨率均不及钼靶及其他软线摄影。如需进行软组织摄影，须采用低千伏与高毫安秒的曝光条件，曝光时间应尽量缩短，以避免受检查部位移动的影响。

（二）软线 X 线机摄影

凡以装有钼靶、铑靶或铬靶的 X 线机进行软组织摄影者，均属软线机摄影。钼、铑和铬的原子序数较低，三者产生的射线波长较长，因此，用它们进行软组织摄影，其分辨率较高，显影效果好，优于钨靶 X 线机。

软线 X 线机摄影，在乳腺疾病的诊断上应用最广，效果亦显著。在其他部位的应用上，对厚度较薄者效果亦较好。对较厚部位的摄影，如能应用新屏和新片，亦能获得满意效果。软线 X 线机摄影，对于软组织内透光异物如玻璃之类的观察，更具有独到之处，为钨靶摄影所不及。

六、关节功能摄影

（一）普通 X 线功能位置摄影

临床技术设备要求不高，应用广泛。在颞颌关节的平片检查中，通过张口及闭口位的普通照片，对颞颌关节的运动情况可以获得大致的了解。四肢关节的功能性摄影，多用于 X 线平片检查不能显示的关节松弛、脱位或韧带损伤等疾患。脊柱功能方面的 X 线检查，临床常用于疑有脊柱滑脱、特发性侧弯的患者。

（二）X 线电影摄影

X 线电影摄影是以电影摄影机装在具有荧光增强装置的 X 线机上进行连续摄片，然后再应用电影放映机放出。X 线电影摄影在观察关节运动方面有其独到的作用，可将关节运动的全部过程显示出来。此外，X 线电影摄影对观察手术治疗前后关节功能恢复的程度，也是其他检查方法所不能比拟的。

第二节　造影检查

一、血管造影

（一）四肢动脉造影

四肢动脉造影应用于骨骼系统疾病的目的是观察骨和软组织病变的血管形态及血循环的改变，从而鉴别肿瘤和炎症以及肿瘤的良恶性。应用于其他方面主要是了解四肢动脉的疾病，如动脉瘤、动静脉瘘、动脉闭塞性病变等。造影方法简述如下：局麻下穿刺股动脉或肱动脉，针头进入动脉后，接上连接导管，并通过它用手推或压力注射器快速注入 60% 泛影葡胺 20mL，当注入造影剂量 80% 时即开始摄第一张片，然后连续摄片。上肢动脉造影时，手臂取外旋位；下肢动脉造影时，肢体取外旋、外展位，以免动脉与骨重叠而影响观察。

（二）四肢静脉造影

四肢静脉造影主要是为了解深静脉有无阻塞及其阻塞的部位、范围，有无侧支循环等。造影方法有顺行性直接静脉造影和骨髓穿刺深静脉造影两种。

1.直接静脉造影在上肢比较简单：患者仰卧位，于手背或腕部穿刺静脉，快速注入 60% 泛影葡胺 20mL，拍摄上肢的正、侧位像，即可显示臂、腋和锁骨下静脉的情况。下肢直接静脉造影略复杂：将 X 线摄片台倾斜至与水平面成 60°角，患者倚靠于台上，用止血橡皮管扎在踝和膝上方，压迫该部位的浅静脉，穿刺足背静脉后于 30 秒内注入 60% 泛影葡胺 40 ～ 80mL，拍摄小腿和大腿片数张。

2. 骨髓穿刺静脉造影是经骨髓内注入造影剂以了解四肢静脉情况的方法，主要用于下肢。患者仰卧，局麻下穿刺骨髓腔，观察小腿静脉者穿刺内或外踝，观察大腿静脉者穿刺胫骨结节，观察髂外静脉者穿刺股骨大粗隆。在穿刺部位上方扎以止血橡皮管，以压迫浅静脉，阻止浅静脉血回流到深静脉而冲淡造影剂。于骨髓腔内抽吸得到回血后，先注射普鲁卡因以麻醉骨髓腔，然后尽快注入泛影葡胺 20mL，立即连续摄片，术后局部包扎。

（三）血管瘤局部穿刺造影

对疑为软组织血管瘤的患者，为了了解瘤体的大小、深度，可用直接穿刺法注入造影剂后即刻拍片。除显示血管瘤本身外，还可看到回流的静脉显影。注意注入造影剂前应从穿刺针内抽吸有无回血，有回血时才能注入造影剂。

二、关节造影

将造影剂注入关节腔内进行 X 线摄影的方法，称为"关节造影"，用以了解关节囊、韧带、关节软骨等有无病变。常用的造影剂为有机碘溶液和气体。应用有机碘溶液者为阳性造影法，应用气体者为阴性造影法，如两者同时并用则为双重对比造影法。关节造影主要用于膝关节、肩关节、腕关节和颞颌关节等。

（一）颞颌关节造影

颞颌关节的软骨盘和关节凹面上纤维组织病变可造成关节运动的受限和位置异常，普通平片不能显示这些病变，需做关节造影。颞颌关节有上、下两个关节腔，需分别造影。首先做下关节造影：穿刺下关节腔，注入 35% 有机碘水溶液 0.5 ～ 1.0mL 后，拍摄颞颌关节张口和闭口的斜侧位各一张。照片满意后，相隔 20 分钟再做上关节腔造影：上关节腔较大，需注入 1.5mL 造影剂，同样地拍摄颞颌关节张、闭口的斜侧位片。如需做双侧颞颌关节造影，则第二次造影需 1 周后再做。

（二）肩关节造影

肩关节造影主要应用于肩袖部肌腱或关节囊的损伤性病变。造影方法比较简单：穿刺关节间隙成功后，注入 35% 有机碘水溶液 15 ～ 20mL，常规摄取肩关节内旋 30° 前后位、外旋 30° 前后位及肩关节腋位 3 张 X 线片。

（三）肘关节造影

除适用于关节内骨性游离体的定位或疑有关节游离体者外，也可用于关节韧带损伤的检查。

（四）腕关节造影

腕关节外伤疑三角软骨损伤者，腕关节造影很有价值。其方法为：穿刺桡腕关节，注入造影剂（20% 有机碘水溶液 1.5mL，加入等量 10% 普鲁卡因溶液），如造影剂进入腕间关节或有三角软骨损伤时，可注入 4mL 造影剂，注入造影剂后即拍摄腕关节前后位、侧位及斜位片。

（五）髋关节造影

髋关节造影可了解髂腰肌与关节囊的关系及关节囊本身的病理改变、关节盂和股骨头软骨部、关节内韧带及髋臼内容物等的情况。在透视定位下穿刺关节囊，注入造影剂后拔出穿刺针，适当转动关节，摄取髋关节正位片即可。

（六）膝关节造影

膝关节造影适用于检查半月板病变或十字韧带撕裂、关节内游离体、绒毛结节状滑膜炎或关节内肿瘤等。目前膝关节造影都用双重对比法：在髌骨外下缘穿刺关节腔，抽取关节内积液后，注入 60% 泛影葡胺 10mL 和空气 20mL，做膝关节伸屈运动及旋转运动数次，然后用弹性绷带紧扎髌上囊。患者侧卧，分别做膝关节外侧和内侧向上、脚尖外翻、内翻和中间位不同角度的水平投照，以显示内、外侧半月板的全貌。也可在透视下摄点片，垂直或水平均可。若要显示半月板以外的病变，可增加注气量达 100mL，不用绷带包扎，做垂直或水平投照；也可采用单纯空气造影，注入空气 50 ～ 100mL，做垂直或水平投照。

（七）踝关节造影

严重的踝关节扭伤常常合并韧带撕裂，可应用踝关节造影来确定。特别是严重的急性损伤者，造影更易显示。如果损伤进入了亚急性或慢性期，虽有韧带撕裂，但由于粘连等因素也可能显示不出来。造影方法：在透视下，由踝关节前内侧穿刺关节囊，注入 60% 有机碘造影剂，各方向活动踝关节后，摄取正、侧位片，必要时加拍斜位。如有造影剂外溢，表示韧带有撕裂。

三、髓核造影

髓核造影可诊断髓核变性及脱出等病变。下腰部的髓核造影通常经脊髓膜腔穿刺法穿刺硬膜和椎间盘。颈部和上腰椎髓核造影用椎体旁穿刺法，经椎间孔的前外侧刺入椎间盘。于透视或摄片下确定针尖进入髓核后，注入 60% 泛影葡胺 1 ～ 1.5mL，摄取正、侧位片各一张。注意切勿将造影剂注入蛛网膜下腔，以免发生意外。

四、椎管造影

椎管造影又称"脊髓造影"，因所用造影剂的不同，分别称为椎管空气造影、椎管碘油造影和椎管碘水造影。根据穿刺部位的不同，分为下降性造影和上升性造影两种，前者为小脑延髓池穿刺法，后者为腰椎穿刺法。注入造影剂后，按所注入造影剂的种类和比重不同，分别采取头高足低位或头低足高位，使造影剂到达欲检查的部位，摄取正、侧位和水平投照侧位片。作为骨骼系统的检查方法之一，其主要适应证是椎间盘突出和外伤性截瘫。椎管空气造影一般都做腰椎穿刺，注入过滤空气 60 ～ 80mL，胸段空气造影时，注气量可增加到 80 ～ 100mL。注气时，尽量做气水交换。颈段摄片一般取坐位、头前屈的水平侧位投照，或仰卧位、头稍过伸的侧位水平投照。胸、腰段摄片一般摄侧卧位、垂直投照的侧位片，必要时做侧位体层摄影。空气造影一般是安全的，但由于显影不够清晰，对比度较差，故应用较少。椎管碘水造影，特别对椎间盘突出症的检查，应用较多。常用造影剂为 60% 碘卡明和甲泛葡胺两种。下面重点介绍观察腰骶椎的椎间盘突出的椎管碘水造影方法：患者侧卧，检查台倾斜，使头抬高 10°～ 15°。腰椎穿刺，放出脑脊液 5mL，缓慢注入 60% 碘卡明 5mL 或浓度为 170 ～ 250mg/mL 甲泛葡胺 10mL，拔去穿刺针。依次常规拍摄腰椎过屈、过伸侧位、俯卧后前位、水平侧位、仰卧前后位以及左、右 20°后斜位片共 7 张，观察不同位置碘水柱的形态和神经根受压、推移的状况而作出诊断。

五、硬膜外造影

硬膜外造影主要用于诊断腰椎间盘后突症：患者取一般腰椎穿刺的体位，医者做后硬膜外或前硬膜外的穿刺。穿刺成功后，注入 40% 碘化油或 60% 碘水 4 ～ 5mL，注意尽量避免将造影剂注入蛛网膜下腔。拍摄侧位、正位和斜位片。根据所显示的椎间盘后缘、脊髓外形和神经根走行等，可估计有无椎间盘突出。

六、脊髓硬膜外静脉造影

硬膜外静脉造影能反映椎间盘突出的存在与否，并能显示椎管内其他占位病变所致的硬膜外静脉受压闭塞，从而确定病变的范围。造影方法如下：行股静脉穿刺，在电视监护下将导管插入腰升静脉或髂内静脉，使导管头置于待诊病变所在平面的下方，用气袋包扎压迫下腹部，暂时阻断下腔静脉。注射造影剂 30 ～ 40mL，以 5 ～ 10mL/s 速度注入，12 ～ 14 秒连续摄片数张，随即放松腹部包扎带。根据硬膜外静脉形状的改变（变细、中断、移位、逆流）对常见病椎间盘突出症提供诊断依据。

七、骨膜外充气造影

将气体注入骨膜外间隙及软组织中，借气体负影以了解骨及骨膜外软组织的病变情况，并可鉴别肢体局部肿块性病变或异常钙斑为骨源性或软组织源性。造影方法：局麻下在可疑病变的上方或下方垂直穿刺至骨表面，抽吸无回血时注入适量气体，立即拍摄正、侧位及切线位照片，根据骨周围的气带外移、形态改变及充气不良等情况诊断疾病。

第三节　计算机 X 线摄影

一、CR 技术

CR 技术用影像板（imaging panel，IP）替代传统的胶片、增感屏，再把储存于 IP 上的 X 线信号用激光扫描转换成电信号并进行数字图像处理的成像技术。

（一）IP 的功能及使用方法

IP 是 CR 系统中传递摄影图像的媒介，它由支撑体、光致发光物质和保护层组成，装在特殊的暗盒中，使用方法和普通胶片一样，只是摄影完毕不用冲洗，直接送给图像读取机阅读图像。目前的 IP 有柔性板和刚性板两种类型，柔性板较为普遍，缺点是阅读图像时易造成划伤，刚性板能有效地解决划伤问题。摄影时，IP 板中的荧光物质与穿过人体的 X 线信号发生相应的反应（一次激发），将 X 线潜影像存储在二维平面上，摄影后的 IP 被送进图像读取机后，图像读取机就会以点状光束对它进行全面扫描（二次激发），使存储于各点上的 X 线信号发光，再以读取机的光导管将其收集并导入光电倍增管，光电倍增管根据入射光的强弱发出相应电子，从而把光信号转变成电信号，然后送给图像处理工作站对信号进行数字处理。IP 是可以重复使用的，图像读取完后，IP 被送到一组强光灯下照射，把 IP 上的所有潜影全部清除，然后送入暗盒以备下一次使用。由于 IP 的感光特性曲线是直线，因此灵敏度高，感光范围宽，感光速度可以调节，节省曝光条件。CR 系统中的图像处理工作站可以对图像进行自动感光调节、层次处理、频率处理等，以提高图像质量，满足各种不同的诊断需要。在 X 线剂量过多或过少的情况下，通过自动调节感光度，能使 CR 图像控制在要求的密度范围内，然后再经过图像后处理，基本能满足临床需要，能有效地减少废片。

（二）CR 的临床应用

CR 作为传统 X 线摄影数字化的一种成功技术，几乎与传统 X 线摄影的临床应用范围一样广。由于 IP 的灵敏度高、感光范围宽，所以 CR 的摄影条件可减少为传统摄影条件的 1/2～1/5；同时，由于使用了数字化处理方式，CR 可以有效地提高图像质量，并且拥有更加丰富、细腻的诊断信息。

CR 主要的不足是时间分辨率差，不能满足动态器官的结构显示，只适用于摄影，不能用于透视。

二、DR 技术

1986 年，在布鲁塞尔召开的"第 15 届国际放射学会年会"上，首次提出了数字化放射摄影（digital radiography，DR）的物理学概念。当时所谓的 DR 是指影像增强器式的数字化摄影，影像链由影像增强器、光电摄影管、A/D 转换器等组成，这种成像方式并非是直接的数字化成像。目前普遍应用的 DR 是使用一种新型的平板探测器（flat plane detector，FPD），将 X 线信号直接转换成数字信号输出，使传统放射摄影的数字化进入了一个新的发展时期。

（一）FPD 的分类及功能

FPD 的诞生被称为放射史上最重大的技术突破之一，如果用于透视系统，它能以一当四，取代影像增强器、光学系统、摄像机和 A/D 转换器，直接输出高质量的数字信号。

FPD 主要有以下三种：

1. 直接转换型 FPD（非晶硒）技术：由非晶硒层、非晶硅矩阵、读出电路和玻璃衬底组成。非晶硒层的功能是将 X 线信号直接转换成电信号；非晶硅矩阵的功能是缓存和控制非晶硒层形成的电信号，它由非常多的单元构成，每个单元都由非晶硅薄膜晶体管（TFT）、储能电容和集电器组成，每个单元代表一个像素，像素的大小直接决定图像的空间分辨率；读出电路的功能是将储存在非晶硅矩阵里每个像素单元里的电信号读出并数字化；玻璃衬底主要用作支撑体。这种探测器在信号转换过程中无可见光产生，避免了光散射，提高了图像分辨率，但它对 X 线的吸收率相对较低，在低曝光条件下图像质量不能很好地保证，而且非晶硒对温度比较敏感，使用条件受到一定限制。

2. 间接转换型 FPD（闪烁体＋光电二极管）技术：由闪烁体＋光电二极管层、非晶硅矩阵、读出电路和玻璃衬底组成。所谓间接转换是指 X 线先与闪烁体作用产生荧光，然后再由光电二极管转换成电信号，是相对于非晶硒将 X 线信号直接转换成电信号而言的。其他各层的作用与直接转换型 FPD 一样。这种探测器在信号转换过程中有可见光产生，无法避免光散射的影响，一定程度地降低了图像分辨率，但由于具有较高的量子检测效率（DQE），可在低曝光条件下获得较好的图像质量，而且由于成像速度快，可以用于透视检查和数字减影。

3. CCD 型 FPD（闪烁体＋CCD 陈列）技术：由 X 线闪烁体（荧光屏）和整齐排列在同一平面上的几百个性能一致的 CCD 摄像机组成。X 线激发荧光屏发出影像，每一 CCD 摄像机摄取一定范围荧光影像并转换成数字信号。这种探测器的像素大小由 CCD 的最小尺寸决定，实用价值有限，在此不加详述。

（二）DR 的临床应用

DR 是传统 X 线摄影数字化的另一种成功技术，其临床应用范围也基本跟传统 X 线摄影一样，只是在初期，FPD 都是固定的，无法用于移动拍片，但随着技术的不断发展，目前移动式 FPD 已普遍用于临床；而且部分 FPD 的成像速度快，能够满足动态器官的结构显示，完全可以用于数字化透视。

三、CR 与 DR 的特点

CR 和 DR 的广泛应用，既减少了对病人的辐射，又提高了图像质量，而且图像符合 DICOM（医用数字成像和通信）标准，可以接入 PACS（图像存档和通信系统）系统，能很方便地进行传输、存储、打印和诊断等；但由于工作原理和方式等的不同，虽然都能将影像数字化，但还是各有特点：

1. 对于量子检测效率（QDE）、信噪比（SNR）、调制传递函数（MTF）、空间分辨率等成像参数来说，DR 都优于 CR。换句话说，同样的放射设备和同样的曝光条件，DR 影像质量要优于 CR。

2. 对于临床应用范围来说，由于 IP 的便携性强，它不仅可以在固定场所应用，而且在病房、手术室、急症室等都可应用，这对医院来说非常方便；DR 的固定平板是专机专用，加上平板昂贵而且比较脆弱，对环境要求高，基本只能在固定场所使用。目前移动平板技术已经成熟，但由于价格昂贵且比较脆弱，其应用还是不如 IP 板方便。

3. CR 可与原有的 X 线机兼容使用，不需改进和升级，投入成本较小；DR 则不能兼容，投入成本较大。

4. 从工作效率上来讲，DR 优于 CR，因为免去了暗盒的传送与图像读取等环节，节省了劳动力，提高了工作效率。

四、超长成像

脊柱矫形和关节置换等手术经常需要脊柱全长和下肢全长的真实尺寸影像，按照人类的身高估算，往往至少需要超过 70cm 的成像长度，有时个子高的患者甚至超过 90cm，这大大超过了传统 X 线成像的范围（使用暗盒一次最多只能拍摄 17 英寸相当于 43cm 长的图像）。因此，全脊柱和全下肢成像以及类似成像方式被称为超长成像。

全脊柱、全下肢成像是测量人体负重生物力线、生理角度、骨骼长度等的重要方法，它能为髋关节、膝关节置换以及下肢、脊柱侧弯等畸形矫正患者术前术后检查、评估提供可靠的依据。

CR 和 DR 都属于数字成像，具有超长成像的先天优势：IP 和 FPD 的灵敏度高，相对于传统 X 线摄影只需要一半甚至更小的曝光条件，这使得超长成像的连续曝光成为可能；都配有高性能计算机和相应的软件，使得图像处理和拼接更加快捷和方便；DICOM 标准的图像使得阅读、传送、保存和打印都非常方便。不过，常用的激光相机无法打印真实尺寸的超长胶片，需要一种特殊的激光相机。

CR 超长成像可选用 2 个或 3 个 IP 板，一般只需一次曝光就能完成，图像需要手动拼接；DR 超长成像的曝光方式不尽相同，有的采用多次曝光方式，有的采用狭缝连续曝光方式，图像拼接方式分为手动拼接和自动无缝拼接。

第四节 计算机体层摄影（CT）

计算机体层摄影（computed tomography，CT），是电子计算机和 X 线成像技术相结合，应用到医学领域的重大突破。CT 与传统的 X 线诊断技术相比，图像无重叠、密度分辨率高、解剖关系清楚，检查方法也简便、迅速、无创伤、无痛苦、无危险，是医学影像技术的一次重大革新，因此 CT 发明者 Hounsfield 荣获了诺贝尔生理学或医学奖。从 1971 年第一台颅脑 CT 问世，到 1974 年发展成全身 CT，再到 1989 年采用滑环技术的螺旋 CT，在 40 多年时间里，CT 扫描技术得到了空前的发展，至今已有电子束 CT、256 排螺旋 CT、双源 CT、平板 CT 等高科技产品广泛应用于临床。

一、CT 的基本组成

CT 由扫描系统、计算机系统、图像显示与记录系统和中央控制台组成。

二、CT 的工作原理

CT 扫描系统主要由 X 线系统和不同数目的探测器组成，用来采集信息。X 线束对所选择的层面进行扫描，其强度因和不同密度的组织相互作用而产生相应的衰减，探测器将收集到的 X 线信号转变为电信号，经模 / 数转换器转换成数字信号，输入计算机储存和处理，从而得到该层面各单位容积的 CT 值，这些 CT 值按照一定的规则排列组成数字矩阵。数字矩阵经数 / 模转换器在监视器上转为图像，即为该层的横断图像。图像可用激光相机打成胶片，供读片、存档和会诊用。

三、CT 的骨科临床应用

CT 优于传统 X 线检查之处在于其密度分辨率高，而且还能做轴位成像。CT 的密度分辨率高，能准确地显示各种不同组织间密度的微小差别，是观察骨关节及软组织病变的一种较理想的检查方式。加上 CT 可以做轴位扫描，一些传统 X 线影像上分辨较困难的关节都能在图像上"原形毕露"，如由于骶髂关节的关节面生来就倾斜和弯曲，同时还有其他组织重叠，尽管大多数病例的骶髂关节用 X 线片已能达到要求，但有时 X 线检查发现骶髂关节炎比较困难，此时对有问题的病人就可以进行 CT 检查。

第五节　磁共振成像（MRI）

磁共振成像（magnetic resonance imaging，MRI）技术是利用人体内原子核在磁场内与外加射频磁场发生共振而产生影像的一种新的成像技术。MRI 是随着计算机技术的飞速发展，在 X 线 CT 的临床应用基础上发展起来的一种新型医学数字成像技术。由于它既能显示形态学结构，又能显示原子核水平上的生化信息，还能显示某些器官的功能状况，以及无辐射的优点，已越来越广泛地应用于临床各系统的检查诊疗中。

一、MRI 的基本组成

MRI 系统主要由以下五部分组成：主磁体系统、梯度系统、射频系统、计算机及数据处理系统和辅助系统。各系统之间相互连接，由计算机控制协调。主磁体系统的功能是提供均匀、稳定的静磁场 B_0，用于临床的主磁场强度一般为 $0.15 \sim 3T$，磁体类型有永磁型、常导型和超导型，低场强多为永磁型和常导型，场强超过 0.5T 一般为超导型；梯度系统的功能是产生随空间位置变化的梯度磁场，实现对 MRI 信号的空间编码，以确定成像层面的位置、层厚以及成像平面各个单元的位置，还可在一些快速成像序列中利用梯度场的作用产生回波信号；射频系统由发射和接收两部分组成，包括信号发生器、功率放大器、发射线圈和接收线圈，作用主要是发射射频脉冲，使磁化的质子产生共振，并接收质子在弛豫过程中释放能量而产生的 MR 信号；计算机及数据处理系统主要是协调和控制各系统的工作，从而顺利地进行 MR 信号的采集、处理、显示和存储；辅助设备主要包括空调、水冷机、冷头及压缩机系统等辅助设备，也是顺利完成 MR 成像不可缺少的组成部分。

二、MRI 的工作原理

在 xyz 立体空间内（假设 z 方向与 B_0 方向平行），当进入主磁场 B_0 后，人体的氢原子核将在 B_0 的作用下重新排列，多数能量低的氢原子核将顺 B_0 方向排列，少数能量高的氢原子核将逆 B_0 方向排列，因此人体将形成一个与 B_0 方向一致的磁化矢量（定义为纵向磁化矢量 M_z），当人体组织被一个特定频率（氢原子核的自旋频率）的 RF（射频）脉冲激发以后，将产生 MR 现象，低能量的氢原子核将吸收能量从低能级状态跃迁到高能级状态，此时 M_z 方向不断发生变化，当 RF 脉冲持续达到一定的时间和强度后，M_z 方向改变 90 度的时候，M_z 在 Z 方向上的大小为零，而在与 Z 垂直的平面形成一个大小一致的横向磁化矢量 M_{xy}。当 RF 脉冲停止以后，被激发的氢原子核将释放能量从高能级状态回到低能级状态，此时，M_{xy} 将逐渐消失（横向弛豫），M_z 将重新形成（纵向弛豫），在弛豫过程中，由于人体各种组织的结构不同，各种组织分子所处的周围环境各异，不同组织的分子弛豫速率也各不相同，也就是说其纵向弛豫时间 T_1 和横向弛豫时间 T_2 各不相同，而不同组织 T_1 值、T_2 值的差别以及不同组织参加 MR 现象的氢原子核数量（质子密度）的差异为 MR 成像提供了对比基础，而弛豫过程中磁化矢量变化切割接收线圈产生的自由感应衰减信号，经数学变换形成 MR 信号，再结合梯度磁场产生的空间编码信息，最终形成 MR 图像。

三、MRI 的特点及临床应用

多参数成像，可提供丰富的诊断信息：MR 成像参数除了上面提到的 T_1、T_2 和质子密度外，至少还有一种成像参数——液体流速，这些参数不仅可以单独成像，而且可以相互结合获取对比图像，因此相对于其他检查能给临床提供更多的诊断信息。质子密度与 MR 信号成正比，所以该参数成像主要观察组织脏器的大小、范围和位置；T_1、T_2 参数成像则包含丰富和敏感的生理和生化信息。

高对比度成像，可获得详尽的解剖学图谱：氢原子核是 MR 信号的主要来源，而氢质子在体内极为广泛，所以人体的任何部位都可以成像。MR 图像的软组织对比度明显高于 CT，现在的磁共振不但能很好地区分脑灰质、白质、神经核团、颅椎结合部、椎管及脊髓，而且不用造影剂就能清晰显示心脏和大血管腔，也可以清晰显示肌肉、肌腱、韧带、骨髓、关节软骨、半月板、椎间盘和皮下脂肪等组织。

可进行人体能量代谢研究，有可能直接观察细胞活动的生化蓝图：人体组织在发生结构变化之前，首先要经过复杂的生化变化，然后才能出现功能改变和结构异常，以往的影像诊断技术一般只提供形态学的信息，没有功能信息可利用，MRI 的出现，使得功能成像成为现实。比如，根据研究发现，恶性肿瘤与正常组织的 T_1、T_2 参数均有所不同，一般而言，肿瘤 T_1 延长，在其组织学异常之前即可检出，这对癌肿的早期检出及分期必然有深远意义，而且，MR 造影剂可使病变部位的 T_1 缩短（出现明显的高信号区），从而在肿瘤与水肿之间出现明显的分界；另一方面，通过磁共振波谱（magnetic resonance spectroscopy, MRS）的研究可以洞察组织器官的能量代谢活动，MRS 是目前唯一能对人体的组织代谢、生长环境及化合物进行定量分析的无创伤性检查方法。

无骨伪影干扰，后颅凹病变清晰可辨：CT 扫描时，经常在岩骨、枕骨粗隆等处出现条状伪影，影响后颅凹的观察，但 MRI 无此类伪影，MRI 还是枕骨大孔部位首选的诊断方法。

可进行任意方向断层成像，使医生立体观察人体成为现实；而且跟 CT 和传统放射检查相比，没有电离辐射。

四、负重位 MRI

骨关节专用负重位磁共振，是磁体、检查床和病人可以一起旋转的磁共振设备，它通过把床从水平位转动到垂直位，从而达到在各种角度进行负重位检查的目的，实现了真正意义上的功能检查，客观真实地反映人体的生物力学变化，对骨关节疾病的准确诊断及基础研究均有重要临床意义。

负重位磁共振是专用磁共振设备的一种，能进行包括四肢关节和脊柱在内的全身骨关节系统的检查，使用专用线圈，定位方便、准确，操作程序简单，结构紧凑，容易安装，性价比高，在欧美被称为"办公室 MRI"；最重要的是它具备功能位和负重位检查，立位、卧位检查在一次摆位之后可连续完成，无需移动患者，无需任何附加装置，只需将检查床旋转 90°（0°～ 90°或 90°～ 0°均可），让患者在自然状态下进行立、卧位对比检查，患者承受的是自身真正的生理载荷，能够真实地反映病理生理变化，提供全新的观察视角，可以增加 MRI 诊断的多样性，提高疾病的诊断率，为临床进一步诊治提供更真实、可靠的依据。同时该系统属于开放式检查，给幽闭恐惧症患者带来极大便利。

第六节　数字减影血管造影与介入技术

数字减影血管造影是在数字减影 X 线机上先拍摄减影部位蒙片，通过导管技术给靶血管注射高密度的对比剂，然后迅速拍摄造影片，通过数字减影机的数据换算，将造影片和蒙片做减法，从而只显示存在对比剂的血管影像，最后达到诊断血管性或伴血管改变的疾病的新技术。介入检查是在影像系统监视下，通过经皮穿刺活检，以取得组织细胞学、细菌学、血液生化学等的材料，以达到明确诊断为目的的新技术。但介入技术更多的是应用于疾病的治疗，介入放射学是通过临床与影像诊断结合并且进行微创治疗的医学专业，根据治疗途径不同可分为经血管介入治疗和非血管介入治疗。介入检查与治疗在骨科医院中的应用是十分广泛的，如洛阳皮瓣术前的血管造影检查、各种病变的经皮穿刺活检、骨与软组织肿瘤的灌注栓塞、外周深静脉血栓形成的介入溶栓、外周动脉闭塞或血栓形成的溶栓术及成形术、外伤后大出血的介入栓塞、椎间盘突出的经皮椎间盘髓核摘除术或化学消融术、椎体压缩骨折及肿瘤的经皮椎体成形术、骨与软组织肿瘤的经皮瘤体内药物注射术、骨样骨瘤的经皮瘤巢毁损术等。随着介入技术不断发展和人们对微创治疗认识的不断提高，介入技术在骨科领域的应用将越来越广泛。

第七节　核医学显像

核素的骨显像在诊断骨骼系统疾病上比 X 射线检查更加敏感，特别是在探查恶性肿瘤全身骨转移方面，明显优于 X 线检查；随着核素显像仪器的不断改进提高，以及各种各样的骨骼显像剂的涌现，骨和关节显像已经成为核医学中运用最多的检查项目。

骨显像在临床上的应用范围非常广泛，常见的骨检查适应证如下：

1. 不明原因的骨痛诊断。

2. 疑有癌肿时，排除是否有骨转移。

3. 乳腺癌、前列腺癌及肺癌等癌肿的术前分期及治疗后的随访。

4. 原发性骨肿瘤及骨转移瘤的早期诊断。

5. 骨骼外伤的诊断以及新、旧骨折的鉴别诊断。

6. 脊柱压缩骨折的鉴别诊断。

7. 骨和软组织炎症的定位及疗效评价。

8. 畸形性骨炎的诊断及疗效评价。

9. 代谢性骨疾病的诊断。

10. 骨关节置换术后感染的诊断及鉴别诊断。

用于骨显像的放射性药物种类十分繁多，自从 1971 年 Subramanian 和 McAfee 等介绍以氯化亚锡为还原剂，用 ^{99m}Tc 标记的磷（膦）酸盐用于骨显像后，以 ^{99m}Tc 标记的磷（膦）酸盐化合物在临床骨显像中得到了广泛运用，其中以亚甲基二膦酸（MDP）和亚甲基羟基二膦酸（HMDP）运用最为广泛。

核素骨显像的常用方法有平面骨显像、SPECT 断层骨显像、动态骨显像、三时相和四时相骨显像等多种骨显像方法。

第八节　超声成像（USI）

由于超声对软组织有较高的分辨力，可穿透软骨、关节间隙及被溶解和破坏的骨组织，加之超声检查具有快捷简便、可多方位探测及动态观察结构改变等优点，故超声对运动系统疾病的诊断有一定的作用。近年来，随着超声技术的发展及高性能超声仪器的开发应用，使超声对骨、软骨及软组织病变的诊断准确性进一步提高，在肌肉骨骼系统的应用范围不断扩大。

第九节　图像融合

医学影像学按成像原理可分为两大类，一类是形态影像学，主要包括前述的 CR、DR、CT、MRI 等，这类影像学均具有较高的空间分辨率，可观察到毫米水平，但所反映的均是病灶部位的形态结构改变。众所周知，疾病的发展均是先有分子生化功能的改变，才会有形态结构的改变，形态影像学存在对疾病反映滞后的缺点；同时同一病灶不同部位的代谢不同，意味着疾病的分期、进展不同，采取的治疗方案也不同，形态学在这方面也存在着一定的局限性。另一类是功能影像学，主要包括 PET、SPECT、红外热成像等；这类影像学以反映病灶部位的功能变化为成像基础，具有较高的灵敏度，但同时存在空间分辨率较低的缺点。综上所述，各种影像学在单独应用时均存在一定的缺陷，而图像融合技术（将形态学影像和功能学影像融合在一起）则很好地弥补了这种缺陷，不但具备较高的灵敏度，同时具有较高的空间分辨率。

在国外，医学图像融合的研究起步较早，技术也较成熟，而在国内则起步较晚。PET/CT 是图像融合的典型代表，它是集代谢显像和形态显像为一体的设备，可以说是目前图像融合应用最为成熟的技术。在我国经过近 20 年的发展，PET/CT 无论从装机数量还是应用范围上均取得了突破性进展，在肿瘤的早期诊断、疗效评价、心肌代谢和脑功能评价等方面均取得了良好的效果，得到了临床医生和患者的认可，但同时由于 PET/CT 设备昂贵，所用检查费用也很高，广泛普及还存在一定的局限性，此外 PET/CT 成像所用的显像剂为葡萄糖代谢显像，在骨骼成像方面也存在一定的局限性。而 ^{99m}Tc-MDP SPECT 用于骨与关节系统疾病的显像则历史悠久，积累了丰富的宝贵经验，但其特异度较差，对疾病的准确定性也存在一定的局限性，而 SPECT/CT、SPECT/MR、SPECT/DR 等图像融合技术则取长补短，实现了优势互补。

目前图像融合在骨与关节系统疾病的应用，主要集中于隐性骨折、恶性骨肿瘤、急性骨髓炎、股骨头缺血性坏死等方面；而对骨与关节发育、髋臼唇损伤、骨折愈合、良性骨肿瘤、髋关节假体松动、风湿类关节疾病、骨与关节退行性改变、骨关节无菌性炎症、全身代谢性骨病等骨与关节系统疾病方面的应用则未见相关报道。本书系统介绍了 SPECT/CT 同机图像融合（图像来自同一台机器）在骨关节系统疾病的所有应用，同时关于 SPECT/DR 异机图像融合（图像来自不同机器）也有所介绍。

第十节　骨密度

一、概念

骨密度全称是骨骼矿物质密度，是骨骼强度的一个重要指标，以"g/cm²"表示，是一个绝对值。在临床使用骨密度值时由于不同的骨密度检测仪的绝对值不同，通常使用 T 值判断骨密度是否正常。T 值是一个相对值，正常参考值在 –1 和 +1 之间。当 T 值低于 –2.5 时为不正常。

二、骨密度测定法

（一）单光子吸收测定法（SPA）

利用骨组织对放射物质的吸收与骨矿含量成正比的原理，以放射性同位素为光源，测定人体四肢骨的骨矿含量。一般选用部位为桡骨和尺骨中远 1/3 交界处（前臂中下 1/3）作为测量点。一般右手为主的人测量左前臂，"左撇子"测量右前臂。该方法在我国应用较多，且设备简单，价格低廉，适合于流行病学普查。该法不能测定髋骨及中轴骨（脊椎骨）的骨密度。

（二）双能 X 线吸收测定法（DEXA）

设备同时产生高能和低能两种 X 线，由于骨组织和软组织对不同能量的 X 线的衰减系数不同，两种 X 线穿透身体后，衰减也不一样，扫描计算机根据衰减的不同进行数据处理，区分出骨组织并得出骨矿物质含量。该仪器可测量全身任何部位的骨量，精确度高，对人体危害很小，目前已在我国各大城市逐渐开展，前景看好。

（三）定量 CT（QCT）

近 20 年来，计算机体层摄影（CT）已在临床放射学领域得到广泛应用，QCT 是中高端 CT 的选配功能之一，能精确地选择特定部位的骨头测量骨矿密度，能分别评估皮质骨和海绵骨的骨矿密度。临床上骨质疏松引发的骨折常位于脊柱、股骨颈和桡骨远端等富含海绵骨的部位，运用 QCT 能精确观测这些部位的骨矿变化。

（四）超声波测定法

超声波测定法由于无辐射和诊断骨折较敏感而引起人们的广泛关注，利用声波传导速度和振幅衰减能反映骨矿含量多少和骨结构及骨强度的情况，与 DEXA 相关性良好。该法操作简便、安全无害、价格便宜，所用的仪器为超声骨密度仪。

第二章　骨与关节的发育和发生

　　骨骼系统起源于中胚层。在胚胎早期，中胚层演变为一种具有多功能的组织，即间充质。骨骼内间充质细胞具有易变性，可因解剖部位和环境不同而演变为成软骨细胞、成纤维细胞或成骨细胞，它们分别制造软骨、纤维组织和骨组织。在周围环境改变时，这三种细胞可以相互化生。骨髓内的间充质细胞能产生髓母细胞，为血细胞的主要来源。

第一节　胚胎期骨、软骨、关节的发育

一、软骨的发生和生长

　　软骨组织是由间充质演变而来。一般在人胚胎发育的第四周，间充质细胞聚集，并逐渐形成一定的软骨形状；至第六周，人胚胎骨开始发育，间充质细胞聚集成的主要肢骨称软骨原基，即软骨雏形，这就是四肢骨的前身，其中每一个小节段即可成为该骨骼的发生起源，位于各节段间的空隙，将来发育成为关节；第七周时就可辨认出手足小骨的软骨形状；第八周时四肢长骨的软骨原基便出现原始骨化。

二、骨的发育与生长

　　在人胚胎发育的第六周，胚胎骨开始发育。间充质主要是通过软骨内成骨和膜内成骨两种方式而发育成为骨骼。软骨内成骨即在软骨胚的基础上，先产生软骨模型，随后被破坏，再骨化为骨组织。膜内成骨是由间充质直接化骨。躯干及四肢骨和颅底骨与筛骨均属软骨内化骨，颅盖诸骨和面骨是膜内成骨，锁骨及下颌骨则兼有两种形式的骨化。

（一）软骨内成骨

　　以长骨为例，成骨的方式是在胎儿的早期先由软骨形成骨的雏形，在软骨雏形骨干中间的软骨细胞肥大，基质逐渐吸收，钙质在肥大的软骨细胞之间的基质中沉淀下来；同时围绕软骨雏形骨干周围的软骨膜开始产生成骨细胞而形成一薄层的原始骨组

织，这就是原发骨化中心。起源于软骨膜的血管及原始结缔组织细胞也开始增殖生长进入骨化中心，从而形成原始骨髓腔。在这原始骨髓腔内的成骨细胞不断活动形成骨小梁，以后骨小梁又很快被吸收而使许多小的原始髓腔融合成大的中央骨髓腔，从而形成了骨干。在骨干两端，即骨骺部分的软骨，绝大多数在出生之后方出现骨化，是随着其周围软骨膜产生的血管和成骨组织进入骨骺而产生的，因而成为继发骨化中心。在出生时，一般只有股骨下端、胫骨及肱骨上端出现继发骨化中心。在婴儿和儿童发育时期，各个长骨的继发骨化中心通常按照一定的时序出现，逐渐扩大，与干骺端连接，直至使整个骨骼完全骨化。

（二）膜内成骨

系指骨组织由结缔组织直接成骨。先由间充质分化为纤维膜，而后膜内出现一个或多个骨化中心，骨化中心含有膜内间质细胞演化而来的成骨细胞，成骨细胞不断产生骨基质，骨基质不断钙化，被钙化骨基质包围着的成骨细胞又变为骨细胞，于是骨化中心很快向四周生长，并形成许多放射状的骨小梁。与此同时，纤维膜表层的结缔组织演化成骨外膜，在骨膜内层也不断分化出成骨细胞，从而也产生骨质。随着骨小梁的不断形成和互相连接，产生了原始的骨松质，以后骨表面骨松质逐步更换为骨密质。

三、骨的生长和成型

骨骼于出生后不断生长，直至形成成人骨的形状和大小。扁骨的生长按上述膜内成骨的方式不断长大和变厚。长骨的生长，除增长和变粗之外，还有一个成型的过程。

（一）长骨纵径的生长

长骨纵径的生长是在骨骺板中进行的。骨骺板的软骨细胞不断分裂并排列成纵行的平行行列或细胞柱。在细胞与细胞之间、柱与柱之间均被基质相隔。在细胞不断分裂、生长的同时，还发生一系列形态上的变化，因此骨骺板的细胞，从骨骺向干骺端移行过程中，根据其形态特点，可分为五个区：软骨细胞增殖区、软骨细胞成熟区、软骨细胞肥大区、软骨细胞退变区和成骨区。以上生长程序是在不断地进行着的，直至长骨骨骺与骨干完全闭合后才停止。

（二）长骨横径的生长

长骨横径的生长在骨皮质外面的骨外膜中进行。骨外膜内层的成骨细胞在骨皮质外面形成新骨，而同时在皮质内层由于破骨细胞对骨质的吸收与破坏作用而变为骨松质，这些皮质内层形成的骨松质也可由于骨小梁的增多增粗而又转变为骨密质，中央骨小梁可被吸收而形成骨髓腔。以后骨髓腔周围的松质骨又逐渐被吸收，此时骨干不断再建，这种骨干管状形成过程可一直持续到正常骨生长完成为止。在长骨纵径增长的同时，干骺区的直径也不断地减缩而变成骨干。因此在长骨，骨的长度是依靠软骨内成骨而增长，骨的宽度则有赖于骨膜成骨。

（三）骨骺（继发骨化中心）的生长

骨骺自中心向四周逐渐长大成圆形或卵圆形。骺软骨的骨化程序仍然为软骨细胞的增生、肥大、钙化和成骨。靠近关节面的软骨骨化至一定程度即不再进行，所余下的软骨层即成为关节软骨。近骨干侧的软骨骨化，在尚未形成骺板软骨之前，软骨生发层的软骨细胞向骨骺方向成骨，使骨骺不断增大，与干骺端以骺板软骨相隔。一个骨端可以有多个骨化中心，如肱骨近端有三个骨化中心，三者生长变大并融合成为一个大的骨骺之后，再与骨干融合，于是骨发育完成。

（四）扁骨的生长

按膜内成骨的方式不断长大和增厚。扁平骨的生长包括骨缝之间的生长和向扁骨游离面的生长，主要通过骨缝间和骨内、外表面结缔组织的增生与骨化。

（五）长骨的成型

在长骨的生长发育期，除不断变长和变粗之外，还有不断造型，以构成骨的最后形态，这种变化称为长骨的成型或成熟。随着管状骨长度的增加，原来的干骺端逐步吸收、移行成骨干。在成型过程中，管状骨末端向外成型呈一定形状。在许多影响骨骼生长的疾病中，可因骨的成型障碍，而使骨干的形态异常膨大。

骨的成型还见于骨折后，它能将骨髓腔和骨外的骨痂吸收，使骨干外形和光滑度与正常骨一样。还能使有成角畸形和移位的骨折凹面有新骨沉积，而凸面骨质被吸收，使骨恢复或接近正常形态。

四、关节的发生

关节胚胎原基在第三个月时，由两个软骨生成区构成，其间有残余的间质，间质的表面收缩即将紧密堆积的原纤维包围而形成未来的关节。关节腔的边缘在发生学上相当于滑膜。一般滑动关节由一层坚固的纤维组织囊将两骨端相对结合而成，其旁附以韧带加强。囊内壁面覆盖一薄层特殊的结缔组织即滑膜。骨的关节面由透明软骨覆盖，间隙内有少量滑液。

第二节　骨化核的出现和愈合

一、骨骺

是指胎儿出生后在长骨两端及骨的突出部位的软骨。这些软骨随着年龄的增长而逐渐骨化并在 X 线上显影。在骨化初期，软骨中心可出现一个或多个细小点状影，此即二次骨化中心（即骨化核），它的数目、形态和大小，因骨化及其部位的不同而变异很大，常可引起诊断上的困难，甚至发生误诊。有的骨骺仅有一个骨化核，如股骨在一岁时如豆粒大小，之后则自中心向四周逐渐增大，呈圆形或卵圆形，最后生长成未来骨骺的形状，期间有骺板与干骺端相隔；有的骨骺有多个骨化核，如肱骨下端有五个，它们分别互相融合成为一个骨骺，最后再与骨干融合成为整块成熟的骨组织，表示骨生长已经完成。骨骺愈合表现为骺线变薄和先期钙化带模糊，继而可见骨纹通过，最后先期钙化带完全消失，表明骨发育停止。事实上，在骨愈合后，先期钙化带可不消失，甚至到 30 岁以后仍可见到，故通常公认当 2/3 ～ 3/4 以上的骺板变模糊并有骨纹穿过时，即为骨骺愈合。

二、骨龄

是指骨骺或小骨的骨化核出现和骨骺与骨干愈合的年龄。骨龄测定是临床上了解儿童生长发育状态的一种方法。某些疾病如内分泌疾病、营养障碍和发育异常等，与骨龄有密切关系。正常骨龄因人、性别、种族和地区而有所不同，但有一定规律。研究资料显示，骨龄具有以下规律：

（一）**性别差异**

女性发育（骨化核出现及骨骺愈合）比男性早 1 ～ 3 年。

（二）**个体差异**

骨化核的出现和骨骺愈合时间，因个体不同而各异，但有一定的正常范围，约为两年。骨化核出现早的正常范围小，适于作骨发育的标志；骨化核出现晚的正常范围较大。

（三）**上肢不同部位的发育速度**

同一儿童上肢肩、肘、腕三个部位的骨发育速度基本相同，但不完全一致。一般在同一年龄组中，肩肘部发育最快，腕部可能属于中等或上中等。双侧腕骨发育完全相同者占 71%，说明双侧上肢骨的发育程度基本相同，但不完全一致。

（四）**各骨化中心出现与骨骺闭合的早晚**

骨化核出现早的骨骺愈合晚，出现晚的骨骺愈合早。前者是肢体增长的主要因素，后者则影响较小。

（五）**中国人与外国人的比较**

国内外统计资料表明：出现早的骨化中心中国人与外国人基本相同，而出现较晚的则有差别，但无一定规律；指掌骨骨骺骨化闭合时间基本一致；中国男性桡骨远端和肱骨近端骨骺愈合年龄，比美国人早 1 年，而女性相反，晚 2 年。

三、骨龄的临床应用和限制

骨龄在临床上可以用来推断发育是否正常和判断骨发育的程度。一般自出生后至

14 岁，可根据骨骺出现时间测定骨龄，而 14～25 岁则按照骨骺的闭合时间来测定。应用时可以根据实际年龄来查对有哪些骨化中心出现。国内李果珍等在研究中国人骨发育的基础上，创建了一套骨龄百分计算法。骨龄的估计除了观察骨骺的出现和闭合外，国内周附昔、朱德球曾研究过拇指掌指关节内侧籽骨出现的年龄，正常应在 13 岁左右，可视为进入青春期的标志，他们提出：拇指籽骨的出现，也可作为青少年骨龄计测的观察项目之一。在临床实践应用中，骨龄的估计应选择适宜的部位，此外，判断女性儿童是否进入青春期，除应用手、腕等代表性部位摄片外，还可观察骨盆及肩胛骨。骨龄的估计尚有一定的误差和限度，因为同年龄的健康儿童的骨化速度并非完全相同，两侧肢体的骨化中心的出现亦非完全对称；国内材料和国外材料也有差异，国内材料各地区也有差别。以上因素在分析结果时，均应加以考虑，并且必须将骨龄与其他一些临床资料，如智力发育等结合得出最后结论。

附：骨龄判断

（一）女性

3 月　头状骨、钩状骨出现。

6 月　头状骨、钩状骨稍增大一点。

1 岁　头状骨、钩状骨增大；第 1 指骨远节，第 2～4 指骨近节近侧骨骺出现。

2 岁　头状骨、钩状骨增大；除第 2、5 指骨远节骨骺未出现，余均出现；掌骨远侧骨骺圆形，略重叠；桡骨远端骨骺出现。

3 岁　头状骨、钩状骨、三角骨（点状）、桡骨远端骨骺开始拉长；掌指骨骨骺出现，变大。

4 岁　三角骨变大；桡骨骨骺形态出现，外高内低。

5 岁　大、小多角骨及月骨出现；头状骨拉长变大，与钩状骨形成关节面。

6 岁　舟状骨出现。

7 岁　大多角骨与第 1 掌骨形成关节面；第 5 掌骨近端变圆；第 3、4 掌骨斜向一侧；第 2、3 掌骨远端骨骺出现骨骺线。

8 岁　尺骨骨骺出现；大、小多角骨重叠，小多角骨关节面，舟状骨开始拉长。

9 岁　钩骨出现，尺骨骨骺及第 4、5 掌骨远端骨骺线出现，第 2 掌骨远端骨骺呈帽状。

10 岁　尺骨骨骺远端呈 2/3 宽度，桡骨骨骺与远端相仿；大多角骨尖端嵌入第 1、2 掌骨间；第 2～5 近节指骨骨骺长度超过指骨宽度；腕骨关节面出现。

11 岁　豆状骨出现（早 8 岁，最晚至 11 岁出现）。第 1 掌骨骨骺开始拉长；腕骨只有大、小多角骨，三角骨与豆状骨重叠；指骨骨骺仍超过指骨宽度；所有掌骨骨骺线均出现。

12岁　第1掌骨远端子骨出现（出现不久，月经来潮）；尺桡骨远端骨骺增宽，尺骨茎突明显；第2掌骨基底部凹陷；腕骨间距缩小。

13岁　尺骨茎突变尖，舟状骨、月骨与桡骨关节面弧度一致；掌指骨骨骺线均消失。

14岁　腕骨间隙很窄，第1指骨近节骨骺线消失，第1掌骨骨骺线开始消失。

15岁　远节指骨骨骺线消失，其他掌指骨骨骺线变模糊。

16岁　第3～5指骨近节骨骺线仅存白线，其余均消失；尺桡骨骨骺线开始消失。

17岁　只有桡骨骨骺线留一点。

18岁　所有骨骺线阴影均消失。

（二）男性

3月　头状骨、钩状骨未出现。

6月　基本同上。

1岁　指骨骨骺未出现。

2岁　第2、4指骨近节及第1指骨远节、第2掌骨骨骺出现，余掌指骨骨骺未出现。

3岁　三角骨未出现；第2、5指骨远节骨骺未出现；第1掌骨基底部骨骺小。

4岁　三角骨仍未出现。

5岁　三角骨出现，大、小多角骨和月骨未出现。

6岁　头状骨、钩骨发育良好；大、小多角骨及月骨仍未出现，呈"停顿"状态。

7岁　大、小多角骨，月骨出现；掌骨基底部仍未出现关节面。

8岁　尺骨骨骺未出现，掌骨骨骺线仍重叠，大、小多角骨仍分离。

9岁　尺骨骨骺出现，仅1/2少一点，钩突未出现；掌骨骨骺线出现。

10岁　掌骨基底部间隙仍宽，钩突未出现。

11岁　钩突仍未出现，豆状骨、尺骨茎突未出现。

12岁　钩突出现，尺骨茎突未出现，尺骨骨骺宽度与尺骨宽度相仿。

13岁　尺骨茎突出现，第1掌骨子骨未出现；掌骨骨骺线明显。

14岁　豆状骨出现，各骨骺线明显。

15岁　各骨骺线仍明显，仅第1指骨骨骺线略模糊。

16岁　骨骺线仍明显。

17岁　掌指骨骨骺线呈白色，尺桡骨骨骺线清。

18岁　各骨骺线消失或仅存白线。

第三章　骨与关节的解剖和生理

第一节　骨与关节的解剖

全身骨骼包括髌骨在内，通常为 206 块，新生儿的骨骼约为 270 块，随着骨骺的闭合而逐渐减少，最后为 206 块。骨根据形态可分为长管状骨、短管状骨、扁骨、异形骨、含气骨 5 类。骨和别的结缔组织一样，由基质和细胞构成。骨基质由有机物质和无机物质组成，前者使骨具有韧性，后者使骨具有坚硬度，其主要成分为钙和磷。骨细胞分布于骨基质的小空隙内，称为陷窝。在骨骼中有许多相互交叉的管道系统称为骨小管。骨细胞的小突起伸到这种小管内，吸取其中组织液的营养。

一、骨膜

骨的外部，除关节端外，都被有骨外膜。骨外膜分为两层，外层为一层致密的纤维组织，内含血管、淋巴管及神经；内层为一层含有丰富血管的结缔组织，内含有成骨母细胞。骨内膜或称骨髓膜，衬垫于骨髓腔内，为一富有血管的结缔组织层，与骨外膜内层的构造相似。

二、骨密质和骨松质（海绵质）

由于所含固体物质及其间隙分布状况的不同，骨质结构可分为骨密质和骨松质两种。骨密质内含固体物质多，间隙小；骨松质则相反，含少量固体物质，间隙既大且多，其中充以骨髓组织。

三、骨板

骨板介于骨内、外膜之间，分为外环、内环、哈氏骨板和骨间板。外环骨板在骨干的外围，平行于骨干表面，排列整齐，有数层；内环骨板位于骨干内圈，与骨髓腔平行，层数不一；哈氏骨板在内外环骨板之间，也顺着骨干长轴纵行，围绕哈氏管并呈同心圆状排列，其层数多少不定，哈氏骨板与哈氏管合称哈氏系统，每个系统有一个直径小于 0.1 mm 的中央管，里面有结缔组织、髓细胞、血管、神经纤维和血管周围淋巴管，哈氏骨板的最外层有黏合质与邻近骨板相连接，哈氏管之间借伏克曼管相连接，后者并与骨皮质内外表面相通。骨间板在哈氏系统之间，为排列不整、走行方向紊乱的成层骨板，是哈氏骨板经过破骨作用后的残余部分，大多远离血流，与血管无特殊联系，因此，当血循环存在障碍时较易发生坏死。

四、骨髓腔

骨的中央称骨髓腔。骨髓腔和骨松质间隙内充有骨髓组织。

五、软骨

软骨由细胞、基质和纤维组成。根据软骨所含的主要纤维不同，可将其分为透明软骨、弹性软骨和纤维软骨三种。

（一）透明软骨

透明软骨构成关节软骨、鼻软骨、气管和支气管的环状软骨、肋软骨等。胚胎时期的骨骼由透明软骨所构成，软骨外包有软骨膜，是唯一具有血管之处。一般在染色的透明软骨组织切片中，可见到软骨细胞、软骨囊和基质，但看不到基质的纤维。

（二）弹性软骨

由于基质内含有少量弹性纤维，因而软骨呈黄色，故又称为黄色弹性软骨。它主要构成耳廓、外耳道、会厌和喉头的某些软骨。软骨本身没有血管分布，属于无血管组织，软骨细胞的营养来源及废物排出是依靠基质的渗透和扩散作用，然后再经软骨膜的血管进行物质交换。在某些关节软骨表面大都缺乏软骨膜，需通过滑液进行物质交换。

（三）纤维软骨

主要构成椎间盘、关节软骨盘、耻骨联合的连接部以及关节软骨上肌腱、关节囊韧带的附着部分。基质内含有大量成束状的胶原纤维。纤维软骨与其相连的致密胶原纤维结缔组织之间无明显分界，所有关节周围的肌腱韧带骨化，都是这些软骨增生骨化的结果。

六、关节

关节是连接两块或两块以上骨骼的结构，按其活动程度可分为三种：

（一）活动关节

由两块或数块骨组成，活动范围大。全身大部分关节均属这种关节，根据关节的结构形式和功能，又分为屈曲关节、车轴关节、杵臼关节、髁状关节和摩动关节。其组成如下：

1. 关节面 相关的骨端都以关节面相接，关节表面覆盖着关节软骨（透明软骨）。

2. 关节囊　是附着在关节面四周的结缔组织囊。分内、外两层，外层叫纤维层，较坚韧；内层叫滑膜层，能分泌滑液，可滑润关节，减少摩擦，并有营养关节软骨的作用。

3. 关节腔　是关节囊内之腔隙，内有少量滑液，有些关节的关节腔内还有关节内韧带和关节软骨，如膝关节内交叉韧带和半月板。

4. 滑液囊　肌腱与骨面相接触处往往有滑液囊，以减少摩擦，其结构与关节囊相仿，其内也含有滑液，有的滑液囊不与关节囊相通，有的滑液囊则和关节囊相通，并组成关节的一部分，如膝关节的滑液囊。

（二）**少动关节**

为移动范围较小的关节。可分为两种：

1. 骨的两端都由透明软骨包着，然后再借纤维软骨连接起来，如椎体间关节。

2. 骨与骨之间的间隙借韧带或骨间膜连接起来，如骶髂关节。

（三）**不动关节**

1. 缝　系两块膜内成骨连接在一起，在两骨之间有骨膜隔开，缝的一般形状像锯齿，有的则状如鱼鳞，一块骨的边缘叠盖在另一块骨的边缘上，多见于颅顶骨。

2. 软骨连合　系两块软骨内骨化的骨凑在一起，有一软骨板把它们隔开，如婴儿时蝶骨与枕骨间的连接等。

第二节　骨与关节的生理

一、骨组织生理

骨组织是体内最坚硬的结缔组织，它的化学组成按干重计算，无机盐占65%，有机物占35%。无机盐中主要成分为磷酸钙，分结晶型和无定型两种。有机物则以胶原蛋白含量最多。在骨的生理中重要的有骨的生成和吸收，以及与钙磷代谢有关的生理活动。

（一）**钙磷代谢的基本动态**

钙的摄入大部分来自食物，但有不小一部分为人体分泌的消化液中的钙，这些大多在小肠的上段被吸收。维生素D可促进钙的吸收，但仍有50%以上的钙由肠道排出。吸收入血液的钙经过肾小球重吸收，少量被排出，维生素D和甲状腺素可促进肾小管重吸收。血浆中的钙和骨骼中的钙不断进行交换，每日可达20g。此外有很少量的钙从汗腺中排出。

磷的摄入都来自食物，食物中的磷70%可被吸收，但食物中钙质太多时，可抑制磷的吸收，而低钙和维生素D可促进吸收，吸收部位在空肠。血浆中的磷也与骨骼中的磷进行交换，每日约为 11g，正常时维生素 D 可促进磷的交换。磷也从肾脏排出，甲状腺素、降钙素、雌激素可促进排出，而生长素、糖皮质激素则抑制磷的排出。

（二）骨的生成和吸收

骨的生成较复杂，其基本步骤为成骨细胞或软骨细胞中的线粒体首先蓄积钙离子和磷酸离子，后者在细胞外液及基质小泡中进一步蓄积，浓度提高，最后由成核剂——碱性磷酸酶及焦磷酸酶等诱发成磷酸钙结晶，沉积在胶原纤维上。骨的吸收则由于破骨细胞的作用，破骨细胞是一种多核巨细胞，它分泌酶类消化胶原纤维间的基质，并促进胶原纤维的分解，同时释出骨盐，溶解成为钙和磷酸的离子。这些破骨作用受甲状腺素和破骨细胞激活因子的促进，而降钙素及焦磷酸盐则一直有作用。

（三）钙磷代谢的调节

钙和磷的代谢过程主要受以下三个因素的影响。

1. 维生素 D 是影响钙磷代谢的重要物质。其作用机制首先是促进钙结合蛋白质的生成，后者对钙离子有很强的亲和力，每个钙结合蛋白质分子可和 4 个钙离子结合，它在生成后分泌至肠腔内与钙结合而被吸收。同时还有其他与钙结合有关物质的生成。此外，维生素 D 又可改变小肠黏膜的细胞膜结构，有利于钙质的透过和吸收。维生素 D 也可直接促进磷的吸收，对骨的作用有两方面：首先它提高了血浆内钙和磷的含量，有利于骨的生成，特别对生长中的骨骼有很大帮助；其次，它和甲状腺素协同，可提高破骨细胞的敏感性，而增加对骨吸收的能力。它对肾脏的作用为加强肾小管对钙的重吸收，其作用方式也可能和小肠对钙吸收的方式相似。

2. 甲状旁腺素 甲状旁腺素的功能主要在于维持钙磷代谢的平衡。其分泌受到血钙浓度的影响，血钙水平低时，甲状旁腺素的分泌增加；同时它的分泌作用也受到维生素 D、降钙素、儿茶酚胺等物质的影响。甲状旁腺素可促进破骨细胞的生成，并加强其破骨作用。它对肾脏的作用为抑制磷的重吸收，而加强钙的重吸收。它也可促进小肠对钙的吸收，但影响较小。

3. 降钙素 主要来源为甲状腺 C 细胞的合成与分泌。降钙素也可调节血钙浓度，但作用时间较短。肠道各种消化激素可促进其分泌，以防止餐后血钙急剧升高。它对骨骼的作用为抑制种种可以促进骨质吸收的因素，使骨的分解减少，因此它抑制了骨骼内钙质的向外转移，同时也使成骨活动增强。它对肾脏的作用为抑制钙和磷的重吸收，使血浆内钙和磷的浓度下降。

（四）影响骨代谢的因素

由于上述的和其他各种原因，骨的代谢是十分复杂的，影响骨代谢的因素很多，现列举一些：

1. 食物成分 食物中必须含有足量的蛋白质、钙和磷等，以保证骨的生成和代谢。此外，食物的组合也有一定关系，例如食物内含有较多草酸和鞣酸可使钙质成为难溶的草酸钙等而影响吸收。

2. 环境因素　体内维生素 D 的合成和阳光有直接关系，因此，良好的生活环境也是很重要的。

3. 内分泌　甲状腺素的影响如上述；肾上腺素过多可抑制成骨细胞的活动；脑垂体前叶分泌的生长激素能促进骨的生长；甲状腺和性激素分泌增加或不足时，也能使骨的成长发生改变。

4. 维生素　除维生素 D 之外，维生素 C 能保持骨基质的正常生长，维持成骨细胞产生足量的碱性磷酸酶，因此维生素 C 的缺乏可导致明显的骨质疏松。维生素 A 能影响骨骺板软骨细胞变形的过程，维生素 A 多时可加速这个过程，反之则减慢这个过程。

（五）人体的运动和力的作用

骨的代谢必须在一定的运动和力的作用下才能正常进行，缺乏这种作用将会导致骨的疏松，如废用性骨的改变。在一定范围内增加力的作用，可促进骨的增生。

（六）血液供应

骨组织的成长需要良好的血液供应。在骨质的供应血管扩张和充血时，可发生脱钙和吸收现象，而当骨的血液循环减慢或阻断时，可产生骨质硬化或坏死。贫血等血液性质的改变，特别是血液化学成分的改变，可引起相应的骨质代谢方面的改变。

（七）神经调节

骨的神经支配和血液供应一样，也是维持正常生理的重要因素。当神经支配和供应发生障碍时，同样会引起骨代谢的各种异常，如在生长期的骨质缺少正常的神经支配，可使骨的正常生长功能停止，而造成发育不良。特别是神经的功能改变，同时影响血管和血液方面的改变，例如肢体瘫痪、雷诺病等，都是神经和血管共同改变引起骨质代谢的失常。

二、关节生理

（一）关节软骨

关节软骨是骨骼活动和持重的承受部分，具有高度的弹性，起着缓冲作用。当压力直接作用于软骨表面时，软骨向侧方伸延，厚度减小；压力解除时又可借原纤维的弹性而迅速恢复原状。因此，关节软骨的形状虽有所改变，但其体积不变。

（二）关节囊、滑膜和滑液

滑膜组织具有一定的弹性，能适应关节的强大活动范围和压力。滑膜细胞的代谢与一般的软组织相同，并有显著的再生能力，手术切除后 60 天便有新滑膜再生。正常关节滑液中含有多种细胞，其数量和种类差异很大；滑液的 pH 是 7.3 ～ 7.4，95% 为水，处于 0.196 ～ 1.184kPa 的负压之下；总蛋白浓度为 1% ～ 2%，白蛋白与球蛋白的比例甚高，约为 20：1；非蛋白氮物质及尿酸的含量比血浆中略低；糖可自血液扩散入关节液中，浓度不定；在正常情况下，不含有胆固醇及脂肪酸类物质。

（三）关节的物质交换

正常关节功能的维持依靠于关节腔与循环系统的特殊传递和交换。电解质进入及离开关节腔，主要决定于这些微粒的大小，较小的胶状微粒易于扩散，可经滑膜下毛细血管移除，而较大的胶体物质微粒被运离关节则较复杂，因此，微生物进入关节液，一般说比进入脑脊液、眼前房透明液及尿液容易，所以在全身的感染过程中，关节受侵袭较为常见。

关节发生病理性改变，主要决定于：①滑膜及关节囊组织渗透性。②关节内的代谢紊乱。关节代谢紊乱主要影响滑液中的糖和黏液蛋白，化脓性关节炎时关节液中糖含量之所以下降或全无，非化脓性滑膜炎时糖含量之所以减低，其原因之一就是滑膜增厚，对糖溶液的渗透性减低。

（四）关节活动的生理

关节接触面的形状轮廓与关节接触的适合度对关节功能具有重要关系，因此客观要求关节负担压力的面要尽可能大，而且压力要均匀分布，同时还需要软骨具有较好的弹性，以适应关节的接触面。从力学观点来看，关节的稳定性取决于关节面的适合度，适合度越大越稳定。此外，稳定性尚需韧带和筋膜来加强，尤其需肌肉收缩时所产生的稳定力量来加强。气压也是一个稳定的因素，特别对具有高度适应性的关节尤其是这样。

第四章　骨与关节正常变异和易误诊假像

在骨与关节疾患的影像学诊断中，除了熟悉骨与关节的一般影像表现外，还应掌握各部位骨与关节的特点及其变异。在分析骨与关节影像表现时，不应该忽略对骨与关节周围情况的分析。

第一节　头颅

一、颅骨

骨板的结构分三层，外层称外骨板，内层称内骨板，两者均为骨密质，与长骨的皮质相当。它们之间隔着一层骨松质，内含红骨髓和板障静脉，称板障。板障较丰富时，可以造成颅骨颗粒状阴影，一般于顶部较明显。

二、颅缝

在生长发育期中，较常见的有额缝，一般于出生后 2～3 年内消失，但也有永存者，约占 10%。枕骨假缝和上、下纵裂于出生后数周内尚存在，个别也可残留较长时间。矢状、冠状、人字、鳞状、顶骨乳突和枕骨乳突等缝，自生长期至成年人都能见到。颅缝在内骨板和外骨板上的形态不同，位置也稍有差异，在外骨板上为锯齿形，内骨板上较平直，可呈线形。在 X 线片上，一般显示为锯齿状的透亮影，同时在附近也可伴随线状阴影，不应误认为骨折线。

在颅缝处可见有多余的小骨，称缝间骨，为解剖变异，常发生于矢状缝和人字缝相交处，或在人字缝之间，呈锯齿状的轮廓。沿颅缝两旁，常可见密度增高或钙化，多见于成年人，此为正常变化，无重要意义。

三、顶骨孔

位于两侧顶骨靠近上后角处，常对称出现，有导静脉通过，一般大小不超过 1mm，有时双孔径大如拇指。在 X 线片上，顶骨后角附近有对称性小孔，边缘光滑，外板边缘较内板明显，不可误认为骨质缺损或破坏。

四、额骨导静脉

较少见，于乳突部者，和顶骨相似，属正常变异。

五、蛛网膜粒压迹

位于矢状窦附近，较常见。X线表现为半圆形、豌豆大小的透亮区，边缘锐利清楚，常为两侧对称出现。

六、枕骨外粗隆

有的较大而突出，或呈钩状，类似巨大骨刺，如无全身其他病变发现，则属正常变异。

七、枕外粗隆孔

位于枕骨矢状面枕外粗隆水平，有连接枕外静脉与静脉窦汇的导血管穿过，发生率约为44%，应与皮窦鉴别。

八、蝶枕软骨联合

是所有软骨联合中最晚的一个，正常蝶枕骨之间有一块软骨盘，称蝶枕软骨，一般在12～14岁开始联合，至18～20岁以后才完全联合并逐渐骨化成为一骨。未骨化前，在X线片上表现为条状透明带，有时易误认为骨折。克汀病者，蝶枕软骨联合可能提早，颅底发育缩短。

九、颅骨脑回压迹

正常脑回压迹变异幅度很大。正常小儿，特别在10岁左右，脑回压迹比成人多而明显，此乃儿童时期脑组织发育较快，大脑回压迫颅骨内板所致。若临床上有颅内压增高的表现，同时有颅缝增宽等现象，则需仔细鉴别。

十、板障内血管影

多位于顶骨或冠状缝周围。

十一、其他

1. 大脑镰、小脑幕、松果体和脉络膜钙化。
2. 正常蝶鞍有各种形态。

3. 在正常生长期骨骼中常见的一些正常不规则钙化处，表现为骨边缘粗糙或呈碎片状。

第二节　躯干及骨盆

一、脊柱常见解剖变异

脊柱的解剖变异较多，临床上无明显症状，常见解剖变异如下：

（一）齿状突变异

具体见线图 4-1。

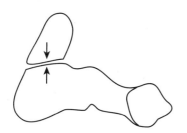 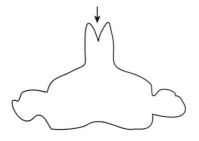

齿状突与体部软骨联合，X线呈　　　　　幼儿期齿状突可分裂形成骨性
透亮线样影，MR为软骨信号　　　　　缺损，缺损部为软骨，无症状

线图 4-1　齿状突变异模式图

（二）椎体永存骨骺

也称椎角离断体，常见部位为椎体前上角，在侧位片上呈一倒立的直角三角形骨块，在正位片上位于椎体正中，因体积小，常不易见到。骨块的上、前缘，分别平行或连续于椎体的上、前缘，其斜面与椎体隔以等距的透亮带，犹如椎体前角被一利器削过一样，若发现于外伤后，则颇似骨折。目前一些作者认为，是由于某种原因椎间盘脱入椎体表面，直接影响了正在发育的椎体骨骺，将部分骨骺截断分离，于是骨骺孤立发育与椎体分离，形成一个三角骨块。

（三）棘突、横突和上下关节突的永存骨骺

有时在上述骨突处见到分离小骨，也系一种永存骨骺。此外，枢椎的齿状突也可与椎体不联合。有时在第 4、5 腰椎和第 1 骶椎椎弓峡部可不联合。根据没有移位和没有骨质增生，可与陈旧性骨折鉴别。由于边缘光滑，有骨皮质存在，以及没有移位，可与新鲜性骨折鉴别，但有时鉴别是十分困难的。

（四）椎体数目的变异

如骶椎腰化，或腰椎骶化等，将在发育障碍一章中详述。

（五）椎弓根狭小伴椎弓根间距增宽

有时也可误诊为椎管内占位性病变。但此种变异椎弓根内缘无局部压迹，椎弓根间距普遍增宽，椎弓根本身甚狭小，临床上脊髓压迫症状等可资鉴别。

（六）游离棘突

第 4、5 腰椎和第 1 骶椎椎弓部常不愈合，有时可见游离棘突。

（七）腰椎茎突

在腰椎上关节突底部，有一骨突斜向下外方，有时长达 3～5mm，在 X 线正位片上，从上关节突处斜向外下，与横突底部重叠，称腰椎茎突。

二、肋骨

肋骨颈的下方有一切迹，易误认为破坏，是肋间动脉在肋骨下缘所产生的压迹。肋间动脉的压迹，位于肋骨体下缘，常呈不规则形，尤其在较粗厚的肋角处，这一形状更为明显。肋骨与肋软骨连接处，通常略增宽。此外，肋骨、胸骨端的分叉是常见变异。与肋骨重叠的气体影，也易误认为骨吸收或病变。最末一根肋骨，有时很像腰椎的横突，但可以从它与第 12 胸椎体形成关节而加以辨别。在第 1 肋骨中部的上缘，有一小的骨突起，称斜方肌结节，为肌肉附着处，在它附近是锁骨下动脉沟。在第 2 肋骨中部，亦可见小的骨突起，这是前锯肌附着处，有时可呈锯齿状。额外的肋骨包括：①颈肋，多附着于第 7 颈椎，少数附着于第 6 颈椎，以左侧较多，长短不一。②腰肋，与第 1 腰椎横突相关节。肋骨的骨性联合，由于肋骨的分节不全所致，常发生于第 2 至第 5 肋骨的前、后部，由肋骨骨桥所连接。

三、胸骨

出生后胸骨各段已有 12 个骨化中心，而剑突的骨化中心，约至 3 岁时，才开始出现。胸骨体各段间的融合顺序为自下而上，第 4 段与第 3 段首先在儿童期即融合；第 3 与第 2 段的融合在青春期；至 21 岁时第 2 与第 1 段融合；体部与剑突到 40 岁时才开始融合；体部与胸骨柄有的至老年也不融合。不可将各段彼此间未融合时的分界，误认为骨折。在胸骨柄上可见到两个分开的小骨，称胸骨上骨，有时与胸骨柄上缘相连。

四、骨盆

骨盆由两侧的髋骨和后方的骶骨围成，前面形成耻骨联合。髋骨由髂骨、坐骨和耻骨三块分离的骨结合而成。髂骨嵴的骨小梁趋向平行于髂骨嵴的排列，而髂骨其余骨小梁都向髋臼排列。髂骨嵴在初生时是光滑的，2～3 岁后变为不规则，青春期出现继发骨化中心，呈不整齐或分节状。在髂骨翼部有时可找到放射状或"丫"形血管沟影。髂骨翼有时可见向上、向后突出的骨质隆起，称髂角，为多种内胚层或外胚层发育缺陷之一。骶髂关节骶侧的继发骨化中心，多于 15～16 岁出现，此时关节面可略呈不规则并增宽，系正常变异，不可误认为病变。骶骨下部有一侧或两侧局限性骨凹陷，称骶骨下切迹，深度不一，两侧往往不对称。此外尚有骶髂关节旁沟，即解剖学上的耳旁沟，位于小骨盆腔后缘，骶髂关节下方髂骨侧，表现为半圆或浅弧形切迹，为营养骶髂韧带的臀动脉上支通过的切迹，有时也可出现于骶髂关节的骶骨侧（线图 4-2，表 4-1）。

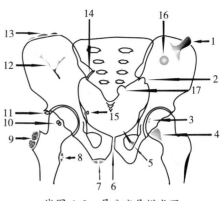

线图 4-2　骨盆变异模式图

妇女的耻骨联合，在发育前后可增宽，出现透亮裂隙（潜在关节腔）。据统计，其出现率可达 41.5%；偶可见于男性。

表 4-1　骨盆变异代码表

代码	名称
1	髂角——髂骨骨性突起
2	骶髂关节旁沟（骶髂韧带附着处）和耳前沟（臀动脉上支通过）
3	股骨头圆韧带窝
4	Ward's 三角（股骨颈小梁成角表现）
5	耻骨刺（骶棘韧带钙化）
6	耻骨联合透亮裂隙影
7	坐骨结节骨骺（分节）
8	股骨小粗隆骨骺
9	股骨大粗隆骨骺
10	股环——股骨颈处软骨岛
11	髋臼小骨
12	扁平骨血管沟
13	髂骨嵴骨骺（分节）
14	骶肋
15	坐骨嵴小骨
16	致密骨岛
17	骶骨下切迹

第三节　上肢

　　四肢骨骼中的解剖变异较多，可以因骨化中心的增多或缺少而使骨骼数目变化，若骨化中心不结合，可形成终生不结合的骨骺。在这里仅介绍几种最常见的解剖变异。

一、腕关节常见副骨及解剖变异

　　具体见线图 4-3，表 4-2。

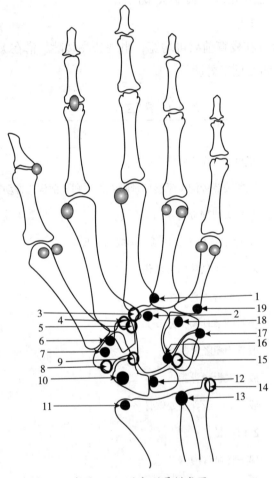

线图 4-3　腕部副骨模式图

表 4-2　腕部副骨代码表

代码	名称
1	格鲁伯骨
2	第二头状骨

续表

代码	名称
3	茎突骨
4	茎突旁骨
5	中间茎突骨
6	第 2 大多角骨
7	旁大多角骨
8	前大多角骨
9	中心骨
10	外桡骨
11	桡茎骨
12	下月骨
13	前臂三角中间骨
14	尺茎骨
15	上三角骨
16	下三角骨
17	外尺骨
18	钩骨
19	韦萨留斯骨

（一）分裂舟骨、月骨

舟骨中段有一横行透亮裂隙，似把舟骨分为前后两段，系由多发骨化中心不结合所致。如见于月骨，称为分裂月骨。上述副骨应与骨折区分，前者边缘光整，在骨松质周围可见到一圈完整的线条状骨皮质；后者骨小梁中断，裂缝锐利，碎片的轮廓常不光整，无皮质线，并往往于骨折后 2～3 周出现骨质稀疏现象。

（二）桡外副骨

桡外副骨位于舟骨结节外侧。

（三）下月骨

下月骨位于月骨桡侧远端，与月骨构成一裂隙。

（四）前大多角骨

前大多角骨位于大多角骨桡侧边缘的远端，呈半月状，内侧边缘可不规则，甚似被撕脱的骨块。

（五）第 2 小多角骨

第 2 小多角骨见于大、小多角骨及第 2 掌骨基底中部，可呈三角或多角状。

（六）茎突副骨

茎突副骨位于头状骨、第 2、第 3 掌骨之间，也称为第 9 腕骨。它可与第 2 或第 3 掌骨相连，在切线位投照时可见到第 3 掌骨底部有不规则的切迹，并常有分叶状边缘，在正位需由过度曝光片上才能被显示。临床上第 2 及第 3 掌骨基底部可触及一个不能移动的硬块。

（七）下头骨

下头骨位于第 3 及第 4 掌骨基底部，钩状骨及头骨之间，3 ～ 4mm 大小。

（八）Vasalius 副骨

Vasalius 副骨位于第 5 掌骨尺侧基底及钩状骨之间。

（九）尺外副骨

尺外副骨可呈圆形、扁形或纺锤形，位于钩状骨前，部分与它重叠，甚似第 5 掌骨底部的一部分，亦可呈小点状位于钩状骨及三角骨之间。

（十）中央副骨

中央副骨位于舟状骨、小多角骨及头状骨之间，为一边缘光整、含钙最多的小骨，一般认为这个副骨较为常见。

（十一）上月骨

上月骨位于月骨的后角处。

二、掌指骨的籽骨

据统计，第 1、4、5 掌骨的籽骨多数是成双出现，第 2、3 掌骨的籽骨常成单出现，掌指骨的籽骨总数可达 10 ～ 13 个。拇指底部的籽骨经常存在，出现于指间关节及小指掌指关节处者也比较多，其余籽骨可出现于第 2 ～ 5 掌骨头，第 4、5 远端指间关节，第 2 指骨远端，但均是个别出现。

在观察副骨及籽骨时还要注意其本身有无病变，如外伤后骨折脱位炎症感染等。成双出现籽骨的形状可稍有不同，密度也可不同，一个可呈骨松质状，而另一个籽骨可呈致密状。

三、骨骺的解剖变异

在有些区域，由于骨骺呈现为多个骨化中心，并且大小不一，轮廓不甚规则，以致可引起诊断上疑问。在上肢，可见于肘部，如滑车尺骨鹰嘴以及桡骨等处。骨化中心最初呈不规则分节状，以后又较其他部分致密，颇似骨骺炎或坏死现象。此种多个骨化中心，亦称副骨骺骨化中心。腕部的豌豆骨往往也有多个骨化中心。肱骨小头的骨化中心和干骺端之间可有一定的距离，两者的关系随着年龄和投照位置的不同而有很大的改变，有时很难肯定肱骨小头骨化中心是否移位，因此投照位置应十分正确或与对侧同样位置对照，才能判断是否有移位情况。

四、正常或正常变异可能引起误诊的现象

除了了解正常副骨和籽骨，以及儿童发育期骨骺的骨化中心正常表现和变异外，尚需熟悉骨骼在不同投照部位的表现及骨骼重叠的前后器官或组织的阴影等，这样才能进行正确判断，不致将正常影像表现和变异误为骨破坏等病变。

（一）手及腕

正常的手指末节骨远端稍肥大，边缘不光整，中节指骨的掌面在指肌附着处是粗糙不平的，不可误为骨质破坏。第 1 掌骨和多角骨之间的关节腔较宽属正常现象，不要误为半脱臼。拇指的基底节和其他手指的中节指骨，可见到小的边缘锐利的卵圆形缺损，此为骨干的营养孔，腕部诸骨也可见到，勿误为骨囊肿或破坏性病灶。豌豆骨为腕骨中最小的骨，且钙化最晚，有时可呈几个骨化的小骨灶，保持其颗粒状形态达数年之久，因此，在诊断幼年豌豆骨软骨炎时必须慎重。多角骨在发生的最早期可呈粗糙而不规则的形态。钩骨的钩部在正位片上互相重叠，表现为局部密度增加。尺骨远端和腕骨间有三角形软骨，在正位片上显示尺骨远端距离腕骨较远，容易被误认为半脱位。正常新生儿的尺、桡骨远端可以略呈杯形，在诊断先天性佝偻病时应注意这一点。儿童的尺、桡骨远端边缘可能不光整并略呈波浪形，但是仍锐利。成人桡骨远端皮质薄而骨松质较多，所以密度低不是局部骨质稀疏。

一些正常儿童也可见到所谓锥状骨骺，Saldivo 等人认为是正常变异。Iturriza 等将锥状骨骺分为三型，第一型见于拇指末节和小指中节，或两指都有，骺线不早期愈合，愈合后也不遗留任何痕迹，属于正常。第二型影像学表现同第一型，但骺线早期愈合，致使骨干短小。第三型为病理性的。一般认为，单指锥状骨骺属正常变异，而多指锥状骨骺常属病理性，多为骨发育障碍所致。

（二）前臂和肘部

尺骨、桡骨骨干的中三分之一是骨间肌肉附着处，皮质的边缘不光整并稍增厚。桡骨结节处皮质较薄，骨松质较多，在轻度内旋位时结节和骨干重叠，表现为圆形透亮区，形似空洞。尺骨近端骨松质较多，在侧位片上密度较低。肱骨鹰嘴窝的骨壁有时可能很薄，正位像上显得比较透亮，有时可能根本没有骨壁而成为一个空洞，称为"滑车上孔"，发生率约为 4%，有遗传因素。成人的肱骨髁上嵴由于肌肉的附着，在正位片上可表现为边缘不甚整齐。肘部可以有一些较少见的副小骨，如肘前骨、滑车旁骨和喙状副骨。此外尚有肘髌骨，为一罕见的肘部发育变异，系尺骨鹰嘴继发骨化中心，未与尺骨融合，遗留在肱三头肌肌腱内的一种籽骨，位于肘关节后方，类似髌骨的骨

块，往往与肱骨下端和尺骨鹰嘴形成关节。尺骨外形的正常变异是尺骨鹰嘴窝切迹为局限性骨凹，尺骨喙突突起呈局限性突起（线图 4-4，表 4-3）。

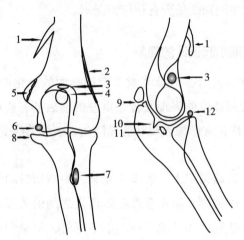

线图 4-4　肘部副骨化中心模式图

表 4-3　肘部副骨化中心代码表

代码	名称
1	肱骨下端钩状突
2	薄骨翼
3	肘前骨
4	滑车上孔
5	肱骨内上髁未闭遗痕
6	滑车旁骨
7	肱二头肌等附着处
8	尺骨鹰嘴突起
9	肘后髌骨
10	尺骨鹰嘴窝切迹
11	尺骨近端营养血管入口
12	喙突副骨

（三）上臂和肩

　　成人的肱骨结节间沟有时很深，在侧位像上形如骨皮质缺损；在轻度旋转使大、小结节下方的大结节嵴和小结节嵴相错时，又好像皮质增生。成人肱骨大结节部皮质较薄，骨松质较多，因此密度较低，有时很难肯定是正常情况还是早期破坏。新生儿手臂上举及外旋时，肱二头肌沟影可类似骨膜炎，注意与炎症或肿瘤相鉴别。青年人的肱骨近端外侧边缘，可见一平行的条状阴影，在有些 X 线上还可见到在肱骨外上髁边缘有一平行条状阴影，向骨干边缘延伸 8 ~ 10cm，此系肱骨本身边缘较厚且锐利所致，并非骨膜增厚。肱骨骨干下 1/3 前内侧，有一钩状突起称髁上突，是解剖变异。肱骨头或颈部如发现环形及圆形致密影，为软骨岛或骨岛影。肩胛骨体部有时可以看到放射状的营养血管沟，易被误为骨折。肩胛骨下角、肩峰、喙突和肩盂的继发骨化中心在 16 ~ 18 岁钙化，25 岁闭合，偶尔可以终身不闭合。在肩关节盂的上缘，肩胛骨骨质中，有时可见到密度较低的阴影，这是由于关节盂的底部、部分喙突、部分肩胛骨的阴影相互交叉重叠对比而成。肩胛骨上缘有时因肩胛骨上的横韧带骨化，使上缘与喙突间呈马鞍状畸形，其中有小孔。喙突锁骨韧带的滑囊可以钙化，多位于喙突与锁骨之间，可有鸡蛋大小。在锁骨、胸骨端下缘，往往可以见到一个菱形的骨质凹陷，称锁骨菱形压迹，可为单侧或双侧，系肋锁韧带的附着处。锁骨的喙突粗隆有时可以与肩胛骨的喙突形成关节，是为先天变异。锁骨投照时如果肩部扭向前方或仰卧位正位投照，锁骨一部分骨干与中心线垂直呈局限性密度增高区，并且锁骨骨干显示缩短，很像骨折后的重叠。位于锁骨中段有一小圆形透亮区，叫锁骨中孔，又名锁骨上孔，X 线的发现率为 2% ~ 6%。骨标本的发生率约为 6.6%（线图 4-5，表 4-4）。

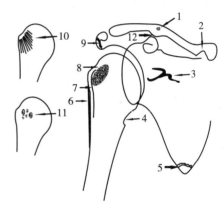

线图 4-5　肩部变异模式图

表 4-4　肩部变异代码表

代码	名称
1	锁骨中孔（锁骨上神经孔）
2	锁骨菱形压迹（肋锁韧带附着处）
3	扁平骨血管沟
4	肱骨切迹
5	肩胛下角骨骺
6	大小结节骨嵴影
7	结节间沟
8	肱骨头透亮区

续表

代码	名称
9	肩峰骨骺
10	肱骨头彗星尾骨化
11	肱骨头斑点
12	喙锁韧带内籽骨

第四节　下肢

一、足部常见的副骨

具体见线图 4-6，表 4-5。

（一）副舟骨

副舟骨位于舟骨的近距骨侧，距骨关节间或在舟骨缘，也称上舟骨。有 6mm×5mm×6mm 大小，呈三角形。

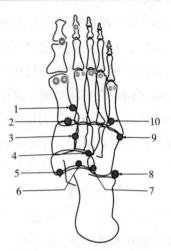

线图 4-6　跗跖骨副骨模式图

表 4-5　跗跖骨副骨代码表

代码	名称
1	跗间骨
2	腓跗部副骨
3	楔间副骨
4	钩状突副骨
5	外胫骨
6	副舟骨
7	第 2 骰骨
8	副腓骨
9	韦萨留斯骨
10	跗间骨

（二）胫外副骨

胫外副骨并不少见，在舟骨结节的背内侧，紧靠舟骨，常为双侧性，有时还成双出现。它位于胫后肌腱内，有时在 X 线片上可不显示，而在以后的随访复查中出现。在胫外副骨及舟骨之间有胫后肌腱相连。10 岁以下儿童此骨多位于肌腱内，以后此副骨逐渐长大，可或多或少至肌腱之外，两骨之间充满结缔组织或类软骨及纤维软骨等支持组织，故两骨并不形成关节，最后可互相融合，临床上胫外副骨可引起疼痛。也有人认为，胫外副骨就是副舟骨。

（三）钩突副骨

钩突副骨位于舟骨的前方，近中间、外侧楔骨之间。

（四）楔间副骨

楔间副骨位于内侧及中间楔骨之间或舟骨之间，呈圆形或卵圆形。

（五）腓跖部副骨

腓跖部副骨位于第 1 跖骨的基底部。

（六）跖间副骨

跖间副骨位于第 1 及第 2 跖骨基底部呈圆形或长圆形，可与内侧楔骨或内侧、中间骨相连。有时可位于第 4 ～ 5 跖骨间基底部。

（七）Vasalius 副骨

Vasalius 副骨位于第 5 跖骨基底部。

（八）第 2 骰骨

第 2 骰骨位于舟骨、距骨及骰骨之间或在舟、距、骰及跟骨之间，呈圆形或卵圆形薄骨。

（九）腓副骨

腓副骨位于骰骨外下缘，呈圆形，也可呈长圆形，有些可分裂成几小块，也可与骰骨构成关节，一般儿童时不出现。

（十）第 2 跟骨

第 2 跟骨位于跟、距、骰及舟骨之间，即在跟骨前关节面的上缘尖状突出部之外侧。常呈三角形，也可呈四边形或楔形，可双侧对称出现。

（十一）三角副骨

三角副骨位于距骨后方，略呈三角形，有时可成双出现。早期时三角骨可离开距骨，随着年龄的增长逐渐与距骨靠拢。有时可在距骨上见到一相应的骨质凹陷，两侧可以不对称，有时三角骨呈一薄片状，如成双出现时可互相平列或前后排列。在三角副骨下或距骨后突后有拇长屈肌经过，扭伤后可使三角副骨脱位，尤其在后突骨折时可改变这里的肌肉部位，使第 1、2 趾屈曲收缩时引起疼痛。

（十二）副距骨

副距骨为一豆大的独立骨块，位于距骨内侧在关节面的下缘中部，呈半月状。

（十三）载距副骨

载距副骨位于距骨及跟骨间，可呈三角形，但常呈圆形，可发生增生性改变而引起疼痛。

二、跖骨趾骨的籽骨

见于跖骨的远端，可成双或单个出现，以第 1 跖骨为常见，第 3 跖骨较少见。第 1 跖骨的籽骨可由多个骨化中心形成，其形态也各不相同，这种分裂的籽骨以女性为多。分裂的籽骨比单个籽骨大，应与骨折鉴别，通过复查若有骨痂形成则为骨折引起。此外，内侧籽骨多，且比外侧籽骨大。

三、骨骺的解剖变异

在下肢，骨骺呈多个骨化中心的部位常见于婴儿和儿童的跟骨、足部的骰骨、股骨大小粗隆等。

四、正常或正常变异可能引起误诊的现象

（一）足和踝

正常的末节趾骨的远端肥大，边缘也不整齐。近节趾骨跖面肌腱附着处，在侧位片上可表现为边缘不很整齐。第 1 趾跖关节处的籽骨有时可分成两半，不可误为骨折。第 5 跖骨近端外侧在发育期间可出现一个鱼鳞片似的骨化中心，有时可终身不闭合。趾骨和跖骨等小管状骨继发骨化中心，有时由若干小骨块组成，它们在若干年内都呈边缘粗糙的不规则阴影。骰骨和楔状骨的骨化中心，早期可以不规则。胫、腓骨远端内、外踝部分可能有继发骨化中心，并且可能是一侧的，外伤后可能被误为骨折。舟骨结节的背内侧的胫外副骨，一般为双侧性，但也可能为一侧性。跖骨近端互相重叠，很像骨折线。

（二）小腿和膝部

胫、腓骨骨干和尺、桡骨骨干一样，可由于骨间肌膜的附着而皮质变得较厚和不整齐。在胫骨轻度外旋时，前后位像上，胫骨前嵴重叠于外侧皮质，很像皮质增厚。胫骨结节的正常变异很多，胫骨结节的骨化中心，有时是胫骨近端骨化中心的一部分，有时为单独的骨化中心，有时可呈分节状。相当于结节处的骨干部分，可有一较深的切迹，这个切迹在前后位上投影似一局部骨质缺损。这些现象使得鉴别胫骨结节的骨折或缺血性坏死十分困难。局部软组织肿胀，侧位片上的结节向前脱离，局部压痛和比较可靠的外伤症状为重要鉴别点。腓骨头骨松质较多，在 X 线片上表现为局部密度

较低。儿童股骨髁间凹陷深而宽，在侧位片上表现为局部透亮区，可能会被误认为骨质破坏。股骨髁间凹陷处的营养血管孔在 4 ～ 6 岁时，在前后位片上可能表现为圆形、条状或斑点状透亮区。在侧位片上股骨远端背侧在干骺线以上可能有 3 ～ 5cm 长的一段骨皮质，边缘呈不规则锯齿状，是股骨嵴远端肌腱附着处骨皮质不完整所形成。青春期前，在股骨外髁的后侧出现腘沟，为边缘不规则的缺损，此沟有腘肌的肌腱附着，为正常变异。正常 2 ～ 12 岁儿童的胫、腓骨近端和股骨远端，常显示单房或多房性囊状缺损影，通常其边缘硬化、锐利；侧位片则为皮质的表面缺损，并可自然消失，其原因和机制尚不明。此外，在膝关节侧位片上，关节后方腓肠肌腱鞘里可有一个籽骨；正位片上与股骨干重叠，可以不显影。5 ～ 6 岁的儿童股骨远端骨骺生长极快，内、外侧边缘可能不规则。胫骨近端骨骺也可能有同样情况。

　　髌骨可由多个骨化中心愈合而成，因此在儿童期可能呈不规则颗粒状，有时当下半部骨化中心愈合后，上部可能出现另一个骨化中心，后来又逐渐和下半部愈合。如果永不愈合，就可形成"二分髌骨"（线图 4-7，表 4-6）。

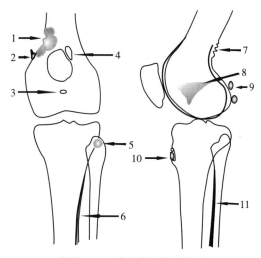

线图 4-7　膝关节变异模式图

表 4-6　膝关节变异代码表

名称	代码
1	生理性皮质缺损
2	"牵曳"征
3	儿童股骨髁间突营养血管沟
4	二分髌骨
5	腓骨小头小骨
6	胫骨骨间嵴

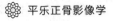

续表

名称	代码
7	内收肌附着点
8	股骨髁间窝松质骨
9	腓肠小骨
10	胫骨结节独立小骨
11	腓骨骨间嵴

（三）大腿和髋部

股骨头的圆韧带窝，在前后位片上，表现为股骨头顶部有一小半圆形骨质缺损，在旋转屈曲时，表现为股骨头中心有一个小空洞。在不合标准的股骨侧位片上，小粗隆可能和股骨干重叠，其间形成三角形密度减低区，好像骨质破坏。股骨颈偶可见环形阴影，为软骨岛，该阴影内可见重叠的松质骨结构，勿误为病理变化。在正常的壮年人中，股骨远端背内侧壁，皮质有局限性、对称性外壁增厚，也不可误认为病理变化。在股骨侧位片上，股骨上端后面臀肌凹凸不平或较光滑，称臀肌粗隆线，是臀大肌的附着点，为正常变异，不要误认为骨膜增生。小儿的髋关节各骨，因软骨较厚，故关节腔显得较宽，各骨距离较远，有时很难肯定是否有髋关节脱臼现象，尤其在投照时若两下肢的位置不对称，一侧稍外旋，股骨颈显得较短，可能被误认为脱臼。髋臼边缘在 2～4 岁时比较不规则，10 岁以后逐渐整齐。在正位片上，14～18 岁时髋臼外缘可能出现多余的骨化中心，呈三角形或卵圆形，有时可分裂成 3～4 个小块，称髋臼骨。

第五章　骨与关节影像学测量

第一节　脊柱测量

一、颈椎测量

（一）寰枢关节张口位

具体见线图 5-1，表 5-1。

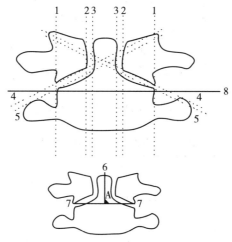

线图 5-1　寰枢关节张口位测量模式图

表 5-1　寰枢关节张口位测量数据表

代码 – 名称	测量方法	正常平均值
1- 寰枢椎体序列线	寰椎侧块外侧的切线向下经过枢椎外侧缘	线 1、2、3 互相平行
2- 寰椎侧块内缘切线	寰椎侧块内侧缘的切线	
3- 齿状突外侧缘切线	齿状突外侧缘的切线	

代码 – 名称	测量方法	正常平均值
4– 寰椎侧块下缘切线	寰椎侧块下缘切线	线 4、5 互相平行
5– 枢椎斜坡切线	枢椎斜坡切线	
6– 齿状突中轴线	枢椎齿状突之纵向中轴线	正常两条线垂直相交
7– 寰底线	寰椎两侧下关节突最外缘的连线	
A– 齿状突中轴线与寰底线之夹角	齿状突中轴线与寰底线之夹角	角 A 为直角，且线 6、7 之交点为线 7 的中点
8– 水平切线	过枢椎斜坡最外侧点作水平切线	
B– 斜坡角	线 5 与线 8 之夹角	20°～ 30°

（二）寰枢枕侧位

具体见线图 5–2，表 5–2。

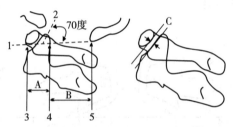

线图 5–2　寰枢枕侧位测量模式图

表 5–2　寰枢枕侧位测量数据表

代码 – 名称	测量方法	正常平均值 / 平均值
1– 寰枕线	枕骨大孔后界下缘与寰椎前弓下缘之间的连线	通过齿状突
2– 齿状突中轴线	通过齿状突中心并平行于其长轴的连线	通过齿状突中轴
D（1–2 两线之间的夹角）	寰枕线与齿状突轴线的夹角	70°～ 80°
3– 寰椎前弓下缘最低点	寰椎前弓下缘	三条线相互平行
4– 寰枕线与齿状突后缘交点	寰枕线与齿状突后缘交点	
5– 枕骨大孔后缘最低点	枕骨大孔后缘最低点	
A– 寰枕线与齿状突交点到寰椎前弓下缘的距离	寰枕线与齿状突后缘的交点与寰椎前弓下缘的距离	为寰枕线的 1/3

续表

代码 – 名称	测量方法	正常平均值 / 平均值
B– 寰枕线与齿状突后缘交点到枕骨大孔后缘的距离	寰枕线与齿状突后缘的交点与枕骨大孔后缘的距离	为寰枕线的 2/3
C– 寰齿关节前间隙	寰椎前弓后缘切线与齿状突寰齿关节部位前缘切线的距离	0.7 ～ 3.0mm

（三）颈椎侧位

具体见线图 5-3，表 5-3。

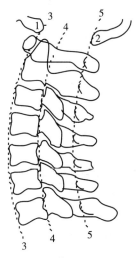

线图 5-3　颈椎侧位测量模式图

表 5–3　颈椎侧位测量数据表

代码 – 名称	测量方法	正常均值
1– 枕骨大孔前缘	正常为弧形线	两条弧线相互平行
2– 枕骨大孔后缘		
3– 椎体前缘连线	沿各椎体前缘及齿状突前缘引出的光滑曲线	向上与枕骨大孔前缘相延续
4– 椎体后缘连线	沿各椎体后缘及齿状突后缘引出的光滑曲线	线 3、线 4 相互平行
5– 椎体后序列连线	沿各椎体棘突后缘及寰椎后弓前缘引出的光滑曲线	向上与枕骨大孔后缘相延续

二、胸腰椎测量

具体见线图5-4，表5-4。

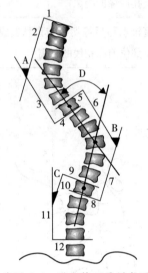

线图5-4　胸腰椎测量模式图

表5-4　胸腰椎侧弯测量数据表

代码－名称	测量方法
1－头侧代偿侧弯头侧倾斜度最大椎体上关节面切线	头侧代偿性侧弯段头侧倾斜角度最大椎体的上关节面切线
2－线1之垂线	向足侧作线1之垂线
3－线4之垂线	向头侧作线4之垂线
4－头侧代偿侧弯足侧倾斜度最大椎体下关节面切线	头侧代偿性侧弯段足侧倾斜角度最大椎体的下关节面切线
A－头侧代偿性侧弯角	线2、3之夹角
5－主侧弯头侧倾斜度最大椎体上关节面切线	主侧弯段头侧倾斜角度最大椎体的上关节面切线
6－线5之垂线	向足侧作线5之垂线
7－线8之垂线	向头侧作线8之垂线
8－主侧弯足侧倾斜度最大椎体下关节面切线	主侧弯段足侧倾斜角度最大椎体的下关节面切线

续表

代码 – 名称	测量方法
B– 主侧弯角	线 6、7 之夹角
9– 足侧代偿侧弯头侧倾斜度最大椎体上关节面切线	足侧代偿性侧弯段头侧倾斜角度最大椎体的上关节面切线
10– 线 9 之垂线	向足侧作线 9 之垂线
11– 线 12 之垂线	向头侧作线 12 之垂线
12– 足侧代偿侧弯头侧倾斜度最大椎体下关节面切线	足侧代偿性侧弯段足侧倾斜角度最大椎体的下关节面切线
C– 足侧代偿性侧弯角	线 9、12 之夹角

三、腰骶椎测量

（一）正常腰骶角

具体见线图 5-5，表 5-5。

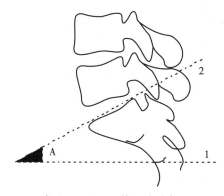

线图 5-5 腰骶椎测量模式图

表 5-5 腰骶椎测量数据表

代码 – 名称	测量方法	正常均值
1– 水平线	水平线	
2– 骶椎上关节面切线	沿骶椎上关节面作切线	角 A 正常均值 34°
A– 腰骶角	线 1、2 之夹角	

（二）腰骶椎持重测量

具体见线图 5-6。

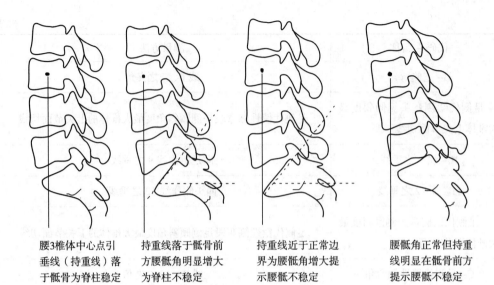

腰3椎体中心点引 持重线落于骶骨前 持重线近于正常边 腰骶角正常但持重
垂线（持重线）落 方腰骶角明显增大 界为腰骶角增大提 线明显在骶骨前方
于骶骨为脊柱稳定 为脊柱不稳定 示腰骶不稳定 提示腰骶不稳定

线图 5-6　腰骶椎持重测量模式图

（三）Garland 腰椎滑脱测量

具体见线图 5-7，表 5-6。

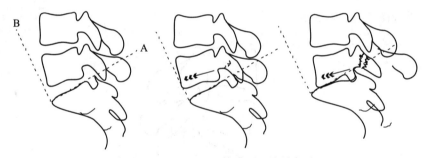

线图 5-7　Garland 腰椎滑脱测量模式图

表 5-6　Garland 腰椎滑脱测量数据表

代码 - 名称	测量方法	正常均值
A- 骶骨上缘平面切线	骶骨上缘平面切线	平行于骶椎上缘
B- 骶骨上缘平面切线的垂线	自骶骨上缘平面前缘向上作骶骨上缘平面切线的垂线	距腰 5 前下缘 1～8mm

四、其他测量

（一）Meyerdingf 法滑脱测量

具体见线图 5-8。

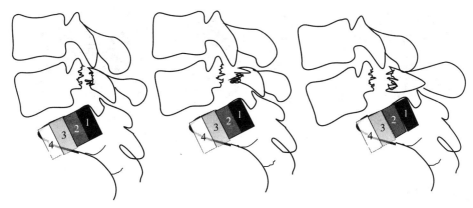

线图 5-8 Meyerdingf 法滑脱测量模式图

（二）Meschen 线测量法

具体见线图 5-9，表 5-7。

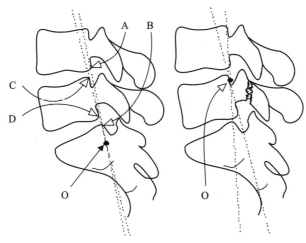

线图 5-9 Meschen 线测量法模式图

表 5-7 Meschen 线测量法数据表

代码 - 名称	测量方法	正常均值
A- 腰 4 椎体后下缘	线 AB 为过 A、B 两点的直线	线 AB 与线 CD 的交点 O 位于腰 5 以下
B- 骶椎后上缘		
C- 腰 5 椎体后上缘	线 CD 为过 C、D 两点的直线	
D- 腰 5 椎体后下缘		

（三）骨盆外形测量

具体见线图 5-10。

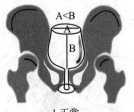
1 正常

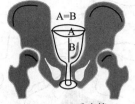
2 Morouio氏病等

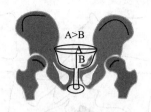
3 软骨发育不全等

线图 5-10　骨盆外形测量模式图

第二节　上肢测量

一、肩关节测量

具体见线图 5-11，表 5-8。

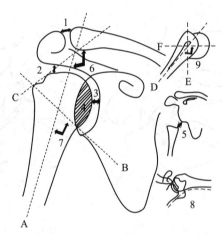

线图 5-11　肩关节测量模式图

表 5-8　肩关节测量数据表

代码 – 名称	测量方法	正常均值
1- 肩锁关节间隙	肩峰与锁骨外侧端关节的距离	2～5mm
2- 肩肱间隙	肩峰与肱骨头之间的距离	6～16mm
3- 肩关节间隙	肱骨头与肩胛骨关节盂之间的距离	4～6mm
4- 肩关节重叠影	关节盂与肱骨头重叠呈纺锤形影像	
5- 肩关节腔（儿童）	关节盂下角与肱骨干骺端内上角的距离（标准正位双侧对比）	正常形态及连线
A- 肱骨干中轴线	平行于肱骨干长轴的中心线	

续表

代码 – 名称	测量方法	正常均值
B– 肱骨大结节顶点至肱骨头内下缘连线	肱骨大结节顶点至肱骨头内缘之间的连线	正常形态及连线
C– 肱骨大结节与肱骨头关节面切线	肱骨大结节与肱骨头关节面切线	
6– 肱骨干角	肱骨大结节与肱骨头上缘连线与肱骨干轴线所夹角	$130° \sim 140°$
7– 肱骨轴角	肱骨干轴线与肱骨头轴线所夹角	男：$60°$ 女：$62°$
8– 肩肱曲线	自肩胛骨外缘向肱骨颈干下缘作一连线，为一光滑曲线	正常为光滑连线的曲线

二、肘关节

（一）肘关节正位测量

具体见线图 5-12，表 5-9。

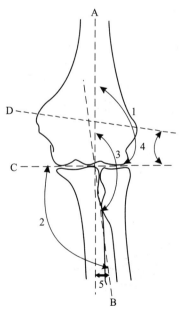

线图 5-12　肘关节正位测量模式图

表 5-9　肘关节正位测量数据表

代码 - 名称	测量方法	正常均值
A- 肱骨干长轴	平行于肱骨干长轴的中心线	正常上肢轴线、连线及切线
B- 尺骨中轴线	平行于前臂长轴的中心线	
C- 肱骨远端关节面切线	肱骨远端滑车及肱骨小头关节面之切线	
D- 肱骨髁间连线	肱骨内上髁及外上髁间的连线	
1- 肱骨角	肱骨干长轴与肱骨远端关节面切线的外侧夹角	男：77°～95° 女：72°～91°
2- 尺骨角	肱骨中轴线与肱骨远端关节面的内侧夹角	男：74°～99° 女：72°～93°
3- 外翻角	肱骨干长轴与尺骨中轴线的外侧夹角	男：154°～178° 女：158°～178°
4- 肱髁角	肱骨关节面切线与肱骨髁间连线的外侧夹角	10°～15°
5- 携带角	肱骨干长轴与尺骨中轴线的下方夹角	10°～15°

（二）肘关节侧位测量

具体见线图 5-13，表 5-10。

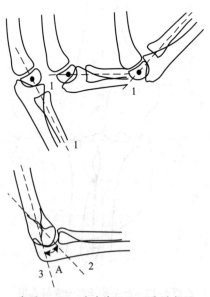

线图 5-13　肘关节侧位测量模式图

表 5–10 肘关节侧位测量数据表

代码 – 名称	测量方法	正常均值
1– 桡骨干中轴线	平行于桡骨长轴的中心线	通过桡骨小头中点
2– 桡骨小头中轴线	平行于桡骨小头长轴的中心线	正常轴线
3– 肱骨中轴线	平行于肱骨长轴的中心线	
A– 肱骨小头前倾角	肱骨中轴线与桡骨小头中轴线的夹角	25°～ 45°

（三）肱骨小头位置测量

具体见线图 5-14，表 5-11。

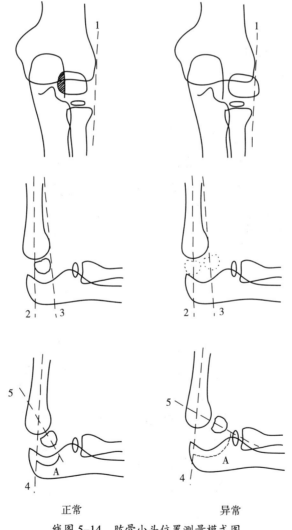

正常　　　　　　　　　　　异常

线图 5-14 肱骨小头位置测量模式图

表 5-11 肱骨小头位置测量数据表

代码	测量方法	正常均值
1- 肘关节外缘连线	肱骨外上髁至桡骨干骺端外缘的连线	肱骨小头骨骺位于此线内
2- 肱骨中轴线（侧位）	平行于肱骨长轴的中心线	肱骨小头位于线 2、3 之间
3- 肱骨前缘线（侧位）	肱骨前缘皮质切线	
4- 肱骨中轴线（侧位）	平行于肱骨长轴的中心线	正常轴线
5- 桡骨小头中轴线	平行于桡骨小头长轴的中心线	
A- 肱骨小头前倾角	线 4、5 之夹角	25°～ 45°

三、腕关节

（一）腕关节正侧位测量

具体见线图 5-15，表 5-12、表 5-13。

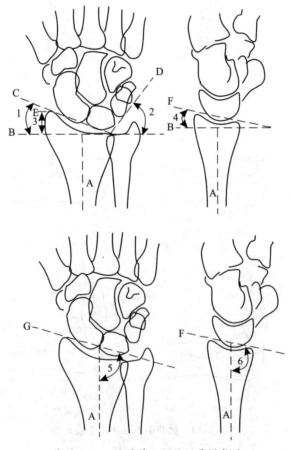

线图 5-15 腕关节正侧位测量模式图

表 5-12 腕关节正侧位测量数据表

代码 – 名称	测量方法	正常平均值	
A– 桡骨中轴线	平行于桡骨长轴的中心线	正常腕关节轴线、垂线及切线	
B– 桡骨中轴线之垂线	过桡骨远端关节面最内侧缘作桡骨中轴线的垂线		
C– 桡骨远端关节面切线	桡骨远端关节面之切线	正常腕关节轴线、垂线及切线	
D– 三角骨切线	过尺骨远端关节面最外侧缘作腕骨外侧皮质缘之切线		
E– 桡骨茎突顶点水平线	桡骨茎突顶点		
F– 桡骨远端关节面切线（侧位）	桡骨侧位远端关节面之切线		
G– 尺桡骨远端关节面切线	过桡骨茎突及尺骨茎突基底部的尺桡骨远端关节面切线		
		后前位	前后位
1– 桡骨尺倾角	线 B、C 之夹角	20°～35°	23°～40°
2– 尺腕角	线 B、D 之夹角	21°～51°	24°～50°
3– 桡骨茎突长度	点 E 至线 B 的垂直距离	8～18mm	10～19mm
4– 桡骨掌倾角（侧位）	线 B、F 之夹角	9°～20°	
5– 桡内角	线 A、G 之内侧夹角	男：72°～93° 女：73°～95°	
6– 桡前角	线 A、F 之前侧夹角	男：79°～93° 女：80°～94°	

表 5-13 腕关节正侧位测量角度

名称	正侧位	正常范围
桡骨内倾角	范围：20°～35° 平均值：27°05′	范围：23°～40° 平均值：31°21′
尺腕角	范围：21°～51° 平均值：35°4′	范围：24°～50° 平均值：38°11′

续表

名称	正侧位	正常范围
桡骨茎突长度	范围：8～18mm 平均值：12.85mm	范围：10～19mm 平均值：14.53mm（侧位）
桡骨前倾角	范围：9°～20° 平均值：13°54′	范围：9°～20°

（二）腕关节测量

具体见线图 5-16，表 5-14。

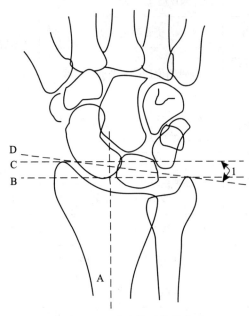

线图 5-16 腕关节测量模式图

表 5-14 腕关节测量数据表

代码 - 名称	测量方法	正常均值
A- 桡骨中轴线	平行于桡骨长轴的中心线	正常腕关节轴线、垂线及切线
B- 尺骨茎突垂直切线	过尺骨茎突顶点作线 A 之垂线	
C- 桡骨茎突垂直切线	过桡骨茎突顶点作线 A 之垂线	
D- 尺桡骨茎突切线	过尺桡骨茎突顶点作切线	
1- 线 D 与 B、C 之夹角	线 D 与 B、C 之夹角	10°～15°

（三）腕关节伸屈位测量

具体见线图 5-17，表 5-15。

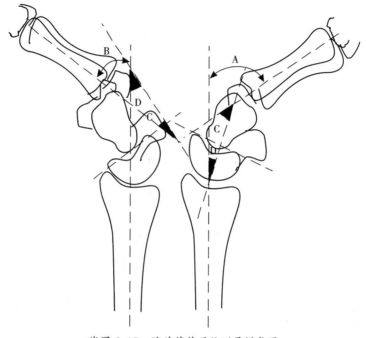

线图 5-17 腕关节伸屈位测量模式图

表 5-15 腕关节伸屈位测量数据表

代码 - 名称	测量方法	正常均值
A- 屈角	屈曲时，桡骨纵轴与第 2 掌骨纵轴夹角	男：79° 女：84°
B- 伸角	背伸时，桡骨纵轴与第 2 掌骨纵轴夹角	男：72° 女：72°
C- 腕间角	月骨半月切迹的切线之垂线与第 2 掌骨纵轴的夹角	男：77° 女：82°
D- 桡腕角	月骨半月切迹切线之垂线与桡骨纵轴夹角	男：60° 女：65°

（四）掌骨指数、掌骨皮质厚度测量

具体见线图 5-18，表 5-16。

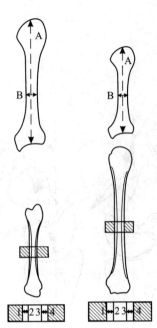

线图 5-18　掌骨指数、掌骨皮质厚度测量模式图

表 5-16　掌骨指数、掌骨皮质厚度测量数据表

代码 – 名称	测量方法	正常均值		
A-（第 2）掌骨长轴	（第 2 ～ 5）掌骨长轴	第 2 ～ 5 掌骨长度之和。第 2 ～ 5 掌骨骨干最小横径之和。		
B-（第 2）掌骨最小宽度	（第 2 ～ 5）掌骨最小宽度			
掌骨指数	（2、3、4、5 掌骨轴长总和）÷（各掌骨干最小宽度总和）	婴儿	成人（右掌）	成人（左掌）
		6 个月：男：5.23；女：5.60；12 个月：男：5.30，女：5.75；18 个月：男：5.28，女：5.82；24 个月：男：5.40，女：8.84	男：6.86 女：7.60	男：7.02 女：7.78
1-2、3-4- 短骨皮质厚度测量	骨干宽度—髓腔宽度	最小横径		

（五）肢端肥大症测量

具体见线图 5-19，表 5-17。

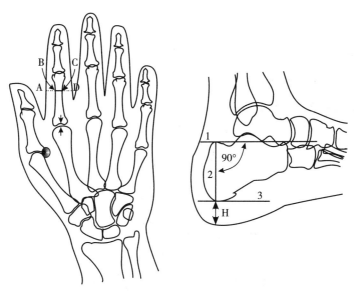

线图 5-19　肢端肥大症测量模式图

表 5-17　肢端肥大症测量数据表

代码 – 名称	测量方法	正常均值
A–D– 食指宽度	食指近端指节中部全宽	男：23.1mm 女：20.4mm
B–C– 食指指骨宽度	食指第 1 指骨中点宽度	男：10.6mm 女：9.1mm
BC–AD– 软骨指数	食指第 1 指骨宽度与食指近端指节全宽之比	男：0.46 女：0.45
1– 跟骨上缘切线	跟骨上缘前后侧最高点的切线	
2– 线 1 的垂线	过跟骨结节最高点作跟骨上缘切线的垂线	跟骨的连线
3– 跟骨下缘水平线	过跟骨结节最低点作水平线	
H– 足跟软组织厚度	由跟骨下缘最低点至足跟表皮的距离	18.6mm

第三节　下肢测量

一、髋关节测量

（一）髋关节颈干角的测量

具体见线图 5-20，表 5-18。

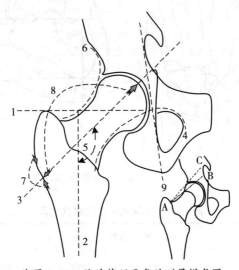

线图 5-20　髋关节颈干角的测量模式图

表 5-18　髋关节颈干角的测量数据表

代码 – 名称	测量方法	正常均值
1-Skinner 氏线	股骨大转子上缘与股骨头圆韧带窝间连线	线 1、2 互相垂直
2- 股骨干中轴线	平行于股骨干长轴的中心线	
3- 股骨颈中轴线	平行于股骨颈长轴的中心线	沿股骨颈长轴
4- 耻颈线	为沿股骨颈内侧和闭孔上缘的光滑曲线	曲线光滑
5- 股骨颈干角	股骨中纵轴与股骨颈中纵轴所夹角	儿童：151.70° 成人：137.52°
6- 髂颈线	髂前下嵴下方骨外缘与股骨颈外缘的光滑曲线	正常为一光滑的曲线
7- 股骨粗隆下距	股骨大粗隆下缘至股骨颈纵轴线与骨干皮质交点的距离	2.45mm
8- 股骨头颈中轴线长度	股骨头颈中轴至转子间皮质的长度	9.57cm

续表

代码 – 名称	测量方法	正常均值
9– 柯赫勒氏线	自髂骨骨盆边缘向坐骨体内缘作连线	髋臼缘与此线相切
AC– 股骨头颈外缘切线	过股骨头外上缘作股骨颈的切线	应通过股骨头上外部分
AB– 股骨颈外缘切线	股骨颈最外侧切线	股骨头骨骺滑脱时，头下垂，AB 与 AC 线重叠

（二）股骨颈前倾角测量

1. 测量一

具体见线图 5-21，表 5-19。

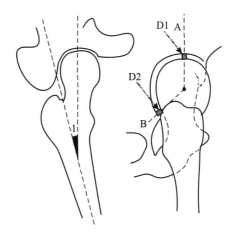

线图 5-21　股骨颈前倾角的测量模式图（一）

表 5-19　股骨颈前倾角的测量数据表（一）

代码 – 名称	测量方法	正常均值
1– 股骨前倾角	股骨干中纵轴线与股骨颈纵轴线所夹角	12.31°
A– 垂线	股骨头中点垂直髋关节水平面的垂线	测量垂线
B– 股骨头中点至髋臼内下缘的连线	股骨头中点至髋臼内下缘的连线	测量垂线
D_1– 髋关节间隙	髋关节上关节面间隙	3.0mm
D_2– 髋关节间隙	髋关节垂直间隙	4.0mm

2. 测量二

具体见线图 5-22，表 5-20。

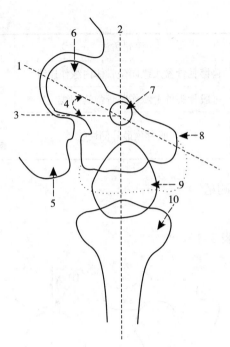

线图 5-22　股骨颈前倾角测量模式图（二）

表 5-20　股骨颈前倾角的测量数据表（二）

代码 - 名称	测量方法	正常均值
1- 股骨头颈轴线	股骨头颈部长轴线	正常连线
2- 胫骨中轴线	平行于胫骨长轴的中心线	
3- 胫骨纵轴垂线	过胫骨纵轴线作一垂直线	
4- 股骨颈前倾角	线 3、4 之夹角	出生至 1 岁：30°～ 50° 2 岁：30° 3 ～ 5 岁：25° 6 ～ 12 岁：20° 12 ～ 15 岁：17° 16 ～ 20 岁：11° 20 岁以上：8°
5- 坐骨结节	坐骨结节	正常解剖位置
6- 股骨头	股骨头	
7- 股骨干骨髓腔	股骨干骨髓腔	
8- 股骨髁部	股骨髁部	
9- 髌骨	髌骨	
10- 胫骨	胫骨	

（三）儿童髋关节测量

1. 正常髋关节测量

具体见线图 5-23，表 5-21。

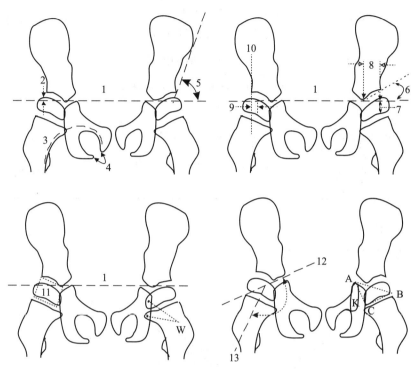

线图 5-23　儿童髋关节测量模式图

表 5-21　儿童髋关节测量数据表

代码 - 名称	测量方法	正常平均值
1- 两侧 Y 形软骨顶点连线	两侧 Y 形软骨顶点连线	正常 Y 形软骨连线
2- 股骨头最高点	股骨头顶点至线 1 的距离	两侧相等
3- 耻颈线	股骨颈内缘和闭孔上缘的光滑曲线	曲线光滑
4- 坐耻骨软骨联合	坐耻骨软骨联合	坐耻骨软骨联合
5- 髂角	髂骨翼和髂骨体最外侧切线与线 1 之夹角	年龄 < 3 月：67°～ 43° 年龄 3 ～ 12 月：74°～ 44°
6- 髋臼角	Y 形软骨顶点与髋臼外上缘的连线与线 1 之夹角	年龄 < 3 月：44°～ 12° 年龄 3 ～ 12 月：34°～ 8°
7- 骨骺距离	股骨头骨骺线与线 1 的垂直距离	≥ 6mm

续表

代码 – 名称	测量方法	正常平均值
8– 欧伯顿垂直线	自髋臼外上缘至 1 线的垂线	正常测量连线
9– 柯毕池平行四边形	髋臼和股骨头骨骺线连线组成各角近乎直角的平行四边形	
10– 股骨颈中轴线	平行于股骨颈长轴的中心线	
W– 瓦丁司召重叠	股骨头内 1/4 和髋臼后唇重叠成新月样影像	两侧对称
K– 柯赫勒氏泪滴	为髋臼前下底部的横断面	两侧对称
ABC– 髋关节三角	Y 形软骨至股骨头骨骺线两端的连线	两侧对称

2. 髋关节脱位测量

具体见线图 5–24，表 5–22。

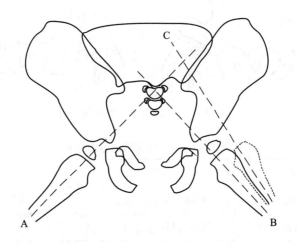

线图 5-24　儿童髋关节脱位测量模式图

表 5-22　儿童髋关节脱位测量数据表

代码 – 名称	测量方法	正常平均值
1– 股骨干中轴线	平行于股骨干长轴的中心线	单侧指向髋臼上缘
2– 股骨干中轴线（对侧）	平行于股骨干长轴的中心线	双侧相交于骨盆中线
3– 股骨干中轴线（脱位时）	平行于股骨干长轴的中心线	与线 1 相交于骨盆患侧

（四）股骨颈骨折倾斜角测量

具体见线图 5–25，表 5–23。

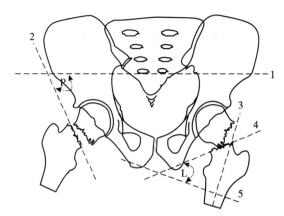

线图 5-25　股骨颈骨折倾斜角测量模式图

表 5-23　股骨颈骨折倾斜角测量数据表

代码 – 名称	测量方法	正常平均值
1– 两侧髂前上嵴连线	过两侧髂前上嵴作直线	正常测量连线
2– 远折端切线	骨折端远折端切线	
3– 股骨干中轴线	平行于股骨干长轴的中心线	
4– 远折端切线	骨折端远折端切线	
5– 线 3 之垂线	于折端下作线 3 的垂直线	
P– 鲍伟氏角	线 1、2 之夹角	角度与稳定性成反比
L– 林顿氏角	线 4、5 之夹角	角度与稳定性成反比

二、股骨全长测量

具体见线图 5-26，表 5-24。

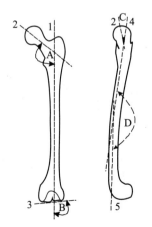

线图 5-26　股骨全长测量模式图

表 5-24　股骨全长测量数据表

代码 – 名称	测量方法	正常均值
1– 股骨干中轴线	平行于股骨干长轴的中心线	正常测量连线
2– 股骨颈中轴线	平行于股骨颈长轴的中心线	
3– 股骨远端关节面切线	股骨内外髁关节面之切线	
A– 股骨颈干角	线 1、2 之夹角	120°～ 130°
B– 下股骨补角	线 1、3 外侧夹角之补角	100°
4– 上段股骨中轴线	平行于上段股骨长轴的中心线	正常测量连线
5– 下段股骨中轴线	平行于下段股骨长轴的中心线	
C– 股骨前倾角	线 2、4 的夹角	12.31°
D– 股骨干角	线 4、5 的夹角	170°

三、膝关节测量

（一）正常膝关节测量

具体见线图 5-27，表 5-25。

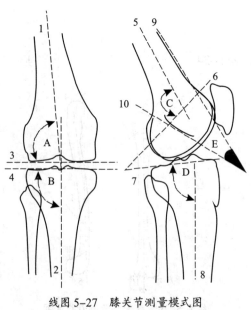

线图 5-27　膝关节测量模式图

表 5-25 膝关节测量数据表

代码 - 名称	测量方法	正常平均值
1- 股骨中轴线	平行于股骨长轴的中心线	正常测量连线
2- 胫骨中轴线	平行于胫骨长轴的中心线	
3- 股骨髁关节面切线	股骨远端内外髁关节面切线	
4- 胫骨平台切线	胫骨内外侧平台关节面切线	
A- 股骨角	线 1、3 之外侧夹角	男：75°～ 85° 女：75°～ 85° 平均：81°
B- 胫骨角	线 2、4 之外侧夹角	男：85°～ 100° 女：87°～ 98° 平均：93°
5- 股骨中轴线（侧位）	平行于股骨长轴的中心线	股骨中轴线
6- 股骨髁中轴线	平行于股骨髁长轴的中心线	
7- 胫骨平台切线（侧位）	胫骨平台关节面的切线	正常连线
8- 胫骨中轴线	平行于胫骨长轴的中心线	
9- 股骨干前缘线	股骨干前侧皮质缘的切线	
10- 髁间窝底切线	股骨髁间窝底的切线	
C- 股髁角	线 5、6 之后侧夹角	90°～ 110°
D- 胫后角	线 7、8 之后侧夹角	＜ 90°
E- 股髁窝角	线 9、10 之夹角	26°～ 44°

（二）髌股关节测量

具体见线图 5-28，表 5-26。

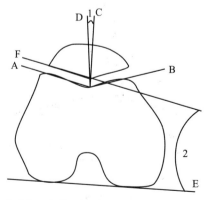

仰卧位，患肢屈膝30° 髌股关节间隙
最小处骨窗软组织窗扫描

线图 5-28 髌股关节测量模式图

表 5-26　髌股关节测量数据表

代码 – 名称	测量方法	正常平均值
A– 股骨外髁髌股关节切面切线	过髁间窝顶点做股骨外髁髌股关节面切线	正常测量连线
B– 股骨内髁髌股关节面切线	过髁间沟顶点做股骨内髁髌股关节面切线	
C– 髁间沟角平分线	线 A、B 之夹角的平分线	
D 髌股关节间连线	股骨髁间沟最低点与髌骨中嵴的连线	
1– 髌股和谐角	髁间沟角平分线与线 D 的夹角	4.7° ±7.3°
E– 股骨髁后缘切线	股骨髁后部内外髁边缘切线	正常测量切线
F– 髌骨外侧关节面切线	过髌骨中嵴的髌骨外侧关节面切线	
2– 外侧髌骨角	线 E、F 之夹角	13.2° ±4.3°

四、踝关节测量

具体见线图 5-29，表 5-27。

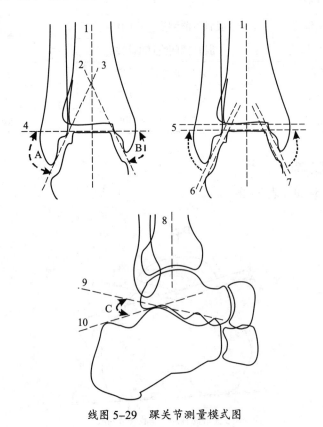

线图 5-29　踝关节测量模式图

表 5-27　踝关节测量数据表

代码 - 名称	测量方法	正常平均值
1- 胫骨中轴线	平行于胫骨长轴的中心线	通过距骨中心，与距骨轴线一致
2- 外踝关节面切线	外踝关节面的切线	关节面切线
3- 内踝关节面切线	内踝关节面的切线	
4- 距骨关节面切线	距骨滑车关节面的切线	二线互相平行
5- 胫骨远端胫距关节面切线	胫骨远端关节面距骨车对应面的切线	
6- 腓外踝二相对关节面切线	外踝二相对关节面之切线	二线互相平行
7- 胫内踝二相对关节面切线	内踝二相对关节面之切线	二线互相平行
8- 胫骨中轴线（侧位）	平行于胫骨长轴的中心线	通过距骨滑车关节面中心
9- 跟骨关节面切线	跟骨跟距关节面切线	关节面切线
10- 跟骨结节与跟距关节面切线	跟骨结节后上缘与跟距关节面切线	
A- 腓踝角	线 3、4 之夹角	男：45°～63° 女：43°～62°
B- 胫踝角	线 2、4 之夹角	男：45°～61° 女：49°～65°
C- 跟骨结节角	线 9、10 之夹角	28°～40°

五、足部测量

（一）正常足部测量

具体见线图 5-30，表 5-28。

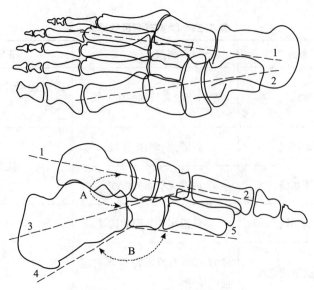

线图 5-30　足部测量模式图

表 5-28　足部测量数据表

代码 – 名称	测量方法	正常平均值
1– 跟骨长轴（正位）	平行于跟骨长轴的中心线	与第 4 跖骨纵轴线一致
2– 距骨长轴（正位）	平行于距骨长轴的中心线	与第 1 跖骨纵轴线一致
1– 距骨中轴线（侧位）	平行于距骨长轴的中心线	二线一致
2– 第 1 跖骨中轴线（侧位）	平行于第 1 跖骨长轴的中心线	
3– 跟骨中轴线（侧位）	平行于跟骨长轴的中心线	正常中心线与切线
4– 跟骨下缘切线（侧位）	跟骨下缘切线	
5– 第 5 跖骨下缘切线（侧位）	第 5 跖骨下侧皮质缘切线	
A– 跟距角（侧位）	线 1、3 之夹角	25°～ 50°
B– 跟跖角（侧位）	线 4、5 之夹角	150°～ 175°

（二）跖内翻测量

具体见线图 5-31，表 5-29。

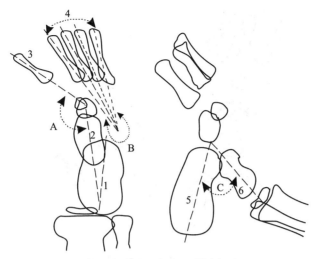

线图 5-31　跖内翻测量模式图

表 5-29　跖内翻测量数据表

代码 - 名称	测量方法	正常均值
1- 跟骨中轴线（正位）	平行于跟骨长轴的中心线	正常中心线
2- 距骨中轴线（正位）	平行于距骨长轴的中心线	
3- 第 1 跖骨中轴线（正位）	平行于第 1 跖骨长轴的中心线	
4- 第 2 至第 5 跖骨中轴线（正位）	平行于第 2 ～ 5 跖骨长轴的中心线	
A- 距骨轴线与第一跖骨中轴线一致（正位）	距骨中轴线与第 1 跖骨中轴线夹角	0°（二线一致）
B- 第 2-5 跖骨的夹角（正位）	第 2 ～ 5 跖骨长轴的夹角	相交于一点并形成夹角
5- 跟骨中轴线（侧位）	平行于跟骨长轴的中心线	正常中心线
6- 距骨中轴线（侧位）	平行于距骨长轴的中心线	
C- 跟距角	跟骨中轴线与距骨中轴线夹角	25°～ 50°

（三）扁平足测量

具体见线图 5-32，表 5-30。

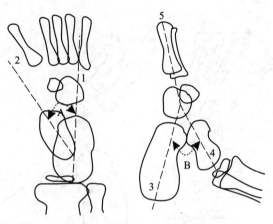

线图 5-32 扁平足测量模式图

表 5-30 扁平足测量数据表

代码-名称	测量方法	正常平均值
1- 跟骨中轴线	平行于跟骨长轴的中心线	与第 1 跖骨中轴线一致
2- 距骨中轴线	平行于距骨长轴的中心线	与第 4 跖骨中轴线一致
A- 跟距角（正位）	跟骨中轴线与距骨中轴线的夹角	15°～30°
3- 跟骨中轴线（侧位）	平行于跟骨长轴的中心线	
4- 距骨中轴线（侧位）	平行于跟骨长轴的中心线	正常测量中心线
5- 第 1 跖骨中轴线（侧位）	平行于跟骨长轴的中心线	
B- 跟距角（侧位）	跟骨中轴线与距骨中轴线的夹角	25°～50°

（四）畸形足测量

具体见线图 5-33，表 5-31。

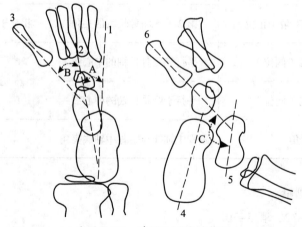

线图 5-33 畸形足测量模式图

表 5-31　畸形足测量数据表

代码 – 名称	测量方法	正常平均值
1– 跟骨中轴线	平行于跟骨长轴的中心线	正常测量中心线
2– 距骨中轴线	平行于距骨长轴的中心线	
3– 第 1 跖骨中轴线	平行于第 1 跖骨长轴的中心线	
A– 跟距角	跟骨中轴线与距骨中轴线的夹角	15°～ 30°
B– 距骨轴线与第 1 跖骨轴线的夹角	距骨中轴线与第 1 跖骨中轴线的夹角	0°（一致）
4– 跟骨中轴线	平行于跟骨长轴的中心线	正常测量中心线
4– 跟骨中轴线（侧位）	平行于跟骨长轴的中心线	
5– 距骨中轴线（侧位）	平行于距骨长轴的中心线	
6– 第 1 跖骨中轴线（侧位）	平行于第 1 跖骨长轴的中心线	
C–（侧位）距骨中轴线与第 1 跖骨中轴线夹角	距骨中轴线与第 1 跖骨中轴线夹角	0°（一致）

（五）足弓测量

具体见线图 5-34，表 5-32、表 5-33。

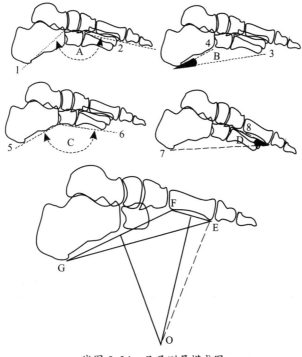

线图 5-34　足弓测量模式图

表 5–32   足弓测量数据表

代码 – 名称	测量方法	正常平均值
1–	跟骨水平接触最低点与距舟关节最低点连线	
2–	距骨头最低点与第 1 跖骨接触水平最低点连线	正常测量连线
3–	跟骨与水平接触最低点与第 5 跖骨头与水平接触最低点连线	
4–	跟骨与水平接触最低点与骰骨的跟骰关节最低点连线	
5–	跟骨与水平接触最低点与骰骨的跟骰关节最低点连线	
6–	骰骨的跟骰关节最低点与第 5 跖骨头与水平接触最低点连线	正常测量连线
7–	跟骨与水平接触最低点与第 1 跖跗关节最低点连线	
8–	第 1 跖骨头远端最低点与第 1 跖跗关节最低点连线	
A– 内弓	线 1、2 之夹角	113°～130°
B– 后弓	线 3、4 之夹角	>16°
C– 外弓	线 5、6 之夹角	130°～150°
D– 前弓	线 7、8 之夹角	>13°
E–	第 1 跖骨掌面远端最突点	
F–	第 1 跖骨掌面近端最突点	正常测量连线
G–	跟骨掌面最低点	
O–	E 与 F、G 与 F 连线的中垂线的交点	

表 5–33   扁平足比值 EO/GE

EO/GE 比值	意义
0.55 以下	弓形足
0.56～0.8	正常足弓
0.81～0.9	一度扁平足
0.91～1.0	二度扁平足
1.0 以上	三度扁平足

（六）跟骨轴位角测量

具体见线图 5–35，表 5–34。

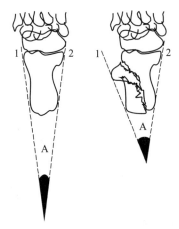

线图 5-35　跟骨轴位角测量模式图

表 5-34　跟骨轴位角测量数据图

代码 – 名称	测量方法	正常平均值
1- 跟骨外缘切线	跟骨外侧缘切线	正常切线
2- 跟骨内缘切线	跟骨内侧缘切线	
A– 跟骨轴角	线 1、2 之夹角	17°

（七）跖骨长度测量

具体见线图 5-36，表 5-35。

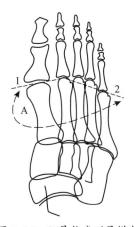

线图 5-36　跖骨长度测量模式图

表 5-35　跖骨长度模式数据表

代码 – 名称	测量方法	正常平均值
1- 过第 1、2 跖骨远程关节面切线	过第 1、2 跖骨远端关节面切线	正常切线
2- 过第 2、5 跖骨远程关节面切线	过第 2、5 跖骨远端关节面切线	
A– 跖趾关节连线角	线 1、2 之夹角	142.5°

（八）截骨角的测量

具体见线图 5-37，表 5-36。

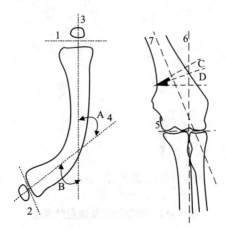

线图 5-37　截骨角的测量模式图

表 5-36　截骨角的测量数据表

代码 - 名称	测量方法	正常平均值
1- 近端骨骺线	近端骨骺线	正常骨骺线
2- 远端骨骺线	远端骨骺线	正常骨骺线
3- 过近端骨骺线中点的垂线	过近端骨骺线中点作其垂线	正常骨骺连线的垂线
4- 过远端骨骺线中点的垂线	过远端骨骺线中点作其垂线	正常骨骺连线的垂线
5- 肱骨关节面切线	肱骨关节面切线	正常切线
6- 肱骨关节面切线之垂线	过肱骨关节面切线作其垂线	正常关节面切线的垂线
7- 肱骨长轴线	沿肱骨长轴的轴线	肱骨长轴的轴线
A- 理论矫正角	过两端骨线中点的垂线的小于 90°的交角	垂线的交角
B- 理论矫正角		
C- 肱骨髁上连线与肱骨中轴线垂线的夹角	过肱骨髁内外髁的连线与肱骨中轴线垂线的夹角	6°
D- 肱骨髁上连线与肘关节轴平行线夹角	肱骨髁上连线与肘关节轴平行线的夹角	10°～15°
C+D- 实际截骨角	前臂轴线的垂线与肱骨轴线的垂线的交角	前臂轴线的垂线与肱骨轴线的垂线的交角

第六章 骨与关节病变影像学的基本表现

第一节 骨病变的基本表现

一、骨质疏松

骨质疏松是骨骼成骨减少或破骨增加所造成的一种状态。过去认为骨质疏松都是由于成骨减少所致，近来许多实验都提示废用性骨质疏松的成骨正常，而破骨亢进。骨质疏松是指单位体积的骨量减少，即骨组织的有机成分和无机成分都减少，而钙化骨的化学成分并无变化。化学分析，每 1g 骨组织所含钙质与正常相同，但也有人发现骨松质的骨组织本身的钙含量有所减少。组织学检查显示骨小梁变细和分散稀疏，骨皮质的中央管扩大，部分管内可有破骨细胞。骨质疏松见于一系列疾病和老年、废用等情况。

骨质疏松的 X 线表现主要为骨质密度普遍性减低。仔细观察还可见骨质结构异常，表现为骨皮质变薄或变为层状；骨松质的骨小梁变细、减少；在某些区域，特别是不负重部位，可以看不见骨小梁；骨小梁变细后分界线清楚，与见于骨质软化者不同。有时在承重部位，较细的骨小梁被吸收或变细至 X 线不能查出，只余下较粗的骨小梁沿重力方向走行，十分显眼。发生于椎体者表现为栅栏状排列的纵行骨小梁，不可误为血管瘤。骨质疏松发生之后，骨质变脆，容易发生骨折。胸、腰椎的椎体，由于经常承重，在骨质疏松严重时椎体上、下缘都可压向内凹，如鱼椎骨状，椎间隙呈梭形，相对较宽；有时椎体也可压缩呈楔形，其前缘呈皱缩状。有些骨质疏松，在弥漫性骨质密度减低的基础上，出现散在分布的 1mm 至数毫米大小的点状透亮区，其边界可以模糊或较清楚，不可误为骨质破坏。

二、骨质软化

骨质软化为成骨过程中骨基质骨样组织的骨盐沉积受障所造成的一种骨质异常，见于一系列能引起血中钙、磷减少或维生素 D 缺乏的疾病。这种情况下，成骨细胞产生的骨样组织正常或较正常为多，但钙化不全，所以 1g 骨组织所含钙质较正常为少，组织学检查，显示为骨样组织钙化不足，常可见骨小梁中央部分钙化，外面围以一层未钙化的骨样组织。骨质软化发生于儿童称为佝偻病，发生于成人称为骨质软化病，两者的病理变化基本相同。

由于骨钙质含量减少，所以骨质软化突出的 X 线表现为弥漫性骨质密度减低，与骨质疏松相比有下列不同之处。

（一）骨质密度减低

这种骨质密度减低，在拍摄质量优良的 X 线片上，与骨质疏松所致者不相同，表现为骨小梁和骨皮质边界模糊不清，这是由于骨小梁的边缘和骨皮质钙化不完全，所以骨小梁和骨皮质的边界呈所谓的绒毛状。粗略看时，好似投照时患者有轻微移动所致。

（二）骨畸形

由于骨骼含钙量减少，所以骨质较正常为软，承重骨因受重力影响可弯曲成各种畸形，常见于有下肢长骨弯曲形成髋内翻和膝外翻；髋臼内陷，使骨盆腔有呈三角形的趋势；椎体上、下缘呈半月形凹陷。

（三）骨骺异常

骨骺异常见于生长发育期，是由于生长过程中新生成的骨样组织钙化受阻所致。

（四）假骨折线

虽然骨质软化也和骨质疏松一样，容易发生骨折，但是假骨折线却是具有特征性的表现之一。一般认为它是一个愈合不良的不完全骨折，即发生不完全骨折之后，愈合之骨样组织或纤维组织没有钙化和钙化不全。由于这种假骨折线发生在动脉的旁边，故认为可能与动脉搏动有关。典型的表现为部分或全部贯穿骨骼的宽约 0.5mm 的透亮线，常殃及骨皮质并与骨皮质垂直，其边缘可能略增白，一般无骨痂形成，并多为两侧对称性存在。好发部位为耻骨支、肩胛骨内缘、肋骨、肱骨及股骨上段。

三、骨质增生

骨质增生是骨骼成骨增加或破骨减少，或兼有两者的一种状态。在成骨增加的情况中，绝大多数是通过疾病影响成骨细胞的活动所致，只有少数是病理细胞自身成骨（如骨肉瘤的肿瘤骨形成）。骨质增生使一定单位体积的骨量增多，可见于许多疾病，其中常见的为亚急性或慢性炎症、外伤，某些原发良恶性肿瘤或转移性肿瘤，此外还可见于部分新陈代谢、内分泌、先天性或中毒性疾病。组织学上可见骨皮质增厚，骨小梁增多、增粗。

X 线表现为骨质密度增高，伴有或不伴有体积增大。仔细观察可见骨松质的骨小梁增粗、增多、密集，骨皮质增厚密实。但在增生严重时，只能显示一片增白影，看不见骨质结构，分不清骨皮质和骨松质。骨质增生多数为局限性，少数为全身性（如大理石骨症）；多数骨皮质和骨松质同时受累，少数只涉及骨皮质（如婴儿性骨皮质增生症）或骨松质（如各种原因所致的骨髓硬化症）。

四、骨膜增生

骨膜增生又称骨膜反应，是骨外膜下成骨细胞活动亢进所致。任何原因刺激骨外膜均可引起骨膜增生，常见的原因有炎症、肿瘤、外伤、骨外膜下出血、血管性病变和生长发育异常等。

骨膜增生在组织学上，可见骨外膜下成骨细胞增多，从骨外膜到骨皮质，先是成骨细胞分泌的骨基质钙化，再变成幼稚的骨小梁，然后转变成成熟的骨小梁。在早期或骨外膜反应较轻微时，骨外膜下初钙化的骨基质和幼稚的骨小梁含钙较多且排列较密；而近骨皮质的成熟骨小梁排列较稀，多与骨干平行，并且与骨皮质之间有一个将来改建成中央管的间隙。因此，早期的 X 线表现为一段长短不定的致密线状影，细如发丝，与骨皮质间有 1～2mm 宽的透亮间隙。继续发展时，骨膜增生逐渐增厚，并由于骨膜增生，新生的骨小梁排列形式不同，可显示多种不同的 X 线形态。常见的有下列几种：①与骨皮质表面平行的较宽的致密线状影并与骨皮质间以相对透亮线状影，如果成层排列则如葱皮状。②与骨皮质表面垂直的针状致密影，可长可短，一般短的针状影相互间常平行，长的常呈放射状排列。③骨皮质外一层密度增高影，密度均匀或略不均匀，其轮廓平直或高低不平如花边状；④上述各种形态以不同比例混合出现。各种形态的骨膜增生可分别发生于多种疾病，常需要结合其他表现才能对疾病做出判断。

骨膜增生的厚度变异颇大，可显示为需借助放大镜才能看见的线状影，也可厚至比原来骨干还多。骨膜增生的厚度与病变部位有关，长骨骨干、骨盆等骨膜增生较厚，而颅骨盖则常较薄。关节面和部分骨骺无骨外膜包绕，所以关节面较多的骨骺，如腕骨和多数跗骨常无骨膜增生或增生轻微。骨膜增生的长度变异也较大，可短至数毫米，也可长达整个长骨骨干。一般感染所致的骨膜增生为脓液蔓延于骨外膜下刺激骨外膜所致，所以多数较长；而肿瘤所致的骨膜增生，为肿瘤组织刺激骨外膜所致，所以多数较短；最短的骨膜增生见于疲劳骨折，仅数毫米长。

随着病变好转以至痊愈，骨膜增生变得更加致密，逐渐与骨皮质融合在一起，表现为骨皮质增厚。痊愈之后，随着时间的推移，骨膜增生所形成的新骨可以逐渐吸收，这个过程成人可能需要数年，儿童则所需时间较短。

五、骨质破坏

骨质破坏是局限性骨组织消失，并为病理组织所替代，一般为炎症、肿瘤或肉芽肿所致。骨质破坏是下列两种方式或两者之一所致：①病理组织本身直接使骨组织溶解、消失；②病理组织间接引起破骨细胞生成和活动亢进。

骨质破坏的X线表现为局限性骨质密度减低及正常骨结构消失，其形态、大小随病变的性质和病程的发展阶段而定。这个密度减低区与邻近骨组织之间，可以分界清楚或不清楚。一般病程发展较慢者，如良性骨肿瘤、肿瘤样病变、肉芽肿或慢性炎症，两者之间分界比较清楚；而病程发展较快者，如急性骨髓炎、恶性程度较高的恶性骨肿瘤等，两者之间分界常不清楚。骨质破坏区的边缘可以围以一圈骨质增生。

有些发展较慢的病变，多数为良性肿瘤、肿瘤样病变，少数为肉芽肿、慢性炎症（如指骨结核），骨质破坏区靠近骨外膜时，一方面骨质破坏区不断向外扩大，一方面骨外膜下新骨生成，使骨质破坏所造成的密度减低区向骨骼正常轮廓之外膨胀。一般膨胀区外只围以一层较薄的骨质，有时甚至可见这一薄层骨质破裂，这时骨质破坏区的边界较清楚，这种情况也可称为骨膨胀。

六、骨质坏死

骨质丧失新陈代谢的能力称为骨质坏死，其组织学证据为骨细胞死亡，坏死之骨称为死骨。许多疾病都可以引起骨坏死，但其直接原因主要为血供中断，而其他如感染性疾病的细菌毒素等为次要原因。血管阻塞所致之骨坏死又称为骨梗死。

大体病理所见，死骨因缺血而显苍白。病理镜检，在血供中断数日之内就可见骨细胞死亡，即先是骨细胞的细胞核丧失，继之整个骨细胞消失，造成骨陷窝空虚的现象。随之可见骨髓凝集、液化和萎缩等一系列变化。在早期骨小梁的结构和钙质含量均无变化，因此这时无X线改变可见。

在没有感染的情况下，骨坏死之后，血管丰富的肉芽组织从邻近生存骨长向死骨，使死骨重新获得血供。随之而来的破骨细胞可将死骨吸收。这时成骨细胞也积极活动，通常在死骨骨小梁未完全被吸收之前，就有新骨沉积上去。这种骨吸收和新骨沉积往往是同时发生的，如果死骨吸收完全，新骨生成之后的骨小梁可与正常者相仿；如果死骨的骨小梁在未完全吸收之前，已完全被新骨所包绕，则死骨无游离面与肉芽组织接触，骨吸收即停止，这样新形成的骨小梁往往较正常者为粗。这种骨吸收和新骨沉积，不但是一个数以年计的缓慢过程，并且有时是不完全的，即相对停止于某一发展阶段，所以X线随访可以观察到一个缓慢变化过程，或者长期停顿没有变化。

在有感染的情况下，小的死骨可以完全被吸收，但大的死骨则不能。由于感染的存在，死骨上无新骨沉积，同时死骨又如异物还妨碍痊愈，所以除非手术取出或经瘘管排出，大块死骨是不容易自行消失的。

如前所述，骨坏死之早期X线表现阴性，在血管丰富的肉芽组织长向坏死区之后才出现X线改变。骨坏死之后，一般均有不同程度的骨质密度增加，其原因有如下三点：①未吸收的死骨骨小梁上新骨沉积，骨小梁增粗而致密度增高；②死骨被压缩；

③邻近生存骨的密度减低（如继发于废用性骨质疏松等），死骨相对显示密度较高。在少数情况下，死骨也可表现为密度降低，其原因为：①死骨骨小梁吸收的速度大于新骨沉积的速度，以致死骨密度减低；②死骨坏死之前就有骨质疏松等骨质密度减低的情况；③骨坏死之后，生存骨重新恢复正常，死骨则仍表现为密度减低。

各种疾病引起的骨坏死的 X 线表现，随着发展阶段不同，可由这种骨质密度增高和骨质密度减低的不同而形成各种形态。骨折并发缺血性坏死、骨软骨炎、减压病以及各种感染所致死骨等骨坏死的 X 线表现将在有关章节中述及。动脉硬化或其他原因所致长骨干骺端血管阻塞引起的骨梗死，则常具有特征性表现，呈斑点状和弯曲条纹状之骨质密度增高区，并聚集成花朵样。

七、周围软组织改变

骨骼病变可以引起其邻近软组织的改变，注意这些软组织的变化，有助于得到正确的诊断。常见的骨骼疾病的周围软组织改变有下列几种。

（一）软组织水肿

骨骼周围一般都围以肌肉和皮肤，肌肉之间含有一定量的脂肪组织，形成肌肉之间线状透亮影，称为肌间隔。皮下组织含有较多脂肪组织，以致与肌肉或肌腱、韧带之间形成对比，前者透亮度高于后者，分界常甚清楚。仔细观察，有的皮下组织在相对较透亮的皮下组织内可见纤维组织间隔造成的细致网线状影。这些表现在儿童和肥胖者显示格外清楚。发生水肿之后，X 线表现为肌间隔模糊、消失；皮下组织与肌肉之间境界不清；皮下组织变厚，密度增高，其间的网线状影变为粗大，并且边界较模糊。这种变化常见于急性化脓性骨髓炎，往往在骨质变化之前，就可见病骨周围弥漫性软组织水肿。此外，这种表现还常见于外伤和软组织感染。

（二）软组织脓肿

骨感染所形成的脓肿，常见于急性化脓性骨髓炎和骨结核，可位于骨外膜下使骨外膜膨出，也可穿破骨外膜侵入邻近软组织。发生于长骨者，只有少数骨外膜下或软组织内脓肿，其邻近的肌肉和皮下组织无明显水肿，X 线表现为长骨骨干或干骺端旁有边界比较清楚的梭形软组织影膨出，将邻近的肌间隔推移。大多数脓肿邻近的软组织都有明显水肿，故除局部软组织肿胀更显著之外，与软组织水肿所见相仿。发生于脊柱者，因所在部位不同而表现各异。继发于颈椎病变的脓肿，正位片往往不能显示，侧位片可见病骨前方咽喉后壁的软组织梭形肿胀，在咽喉部气影对比下十分清晰。发生于胸椎者，在肺部的对比下，正位片显示为病骨旁向两侧对称性膨出的梭形软组织影，边界清楚，轮廓光整，称为椎旁脓肿。当脓肿穿入肺部之后，椎旁软组织影增大，边界变的毛糙、模糊。侧位片有时可见脓肿沿前纵韧带上、下蔓延侵蚀椎体，X线显示为椎体前缘有凹面向前的弧形压缩。如果脓肿蔓延渐扩大，相邻几个椎体均可出现如此表现。腰椎的脓肿常穿入腰大肌，称为腰大肌脓肿，见于一侧或两侧。X线表现为腰大肌外缘膨隆，其边缘常模糊不清。单侧的腰大肌脓肿，因腰大肌受脓肿刺激而痉挛，故引起腰椎侧凸，凹面向着腰大肌脓肿侧。结核性脓肿内还可以出现钙化影。

（三）软组织肿块

恶性骨肿瘤呈浸润性生长，发展到后期常蔓延至邻近软组织内，形成软组织肿块。邻近组织无明显水肿时，X线片上能清晰显示软组织肿块轮廓，常呈分叶状，在软组织肿瘤有纤维包膜和邻近脂肪组织较多时显示更为清楚；而伴有邻近组织水肿时，则软组织肿块的境界模糊。发生于四肢者，结合骨质变化，一般不致与软组织脓肿相混淆。发生于脊柱者，特别是胸椎，往往不易与椎旁脓肿区别；不同之处为椎旁软组织肿块两侧常不对称，范围较局限，轮廓可呈分叶状或结节状，阴影内无钙化影。

（四）肌肉萎缩

常见于肢体动作长期受限的骨病，肌肉发生废用性萎缩。X线表现为肢体变细，在肌间隔对比之下显示肌肉较正常为薄。除神经系统疾病或骨病之外，也可因石膏固定等原因出现废用性肌肉萎缩。

第二节　关节病变的基本表现

一、关节积液

正常滑膜关节腔内含有少量液体，为正常的滑液。关节积液系指疾病所致的关节腔内积液增多，常见的病因有炎症、损伤和出血性疾病等。当关节囊及其周围软组织由于充血、水肿、出血和炎症增生等因素而增厚，称为关节周围软组织肿胀。关节积液和关节周围软组织肿胀的X线表现均为关节旁软组织增厚和密度增高；大量关节积液可见关节间隙增宽。但关节积液并不常出现关节间隙增宽的征象，故多数情况下不能区别是关节积液还是关节周围软组织肿胀，或者是两者兼有，所以只能笼统诊断为关节肿胀。有些关节，如指间关节和腕关节等，只能判断有无关节肿胀；有些关节，由于其解剖上的特点，如关节囊外或滑膜外含有较多量的脂肪组织，由于脂肪组织和其他软组织对X线吸收量不同，能够形成对比，所以关节积液后还可显示关节囊或滑膜囊膨隆的表现，从而判断有否关节积液。

（一）膝关节积液

膝关节的关节囊外含有较多脂肪组织，主要位于髌骨上滑囊的四周和髌骨下方。正常膝关节侧位片，股骨下端和股四头肌肌腱之间可见一略呈圆形的透亮区，为髌骨上脂肪组织；从股骨髁间凹，即髌骨后上方有一密度如肌肉的、宽约数毫米至 1cm 左右条状影，穿过透亮的髌上组织，斜向前上与股四头肌肌腱影相连，为髌上滑囊影；偶尔髌上滑囊影在髌骨上面与股四头肌肌腱影相连，于是不能显示密度略高的条状影穿过卵圆形透亮区，而只能在卵圆形透亮区的前下方显示一密度增高影。正常的正位片上不能显示关节囊的轮廓，而仅显示髌上滑囊外脂肪，见股骨髁上沿股骨内、外缘有宽 2～3mm 的透亮弧线状影，其凸面向着股骨。

膝关节积液之后，关节囊为积液撑大，侧位片上在脂肪组织对比之下显示十分清楚。少量积液时表现为斜穿过髌骨上脂肪组织内的髌上滑囊条状影增宽，以及髌骨下脂肪对照而显示的膝关节囊的前缘轻度向前膨隆。中量积液时，膝关节囊和髌上滑囊膨胀更著，表现为髌骨上脂肪组织内有一较大的卵圆形或梨形密度增高影，其轮廓在脂肪组织对比之下可以全部显示或部分显示；在髌骨下脂肪内，可见膝关节的前缘凸出更加显著，其轮廓可以部分显示，或显示不清楚，并将股四头肌肌腱推移向前。如果关节囊周围脂肪组织能显示膝关节囊的后缘时，还可见关节囊后缘向后膨隆。此外，在中量至多量积液时，还可见髌骨前移。正位片上，髌上滑囊为积液所膨胀时，表现为股骨髁上内、外侧各有一如肌肉密度阴影将髌上滑囊外脂肪推开，使原有透亮弧线向两侧分开各以一凹面向着股骨；积液量较少时，往往只能显示内侧弧线状影。这种关节积液所形成的两侧膨隆的透亮线，与股骨内、外侧的肌间隔走行方向不同，一般不致混淆。

（二）肘关节积液

肘关节在关节囊之内、滑膜之外有三个脂肪垫，后方一个，前方两个。后方者在鹰嘴窝之后，当肘关节呈屈曲 90°时，这个脂肪垫被肱三头肌肌腱紧压在鹰嘴窝内。前方的两个脂肪垫分别位于喙突窝和桡骨头窝内，在肱二头肌肌腱的后方。在正位片上，由于骨骼阴影的重叠，不能显示脂肪垫。在侧位片上，屈肘 90°投照时，后方脂肪垫被肱三头肌肌腱压在鹰嘴窝内，为骨骼影所掩盖而不能显示；前方两个脂肪垫重叠在一起，表现为肱骨下端喙突窝前有一略呈三角形的透亮区，最宽处可达 6～7mm，但有时也薄至仅能约略见到。

肘关节积液之后，在侧位片上表现为肘关节前方的三角形透亮区变宽，其底部上抬达喙突窝的上部，积液多时可离开喙突窝。肘关节后方的脂肪垫，从看不见变为肱骨鹰嘴窝后方出现一弧形透亮线条，随着积液量的增加，这个弧形透亮线条从其下端与肱骨分离以至整个离开肱骨。前、后方之透亮线形似八字形，但大多数与关节周围肿胀同时存在。

（三）髋关节积液

髋关节的关节囊外有薄层脂肪组织，正位片上显示为与股骨颈平行或凸面向着股骨头的宽约 2～3mm 的弧线状透亮影。在关节囊外脂肪透光线的外上和内下分别可见

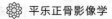

臀肌和髂腰肌间隔阴影。关节积液之后，关节囊外脂肪透亮线向两侧膨隆，离开股骨颈，且凹面向着股骨颈，其外上和内下的肌间隔也分别向外上和内下推移。

（四）踝关节积液

踝关节的关节囊后方和跟腱之间有一较大的脂肪垫，关节囊的前方有一较薄的脂肪垫。正常侧位片上，关节囊后方脂肪垫表现为一狭长三角形透亮区，位于跟距关节之后、跟骨的上面。这个透亮区的后方为跟腱，前方为屈趾肌及其肌腱。关节囊的轮廓由于屈趾肌及其肌腱所遮盖而不能显示，但有时显示为一轻微向后凸出的轮廓。关节囊前方脂肪垫显示为狭带状透亮区，可隐约显示关节囊的前缘和伸趾肌腱。关节积液后，关节囊向后膨隆使关节后三角形透亮区的前下角密度增高，其后缘呈凸向后方的弧形；积液量多时，整个跟骨上面为一半球形密度增高影；此外，还可见关节囊的前缘向前膨出；积液量多时，连同伸趾肌腱和皮下组织一同向前膨出。

二、关节软骨和骨质破坏

关节软骨和骨质破坏为病理组织侵及并取代了关节软骨及其下方的骨质，统称为"关节破坏"。最常见的病因为各种急、慢性关节炎，但也能见于痛风等代谢性疾病；这些情况所致的关节破坏，往往是先侵及软骨，然后波及其下方的骨质。一般良、恶性肿瘤很少引起关节破坏，如果发生也常常是先出现关节面下的骨质破坏，后出现软骨破坏。

关节骨质破坏在早期表现为关节硬骨板的密度变淡以至消失，逐渐发展为关节面毛糙模糊，然后在不同部位出现各种形态的骨质缺损，根据其出现的快慢、部位和形态，可以判断是何种关节病变。例如化脓性关节炎常发展迅速，从关节承重面开始，骨质缺损较弥漫并且与正常骨质分界不清；关节结核则发展缓慢，从关节边缘开始有虫蚀状骨质破坏；风湿性关节炎的骨质破坏也是发展缓慢和从关节边缘开始，但大多为穿凿小囊状骨质破坏，且常为多关节病变。

三、关节强直

关节破坏在愈合过程中，由于愈合所致的关节活动丧失称为关节强直，可以分为纤维性强直和骨性强直两种。相邻关节的破坏修复后为纤维组织所替代，由于纤维组织的固定所致的关节强直为纤维性强直。这时临床上关节活动已经丧失，X线片上仍能显示狭窄的关节间隙，关节面可以光整，也可以略不规则，但是边界都较清晰。在严重的关节破坏愈合后，关节组成骨之间为骨质所连接称为骨性强直，又称骨性愈合。X线表现为关节间隙全部或部分消失，并有骨小梁通过原关节间隙。关节强直后，因动作受限，故常伴有废用性骨质疏松和肌肉萎缩。

四、关节脱位

关节从其正常位置上脱开称为关节脱位。关节组成骨完全脱开者为全脱位；关节组成骨部分脱开者为半脱位。轻微的半脱位常表现为轻度的关节间隙增宽，发生于四肢者常需摄正常对侧片比较才能判断。关节脱位从病因上可分为外伤性、先天性和病理性三种。外伤性脱位有明显的外伤史并常伴有骨折；先天性脱位常见于婴、幼儿，并有一定的好发部位（如先天性髋脱位）和可能伴有其他畸形（如马德隆畸形）；继发于关节或其邻近组织疾病的脱位为病理性脱位，通常可见关节或其邻近组织病变的影像学表现。

第七章　骨与关节损伤

第一节　概述

骨与软骨由于外力的作用而失去连续性或完整性称为骨折。损伤性骨折均有明显外伤史，疲劳性骨折及病理性骨折外伤史多不明显，但却存在着导致骨折的因素，如过度劳累或轻微外伤。临床主要表现为局部疼痛、肿胀、瘀斑、畸形、功能障碍、叩击痛、异常活动及骨擦音等。

一、骨折分类

（一）临床分类

1.根据骨折处是否与外界相通，可分为闭合性骨折和开放性骨折。

2.根据骨折的程度及形态，可分为不完全性骨折和完全性骨折。

3.根据骨折手法复位外固定后骨折的稳定程度，可分为稳定骨折和不稳定骨折。

4.根据骨折的成因，可分为外伤性骨折、疲劳性骨折和病理性骨折。

（1）外伤性骨折：由暴力引起的骨折。①直接暴力：由打击、机器绞扎、车压、火器伤等造成的骨折，多发生在暴力接触的部位，损伤较重，预后差。②间接暴力：外力作用于肢体某处，而骨折发生于距离较远的部位。③肌肉牵拉：由于肌肉不协调或急速地收缩牵拉，使其肌肉附着处的骨质发生撕脱，在儿童可发生干骺端分离。

（2）疲劳性骨折：为持续性、积累性损伤引起的慢性骨折。

（3）病理性骨折：在原有骨病基础上发生的骨折。

5.根据骨折的时间，可分为新鲜骨折和陈旧性骨折。

（二）X线分类

1.不完全骨折　骨折的连续性未完全中断，一部分断裂，而另一部分仍完整，骨折端无明显移位及变形，如青枝骨折、裂纹骨折、凹陷骨折及压缩骨折等。

2.完全骨折　骨结构的连续性完全中断，即骨折线已贯穿整个骨骼，包括横断骨折、斜形骨折、螺旋骨折、粉碎骨折、多发骨折、撕脱骨折及成角、分离、重叠、凹陷、嵌顿性骨折等（线图7-1）。

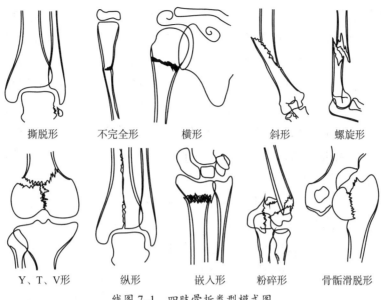

撕脱形　　不完全形　　横形　　斜形　　螺旋形

Y、T、V形　　纵形　　嵌入形　　粉碎形　　骨骺滑脱形

线图 7-1　四肢骨折类型模式图

二、骨折的 X 线诊断

X 线检查是骨关节外伤不可缺少的重要检查方法，它不仅能确定骨折与否，还能明确骨折局部的病理改变，如错位、成角等，在复查中可以观察骨折的愈合状态、有无感染或其他合并症等，为临床制定治疗方针提供重要依据。

（一）X 线检查

X 线检查包括透视及摄片，在进行检查时，操作应迅速、轻巧、准确，以免增加病人的痛苦和加重局部的损伤。创伤严重、并大量出血或休克，以及重要部位如头颅外伤的病人，应在临床处理后或在临床医师的陪同下进行检查，以免发生危险。

1. 透视　一般明显的四肢骨折或脱位，在透视下就能做出正确诊断，并能协助临床透视下复位及观察复位后对位、对线情况。但透视不能留下永久性记录作为参考。对轻微或厚度较大部位的骨折，因透视观察不清，必须照片确定。

2. 摄片　所有怀疑有骨折或有明确骨与关节损伤的病人，均应摄片检查。四肢、脊柱和颅骨外伤，一般摄相互垂直的两个位置，即正位及侧位片。特殊部位如面骨、腕、足和肋骨，必要时应加照斜位、切线位或轴位。摄片范围应包括临近的关节或全部软组织，在成对的长骨双骨折时，常为一骨的下段骨折伴另一骨的上段骨折或脱位，摄片必须包括骨全长及两端关节，以免遗漏。遇有可疑骨折，特别是骨骺线愈合以前，常需摄健侧同一位置的照片做对比。某些骨折如舟骨、肋骨和疲劳骨折等，在外伤的当时可不显示骨折线，若临床可疑，则应在 1～2 周后进行复查。投照时，中心线必须对准骨折部位，否则，可因 X 线的斜射投影关系引起错觉性的移位，或将轻微的骨折掩盖。

（二）X 线表现

1. 骨折线　是骨皮质和骨小梁断裂的直接反映，也是骨折的直接 X 线征象。主要表现为锐利透亮的裂隙，止于骨骼的边缘，在骨皮质中比较清晰，在骨松质中呈不规则的细锯齿状。骨折线的宽度及清晰度与骨折的裂开程度有关。当骨折的一端强力嵌入另一端时，因骨折端骨质的镶嵌重叠，骨折线可呈一不规则的增白影，仔细观察仍可见骨皮质和骨松质连贯性的中断或错位。有时轻微骨折在外伤当时摄片，可无明确骨折线发现，而在外伤1～2周后，由于骨折线吸收，才被清楚地显示出来。

2. 骨折端的移位　完全断裂的长骨骨折，其上下断端往往产生不同程度的移位。移位方向以肢体远侧断骨的位置为准。常见的移位有：①骨折端的侧移位及上下移位；②骨折端的成角畸形；③骨折端绕纵轴的旋转。

3. 青枝骨折　是一种发生于年幼儿童的不完全骨折。儿童时期骨质比较柔软，骨膜较厚，受到外力后不易发生完全性折断。常见于锁骨、前臂及胫腓骨。可表现为三种类型：①一侧骨皮质断裂伴有骨干纵形裂缝；②隆起骨折，表现为一侧骨皮质轻微褶皱隆起，略呈波纹状，外伤当时可无明确的阳性征象，两周后在骨折处出现浓白的骨增生反应；③一侧皮质隆起，对侧皮质则有一清晰的非移位性裂缝，即所谓的铅笔样骨折。

4. 骨骺损伤　在骨骺和干骺端未愈合前，外伤可致骨骺分离。大多数为间接牵拉外力所致。多见于16岁以下的儿童，因小儿发育时期骺板较周围骨组织、关节囊及韧带薄弱，可分为五型（线图7-2）。

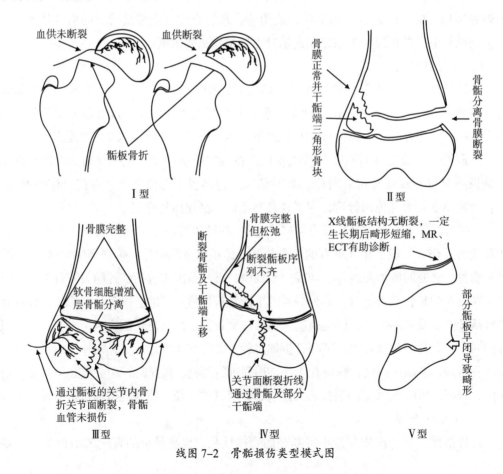

线图 7-2　骨骺损伤类型模式图

5. 疲劳骨折　又称"应力性骨折"，常发生于持续外力或长期积累性损伤，如长途行军、长距离跑步、持续地过度负重等。一般认为，由机械负重引起骨抵抗力不平衡所致。就诊时间多在发病后 1 个月左右，临床上常无明显损伤史，但大多有运动量过大或劳动过度史。表现为局部软组织肿胀、疼痛及轻压痛，均无夜间痛。骨折较好发于第 2、3 跖骨，次为胫腓骨、股骨、肱骨、尺桡骨、第 1～2 前肋、脊椎、跟骨及髂骨（线图 7-3）。疲劳骨折 X 线表现有以下特点：①骨折有一定好发部位：如第 2 跖骨中远 1/3 交界处，胫骨常在上中1/3 交界处的内后缘。②骨折线是诊断疲劳骨折的可靠依据：若就诊较早，可因骨折区骨质吸收、骨折线相对变宽而清晰显示；若就诊较晚，则骨折线不明显，可呈边缘较模糊的横行密度增高影。③骨折可为不完全骨折或完全骨折，折线为横行或稍呈斜形，但大多无移位。④骨膜增生为本病的主要 X 线表现：范围局限、连续，呈平行状，与皮质间有线状透亮间隙。

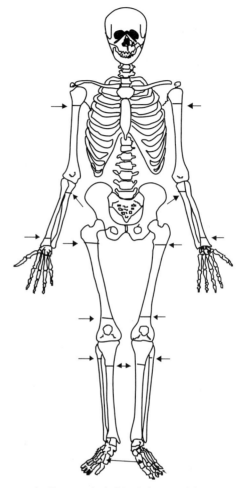

线图 7-3　疲劳骨折发生位置模式图

6. 软组织改变　骨折后周围软组织因出血、水肿和渗出而发生肿胀及结构层次不清。

（三）鉴别诊断

1. 两骨边缘重叠，X 线片上显示锐利的线条状阴影，但此阴影超出骨的边缘。

2. 肌肉间的脂肪影或充气的肠道与骨骼重叠时，可误认为骨折线。

3. 骨的滋养血管、颅骨的脑膜动脉及板障静脉压迹等，可误认为骨折。但血管影多弯曲自然，密度较淡，边缘光滑，并有固定部位。

4. 颅缝边缘呈锯齿状，有固定部位。

5. 骨骺线，儿童在关节附近有外伤史，应注意骨骺出现、愈合及变异等情况。

6. 解剖变异，如腰肋、双髌骨、双舟骨、副骨及籽骨等均有清楚的骨皮质，与骨折线不同。

三、骨折愈合

（一）正常骨愈合

正常骨愈合是一个连续不断的过程，一般分为四个阶段。

1. 肉芽组织修复期　骨折后，在骨折端及周围软组织中形成血肿，为血块与损伤性炎症渗出物。骨折端皮质骨血运断绝，部分骨细胞坏死。在伤后 24～72 小时，骨折端有新生的肉芽组织形成，逐渐将坏死组织吸收，并将血肿机化，骨折端被肉芽组织连接。

2. 骨痂形成期　骨折端的新生骨组织称为骨痂，一般在骨折后 2～4 周出现。骨痂形成分为：

（1）膜内成骨：由骨折端未剥离的骨外膜深层和骨内膜的细胞形成新生骨。X 线表现为骨折端上下出现的比较广泛的骨膜反应，不论早期与晚期，密度均匀一致，边缘光滑整齐。

（2）软骨内成骨：在骨折初期形成的肉芽组织都可以形成软骨，然后通过软骨内成骨的方式形成新生骨。

3. 骨性愈合期　骨折临床愈合后，骨痂逐渐缩小、增浓、骨化，骨小梁逐渐增加，骨髓腔为骨痂填塞。

4. 塑形期　骨性愈合后，骨痂内骨小梁的排列不规整。在肢体负重后，为了适应力学需要，骨小梁重新按力线方向排列。不需要的骨痂通过破骨细胞吸收，骨痂不足的地方则通过膜内骨化而增生填补。最后，骨折的痕迹完全或接近完全消失。

（二）延迟愈合

在骨折愈合过程中，由于某些原因，如局部血运不良、复位后固定不良、局部感染及全身性营养性疾病等，在该愈合的时间内未能愈合，但找出原因继续固定后，仍旧能够得到愈合。X 线表现为骨折端骨质明显疏松，有时成为囊性变，其边缘模糊，呈毛绒状；骨痂量少或虽外骨痂量多，但骨折两端的外骨痂没有形成桥样连接。

（三）不愈合

如果延迟愈合的原因未消除，最后可能发展为骨折不愈合。X 线表现为折线增宽，折端骨质硬化、光滑，骨髓腔闭塞，骨折端周围无明显骨痂，形成假关节，或骨折端萎缩变尖细呈圆锥状，伴骨质疏松。

四、骨折的并发症和后遗症

（一）骨感染

骨感染常见于开放性骨折。在感染的早期仅显示骨质疏松和轻度骨膜反应，感染进一步发展可出现典型骨髓炎表现：骨质破坏，增生硬化，骨膜反应明显，游离的碎骨片变为死骨。

（二）骨萎缩

骨折后短时间内可出现急性骨萎缩，多见于手、足部。X 线表现为骨质明显疏松及斑点状骨质吸收，骨皮质变薄，以骨折远端明显。

（三）缺血性坏死

骨折可使骨的一端血液供应障碍而发生缺血性坏死。常发生于股骨颈的头下骨折、腕舟状骨骨折及距骨颈骨折等。

（四）创伤性关节炎

骨折波及关节面或骨折后畸形愈合，均可影响关节功能，引起创伤性关节炎。

（五）骨畸形

骨折断端对合不良，可造成肢体短缩和成角畸形。骨折不连接可形成假关节。骨骺损伤，若复位差或破坏了骨骺的发生层细胞和血供，可引起骨端关节畸形、肢体短缩。

（六）骨膜下骨化

多因肌腱韧带损伤时骨膜撕脱、剥离，形成骨膜下血肿，而后钙化、骨化引起。典型 X 线表现为骨旁软组织内出现不规则的片条状或团块状钙化、骨化影，与骨皮质间有一透亮间隙。常见的外伤性骨膜下骨化有：

1.股四头肌撕脱时发生的髌骨上缘或骨干部的骨膜下骨化。

2.踝关节外伤时，前关节囊可在距骨颈部发生撕脱及骨膜剥离，而产生骨刺或不规则新生骨。

3.膝关节内侧副韧带从股骨内髁撕脱，形成骨膜下血肿。

4.肩关节的肩峰或喙突部韧带撕脱时形成的骨膜下骨化。

5.肘关节脱位时，在尺骨前臂肌或髁前臂肌处发生骨膜撕脱，于关节前出现骨膜下血肿骨化。

第二节　上肢骨折

一、锁骨骨折

锁骨骨折占全身骨折的5%，多见于少年和幼儿。主要由间接外力引起，直接暴力击打也可导致骨折。锁骨呈"S"状，内2/3段向前凸出，因此由肩部传来的间接外力沿锁骨长轴传递至弯曲处，极易造成骨折。内侧骨折段受胸锁乳突肌牵拉向上向后移位、外侧骨折段因上肢重力向下、向前移位。幼童多发生青枝骨折，锁骨呈成角畸形。其影像学表现见表 7-1。

表 7-1　锁骨骨折影像学表现

影像类别	影像表现
X 线	①锁骨中 1/3 或中外 1/3 交界处骨折；②多为横断型骨折，也可见粉碎型骨折；③骨折端可重叠、错位或成角（图 7-1）

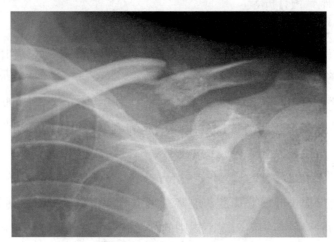

图 7-1　锁骨骨折 X 线影像
锁骨骨折，骨折端错位

二、肩胛骨骨折

肩胛骨骨折有明确的外伤史，多为直接的暴力引起。骨折多发于肩胛体和肩胛颈、喙突，肩峰和肩胛冈较少发生。临床表现肩胛骨局部疼痛，上臂活动受限。肩胛骨骨折多合并肋骨骨折。其影像学表现见表 7-2。

表 7-2　肩胛骨骨折影像学表现

影像类别	影像表现
X 线	类型：①肩胛体骨折；②肩胛颈骨折 表现：①肩胛体骨折多为粉碎型，骨折线呈斜形、横行或纵行（图 7-2）；②肩胛颈骨折，骨折线自关节盂下缘向上达喙突基底部，骨折远端向下向前错位，也可与近端嵌顿（图 7-3）

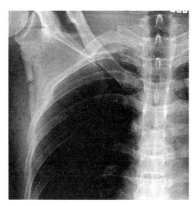 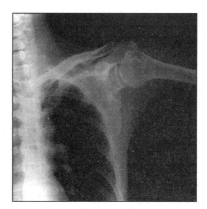

图 7-2　肩胛体骨折 X 线影像　　　　　　　　图 7-3　肩胛颈骨折 X 线影像

肩胛体部骨折，骨折端轻度分离移位　　　　　肩胛颈骨折，骨折端轻度错位

三、肱骨外科颈骨折

　　肱骨外科颈在解剖颈下 2 ～ 3cm，相当于肱骨大小结节下缘，为松坚骨质移行部位，最易发生骨折，好发于壮年和老年。骨折多为直接暴力所致，如肩部受到碰撞；也可为间接外力引起，如摔倒时肘部着地或肘伸直位时手掌撑地，外力传导至肱骨外科颈而发生骨折。其影像学表现见表 7-3。

表 7-3　肱骨外科颈骨折影像学表现

影像类别	影像表现
X 线	类型：①内收型；②外展性；③伸展型；④屈曲型 表现：①内收型：折端内侧骨皮质嵌插而外侧骨皮质分离，肱骨头极度外展，呈半脱位状（图 7-4）；②外展性：折端外侧骨皮质嵌插而内侧骨皮质分离（图 7-5）；③伸展型：折端向前成角畸形，远折端前错，肱骨头后倾，关节面向后；④屈曲型：折端向后成角畸形，远折端向后上移位

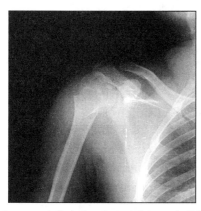 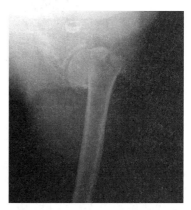

图 7-4　肱骨外科颈内收型骨折 X 线影像　　　图 7-5　肱骨外科颈外展型骨折 X 线影像

肱骨外科颈骨折，折端内侧骨皮质嵌插　　　　肱骨外科颈骨折，骨折端向前成角畸形，肱骨头后倾

四、肱骨上端骨骺分离

肱骨上端有肱骨头、大结节、小结节三个骨骺，在 5 ～ 8 岁时愈合成一个骨骺。在骨骺愈合前（18 ～ 20 岁），传达暴力偶可使骨骺分离。其影像学表现见表 7-4。

表 7-4　肱骨上端骨骺分离影像学表现

影像类别	影像表现
X 线	骨骺多向内或向后移位，向内移位时，常有干骺端内侧撕脱的骨块与之相连（图 7-6）

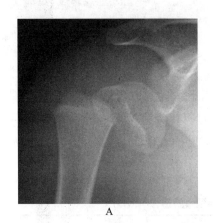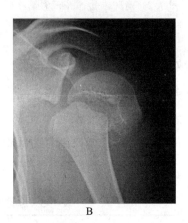

A   B

图 7-6　肱骨上端骨骺分离 X 线影像

A：肱骨上端干骺端向外侧明显错位，骨骺向内侧轻度旋转，肩关节间隙增宽　B：肱骨上端干骺端向内侧明显错位，骨骺向外侧轻度旋转

五、肱骨解剖颈骨折

肱骨解剖颈骨折常见于老年人（图 7-7）。肱骨头分离后因缺乏血运易发生坏死。

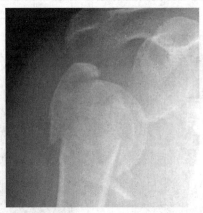

图 7-7　肱骨解剖颈骨折合并肱骨大结节骨折 X 线影像

肱骨解剖颈粉碎骨折，骨折断嵌插，碎骨块分离移位；肱骨大结节撕脱骨折，骨折块向上方移位

六、肱骨大结节骨折

肱骨大结节骨折多为撕脱骨折（图 7-8），常继发于肱骨头向前下方脱位。

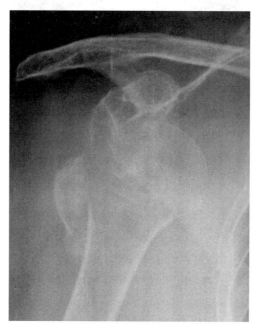

图 7-8　肱骨大结节骨折 X 线影像

肱骨大结节撕脱骨折，骨折块向外下方分离移位，肱骨头向内下方脱位

七、肱骨干骨折

肱骨干骨折占全身骨折的 3.4%，好发于 30 岁以下。肱骨干骨折分为上、中、下三种，肱骨上、中部骨折多由直接暴力引起，骨折类型以横断或粉碎为多；肱骨下段骨折多由肌肉猛烈收缩、传达暴力或杠杆作用造成。肱骨干上、中部骨折易引起桡神经损伤，致腕下垂，手指不能伸直。其影像学表现见表 7-5。

表 7-5　肱骨干骨折影像学表现

影像类别	影像表现
X 线	表现：①肱骨上段骨折，近折端受胸大肌和背阔肌的牵拉向前内侧错位，远折端受三角肌的牵拉向上、外错位；②肱骨中段骨折则相反，近折端受肱二头肌和喙肱肌的牵拉向外、前方移位，远折端受肱二头肌、肱三头肌的收缩向上移位，造成骨折端重叠错位（图 7-9）；③肱骨下段骨折多为斜形骨折或螺旋骨折，常有成角畸形

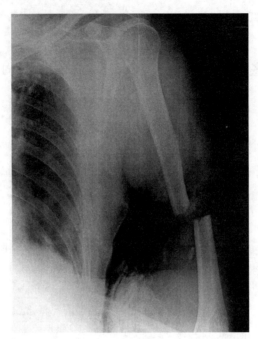

图 7-9　肱骨干骨折 X 线影像

肱骨中段骨折，骨折端显示明显错位

八、肱骨髁上骨折

肱骨髁上骨折是儿童最常见骨折，好发于 10 岁以下的儿童。解剖上肱骨下端扁薄前屈，前后又有冠状窝及鹰嘴窝，结构薄弱，易发生骨折（线图 7-4，图 7-10）。

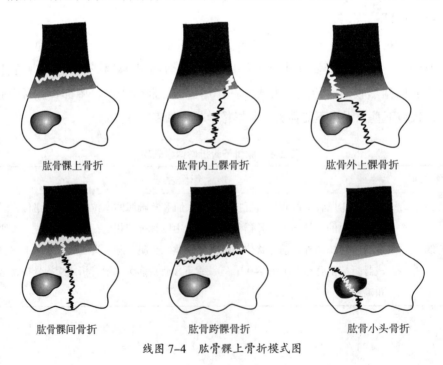

肱骨髁上骨折　　　　　　肱骨内上髁骨折　　　　　　肱骨外上髁骨折

肱骨髁间骨折　　　　　　肱骨跨髁骨折　　　　　　肱骨小头骨折

线图 7-4　肱骨髁上骨折模式图

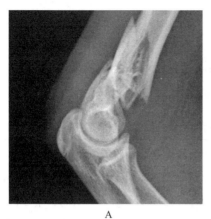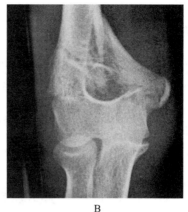

图 7-10 肱骨髁上骨折 X 线影像

A ~ B：肱骨髁上粉碎性骨折，骨折端显示轻度错位

九、肱骨外髁骨折和骨骺分离

肱骨外髁骨折和骨骺分离好发于 5 ~ 10 岁儿童，成年人也可见到。患侧肘关节的外侧肿胀，压痛，屈伸活动和前臂的旋转障碍。触诊肘关节外侧可摸到骨折块。由间接的复合外力所造成，其中以自上而下的外力起主要作用，即在肘关节伸直同时前臂旋后的姿势摔倒致伤。此型损伤的骨折线都通过骨骺，易发生后遗畸形。其影像学表现见表 7-6。

表 7-6 肱骨外髁骨折和骨骺分离影像学表现

影像类别	影像表现
X 线	肱骨外髁骨骺或骨骺的骨折部分与肱骨远端分离明显，往往连同从干骺端撕脱的小骨片一起翻转移位（图 7-11）。①折线常波及外髁、部分滑车骨骺及干骺端的骨质；②远折端多发生旋转移位；③部分患者同时合并有尺骨鹰嘴骨折

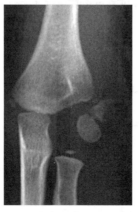

图 7-11 肱骨外髁骨骺分离 X 线影像

肱骨外髁骨折并骨骺旋转分离

十、肱骨内髁骨折和骨骺分离

发病率较外髁骨折少见。远端滑车连同尺骨上端向上向内及向后移位，桡骨亦同尺骨移位，引起肱桡关节脱位。其影像学表现见表 7-7。

表 7-7　肱骨内髁骨折和骨骺分离影像学表现

影像类别	影像表现
X 线	骨折线多自内 2/3 或更多，甚至包括全部滑车，或骨折起自小头滑车间沟，经过鹰嘴窝下缘，斜向内上髁部。根据折块移位情况分为 3 种类型：Ⅰ 型，骨折无移位；Ⅱ 型，骨折块虽向上向侧方移位，但无旋转；Ⅲ 型，骨折块明显旋转移位（沿额状、失状轴），多在 180°左右，骨折面多指向尺侧与后侧（图 7-12）

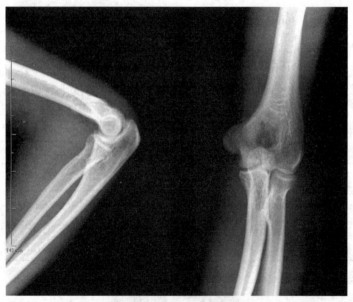

图 7-12　肱骨内髁骨折 X 线影像

肱骨内髁骨折，折端碎骨旋转并向内上方分离移位

十一、肱骨内上髁骨折和骨骺分离

肱骨内上髁骨折和骨骺分离，儿童比成年人多见。跌倒时前臂屈肌腱的猛烈收缩牵拉或肘部受外翻应力作用，可致肱骨内上髁骨折或骨骺分离骨折。受伤后肘内侧和内上髁周围软组织肿胀，或有较大血肿形成。临床检查肘关节的等腰三角形关系存在。其影像学表现见表 7-8。

表 7-8　肱骨内上髁骨折和骨骺分离影像学表现

影像类别	影像表现
X 线	①点状骨骺与肱骨远端分离较远，可并有向下移位，局部软组织肿胀。②成年人可为整个肱骨内上髁骨折，亦可仅为少量撕脱骨片。③根据骨块移位程度分为四个类型（图 7-13）。Ⅰ度骨折：无移位或移位在 1mm 以内；Ⅱ度骨折：骨折移位大于 2mm，或接近肱尺间隙水平；Ⅲ度骨折：骨折块嵌夹于肱尺关节内，且间隙明显增宽；Ⅳ度骨折：在Ⅲ度骨折基础上伴有肘关节后外侧脱位，骨折块常移位于滑车之后，尺神经常受到牵扯

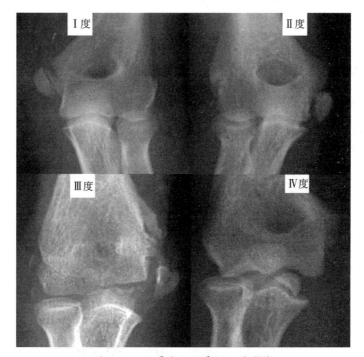

图 7-13　肱骨内上髁骨折 X 线影像

十二、肱骨小头、滑车骨折

肱骨小头、滑车骨折多发生于成人。由肘部伸直摔倒时，桡骨小头与尺骨切迹同时向上撞击肱骨小头、滑车所致。其影像学表现见表 7-9。

表 7-9　肱骨小头、滑车骨折影像学表现

影像类别	影像表现
X 线	骨折为冠状面的纵行劈裂，肱骨小头基底部纵行折线影，骨折块呈半月状，向上移位（图 7-14）

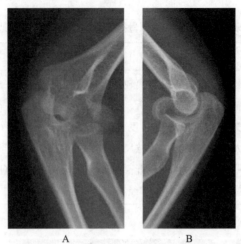

图 7-14　肱骨小头骨折 X 线影像

十三、肱骨远端骨骺分离

肱骨远端骨骺分离又名低位髁上骨折，骨折部位较髁上低，骨折线位于肱骨远端的干骺端，骨折块包括肱骨下端四个骨骺（外上髁、外髁、滑车和内上髁），如肱骨小头已经出现，则可见桡骨小头或干骺端与肱骨小头保持正常的解剖关系。其影像学表现见表 7-10。

表 7-10　肱骨远端骨骺分离影像学表现

影像类别	影像表现
X 线	①折端骨块向尺侧、向前或向后移位，尺骨亦随之移位；②桡骨小头或干骺端与肱骨小头保持正常解剖关系（图 7-15）

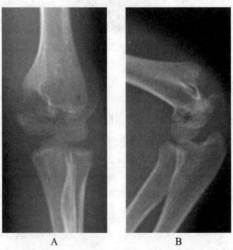

图 7-15　肱骨低位髁上骨折 X 线影像

A～B：肱骨低位髁上骨折，骨折端显示分离移位

十四、桡骨小头骨折

桡骨小头骨折发病率较高，多为跌倒时肘伸直，前臂旋前，手掌触地，传达暴力，使桡骨小头撞击肱骨小头所致，可合并内上髁、肱骨小头或孟氏（Monteggia）骨折。在儿童可发生桡骨小头骨骺分离，桡骨小头外移、倾斜，呈"歪戴帽"样。其影像学表现见表7-11。

表7-11　桡骨小头骨折影像学表现

影像类别	影像表现
X线	①折线可为裂纹、塌陷、嵌入、粉碎及颈部横断骨折，有时可合并内上髁、肱骨小头或孟氏骨折（图7-16）；②儿童可见桡骨小头骨骺分离外移并倾斜

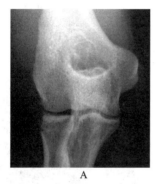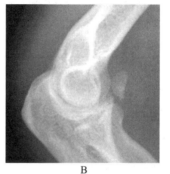

图7-16　桡骨小头骨折X线影像

A～B：桡骨小头骨折，骨折端分离移位

十五、尺骨鹰嘴突骨折

直接暴力多致粉碎性骨折，骨折片多无移位。尺骨鹰嘴骨折多为肱三头肌强烈收缩引起，骨折片有时很小，也可包括整个骨突，并向上移位（图7-17）。

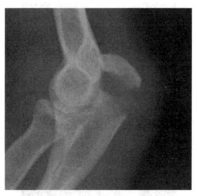

图7-17　尺骨鹰嘴骨折X线影像

尺骨鹰嘴骨折，骨折片向上分离移位，周围软组织肿胀

十六、孟氏骨折

孟氏骨折多见于儿童，成人也可发生。患侧肘关节和前臂肿胀，如尺骨骨折移位显著者，局部成角畸形，可扪及骨擦音。肘关节活动受限。有时可并有桡、尺神经或血管的损伤。按致伤的外力，孟氏骨折可分为四型：①伸展型，最为常见；②屈曲型，较少见；③内收型；④特殊型，最少见。其影像学表现见表 7-12。

表 7-12　孟氏骨折影像学表现

影像类别	影像表现
X 线	类型：①伸直型；②屈曲型；③内收型；④特殊型 表现：①伸直型：尺骨上段斜形或蝶形骨折，骨折端向背侧成角，桡骨小头向前外方脱位（图 7-18）；②屈曲型：尺骨上段或中段斜形或蝶形骨折，骨折端向前内侧成角，桡骨小头向肘的外后方脱位，并可合并桡骨小头和肱骨小头骨折（图 7-19）；③内收型：尺骨喙突下纵形劈裂骨折，尺骨上段向内侧成角，桡骨小头向外侧脱位（图 7-20）；④特殊型，最少见

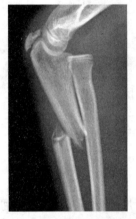

图 7-18　孟氏伸直型骨折 X 线影像

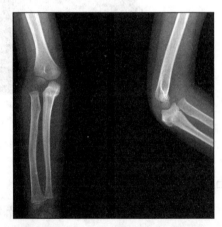

图 7-19　孟氏屈曲型骨折 X 线影像

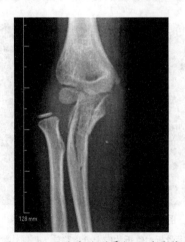

图 7-20　孟氏内收型骨折 X 线影像

十七、桡骨干骨折

桡骨干骨折多见于幼年和青少年。多为直接暴力引起，少为传达暴力引起。常发生于远侧段密质骨与松质骨的移行部，多为青枝骨折、不全骨折或移位较轻的骨折。其影像学表现见表 7-13。

表 7-13　桡骨干骨折影像学表现

影像类别	影像表现
X 线	①桡骨上 1/3 骨折，近折端后移并可旋转，远折端前移并可旋转，折端常有轻度重叠；②桡骨下 1/3 骨折，远折端轻度旋前并向尺侧移位，可合并下尺桡关节脱位（Galeazzi 骨折）（图 7-21）

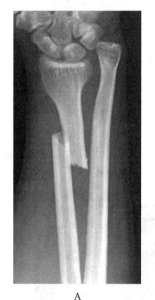 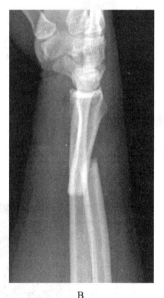

A　　　　　　　　　　　B

图 7-21　桡骨中下段骨折并下尺桡关节脱位 X 线影像

A ～ B：桡骨下段骨折，骨折端错位、成角；下尺桡关节间隙增宽，尺骨远端长于桡骨

十八、桡骨干骨折合并尺骨上端脱位

桡骨干骨折合并尺骨上端脱位少见。常因跌倒时掌心着地，肘关节处严重外翻位而致。骨折多发生在桡骨中下段，肱尺关节脱位。其影像学表现见表 7-14。

表 7-14　桡骨干骨折合并尺骨上端脱位影像学表现

影像类别	影像表现
X 线	①桡骨中下段螺旋形、横形或斜形骨折；②肱尺关节脱位（图 7-22）

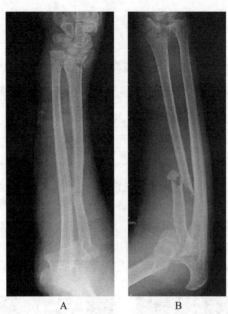

A   B

图 7-22　桡骨干骨折并肘关节脱位 X 线影像

A～B：桡骨远端及桡骨上段粉碎骨折，骨折端错位、成角；肘关节对应关系失常，

尺桡骨近端向外后侧移位

十九、尺骨干单独骨折

尺骨干单独骨折少见，为直接暴力所致。多发生于骨干下 1/3，较少发生移位（图 7-23）。

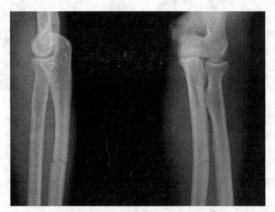

图 7-23　尺骨干骨折 X 线影像

尺骨中上段骨折，骨折端未见明显错位

二十、尺桡骨干双骨折

尺桡骨干双骨折常见。多发生于青少年。可由直接暴力、传达暴力和扭转暴力引起。其影像学表现见表 7-15。

表 7-15　尺桡骨干双骨折影像学表现

影像类别	影像表现
X 线	①尺桡骨双折，折线在同一平面上，为横断或粉碎骨折（图 7-24）；②桡骨骨折部位高于尺骨，桡骨多位横行折线，尺骨多为短斜形折线；③尺桡骨折端可有不同程度重叠、成角、侧移及旋转畸形

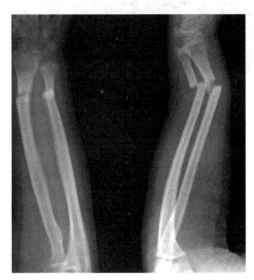

图 7-24　尺桡骨干双骨折 X 线影像

尺桡骨远端双骨折，骨折端错位、成角

二十一、Colles 骨折

Colles 骨折常见，占全身骨折的 6.7%。为身体向前扑倒时手掌着地，间接外力作用在桡骨远端（2～3cm 以内），造成横断骨折，由于折端错位及嵌顿，手腕呈"匙叉"样畸形。常合并尺骨茎突骨折及下尺桡关节脱位，如骨折发生在骨骺与骨干愈合以前，常发生桡骨下端骨骺分离。其影像学表现见表 7-16。

表 7-16　Colles 骨折影像学表现

影像类别	影像表现
X 线	①桡骨远端距关节面 2～3cm 处的横断型骨折，也可为粉碎性骨折，骨折线波及桡骨关节面；②骨折向掌侧成角，桡骨远端关节面掌倾角消失，甚至关节面向后倾斜（图 7-25）；③远折端向背侧移位，背侧骨皮质有嵌插，亦可有游离性骨折片存在；④桡尺下关节分离脱位，由于下尺桡韧带和三角软骨盘的撕裂，多伴尺骨茎突的撕脱骨折，腕背部软组织肿胀；⑤儿童发生桡骨下端骨骺分离，干骺端外侧可见撕脱的三角形骨片

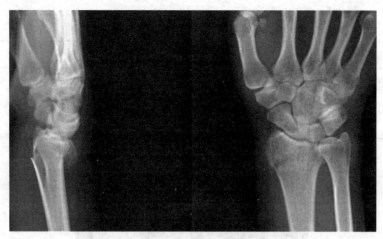

图 7-25　Colles 骨折 X 线影像

二十二、Smith 骨折

Smith 骨折，多见于成年人。患侧腕关节肿胀、疼痛，运动障碍。Smith 骨折多为直接暴力打击所致，其发生机制与 Colles 骨折相反，致伤暴力从腕背面来，使得腕关节向掌侧屈曲，桡骨远端发生骨折。其影像学表现见表 7-17。

表 7-17　Smith 骨折影像学表现

影像类别	影像表现
X 线	①桡骨远端横断性骨折，或桡骨远端前缘劈裂骨折；②骨折向背侧成角，远折端多呈锥形，向掌侧移位（图 7-26）

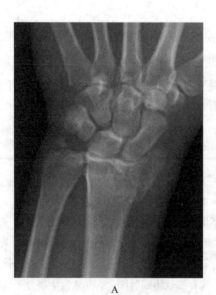
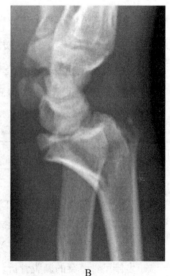

A　　　　　　　　　　　B

图 7-26　Smith 骨折 X 线影像

二十三、尺骨、桡骨茎突骨折

尺骨茎突骨折常为腕部骨折脱位的合并损伤。桡骨茎突骨折，其骨折块为三角形，可向桡侧背侧移位（图7-27）。

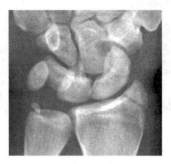

图7-27　尺桡骨茎突骨折X线影像

二十四、腕舟骨骨折

腕舟骨骨折多见于青壮年，为间接暴力所致。多于摔倒时手掌着地，暴力从地面向上冲击舟骨结节，而身体的重力通过桡骨远端传导至舟骨近端，由此产生的剪式应力造成舟骨骨折，骨折多见于舟骨腰部（线图7-5）。患侧腕部桡侧肿胀，腕部"鼻烟窝"变浅或消失，局部压痛明显。腕关节活动时疼痛，尤其是向桡侧偏斜时明显。沿第1、第2掌骨头向腕部叩击时疼痛加剧。其影像学表现见表7-18。

表7-18　腕舟骨骨折影像学表现

影像类别	影像表现
X线	类型：①舟骨中段骨折（图7-28）；②舟骨近段骨折；③舟骨结节部骨折 如错位不明显时，须留意下列可提示诊断的征象：①舟骨结节的骨皮质断裂；②舟骨结节部或头舟关节间隙内的小游离骨折片；③舟骨一侧或双侧关节面骨皮质出现中断或有垂直于关节面的细小裂隙、皱褶、台阶样改变

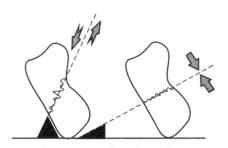

线图7-5　腕舟骨骨折模式图

腕舟骨骨折线角度与骨折愈合的关系，骨折线愈接近水平位即角度越小则舟骨骨折线处所承受的剪式应力越小，有利于骨折的愈合；角度越大，不利于愈合

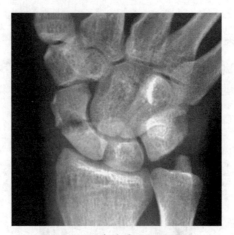

图 7-28　腕舟骨骨折 X 线影像

舟骨中段骨折，骨折端未见明显错位

二十五、指骨骨折

中节及末节指骨骨折多由直接暴力引起，多为横断、粉碎性骨折，移位少，可有成角畸形（图 7-29）。近节指骨骨折多由传达暴力引起，折端可有成角畸形、指骨背侧小骨片的撕裂。

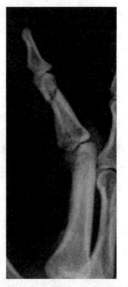

图 7-29　指骨骨折 X 线影像

食指中节指骨骨折，骨折端未见明显错位

第三节　下肢骨折

一、股骨骨折

（一）股骨颈骨折

股骨颈骨折常见于老年人，多由传达暴力引起。老年人的股骨颈骨质疏松，任何使股骨急骤外展、内收或扭转的外力，均能引起骨折。青年人的股骨颈骨折常发生于严重损伤。股骨颈骨折按解剖分为头下型、颈中部和基底部骨折。按病理分为外展型、嵌顿型、内收型。头下部和颈中部骨折易发生股骨头缺血性坏死。其影像学表现见表 7-19。

表 7-19　股骨颈骨折影像学表现

影像类别	影像表现
X 线	类型：①头下型；②颈中型；③基底部 表现：①骨折线位于头颈交界处（图 7-30）；②骨折线位于股骨颈中段（图 7-31）；③骨折线位于基底部（图 7-32）；④股骨头可发生不同程度内收、外旋、前倾或后倾，股骨干可外旋、错位

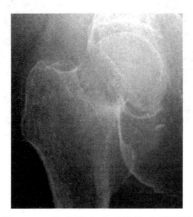

图 7-30　股骨颈头下型骨折 X 线影像

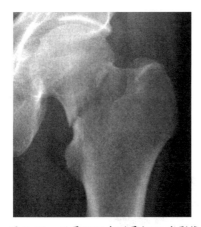

图 7-31　股骨颈颈中型骨折 X 线影像

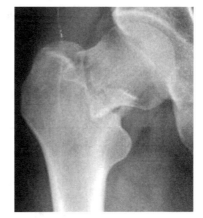

图 7-32　股骨颈基底型骨折 X 线影像

（二）股骨头骨骺滑脱

　　股骨头骨骺滑脱一般发病于 10 ～ 17 岁，单侧多见，分为外伤性骨骺分离和病理性骨骺滑脱。少年发育旺盛期，骨骺生长较快，骺软骨板组织结构尚不成熟，因此，轻微外伤即可发生骨骺滑脱。临床一般先出现膝部疼痛，而后出现髋痛和跛行，患侧肢体内旋受限。其影像学表现见表 7-20。

表 7–20　股骨头骨骺滑脱影像学表现

影像类别	影像表现
X 线	①骨骺线增宽，股骨头、颈轻度骨质疏松；②股骨头骨骺一般向内、后、下方滑脱（图 7-33）；③股骨头骨骺变薄呈镰刀状

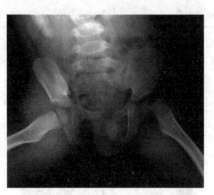

图 7-33　股骨头骨骺滑脱 X 线影像

（三）粗隆间骨折

粗隆间骨折多见于老年人，占全身骨折的 1.4%，多由间接暴力引起。粗隆间骨折多为粉碎性骨折，极少不愈合，但易发生髋内翻畸形。其影像学表现见表 7-21。

表 7–21　粗隆间骨折影像学表现

影像类别	影像表现
X 线	①折线由大粗隆斜行向内下而达小粗隆，小粗隆可碎裂成蝶形骨片，折端呈髋内翻畸形；②骨折线由小粗隆上斜行向外下而达大粗隆基底部，近折端外展外旋，远折端向内上移位；③骨折线由外向内横行通过粗隆间（图 7-34）

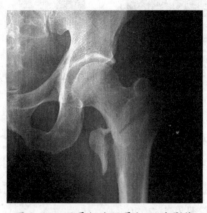

图 7-34　股骨粗隆间骨折 X 线影像

股骨粗隆间显示折线影，股骨小粗隆撕脱骨折，骨折片分离移位

（四）股骨干骨折

股骨干骨折包括股骨小粗隆下和髁以上的骨折，主要由直接外力引起，也可由间接外力引起。骨折类型可为横断、斜形、螺旋、粉碎和青枝骨折。股骨干上 1/3 骨折，近折端因髂腰肌、臀肌等外旋肌群牵拉而屈曲、外展、外旋畸形，远折端受内收肌群牵拉向上、向内、向后移位。股骨干中 1/3 骨折，折端可重叠或成角畸形。股骨干下 1/3 骨折，远折端受腓肠肌牵拉而向后屈曲，远折端内收向前，可压迫或损伤腘动静脉和坐骨神经。其影像学表现见表 7–22。

表 7–22　股骨干骨折影像学表现

影像类别	影像表现
X 线	①股骨上 1/3 骨折，近折端外展、外旋，远折端向内后上方移位；②股骨中 1/3 骨折，折端重叠，可成角畸形（图 7–35）；③股骨下 1/3 骨折，远折端向后屈曲

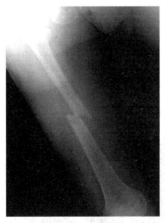

图 7–35　股骨干骨折 X 线影像

股骨中段骨折，骨折端明显错位

（五）股骨髁部骨折

股骨髁部骨折多见于青壮年男性，分为髁间骨折和单纯髁骨折。股骨髁间骨折可能由间接暴力引起，重力沿股骨干向下冲击插入两髁之间，股骨髁被劈为两半，形成髁间骨折。单纯股骨髁骨折为间接外力自上而下冲击，同时膝关节外翻或内翻。其影像学表现见表 7–23。

表 7–23　股骨髁部骨折影像学表现

影像类别	影像表现
X 线	①股骨髁间可见"T"形或"Y"形折线影，折线波及关节面，关节腔内有积血，骨折片移位（图 7–36）；②股骨外髁部或内髁部可见折线影

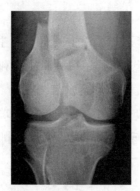

图 7-36 股骨髁间骨折 X 线影像

股骨髁间粉碎骨折，骨折线波及关节面，骨折端分离移位

（六）股骨下端骨骺分离

股骨下端骨骺分离多见于 8 ～ 14 岁男性儿童。膝关节因暴力过度强直或扭转，后侧的关节囊、韧带和腓肠肌可将骨骺由股骨下端撕脱，夹于髌骨和股骨干之间。其影像学表现见表 7-24。

表 7-24 股骨下端骨骺分离影像学表现

影像类别	影像表现
X 线	股骨下端骨骺前移，夹于髌骨和股骨干之间（图 7-37）

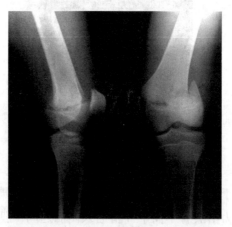

图 7-37 股骨下端骨骺分离 X 线影像

股骨下端骨骺向外侧移位

二、髌骨骨折

髌骨骨折占全身骨折 2.3%，多见于青壮年男性。间接暴力造成的骨折多为横断型，直接暴力造成骨折多为星状粉碎型。近折端由于股四头肌腱的牵拉可与下端完全分离。其影像学表现见表 7-25。

表 7-25 髌骨骨折影像学表现

影像类别	影像表现
X线	髌骨可出现横形、纵形或星形粉碎型折线影（图7-38）

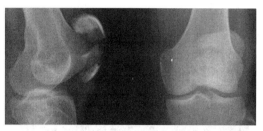

图 7-38 髌骨骨折 X 线影像

髌骨粉碎骨折，骨折端明显分离移位

三、胫腓骨骨折

（一）胫骨髁或平台骨折

胫骨髁或平台骨折多见于青壮年。骨折多由传达暴力造成，骨折可为双髁或单髁骨折，也可合并内或外侧副韧带撕裂。骨折类型为压缩、劈裂及粉碎型骨折，有时合并腓骨颈骨折，关节腔常有积血，半月板和十字韧带也可损伤。其影像学表现见表7-26。

表 7-26 胫骨髁或平台骨折影像学表现

影像类别	影像表现
X线	胫骨髁部折线影，可合并腓骨颈骨折（图7-39）

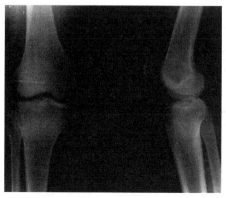

图 7-39 胫骨平台骨折 X 线影像

胫骨平台骨折，骨折端轻度错位

（二）胫腓骨骨干骨折

胫腓骨骨干骨折占全身骨折的 13.7%，多见于 10 岁以下儿童。多由直接暴力引起，间接暴力亦能引起。胫骨及腓骨疲劳骨折亦很常见。直接暴力所致骨折为横断、短斜型和粉碎型，间接暴力可为长斜面形和螺旋形（图 7-40）。单纯的胫骨和腓骨骨折较少发生移位或轻度移位，胫腓骨双折多发于中下 1/3 交界处。胫骨下 1/3 骨折易发生迟缓愈合或不愈合。

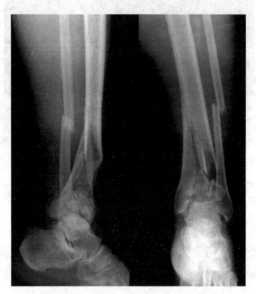

图 7-40　胫腓骨骨干骨折 X 线影像
胫腓骨下段粉碎骨折，骨折端错位成角

（三）踝关节骨折

踝关节骨折主要由间接暴力造成。其影像学表现见表 7-27。

表 7-27　踝关节骨折影像学表现

影像类别	影像表现
X 线	类型：①外旋暴力；②内翻暴力；③外翻暴力；④纵向暴力 表现：①外踝斜面或螺旋骨折，折端移位不多或合并内踝撕脱骨折；②外踝骨折合并内踝及后踝骨折；③踝上骨折或胫骨下端骨骺分离；④外踝撕脱骨折；⑤双踝骨折，距骨内移；⑥内踝撕脱骨折；⑦双踝骨折并距骨外脱位；⑧内踝骨折并下胫腓分离及腓骨干下段骨折

四、距骨骨折

其影像学表现见表 7-28。

表 7-28　距骨骨折影像学表现

影像类别	影像表现
X 线	类型：①距骨后突骨折；②距骨颈骨折；③距骨外侧突骨折 表现：①距骨后突骨折，骨折片小，移位不多；②距骨颈骨折，一般折端移位不明显，但也可折端前后分离（图 7-41）；③距骨外侧突骨折，骨折块呈水平位或向下移位

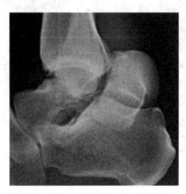

图 7-41　距骨骨折 X 线影像

距骨颈骨折，骨折端明显分离移位

五、跟骨骨折

跟骨骨折占全身骨折的 1.6%，多由高处坠落，跟骨首先着地造成。常为粉碎性骨折，可与脊柱、骨盆及股骨骨折同时存在。其影像学表现见表 7-29。

表 7-29　跟骨骨折影像学表现

影像类别	影像表现
X 线	①跟骨结节纵行骨折；②跟骨结节横行骨折；③载距突骨折；④跟骨前端骨折；⑤近跟距关节骨折；⑥跟骨完全粉碎性骨折；⑦外侧跟距关节塌陷骨折（图 7-42）

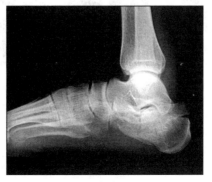

图 7-42　跟骨骨折 X 线影像

跟骨粉碎骨折，骨折端嵌插错位，跟骨结节角消失

六、足舟骨骨折

足舟骨骨折少见。前足强力背屈，将舟骨挤于楔骨与距骨之间，引起舟骨横断骨折。前足强力跖屈，可引起舟骨背侧碎屑或撕脱骨折。胫后肌强力收缩，引起舟骨结节撕脱骨折（图 7-43）。

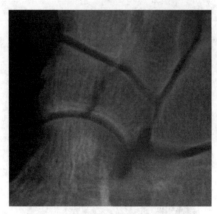

图 7-43　足舟骨骨折 X 线影像

七、楔骨骨折

楔骨骨折少见，常与足骨骨折同时发生，但纵向暴力挤压亦可形成骨折，很少移位（图 7-44）。

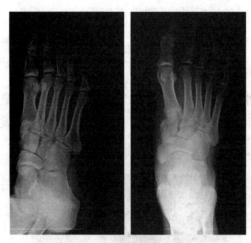

图 7-44　楔骨骨折 X 线影像

八、骰骨骨折

骰骨骨折少见，系因纵向暴力由跟骨及跖骨挤压产生，直接暴力亦可发生骨折（图 7-45）。

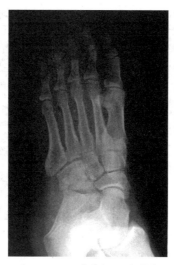

图 7-45　骰骨骨折 X 线影像

九、跖骨骨折

跖骨骨折占全身骨折的 2.7%，多由车轧、重物打击足部和扭伤造成。第 2 跖骨为疲劳骨折好发部位。第 5 跖骨基底部骨折，须与正常骨骺区别。骨折部位以基底部最多，颈部最少，以横断型骨折最多见（图 7-46）。

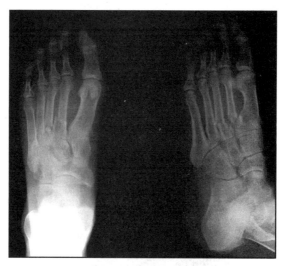

图 7-46　跖骨骨折 X 线影像

第 2、3 跖骨基底部骨折，骨折端显示错位

十、趾骨骨折

趾骨骨折占全身骨折的 1.7%，多由重物打击或踢触硬物所致。前者多为粉碎或纵行骨折，后者为横断或斜面骨折（图 7-47）。

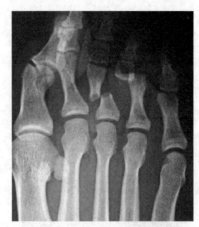

图 7-47　趾骨骨折 X 线影像
第 3 趾骨近节骨折，骨折端错位，第 4 近端趾间关节脱位

第四节　躯干及骨盆骨折

一、胸骨骨折

胸骨骨折一般由直接暴力的冲击所致，如车祸时方向盘向司机胸部撞击。胸骨处肿胀、压痛，可伴有呼吸道、胸腔血管或脊柱损伤。其影像学表现见表 7-30。

表 7-30　胸骨骨折影像学表现

影像类别	影像表现
X 线	①骨折多为横行或斜形骨折；②可有两处以上骨折，并可发生移位（图 7-48）

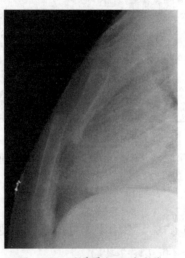

图 7-48　胸骨骨折 X 线影像

二、肋骨骨折

　　肋骨骨折多由胸部受到直接暴力、间接暴力或胸部肌肉的强烈收缩所致。因年老或其他情况而产生骨质疏松的病人因猛烈咳嗽，亦可导致骨折。临床除表现有压痛和胸廓挤压痛外，常伴有呼吸或咳嗽时剧痛。此外，由直接暴力所致的骨折，骨折断端常穿破胸膜及肺组织而造成气胸、血胸及皮下或纵隔气肿。其影像学表现见表7-31。

表 7-31　肋骨骨折影像学表现

影像类别	影像表现
X 线	①骨折常发生于第4～7肋骨，可单发或多发；②骨折多为横行，亦可为斜行，可伴有不同程度错位；③第1、2及11、12肋发生骨折较少（图7-49）
CT	①骨折多为横行，可单发或多发，亦可一骨多发；②可伴有气胸或血胸；③可伴有皮下或纵隔血肿
图像融合	①单纯性骨折常于创伤后24小时内就可显示骨折部位有放射性核素摄取，3日后显示更为明显；②骨折后的连续更新、重建、修复过程使骨显像表现为骨折部位的"热区"影像有扩展和扭曲变形；③骨显像完全正常的时间变化较大，有的会超过临床和X线检查的愈合期（彩图7-1）

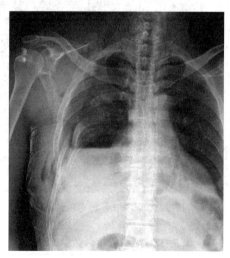

图 7-49　肋骨骨折 X 线影像
右侧肋骨多发骨折，骨折端错位，右侧胸壁塌陷

三、脊柱损伤

　　脊柱损伤比较少见，约占全身骨折的4.3％，多发生于青年人。绝大多数是间接外力所致，直接暴力多见于战伤、地震伤。此外，肌肉强力收缩（如破伤风）亦可引起。

　　主要分两种类型：①屈曲型脊柱损伤：最为常见，占脊柱骨折脱位的90%以上。患者由高处坠落足或臀着地，或重物由高处落下冲击头部、肩或背部，使脊柱骤然过度前屈所致。大多数发生在活动范围较大的脊椎节段，如颈1～颈2、颈5～颈6、胸11～胸12和腰1～腰2等。可单纯椎体压缩骨折、附件骨折及脱位。当作用力的垂直方向分力较大时，脊柱损伤多为椎体压缩骨折；当水平方向分力较大时，可出现椎体的脱位。老年人因骨质疏松，轻微外伤即可引起椎体压缩变形，多发生在胸椎或下腰椎。②伸直型脊柱损伤：少见。患者由高处坠落，腰或背部受阻，使脊柱骤然过度后伸，可引起前纵韧带撕裂、椎体裂开和附件骨折，以棘突、椎板及关节突骨折最为多见。患者受伤时，腰及背部肌肉强烈收缩可造成横突和棘突撕脱骨折，如颈7和胸1棘突的铲土骨折。破伤风或癫痫病人，因躯干肌肉强力收缩也可造成椎体压缩骨折，多见于胸椎。

（一）颈椎损伤

1.环椎骨折　多由垂直压迫外力造成。骨折多发生在环椎最薄弱处（前弓及后弓），两侧块向两侧移位，骨折极不稳（图7-50）。其影像学表现见表7-32。

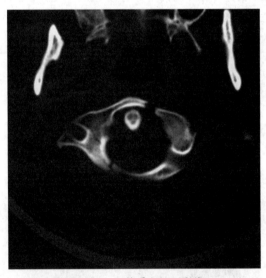

图7-50　环椎骨折CT影像

表7-32　环椎骨折影像学表现

影像类别	影像表现
X线	颈椎张口位示齿状突与两侧块的距离增宽

2.寰枢椎脱位　分外伤性和自发性脱位。自发性脱位多无明显外伤史。儿童因颈部活动范围较大，各韧带松弛，或齿状突发育不良等先天因素，轻微外伤即可引起脱位。其影像学表现见表7-33。

表 7-33　寰枢椎脱位影像学表现

影像类别	影像表现
X 线	①侧位环椎前移，环椎前弓与齿状突距离增宽（正常 2～3mm），咽后壁软组织向前突出；②环椎前弓下缘与枕骨大孔后缘连线与齿状突后缘的相交点至环椎前弓下缘的距离大于环椎前弓下缘与枕骨大孔后缘连线的 1/3；③张口位，齿状突轴线与环椎轴线发生分离，两侧寰枢间隙不等宽，相邻关节面不平行（图 7-51）

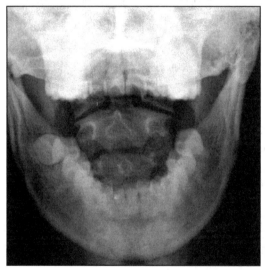

图 7-51　寰枢椎脱位 X 线影像

两侧寰枢关节间隙不等宽，寰枢关节缘呈阶梯样改变

3. 齿状突骨折　多为齿状突基底部横行骨折，骨折后多发生移位。分为屈曲型损伤及后伸型损伤。7 岁以内儿童的齿状突骨折线多在骨骺线上。其影像学表现见表 7-34。

表 7-34　齿状突骨折影像学表现

影像类别	影像表现
X 线	类型：①屈曲型；②后伸型 表现：①屈曲型损伤齿状突伴随环椎向前移位；②后伸型损伤齿状突伴随环椎向后移位；③7 岁以内儿童的齿状突骨折线多在骨骺线上，在侧位片上骨折常发生于低于关节突平面，甚至出现在椎体内，移位的齿状突较未移位的环椎长；④成人齿状突骨折平面多与上关节突平齐或在其上方，移位的齿状突较未移位的枢椎短（图 7-52）

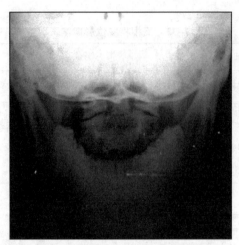

图 7-52　枢椎齿状突骨折 X 线影像

枢椎齿状突基底部骨折，骨折端未见明显错位

4. 颈椎椎体骨折　颈椎椎体裂开性骨折，多由垂直压迫外力造成，椎体向前及左右裂开，可有明显移位。如骨折片后移，可造成脊髓挤压伤；如骨折片向左右移位，可产生神经根挤压症状。颈椎挤压楔形骨折，多发生于颈 5～颈 7，可累及 1 个或 2 个椎体，受累椎体前部压缩或楔形，后部结构多保持完整，有时为粉碎性骨折。

5. 颈椎棘突骨折　棘突骨折多由颈部肌肉强烈收缩及项韧带、棘间韧带处于紧张状态所致。多见于铲土工人，亦称"铲土骨折"，可单独发生亦可与椎体或脊柱附件骨折合并发生。骨折部位多发生于棘突游离缘内 1～2cm 最细部（图 7-53）。

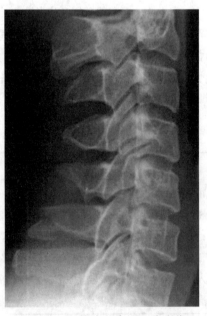

图 7-53　颈椎棘突骨折 X 线影像

颈 6 棘突骨折，骨折端显示错位

（二）颈椎脱位

1.颈椎后脱位　此型少见，多发生于颈椎中下段。任何作用于面部且水平分力较大的暴力，均可造成颈椎向后脱位而不发生骨折。由于颈部肌肉及韧带有回弹作用，损伤后头部又恢复前倾，颈椎后脱位可自行恢复。颈椎侧位 X 线影像常看不到脱位现象。但有明显的脊髓损伤（图 7-54）。

2.颈椎半脱位　因颈椎关节突排列方向较为水平，故易发生半脱位或脱位，常由"挥鞭"损伤引起。其影像学表现见表 7-35。

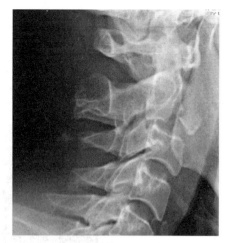

图 7-54　颈椎脱位 X 线影像

颈 2 椎体骨折并向后脱位

表 7-35　颈椎半脱位影像学表现

影像类别	影像表现
X 线	侧位片上，正常生理前突消失，上位椎体上下关节突向前轻度移位，棘突间距增宽，受累关节面排列失去平行关系（图 7-55）

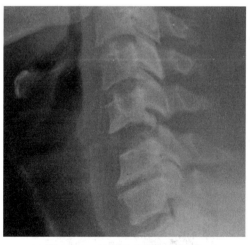

图 7-55　颈椎半脱位 X 线影像

颈 4～颈 5 椎间隙增宽，棘突间距增宽

3.颈椎前脱位或颈椎关节突跳跃症候群　通常多为两侧性，以颈 4～颈 7 多见，少数可伴有椎体的轻度压缩骨折或前缘小片骨折。常伴有脊髓损伤症状。其影像学表现见表 7-36。

表 7-36　颈椎前脱位或颈椎关节突跳跃症候群影像学表现

影像类别	影像表现
X 线	①颈椎向前全脱位，上一椎骨下关节突完全移至其下一椎骨的上关节突前方，两棘突间距增宽；②棘突及椎板之间的间隙较正常增宽（图 7-56）

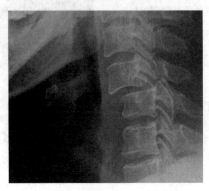

图 7-56　颈椎前脱位 X 线影像

4. 颈椎旋转性单侧脱位　此型较少见，常为间接暴力引起。当颈椎侧弯并做旋转运动时，一侧颈椎关节突发生脱位，对侧保持正常，多发生于颈 5～6 或颈 6～7。其影像学表现见表 7-37。

表 7-37　颈椎旋转性单侧脱位影像学表现

影像类别	影像表现
X 线	①前后位片上，损伤平面上下棘突排列不齐，上部棘突移向患侧，上下椎板间隙增宽；②侧位片，上下棘突间距增宽，损伤平面有成角畸形，上椎体稍向前移位；③颈椎斜位片，一侧下关节突前移

5. 颈部过伸损伤　多见于老年人，当暴力使头部后仰，且挤压分力大于脱位分力时，即可造成颈椎弓根部骨折，但无明显脱位。损伤多发生在颈椎中下部（图 7-57）。

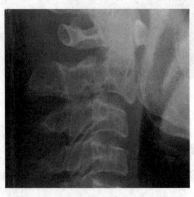

图 7-57　枢椎椎弓骨折 X 线影像

（三）胸腰椎损伤

1. 椎体压缩性骨折　好发于胸 12 和腰 1、腰 2，其次为腰 4、腰 5。常合并椎板、椎弓根、棘突和横突骨折。由于其外力的强度和方向不同，受压椎体的形态改变亦不同。其影像学表现见表 7–38。

表 7–38　椎体压缩性骨折影像学表现

影像类别	影像表现
形态影像学	类型：①单纯压缩骨折；②粉碎骨折；③纵行骨折；④椎体前缘套叠骨折；⑤椎体后缘套叠骨折；⑥手风琴式压缩骨折；⑦椎体双凹骨折；⑧椎体一侧压缩骨折；⑨跳跃性多发椎体压缩骨折 表现：①椎体前部压缩，呈楔形改变，椎体前缘皮质发生皱褶、中断、嵌入，呈台阶状隆起，椎体内出现横行致密带，致密带位于椎体面下 0.1 ～ 1cm 或在椎体中部，边缘较模糊；②椎体除楔形改变外，椎体前上缘可有块状碎骨或椎体裂为很多小碎骨，同时向前后突出（图 7-58）；③椎体楔形变不明显，椎体内可见纵形折线影；④下椎体的前缘存在，但前缘后部明显压缩，致使上椎体陷入下椎体；⑤椎体上缘后部压缩，后上缘受挤压凸入椎管内；⑥椎体前后压缩平均，前缘凸出于相邻椎体前缘之外；⑦椎体上下缘呈凹陷状；⑧椎体一侧压缩，而另一侧完整；⑨不相邻的两个以上椎体同时发生骨折
图像融合	依据骨折不同时间，可表现为不同的放射性核素摄取形态（彩图 7-2）

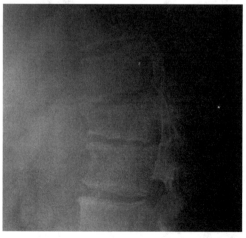

图 7–58　椎体压缩性骨折 X 线影像

胸椎压缩骨折，椎体呈楔形改变

2. 伸直型骨折　偶可发生于腰椎，可引起前纵韧带横行断裂合并椎间隙扩大、椎体中部横裂或附件骨折。

3. 附件骨折

（1）关节突骨折：好发于下颈椎如胸腰椎交界处。关节突单独骨折很少见，常与椎体粉碎骨折或骨折脱位合并发生。可发生在上一椎体的下关节突或下一椎体的上关节突，可一侧或两侧关节突同时骨折（图7-59）。如两侧同时发生，椎体向前移位，称为骨折脱位。

（2）椎弓峡部骨折：椎弓峡部骨折，多发生于腰椎，可单侧或双侧同时发生（线图7-6、图7-60）。如发生于腰4、腰5，因身体重力向前分力作用，可使椎体向前移位，称为损伤性脊椎滑脱。

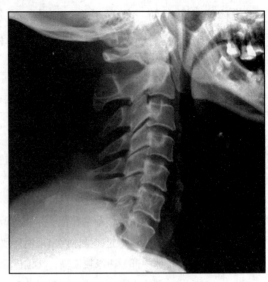

图7-59 关节突骨折X线影像

颈6椎体上关节突骨折

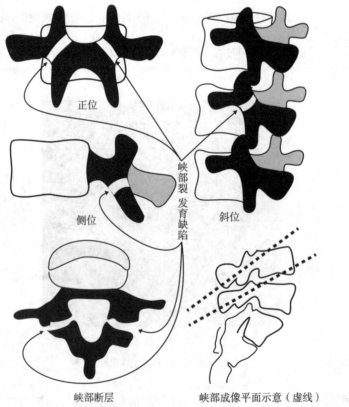

线图7-6 椎弓峡部骨折模式图

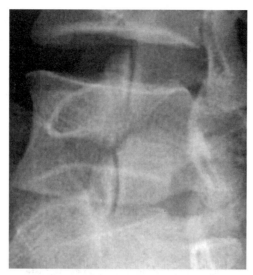

图 7-60　腰椎椎弓峡部骨折 X 线影像

（3）椎弓根骨折：较少见，很少单独发生，多为严重椎体压缩骨折所并发。骨折可为水平劈裂、垂直折断或粉碎性骨折（图 7-61）。

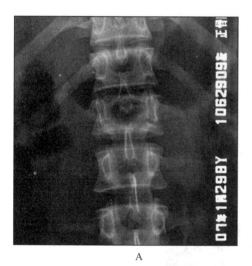
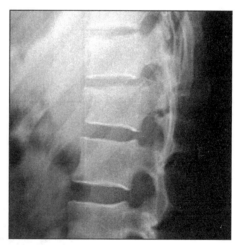

A　　　　　　　　　　　　　　　　　B

图 7-61　椎弓根骨折 X 线影像

A～B：腰 1 椎体压缩骨折并双侧椎弓根骨折，其后棘突显示折线影

（4）Chance 骨折：椎板的水平骨折，折线前部延至椎体，后部延及棘突，椎体可同时发生轻微压缩，但无关节突脱位，严重时可伴有后部韧带撕裂。

（5）横突骨折：横突骨折，最常见于腰椎，可单独存在或与脊椎压缩骨折同时存在。由于腰方肌和髂腰肌的突然强烈收缩，可引起横突撕脱骨折。其影像学表现见表7-39。

表 7-39　横突骨折影像学表现

影像类别	影像表现
X 线	骨折线与横突垂直，位于横突中段或基底部，远折端向外下方移位（图 7-62）

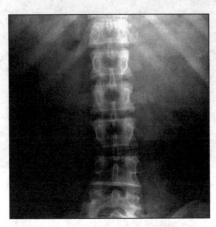

图 7-62　横突骨折 X 线影像

腰 2、腰 3 椎体左侧横突骨折，骨折端显示错位

（6）棘突骨折：棘突骨折，由于脊椎骤然前屈造成棘突骨折。其影像学表现见表 7-40。

表 7-40　棘突骨折影像学表现

影像类别	影像表现
X 线	骨折线与棘突方向垂直，位于棘突根部或中部，也可为水平劈裂的上下两半（图 7-63）

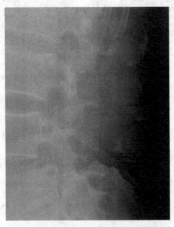

图 7-63　棘突骨折 X 线影像

多个棘突骨折，骨折端错位

（四）胸腰椎骨折脱位

在胸腰椎屈曲型损伤中，以水平分力为主时，主要表现为附件骨折及椎体脱位，而椎体的压缩变形常不明显。损伤重时，椎体脱位一般都不超过下一椎体上面的一半，甚至可完全脱出在下一椎体前方。但下一椎体压缩仍不严重，在椎体前缘常有一骨块随上一椎体前移。脱位同时，可合并有较严重的附件骨折，小关节突、椎弓、椎板都可发生粉碎骨折，并造成永久截瘫。如水平分力来自侧方，则可发生严重的侧移位（图7-64）。

（五）骶椎骨折

骶椎骨折多由直接损伤所致，可单独发生也可与骨盆其他部分骨折同时出现。其影像学表现见表7-41。

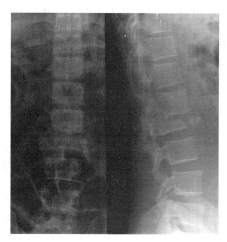

图7-64　腰椎骨折脱位 X 线影像

腰 2 椎体骨折并后脱位

表 7-41　骶椎骨折影像学表现

影像类别	影像表现
X线	类型：①横行骨折；②纵行骨折 表现：①骨折发生在骶髂关节平面以下（骶4～骶5），骨折线可仅为一裂缝，长短不一，由一侧伸向中部，也可横贯整个骶骨；②骶骨前缘骨皮质中断，皱褶（图7-65）；③骨折发生在骶椎侧块与椎体交界部分，骨折线自第1骶椎上缘向下纵行，通过各骶孔；④骶孔边缘不整齐

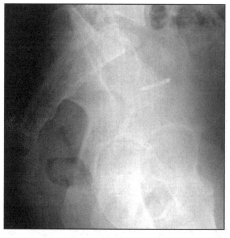

图 7-65　骶椎骨折 X 线影像

骶 5 骨折，椎体前缘皮质中断，骨折端显示错位

（六）尾骨骨折或脱位

尾骨骨折或脱位较常见，多由坐位摔倒时尾骨直接撞击地面造成骨折或脱位，分尾骨骨折和尾骶关节脱位。损伤后，下段骨片可因尾骨肌及提肛肌收缩而向前移位（图7-66）。

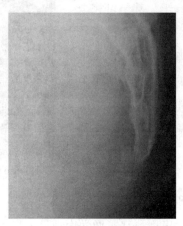

图7-66　尾椎骨折X线影像

尾椎骨折，下段骨片向前移位

四、骨盆骨折

骨盆骨折多由左右侧或前后方撞击或挤压暴力，如车祸、塌方压伤造成。偶尔因肌肉强烈收缩引起骨盆骨突撕裂骨折。骨盆骨折分为盆弓连接无断裂骨折和盆弓连接有断裂骨折。前者多为单纯骨折，如髂骨翼骨折、耻骨一支骨折、髂骨前上、下嵴撕脱骨折，坐骨结节撕脱骨折或骨骺分离；后者多为复合骨折，合并骶髂关节脱位或耻骨联合分离时，一侧骨盆往往向上移位（图7-67）。

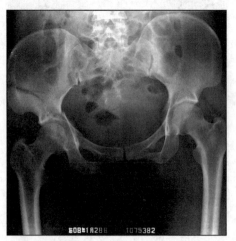

图7-67　骨盆骨折X线影像

右侧髂骨翼、髋臼及耻骨支骨折，骨折端显示轻度错位

第五节　颅面骨骨折

一、颅骨骨折

颅骨骨折绝大多数由直接撞击引起，最常见的是头部在运动状态下撞到固定物体上，其次是运动的物体击于头部。颅骨骨折多见于儿童及青少年，分为颅顶骨折和颅底骨折。

（一）颅顶骨折

其影像学表现见表 7–42。

表 7–42　颅顶骨折影像学表现

影像类别	影像表现
X 线	类型：①线形骨折；②凹陷性骨折；③粉碎性骨折；④穿入性骨折 表现：①线形骨折：骨折线为边缘锐利的线状或带条状密度减低影，两端尖细，中间稍宽，可单发或多发，可跨越颅缝、血管沟或静脉窦；②凹陷性骨折：骨折线呈环形，凹陷骨片边缘与正常顶骨重叠呈线条状或带状致密影。小儿多为骨板凹入而无环形骨折线，即呈乒乓球样骨折；③粉碎性骨折：骨折线呈多发线状向不同方向延伸，形成不规则碎骨片；④穿入性骨折：颅内可见金属异物影，异物入口部有骨质缺损，颅骨局部全层或分离之内外板深陷入颅内
CT	依据不同解剖部位选择层厚，可清晰显示骨折的不同类型及隐匿性骨折（图7-68）。CT 检查较 X 线有明显优势

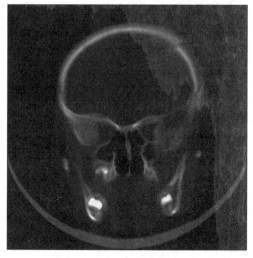

图 7-68　颅顶骨折 CT 影像
左侧颞顶骨骨折，骨折端显示错位

（二）颅底骨折

颅底骨折多为颅顶骨折延伸，或由颅底向颅顶扩延所造成的联合骨折，临床主要表现为耳鼻出血或脑脊液漏。若骨折线经过颅神经孔，伤及颅神经，则可产生颅神经症状。颅底骨折分为颅前窝骨折、颅中窝骨折及颅后窝骨折，以颅中窝骨折最多见。骨折线有横行、纵行及环行三种（图 7-69）。蝶窦积液是颅底骨折的典型征象之一。

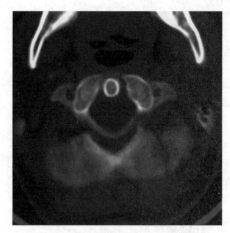

图 7-69　颅底骨折 CT 影像

左颅底显示折线

二、面部骨折

（一）鼻骨骨折

鼻骨骨折多由暴力直接打击鼻部所致。其影像学表现见表 7-43。

表 7-43　鼻骨骨折影像学表现

影像类别	影像表现
X 线	①骨折线呈横行、斜行或纵行；②可有鼻额、鼻颌及鼻间缝的分离；③横行骨折常有侧移位或后移位（图 7-70）

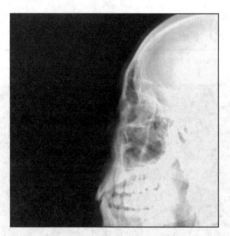

图 7-70　鼻骨骨折 X 线影像

鼻骨骨折，骨折端显示错位

（二）颧弓骨折

颧弓骨折多由暴力直接打击造成，多为双重骨折、粉碎骨折，骨折端常向内移位，使面颊部下陷或变扁（图 7-71）。颧弓骨折常合并上颌骨损伤及鼻损伤，严重的颧弓骨折和内陷可并发颅前凹或颅中凹骨折。

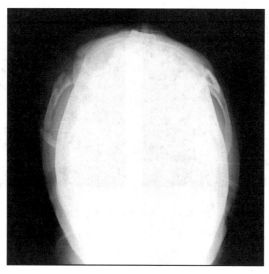

图 7-71　颧弓骨折 X 线影像

右侧颧弓骨折，骨折端显示错位

（三）眶底骨折

眶底骨折系由来自眶前之外力，推压眶内容物向后，使眶内压力突然增大所致，亦可同时伴有眶内缘骨折。此型骨折常伴有骨折片及软组织陷入上颌窦内。

（四）颌骨骨折

1. 上颌骨骨折　多由直接暴力所致。上颌骨的牙槽突骨折较为常见，往往发生在牙根尖水平，并且主要发生在颌骨前部，有时折断的牙槽突可向口腔侧移位，常合并牙齿损伤（图 7-72）。上颌骨体部骨折少见，多为严重损伤的结果。

2. 下颌骨骨折　可由直接暴力引起，也可由传达暴力引起。下颌骨骨折可为单发性、双重骨折与多发性骨折，以下颌部通过单尖牙牙槽窝骨折最为常见，下颌髁状突骨折次之。其影像学表现见表 7-44。

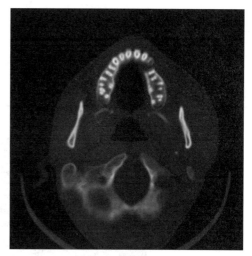

图 7-72　上颌骨骨折 CT 影像

表 7-44　下颌骨骨折影像学表现

影像类别	影像表现
CT	①骨折线为横行、斜行、纵行及粉碎骨折；②折端可发生纵向移位、垂直移位、成角畸形（图 7-73）

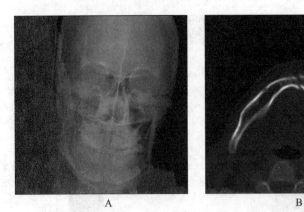

图 7-73 下颌骨骨折 CT 影像

A：左下颌角骨折，骨折端未见明显错位 B：下颌骨颏部骨折，骨折端显示前后错位

第六节 关节脱位

一、肩锁关节脱位

肩锁关节脱位常因重物过度牵引手臂而致。其影像学表现见表 7-45。

表 7-45 肩锁关节脱位影像学表现

影像类别	影像表现
X 线	肩锁关节间隙增宽（正常成人关节宽度在 0.5cm 以内），锁骨外侧端向上移位（图 7-74）

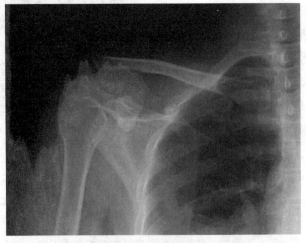

图 7-74 肩锁关节脱位 X 线影像

肩锁关节间隙增宽，锁骨外侧端向上移位

二、胸锁关节脱位

胸锁关节脱位主要为间接外力所致，还可由于长期重体力劳动逐渐发生慢性胸锁关节脱位。胸部 X 线侧位片，中心线通过胸锁关节间隙，可以显示胸锁关节脱位的方向和程度（图 7-75）。

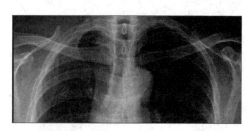

图 7-75 胸锁关节脱位 X 线影像

左侧胸锁关节间隙增宽，左侧锁骨近端向下移位

三、肩关节脱位

肩关节是球窝关节，关节盂浅，是全身活动范围最大的关节。肩关节脱位分为前脱位和后脱位。

（一）肩关节前脱位

肩关节前脱位最常见，多由间接外力引起。肱骨头前脱位后，肩部外形失去膨隆饱满的凸出，变为方形，可合并肱骨大结节撕脱骨折。临床检查 Dugas 征阳性。其影像学表现见表 7-46。

表 7-46 肩关节前脱位影像学表现

影像类别	影像表现
X 线	类型：①喙突下脱位；②锁骨下脱位；③盂下脱位 表现：①喙突下脱位：肱骨头向内移位，在喙突下与肩胛盂及肩胛颈相重叠（图 7-76）；②锁骨下脱位：肱骨头明显内移，越过喙突位于锁骨下，甚至肱骨大结节亦在喙突内侧，肱骨头与肩胛体重叠（图 7-77）；③盂下脱位：肱骨头脱出后向下移位，在盂下，肱骨头关节面在肩胛骨外缘下方（图 7-78）

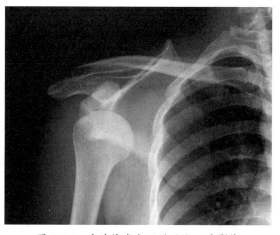

图 7-76 肩关节喙突下型脱位 X 线影像

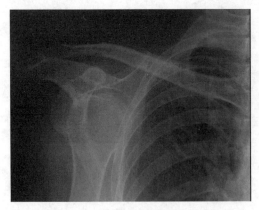

图 7-77　肩关节锁骨下型脱位 X 线影像

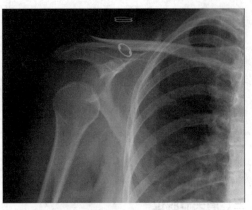

图 7-78　肩关节盂下型脱位 X 线影像

（二）肩关节后脱位

肩关节后脱位少见。临床表现肩关节外展受限制，外旋动作消失。肩部触诊可及肱骨头的突起减低，肱骨头位于肩峰下（图 7-79。）

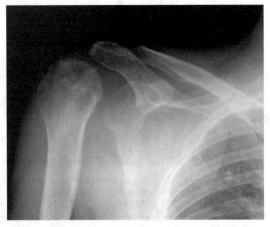

图 7-79　肩关节后脱位 X 线影像

（三）习惯性肩关节脱位

习惯性肩关节脱位多为前脱位，为损伤性脱位治疗不当的后果，多见于 20 ～ 40 岁的青壮年，有屡次肩关节脱位的病史。平时穿衣伸袖、展臂擦背、举臂挂衣等动作，均可造成脱位。

四、肘关节脱位

肘关节脱位多发生于少年和青壮年，由传达暴力引起。跌倒时掌心在肘关节伸直位触地，鹰嘴突尖撞击肱骨下端鹰嘴窝，使肱骨两髁向前突出移位，即发生肘关节后脱位（图 7-80），亦可有侧移位或并发肱骨内上髁和小头骨折。

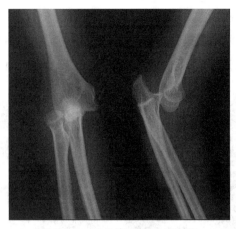

图 7-80 肘关节脱位 X 线影像

尺桡骨向后外移位

五、腕关节脱位

（一）月骨脱位

月骨脱位是由跌倒时掌面触地，腕部强烈背伸，月骨被桡骨下端和头状骨挤压而造成向掌侧移位所致。其影像学表现见表 7-47。

表 7-47 月骨脱位影像学表现

影像类别	影像表现
X 线	①侧位片显示月骨向掌侧脱位（图 7-81）；②正位片显示月骨与舟骨及三角骨间的关节间隙增大，月骨由正常位置的四角形变为三角形，尖端指向头状骨；③舟骨、头骨与桡骨关系保持原位不变

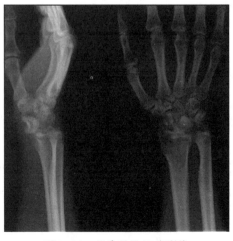

图 7-81 月骨脱位 X 线影像

月骨脱位，月骨旋转并前移

（二）月骨周围腕骨脱位

月骨周围腕骨脱位实际上是舟骨与月骨发生脱位。月骨和桡骨下端保持正常解剖关系，其他腕骨则伴随舟骨同时脱位。以背侧脱位最为常见（图7-82）。

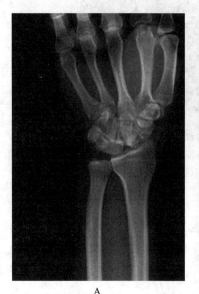 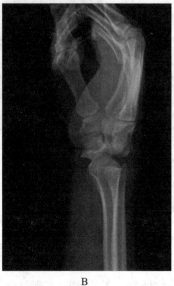

A　　　　　　　　　　　　　　　B

图7-82　月骨周围腕骨脱位X线影像

A～B：桡骨、月骨对应关系良好，其余腕骨向前移位

六、髋关节脱位

髋关节脱位由强大暴力引起，常发生于20～40岁青壮年男性。分为前脱位、后脱位及中心性脱位，以后脱位多见。其影像学表现见表7-48。

表7-48　髋关节脱位影像学表现

影像类别	影像表现
X线	类型：①后脱位；②前脱位；③中心性脱位 表现：①后脱位：正位片可见股骨头脱出髋臼之外，重叠于髋臼外上方或坐骨上方，髋关节的沈通氏线（shenton's line）和CalVe's线不连续，股骨处于内收内旋状态（图7-83）；②前脱位：正位片显示股骨头向前下方移位，位于髋臼的下方，股骨干外展呈水平位，股骨头对向闭孔，与坐骨结节重叠，髋关节的沈通氏线不连续（图7-84）；③髋关节中心性脱位，髋臼底粉碎性骨折，股骨头从裂开的髋臼底突入骨盆，轻者可仅表现为髋臼内陷（图7-85）

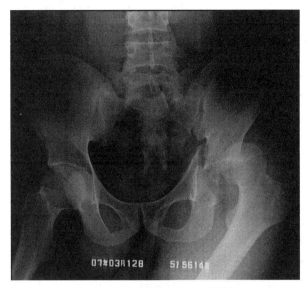

图 7-83 髋关节后脱位 X 线影像

左侧髋臼骨折，左侧股骨头向外上方移位

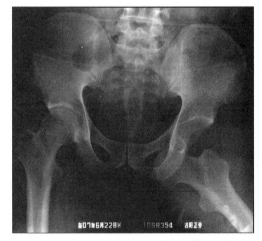

图 7-84 髋关节前脱位 X 线影像

左髋关节对应关系失常，左侧股骨头向内下方移位

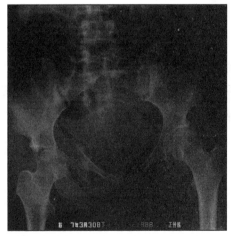

图 7-85 髋关节中心性脱位 X 线影像

右侧髋臼粉碎骨折，右侧股骨头向盆腔内突出

七、髌骨脱位

髌骨脱位分急性损伤性脱位和习惯性脱位。急性损伤性脱位比较少见，多由直接暴力作用于髌骨的一侧所致，髌骨既可向外侧脱位，亦可向内侧脱位。习惯性脱位比较多见，多发生青年女子向外侧脱位。由于膝关节解剖变异（股四头肌松弛、髌骨小、股骨外髁变平、膝外翻等），髌骨在运动中处于相对不稳定状态，轻微外伤即可引起脱位。其影像学表现见表 7-49。

表 7-49　髌骨脱位影像学表现

影像类别	影像表现
X 线	轴位片显示髌骨位于股骨外髁之上（图 7-86）

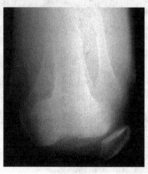

图 7-86　髌骨脱位 X 线影像

髌骨外移，于股骨外髁上

八、颞颌关节脱位

颞颌关节是全身最灵活的关节之一，常由于张口过大，或者颌部受到外力打击，髁状突越过关节窝向前脱位而成颞颌关节脱位，可为双侧性或单侧性。临床表现为下颌关节疼痛，下颌前伸，耳前凹陷，闭口受限，常呈开颌。单侧脱位时，下颌骨偏向健侧。其影像学表现见表 7-50。

表 7-50　颞颌关节脱位影像学表现

影像类别	影像表现
X 线	下颌骨髁状突向前滑过了颞颌关节前端，闭口位亦不能自行返回关节窝内（图 7-87）

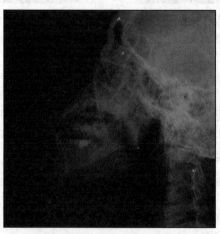

图 7-87　颞颌关节脱位 X 线影像

左侧颞颌关节对应关系失常，下颌骨髁状突前移于颞骨关节窝外

第七节　关节内损伤

一、膝关节

（一）半月板损伤

半月板损伤是指膝关节内的内侧或外侧半月板在突然受外力或退变后又遇到外力作用下发生损伤的病变。好发于青年人、运动员及重体力劳动者时，常伴有明确外伤史，但老年性半月板损伤可无明显外伤史。临床表现为膝关节活动时疼痛、局部压痛、关节内响声及交锁现象，同时可伴有股四头肌萎缩及关节肿胀。半月板撕裂分为水平型和垂直型。水平型常见于老年人，垂直型常见于青年人。Stoller 等根据损伤半月板内信号的改变，将损伤分成三度：Ⅰ、Ⅱ度为半月板退变，Ⅲ度为半月板撕裂。根据半月板损伤形态，将半月板损伤分为：①纵向撕裂；②水平撕裂；③桶把手撕裂；④鹦鹉嘴样撕裂；⑤外周边缘撕裂；⑥截断撕裂；⑦半月板关节囊分离；⑧放射状撕裂（线图 7-7）。其影像学表现见表 7-51。

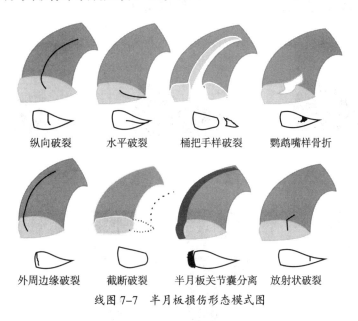

纵向破裂　　水平破裂　　桶把手样破裂　　鹦鹉嘴样骨折

外周边缘破裂　　截断破裂　　半月板关节囊分离　　放射状破裂

线图 7-7　半月板损伤形态模式图

表 7-51　膝关节半月板损伤影像学表现

影像类别	影像表现
MRI	分级：①0度：均匀黑色的半月板；②Ⅰ度：球型信号，但未延伸至上下关节面；③Ⅱ度：半月板内线状信号，但不波及一个关节面；④Ⅲ度：半月板内异常信号累及一个关节面；⑤ⅢA度：半月板内异常信号毗临一个关节缘；⑥ⅢB度：半月板内异常不规则信号毗连一个以上关节缘（线图 7-8，图 7-88～图 7-91）

144

续表

影像类别	影像表现
MRI	分类：①纵向撕裂：病变区高信号方向与胫骨平台垂直；②水平样撕裂：病变区高信号方向与胫骨平台平行，内缘达半月板的游离缘；③桶把手样撕裂：半月板在纵向撕裂后，其内侧碎片发生移位，移位片断类似于桶柄，而未移位的外侧半月板为桶。常见于内侧半月板；④鹦鹉嘴样撕裂：半月板游离缘的水平状和垂直状撕裂的复合体，也可指伴有一小的水平撕裂的斜形撕裂；⑤外周边缘撕裂：半月板周缘的撕裂；⑥截断撕裂：病变区高信号方向与胫骨平台垂直；⑦半月板关节囊分离：半月板与关节附着处的纤维撕裂，半月板与关节囊分离；⑧放射状撕裂：病变区高信号方向与半月板长轴方向垂直，好发于外侧半月板的内 1/3（线图 7-8）

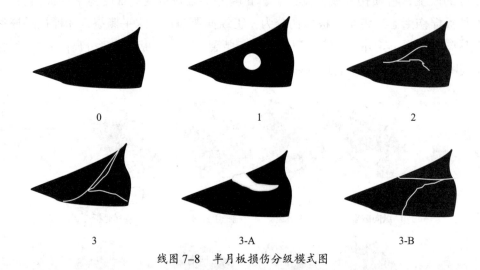

0　　　1　　　2

3　　　3-A　　　3-B

线图 7-8　半月板损伤分级模式图

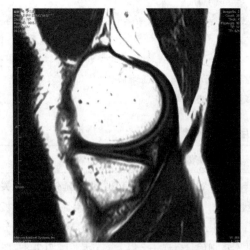

图 7-88　半月板 I 度损伤 MRI 影像

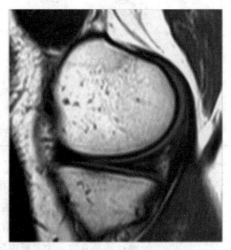

图 7-89　半月板 II 度损伤 MRI 影像

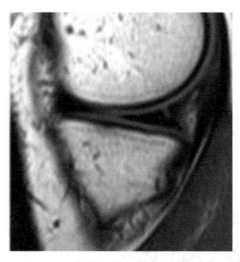
图 7-90 半月板Ⅲ A 度损伤 MRI 影像

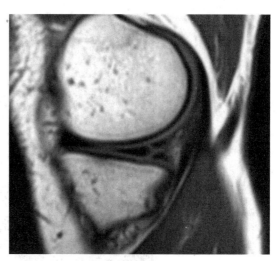
图 7-91 半月板Ⅲ B 度损伤 MRI 影像

（二）盘状半月板损伤

盘状半月板又称"盘状软骨"，半月板形态呈一宽盘状。其损伤多发生于外侧半月板，多见于 10 ～ 30 岁，好发于双侧。临床表现为患侧膝关节伸展运动时出现高调弹响。其影像学表现见表 7-52。

表 7-52 膝关节盘状半月板影像学表现

影像类别	影像表现
X 线	①外侧关节间隙较宽，其边缘和中间或前方和后方的宽窄不一致；②胫骨髁间嵴内侧较外侧高，骨质硬化并可见增生；③胫骨内髁近关节面的骨质密度比外髁高；④腓骨头平均比正常者高；⑤股骨外髁较小，关节面可表现双层投影；⑥股骨内髁在髁间凹面常有与胫骨内侧髁间嵴相应的三角形缺损
MRI	① 5mm 矢状扫描有 3 层或 3 层以上显示半月板前、后角相连，形成上下面平直或略凹的条状结构；②矢状面半月板后角略显增厚，形成尖端向前的楔形；③冠状面半月板体部的中间层面即半月板体部最窄处的宽度大于 14mm，占整个胫骨平台宽度的 20% 以上，半月板中央高度超过 3mm；④盘状半月板外侧缘的高度高出对侧 2mm 以上；⑤半月板内常出现Ⅱ级或Ⅲ级高信号；⑥易发生撕裂和囊变（图 7-92）

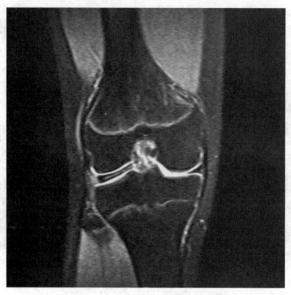

图 7-92　盘状半月板 MRI 影像

（三）十字韧带损伤

十字韧带损伤由剧烈的直接暴力所致，而且多伴有侧副韧带损伤、关节脱位或半月板损伤等。损伤分为部分断裂、完全断裂及合并韧带附着处撕脱骨折（线图 7-9）。

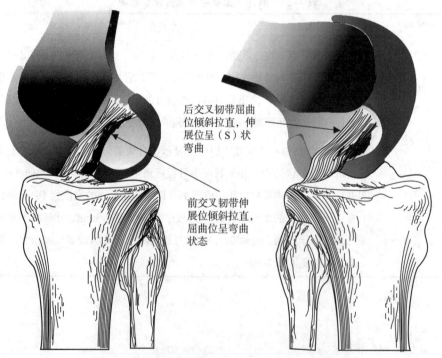

后交叉韧带屈曲位倾斜拉直，伸展位呈（S）状弯曲

前交叉韧带伸展位倾斜拉直，屈曲位呈弯曲状态

线图 7-9　膝关节伸、屈状态前、后交叉韧带矢状面模式图

1. 前交叉韧带损伤 其影像学表现见表 7-53。

表 7-53 前交叉韧带损伤影像学表现

影像类别	影像表现
MRI	1. 完全撕裂 （1）直接征象：①韧带连续性中断；②韧带扭曲，呈波浪状改变；③韧带内形成假瘤，呈长 T_1 及长或短 T_2 信号改变 （2）间接征象：①前交叉韧带与胫骨平台夹角小于 45°；②前交叉韧带与 Blumensaat 线之间夹角大于 15°；③膝关节外侧有骨挫伤或软骨损伤；④后交叉韧带角度小于 107°；⑤后交叉韧带弧度大于 0.39；⑥胫骨前移大于 7 mm；⑦外侧半月板后移 2. 部分撕裂 ①韧带内信号增高；②前交叉韧带变细；③在某个序列上见到前交叉韧带撕裂的间接征象，而在另一个序列中见到完整的前交叉韧带（线图 7-10，图 7-93）

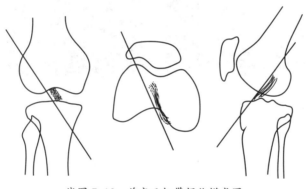

线图 7-10 前交叉韧带损伤模式图

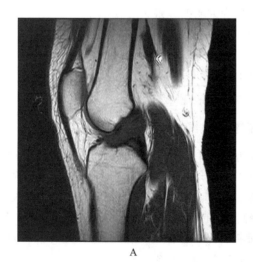
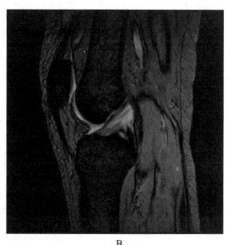

A   B

图 7-93 前交叉韧带损伤 MRI 影像

2. 后交叉韧带损伤 其影像学表现见表 7-54。

表 7-54 后交叉韧带损伤影像学表现

影像类别	影像表现
MRI	完全撕裂：①韧带连续性中断；②未显示后交叉韧带；③韧带信号增高，内未见连续性完整纤维条索（图 7-94） 部分撕裂：后交叉韧带内部分纤维连续性中断，部分纤维连续性完整

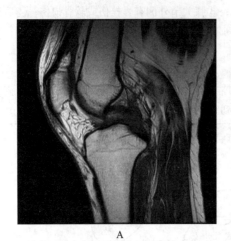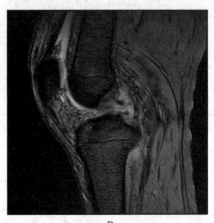

A   B

图 7-94 后交叉韧带损伤 MRI 影像

（四）侧副韧带损伤

膝关节侧副韧带损伤是由膝关节强烈外翻或内翻所致，以前者引起膝内侧副韧带损伤最为常见，常合并十字韧带或半月板损伤。作为膝关节稳定成分的前交叉韧带、胫侧副韧带和腓侧副韧带中，胫侧副韧带是最为薄弱的，最易受伤。

1. 胫侧副韧带损伤 其影像学表现见表 7-55。

表 7-55 胫侧副韧带损伤影像学表现

影像类别	影像表现
X 线	病变侧关节间隙显示不同程度增宽，同侧组织肿胀，层次模糊
MRI	Ⅰ级：水肿和出血，T_1WI 表现为皮下信号减低，T_2WI，STIR 像病变区呈高信号改变。亚急性出血时，在 T_1WI 显示为高信号。Ⅱ级：水肿和出血使韧带和周围脂肪分界不清，韧带可有移位，不与骨皮质平行。部分纤维断裂，韧带撕裂在 T_2WI、STIR 呈高信号改变，胫侧副韧带滑囊内有液体。韧带表面有水肿或与邻近的脂肪界限不清也可为此级别撕裂。（图 7-95）Ⅲ级：韧带连续性中断，或韧带增粗、肿胀，在 T_2WI 呈弥漫性高信号改变（图 7-96）

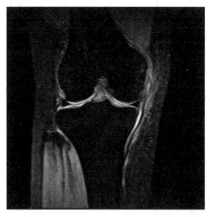
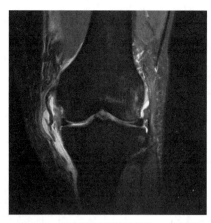

图 7-95　胫侧副韧带Ⅱ级损伤 MRI 影像　　　图 7-96　胫侧副韧带Ⅲ级损伤 MRI 影像

2. 腓侧副韧带损伤　其影像学表现见表 7-56。

表 7-56　腓侧副韧带损伤影像学表现

影像类别	影像表现
X 线	病变侧关节间隙不同程度增宽，同侧软组织肿胀，层次模糊
MRI	腓侧副韧带损伤水肿在 T_1WI 呈低信号，在 T_1WI、STIR 呈高信号改变。亚急性出血，在 T_1WI 呈高信号。部分撕裂的腓侧副韧带增厚，信号增高。完全撕裂表现为纤维连续性中断，断裂的韧带呈波浪状或匍匐样改变（图 7-97）

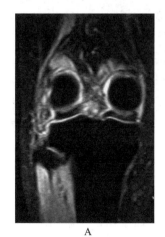
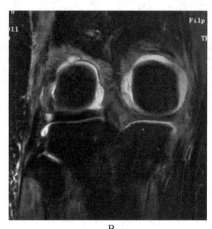

A　　　　　　　　　　　　B

图 7-97　腓侧副韧带损伤 MRI 影像

二、腕关节三角软骨损伤

三角软骨位于尺骨远端关节面远侧，与桡骨远端关节面共同组成桡腕关节近侧壁，不使桡腕关节与下尺桡关节相通（线图 7-11）。腕关节三角软骨损伤临床表现为骨质结构无异常或骨折愈合后腕部仍有疼痛和功能障碍。创伤性损伤常位于软骨盘周边部分，而退行性病变位于中央部。其影像学表现见表 7-57。

表 7-57 腕关节三角软骨损伤影像学表现

影像类别	影像表现
MRI	三角纤维软骨板不完整，形态不规则，其内信号增高，下尺桡关节腔内可有积液（图 7-98）

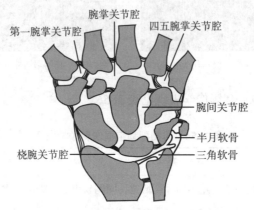

线图 7-11 腕关节三角软骨损伤模式图

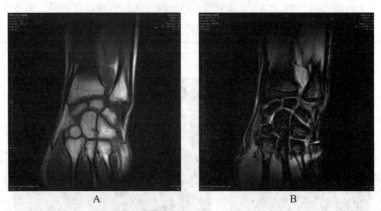

图 7-98 腕关节三角软骨损伤 MRI 影像

三、肩袖损伤

肩袖由冈上肌、冈下肌、肩胛下肌、小圆肌的肌腱组成。肩袖肌群起自肩胛骨的不同部分，止于肱骨大、小结节的不同部位，形成袖套样结构。肩袖的共同功能是在任何运动和静止状态下，使肱骨头和关节盂之间保持相对稳定，使盂肱关节成为运动的轴心和支点，维持上臂各种姿势和完成各种运动。冈上肌和肩胛下肌因其解剖学特点易受损伤。肩袖损伤通常表现为慢性疼痛，肱骨外展 70°~ 120° 和外旋时疼痛加重。其影像学表现见表 7-58。

表 7-58　肩袖损伤影像学表现

影像类别	影像表现
X线	95％的旋转套撕裂都起因于肩峰下的骨、软骨撞击。骨赘于肩峰下表面，可压迫相邻的冈上肌腱（肩袖恰在肱骨头上、前和后面形成一致密的腱帽，厚度约5mm，表面光滑，与关节囊密切相连，难以区分）。X线平片判断肩峰对肩袖的影像可能最为准确。重要的是肩峰对其下方软组织的撞击以及肱肩距离（图7-99）
MRI	①肩峰的形态也与撞击和肩袖撕裂有关，肩峰形态一般可分为四型：Ⅰ型为偏平型；Ⅱ型为弧型；Ⅲ型为钩型；Ⅳ型为前倾型。其中Ⅰ型占23％，Ⅱ型占58％，Ⅲ型占9％。Ⅲ型肩峰在男性中更常见。（线图7-12）②肩袖损伤分为三期：Ⅰ期为肌腱的水肿和出血；Ⅱ期为肌腱退变和纤维化；Ⅲ期的病变可发现部分或完全性肩袖撕裂，并可伴有肩峰前端骨刺，肱骨大结节骨质增生和滑膜囊增厚，纤维化等。③肩袖撕裂分为三级：Ⅰ级平行撕裂；Ⅱ级萎缩变性撕裂；Ⅲ级中断撕裂。（线图7-13，图7-100）④中断撕裂分为三类表现形式：部分性撕裂，可累及肌腱上表面或下表面；完全性撕裂，可导致肌腱两端分离；慢性撕裂，肌腱裂口部分由肉芽组织或纤维组织充填。（线图7-14，图7-100B～D）⑤肩关节造影技术可增加信号对比，准确度提高（图7-101）

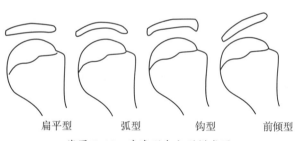

线图 7-12　肩峰形态分型模式图

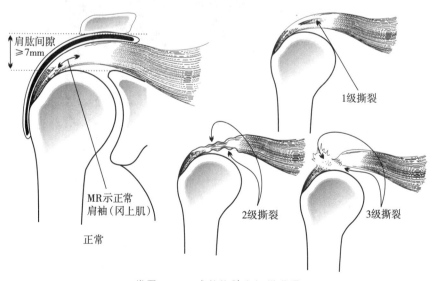

线图 7-13　肩袖撕裂分级模式图

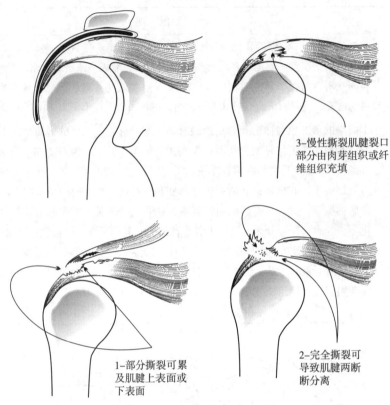

3-慢性撕裂肌腱裂口部分由肉芽组织或纤维组织充填

1-部分撕裂可累及肌腱上表面或下表面

2-完全撕裂可导致肌腱两断断分离

线图 7-14 肩袖撕裂分类模式图

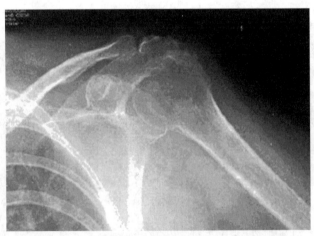

图 7-99 肩袖损伤 X 线影像

肱肩关节间隙明显变窄

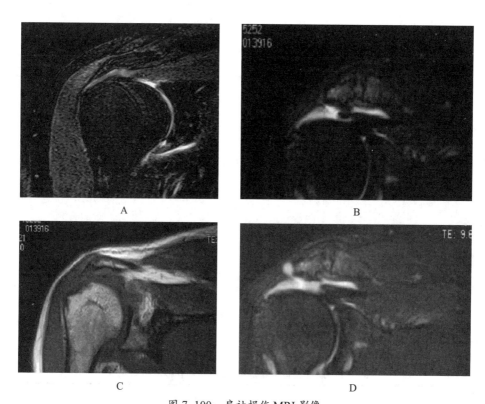

图 7-100　肩袖损伤 MRI 影像

A：萎缩变性撕裂　B：完全撕裂，可导致肌腱两端分离　C：完全撕裂，可导致肌腱两端分离

D：肩峰下滑膜囊积液，冈上肌肌肉、肌腱结合处回缩

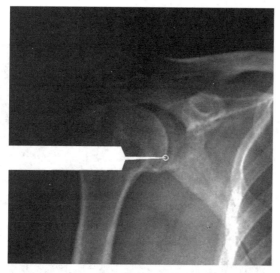

图 7-101　肩关节造影穿刺点 X 线影像

第八章 骨与关节发育畸形

第一节 上肢畸形

一、锁骨发育不全及先天性假关节

锁骨发育不全可单独发生，但常伴有颅骨或其他骨骼发育畸形，构成颅骨锁骨发育不全综合征。患者颈长，肩狭且塌陷，锁骨窝不明显，肩部活动加大甚至两肩在胸前可互相靠拢。其影像学表现见表8-1。

表8-1 锁骨发育不全及先天性假关节影像学表现

影像类别	影像表现
X线	①锁骨发育不全可单侧也可双侧发生，以右侧居多；②锁骨可全部或部分不发育（图8-1）；③常在外侧1/3或中间1/3发育不全；④有时中部缺损可形成假关节；⑤残留锁骨也常表现发育不良

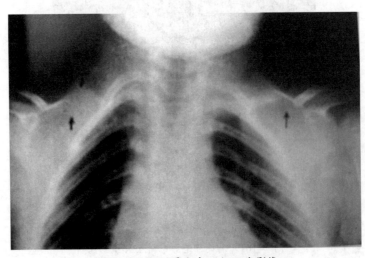

图8-1 双侧锁骨发育不全X线影像

二、先天性高位肩胛症

先天性高位肩胛症又称"斯普伦格（Sprengel）氏畸形""肩胛骨下降不全"，为一种罕见的先天性畸形。胚胎时期，肩胛骨先形成于颈部，以后逐渐下降至正常位置，如下降过程中发生障碍，即发生此种肩胛高位的畸形。多为单侧发病，双侧发病约占10%。其影像学表现见表8-2。

表 8-2　先天性高位肩胛症影像学表现

影像类别	影像表现
X线	①肩胛骨小，高位且向中线方向回旋；②肩胛骨脊柱缘变短；③肩胛盂变小、变浅；④常合并下部颈椎及上部胸椎的先天畸形；⑤同侧锁骨发育细直；⑥肋骨及胸廓不对称（图8-2）

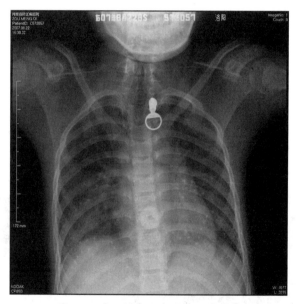

图 8-2　先天性高位肩胛症 X 线影像

三、扁平关节盂

扁平关节盂可单侧或双侧发病，是由于关节盂下缘骨骺发育不全所引起的先天性畸形，可因合并腋窝蹼而上臂外旋。其影像学表现见表8-3。

表 8-3　肩平关节盂影像学表现

影像类别	影像表现
X线	关节盂变浅，突起的盂下缘消失（图8-3）

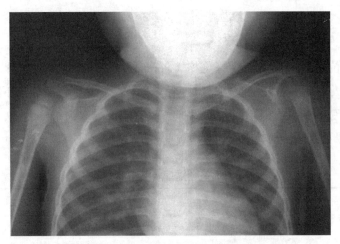

图 8-3　双侧扁平关节盂 X 线影像

四、先天性肩关节脱位

先天性肩关节脱位为先天性肩关节发育不良的并发症，其脱位方向恒为向后脱位，不同于外伤引起的前脱位。其影像学表现见表 8-4。

表 8-4　先天性肩关节脱位影像学表现

影像类别	影像表现
X 线	①肩胛颈及关节盂发育不全或完全不发育；②肱骨头及骨干相应发育不良，但程度较轻（图 8-4）

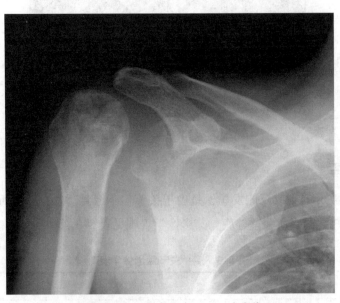

图 8-4　先天性肩关节脱位 X 线影像

肩关节盂发育不良，肱骨头向外上方移位

五、先天性肱骨头发育不全

先天性肱骨头发育不全表现为肱骨头关节面变浅或内凹畸形，关节盂代偿性肥大，关节面突出，与肱骨头畸形相适应。

六、先天性肱骨缺如

先天性肱骨缺如极为少见，表现为肱骨部分或完全缺如，常合并其他上肢畸形。

七、肱骨内翻

肱骨内翻是因肱骨颈干角减小而发生的内翻畸形，此时肱骨颈干角减小，甚至低于 100°（正常为 130°～ 140°）。其影像学表现见表 8–5。

表 8–5　肱骨内翻影像学表现

影像类别	影像表现
X 线	①大结节位置升高，超过肱骨头关节面上缘（图 8–5）；②关节盂中点到肱骨头外侧距离小于正常人

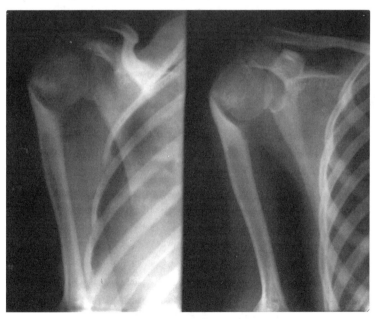

图 8–5　肱骨内翻畸形 X 线影像

八、肱骨髁上突

肱骨髁上突系一种发育异常，为肱骨髁上前内侧 5 ～ 7cm 的骨性突起，突起的尖端指向肘关节方向，亦可合并明显的正中神经症状（图8-6）。

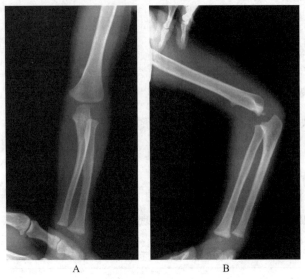

A   B

图 8-6　肱骨髁上突 X 线影像

九、肘髌骨

肘髌骨极少见，为肘部背侧一较大籽骨。其位于鹰嘴上方，边缘光滑，可活动，但向远侧移动范围不超过肘关节（图8-7）。

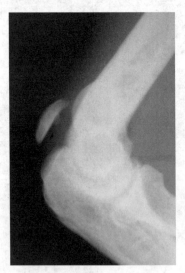

图 8-7　肘髌骨 X 线影像

肘关节后侧，尺骨鹰嘴上方显示籽骨

十、先天性尺桡骨缺如

先天性尺桡骨缺如以桡骨不发育较常见，而尺骨不发育少见。先天性桡骨部分性或完全性缺如亦可合并同侧除第 5 指骨以外的小指畸形或腕骨（舟骨及大多角骨）缺如。先天性尺桡骨缺如也常合并手部的先天畸形，但拇指常完整无缺。其影像学表现见表 8-6。

表 8-6　先天性尺桡骨缺如影像学表现

影像类别	影像表现
X 线	①先天性桡骨发育缺如：同侧尺骨干弯曲，凹面向尺侧，肱骨头或结节间沟缺如，肱骨内、外上髁畸形（图 8-8）；②先天性尺骨缺如：手向尺侧屈曲，合并同侧桡腕关节或肘关节脱位及肱骨滑车形成不全（图 8-9）

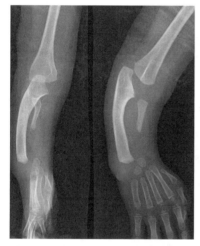

图 8-8　桡骨部分缺如 X 线影像

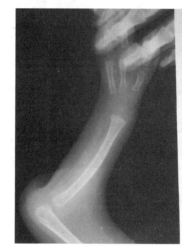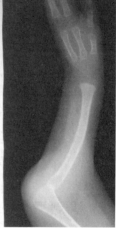

图 8-9　先天性尺骨缺如 X 线影像

十一、先天性桡骨头脱位

先天性桡骨头脱位男性多见。脱位常向后方，前脱位少见。当肘部做外旋时，可能有障碍。其影像学表现见表 8-7。

表 8-7　先天性桡骨头脱位影像学表现

影像类别	影像表现
X 线	桡骨近端增大，桡骨结节变平，近侧关节面呈向上突出或一定程度倾斜面。桡骨头及肱骨外上髁形成不全

十二、先天性尺桡骨联合

先天性尺桡骨联合单侧或双侧发病，为尺桡骨近端联合，故前臂完全不能旋转。其影像学表现见表 8-8。

表 8-8　先天性尺桡骨联合影像学表现

影像类别	影像表现
X 线	①桡骨近端同尺骨近端融合，无桡骨头，骨桥广泛；②桡骨头存在，尺桡骨间骨桥连接桡骨颈及尺骨，在发育过程中可造成自发性肘关节脱位；③桡骨干增粗，弯曲，同尺骨分离或相交叉，尺骨变细（图 8-10）

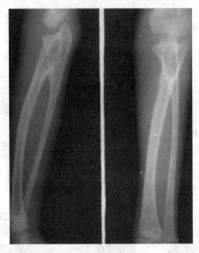

图 8-10　先天性尺桡骨联合 X 线影像

十三、双尺骨畸形

双尺骨畸形罕见。前臂的两块骨骼均为尺骨，肱骨无肱骨小头，尺骨鹰嘴突与肱骨构成关节面。腕骨数目增多，有两套三角骨、头骨和钩状骨，而小多角骨、月骨和豌豆骨则单一存在，常有七个手指而无拇指（图 8-11）。

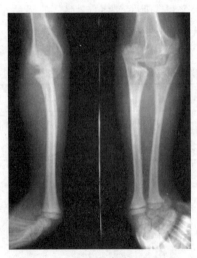

图 8-11　双尺骨畸形 X 线影像

十四、Madelung 畸形

Madelung 畸形是因桡骨下端内 1/3 软骨发育不良而造成的同一部位骨骺及骨干发育障碍性疾病。桡骨下端外 1/3 部分发育正常，当骨骺及骨干继续生长时，则桡骨干向外后方弯曲，桡骨下端关节面倾斜，尺、桡间隙增宽，尺骨下端向后半脱位。常合并其他部位尤其手部的先天畸形，两侧发病者占 75%。其影像学表现见表 8-9。

表 8-9　Madelung 畸形影像学表现

影像类别	影像表现
X 线	①桡骨变短，向外侧、背侧弯凸，以远端明显；②尺桡间隙增宽；③桡骨远端骨骺呈三角形，尖端向尺侧，骨骺关节面向尺侧、掌侧倾斜；④骨骺线内半侧提前融合，尺侧缘可有密度减低区；⑤尺桡骨远端关节面之间的角度变为锐角，近排腕骨嵌在桡骨和突出的尺骨之间，形成以月骨为顶端的锥形排列；⑥下尺桡关节脱位或半脱位，尺骨向背侧移位（图 8-12）

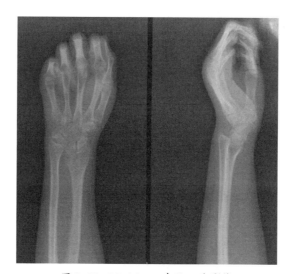

图 8-12　Madelung 畸形 X 线影像

十五、腕骨发育不规律

正常的腕骨化骨中心出现顺序为头骨、钩状骨、三角骨、月骨、大多角骨、舟状骨和豆骨。本病出现顺序变为月骨出现在三角骨之前，大多角、小多角及舟状骨出现顺序也不规律。诸腕骨的大小也可出现异常，如月骨较小、头骨增大等。

十六、腕骨缺如

腕骨缺如常伴有前臂及手的桡侧缘或尺侧缘缺如或手裂畸形（图 8-13）。

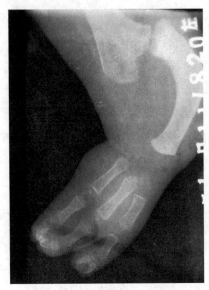

图 8-13　腕骨缺如 X 线影像

十七、额外腕骨

额外腕骨系指腕部出现多余骨块，如第 3 掌骨基底部的掌茎突或旁茎突骨、额外三角骨及尺骨远端的茎突骨。

十八、双腕骨

双腕骨以双舟骨最为多见，也可出现双月骨，其影像学表现见表 8-10。双舟骨应与骨折相鉴别。

表 8-10　双腕骨影像学表现

影像类别	影像表现
X 线	舟骨腰部可见横行或稍斜形的分界线，间隙清楚而规则，边缘光滑

十九、腕骨联合畸形

腕骨联合畸形时男女发病比例约为 1：2。任何相邻腕骨均可互相联合，但以同一排的尺侧两块腕骨如近侧月骨和三角骨、远侧头骨和钩骨最常见。可伴腕掌关节骨性联合畸形，多无临床症状。

二十、先天性腕关节不对称

先天性腕关节不对称好发于第 1 和第 3 腕掌关节，表现为早发的骨关节病和腕背部的局限性隆起。

二十一、手裂

手裂为手中部缺损而致的畸形，临床少见，可为单侧或双侧性病变，有遗传性。由于疾病程度不同而表现不同：①手中部有一明显的"V"字形裂隙，将手分为两部分，类似钳子状，各手指间常有蹼相连，第 3 掌骨及第 3 指骨常缺如。②手中部"V"字形裂隙浅，有第 2 掌骨及第 3 指骨缺如。③只出现一个桡侧手指或拇指及相应掌骨，尺侧也出现一个手指，而其余的手指及掌骨全部缺如（图 8-14）。

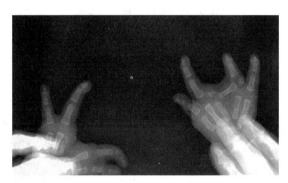

图 8-14 手裂畸形 X 线影像

二十二、指倾斜

指倾斜系指各手指向尺侧或桡侧的倾斜畸形。一般认为，倾斜 15°时就可做倾斜指的诊断。可有家族遗传性，小指末节向桡侧倾斜较常见。

二十三、屈曲指

屈曲指系指一个或更多手指的持久性屈曲畸形。畸形出现在近侧指间关节，第 5 指最易受累。有的病人有家族遗传关系，但也有散发性。

二十四、Kirner 畸形

Kirner 畸形系指两侧小指末节指骨向掌侧弯曲畸形。有遗传性，也有散发性。可单发，也可合并其他异常。

二十五、并指畸形

并指畸形是指手指之间相互合并，好发于第 3、4 指，而拇指很少受累，男女发病比例为 2∶1。受累指间皮肤和皮下组织单纯并合，形成蹼状。常合并多指畸形，手及足骨缺如，长骨发育障碍，有些病人合并下颌骨短缩、肋骨联合或胸骨、上颌骨、锁骨及肩胛骨等畸形（图 8-15）。

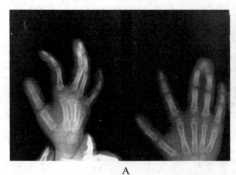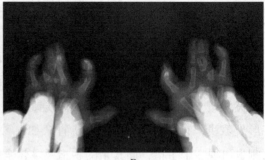

图 8-15　并指畸形 X 线影像

A：右手第 3、4 指软组织并合，末节指骨部分骨质融合　B：双手第 3、4 指软组织并合，第 4 指赘指畸形

二十六、赘指畸形

　　赘指畸形也称"多指畸形"。有家族遗传史，可双侧对称发病，也可单发，以重复小指或重复拇指多见，而重复中指少见。重复拇指可只累及末节指骨，或同时累及近侧指骨，甚至有时第 1 掌骨也受累及。重复小指可表现为一个完整的第 6 指，或仅为一个赘生物，也可能于一个小指内有三重指骨，且末节指骨末端相互并合。重复中间指骨系指 2、3、4 指的重复畸形，其中以第 3 指重复畸形较多，第 2 指最少见。常合并掌骨分叉畸形（图 8-16）。

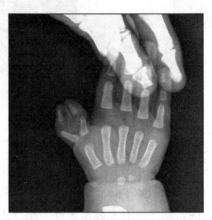

图 8-16　赘指畸形 X 线影像

拇指近节指骨基底部显示重复指骨

二十七、指骨分叉畸形

　　指骨分叉畸形仅限于末节指骨，最易累及拇指，分叉畸形处可显示大小不同的角度，有的甚至为直角（图 8-17）。

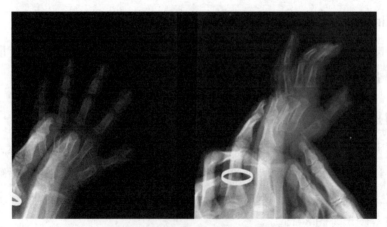

图 8-17　拇指末节分叉 X 线影像

二十八、短指畸形

短指畸形为显性遗传，可累及单指或多指，受累骨变短，有时还合并邻近掌骨短缩、多指畸形、指间蹼等异常（图 8-18）。

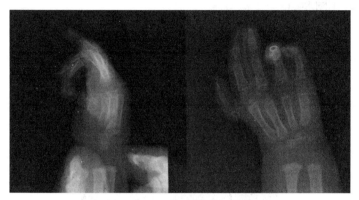

图 8-18　短指畸形 X 线影像

第 1 掌指骨明显短缩畸形

二十九、环沟及先天性截肢

环沟及先天性截肢在上、下肢都可发生，系因羊水过多，肢体和羊膜粘连或因被羊膜带缠绕或因脐带缠绕而形成很深的皮沟，皮肤、皮下组织、肌腱、神经、血管及骨骼有被缠绕的压迹。严重者，绞窄部远端的肢体完全缺损，形成先天性截肢。本病可累及手指、足、小腿、前臂，单侧或双侧发病（图 8-19）。

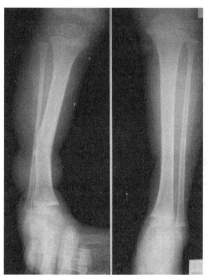

图 8-19　胫骨中下段环沟 X 线影像

胫骨中下段弯曲，周围软组织可见束带样改变，右踝关节内翻畸形

三十、巨指（趾）畸形

巨指（趾）畸形为先天性部分性巨大症，可以累及一个或数个指（趾），有时累及一个肢体，甚至半侧身躯。有家族遗传性。常合并其他畸形，如痣、并指畸形、多指畸形及内脏异常（图 8-20）。

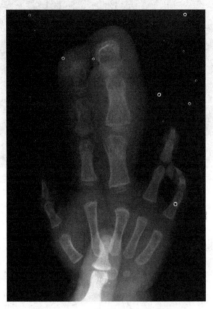

图 8-20　巨指畸形 X 线影像
第 2、3 指骨明显粗大，软组织并合

三十一、蜘蛛指

蜘蛛指是指掌骨、跖骨及指（趾）骨显著增长，肌肉软弱无力，患者头颅前额部突出，两眼间距增宽，颜面细长，躯干相对短缩，胸廓狭小，而指（趾）明显增长。患者还常伴有脊椎侧弯、脊椎裂、扁平足、眼球发育异常及先天性心脏病等疾病。

三十二、指（趾）骨关节连接症

指（趾）骨关节连接症又称"先天性指（趾）间关节强直"或"遗传性多发性强直性关节痛"，有家族遗传史，对称发病。临床表现为部分性或完全性指（趾）间关节缺如，形成指（趾）骨关节连接。好发于近侧指间关节、足趾的远侧趾间关节，由第 5 指（趾）至第 2 指（趾）发生率逐渐降低，拇指及拇趾不受累。

三十三、肢端溶骨症

肢端溶骨症是指指或趾骨尖端发生溶骨现象。其影像学表现见表 8-11。

表 8-11　肢端溶骨症影像学表现

影像类别	影像表现
X 线	①末节指或趾骨溶解（图 8-21）；②短头型头颅，颅缝分离，缝间骨，牙齿发育异常及明显的颅底凹陷；③骨质疏松，以脊椎明显

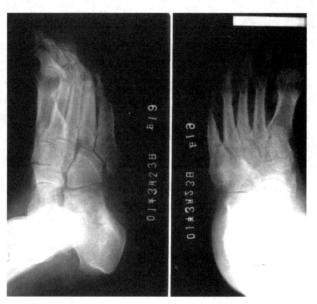

图 8-21　肢端溶骨症 X 线影像

末端趾骨显示溶解

第二节　下肢畸形

一、髋内翻

髋内翻较少见，系因股骨颈骨化障碍所致，多为单侧发病，也可双侧对称发生。临床多见于从儿童期开始出现症状，以无痛、跛行为主，患侧大粗隆位置升高，髋部活动受限。年龄较小者，可出现内旋受限；年龄较大者，由于合并继发性髋关节改变，常显外旋受限。其影像学表现见表 8-12。

表 8-12　髋内翻影像学表现

影像类别	影像表现
X 线	①股骨颈变短、增宽，颈干角变小；②股骨颈内下部分出现三角形骨碎片；③股骨头向内下移位，但形态及骨质结构无改变（图 8-22）

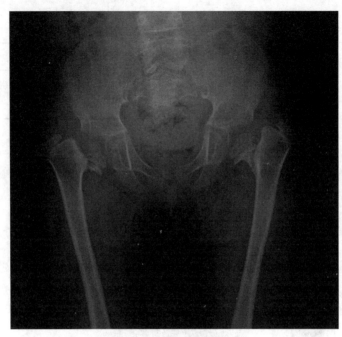

图 8-22　双侧髋内翻 X 线影像

二、髋外翻

髋外翻少见，常见于下肢麻痹或废用萎缩时。髋外翻时，股骨头位置较高，股骨颈近于垂直，髋臼上缘外侧变平且向上，可合并髋关节半脱位，股骨颈干角大于125°。

三、先天性髋关节脱位

先天性髋关节脱位单侧或双侧发病，以单侧多见，左侧多见于右侧，好发于女性，由于出生前或新生儿时期髋关节囊松弛所致。患儿站立和行走较晚，单侧表现为跛行，双侧表现为左右摇摆如鸭步；患肢短缩，臀部皱襞加深、增多，会阴部加宽。患肢股骨头凸出，髋外展受限。牵拉推送患肢时，股骨头如"打气筒"样上下移动。其影像学表现见表 8-13。

表 8-13　先天性髋关节脱位影像学表现

影像类别	影像表现
X 线	①股骨头向外向上移位，位于伯尔肯方格外上象限；②股骨头骨化中心发育小，不规整，或出现延迟；③髋臼顶发育不良，髋臼变浅，髋臼顶向外上方倾斜；④患肢骨干较健侧纤细，坐骨、耻骨及髂骨翼发育较小；⑤沈通线连续性中断（图 8-23）

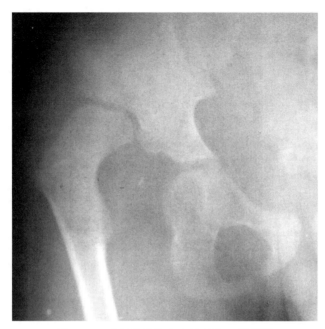

图 8-23 右侧髋关节先天性脱位 X 线影像

四、股骨不发育和发育不良

股骨不发育和发育不良单侧或双侧发病，股骨可完全或部分不发育。部分不发育常为股骨头、股骨颈和大小粗隆缺如，亦可为骨干不发育，而股骨头和股骨远端仍正常。股骨发育不良表现为股骨短缩、股骨弯曲及近侧端骨化延迟，伴髋内翻或先天性髋脱位畸形。双股骨发育不良可伴有特殊面容，如塌鼻、小下颌、畸形足、肱骨轻度变短、骨盆和脊柱畸形。

五、膝内翻

膝内翻又称"弓形腿""'O'型腿"，多为胫骨上端内侧骨骺发育迟缓所致，常继发于软骨发育不良、软骨发育不全、骨骺发育不良或佝偻病。下肢伸直时，大腿与小腿形成向内展开的角度，患者站立时两腿不能靠拢。小儿在 2 岁以前常表现有内翻，但通常能在发育过程中矫正。其影像学表现见表 8-14。

表 8-14 膝内翻影像学表现

影像类别	影像表现
X线	胫骨内上髁发育小，关节面倾斜，膝关节向内成角畸形，胫骨向内弯曲（图 8-24）

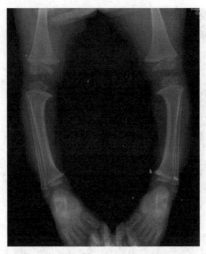

图 8-24　双膝关节内翻 X 线影像

六、膝外翻

膝外翻又称"'X'型腿"，多为股骨外上髁发育障碍所致，可因股骨外髁先天性形成不全而发生，又可继发于佝偻病。当下肢伸直时，大腿与小腿形成向外展开的角度。在 2 ～ 12 岁时，常表现有膝外翻，但通常能在发育过程中矫正。其影像学表现见表 8-15。

表 8-15　膝外翻影像学表现

影像类别	影像表现
X 线	股骨外上髁发育小，关节面向外上倾斜（图 8-25）

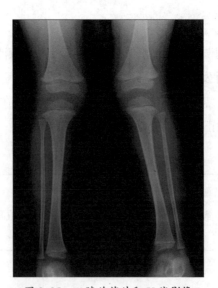

图 8-25　双膝关节外翻 X 线影像

七、髌骨畸形

髌骨畸形有明显家族史，临床无任何症状，或仅有轻微膝部不适和疼痛，可单独发生，也可并发于四肢的其他畸形。可分为髌骨发育不全、髌骨不发育、二分髌骨及三分髌骨。其影像学表现见表8-16。

表 8-16　髌骨畸形影像学表现

影像类别	影像表现
X 线	①髌骨不发育，膝部扁平，伸直位呈方形，屈曲呈直角，失去自然弧度形，股骨内髁异常凸出，膝关节呈轻度外翻；②髌骨发育不全，髌骨小，位置高，在膝关节伸直位时更明显；③二分髌骨及三分髌骨，在髌骨外侧，上 1/4 或外 1/4 出现裂隙，边缘光滑整齐，骨皮质完整。需与髌骨骨折鉴别（图 8-26）

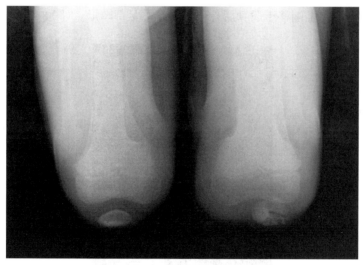

图 8-26　左髌骨发育异常 X 线影像

八、髌骨先天性脱位

髌骨先天性脱位可有家族性，多为外侧脱位，常合并先天性髋关节脱位或畸形。其影像学表现见表8-17。

表 8-17　髌骨先天性脱位影像学表现

影像类别	影像表现
X 线	髌骨小，向外侧脱位，股骨下端关节面尤其是外髁部扁平（图 8-27）

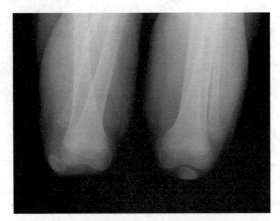

图 8-27　右侧髌骨脱位 X 线影像

九、胫骨不发育和发育不全

胫骨不发育和发育不全罕见，单侧或双侧发病。发育不全一般为下部不发育，腓骨弯曲，凹侧向内，上端移于股骨后外侧。常合并足部畸形。（图 8-28）

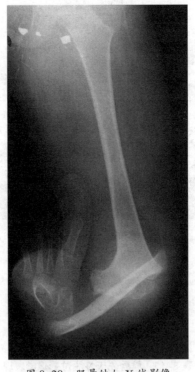

图 8-28　胫骨缺如 X 线影像

十、先天性胫骨假关节

先天性胫骨假关节为一种罕见的病理性骨折，可能与局部的骨纤维变性有关。骨折后无骨痂形成，并发生骨不连和假关节。骨折和假关节出生时即已存在，但常在出生后18个月内发生。好发于单侧胫骨中下1/3交界处，小腿成角畸形，尖端向前，局部皮肤有色素斑及结节样神经纤维瘤。其影像学表现见表8-18。

表 8-18　先天性胫骨假关节影像学表现

影像类别	影像表现
X线	①胫骨中下1/3处局限性透亮区。②骨折后折端无骨痂形成；③骨折端锐利硬化，远折端变尖，近折端增宽如杯口状，远折端嵌入近折端；④可伴发腓骨下段骨不连和假关节（图8-29）

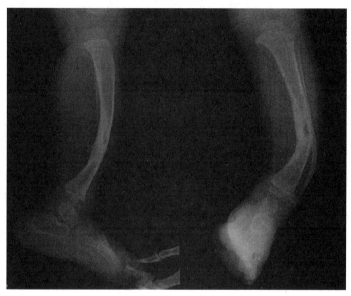

图 8-29　先天性胫骨假关节 X 线影像

胫腓骨弯曲、变细，胫骨中段显示折线影，骨折端硬化

十一、先天性胫腓骨联合

先天性胫腓骨联合表现为腓骨不发育或很小，胫骨向前和向内弯曲，马蹄外翻足，一个或两个外侧缘足骨不发育和一个或多个跗骨不发育或融合。同侧股骨变短，股骨近端、髋臼和髌骨常发育迟缓。

十二、先天性巨肢症

先天性巨肢症发生原因不明，婴儿出生后即可发现。巨肢的骨骼和软组织均肥大，以右侧多见，可分为节段性肥大、半侧肥大、交叉性肥大。肥大肢体软组织似水肿样表现，皮肤粗糙，毛发粗长。也可合并牙齿早出，汗腺脂过多、骈指、畸形足、先天性心脏病及尿道下裂畸形等。（图8-30）

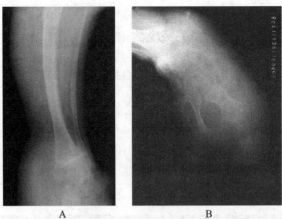

A   B
图 8-30　先天性巨肢畸形 X 线影像

十三、足部先天畸形

（一）马蹄内翻足

马蹄内翻足为常见的足部畸形，可能与胎儿位置有关。正常胎儿两足背屈，足底抵于子宫壁。若两足彼此相压或一足塞入对侧腹股沟处，足部处在马蹄内翻位，日久就可造成畸形。本病出生时即存在，一侧或两侧均可发生，病理改变为跟腱短缩、舟骨向内旋转位、跟骨跖屈内翻、距骨头脱位。畸形表现：①整个足依长轴内翻，足内侧缘向上，外侧缘向下；②踝关节跖屈呈马蹄足；③前足内收（跖内翻）。其影像学表现见表 8-19。

表 8-19　马蹄内翻足影像学表现

影像类别	影像表现
X 线	①距骨扁而宽，距骨中轴线远离第 1 跖骨；②舟骨变短而向内上远方移位；③跟骨短而宽，向内翻转及向上远方移位，几乎和胫骨接触；④跖骨互相靠拢，第 5 跖骨肥大，第 1 跖骨萎缩（图 8-31）

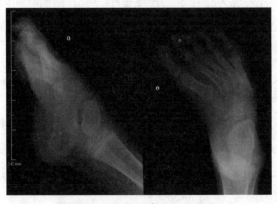

图 8-31　内翻足畸形 X 线影像

（二）跟骨外翻足

跟骨外翻足少见，整个足依长轴向外翻，跖背屈，前足外展。足背与小腿外侧平行，足跟向外突出。

（三）超常胎儿位足

超常胎儿位足是由于胎儿在子宫内足过度背屈引起胫前韧带机能性变短和紧张所致，与跟骨外翻足相似，足背屈但无跟骨外翻。

（四）马蹄外翻足

踝关节及前部跖屈足马蹄状，足底面向外翻，致成马蹄外翻足（图8-32）。

（五）拇趾外翻

拇趾外翻可由遗传性因素，也可因外伤和关节病变而发生。其影像学表现见表8-20。

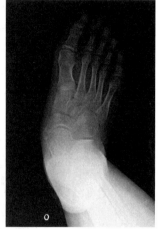

图 8-32　马蹄外翻足畸形 X 线影像

表 8-20　拇趾外翻影像学表现

影像类别	影像表现
X 线	①第 1 跖骨头远离第 2 跖骨头；②第 1 跖趾关节显示半脱位；③拇趾外翻向腓侧，常合并第 2 跖骨干增大（图 8-33）

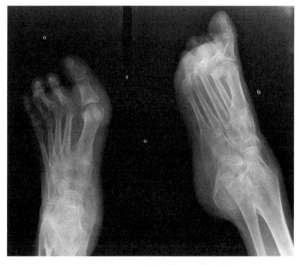

图 8-33　拇趾外翻畸形 X 线影像

（六）扁平足（平足症）

扁平足是指足底扁平或足印扁平，一般无明显症状。但平足症除有足外形扁平外，常伴足痛。无论扁平足或平足症病人，其足的足弓高度全减低或消失，尤其在负重情况下更明显。其影像学表现见表8-21。

表 8-21　扁平足影像学表现

影像类别	影像表现
X 线	类型：①先天痉挛性扁平足；②先天性垂直距骨；③特发获得性扁平足 表现：①先天痉挛性扁平足：跗骨融合，以跟距融合多见，也可为距舟骨或距跟舟骨融合；②先天性垂直距骨：距骨按其横轴旋转成垂直位，前端向下，跟骨内翻和前足背屈。距舟骨分离，舟骨向上、向外移位；③特发获得性扁平足：跟骨外翻，前部下降。距骨头向下方旋转，舟骨、楔骨及骰骨均下降移位（图 8-34）

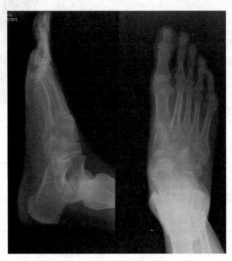

图 8-34　扁平足 X 线影像

（七）跟骨距骨桥

　　跟骨载距突向上方增大与距骨体内侧向下增大的骨块相连，可为骨性连接，也可为软骨性或纤维性连接，有时形成假关节，可单侧或双侧。临床表现为走、跑或久立后足内踝下疼痛。检查见内踝下有骨性硬块，足弓扁平呈外翻畸形，足内外翻活动受限（表 8-22）。

表 8-22　跟骨距骨桥影像学表现

影像类别	影像表现
X 线	类型：①完全跟骨距骨桥；②不完全性跟骨距骨桥。 表现：①完全跟骨距骨桥：骨桥间无间隙，骨桥呈长舌状骨块自后上向前下斜形，将距骨内结节和跟骨载距突连接起来，骨块边缘致密，并向内侧突出；②不完全性跟骨距骨桥：跟骨距骨增大骨块间有很细的一条裂缝，骨块边缘致密。有的两块骨明显分离，表面光滑，形如关节；有的距骨内结节显著增大，与原结节连成一片呈帽状扣在跟骨的异常骨块上（图 8-35）

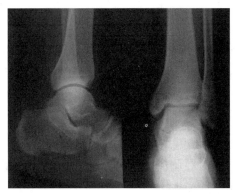

图 8-35　不完全性跟骨距骨桥 X 线影像

跟骨载距突、距骨体内侧增大，增大骨块间可见裂缝影

十四、产前长骨弯曲

产前长骨弯曲常见于下肢胫骨和股骨，可单侧或双侧发病。本病可能与胎儿位置及子宫压力异常有关。出生时即发现，但出生后短时间内可倾向于恢复，部分病人到 2 岁可完全恢复正常，弯曲严重者可延至成年才消失。临床在弯曲骨的皮肤常有一小酒窝状凹陷。其影像学表现见表 8-23。

表 8-23　产前长骨弯曲影像学表现

影像类型	影像表现
X 线	①长骨弯曲多向前侧或外侧；②弯曲部多在骨干的中段，凹侧骨皮质增厚，凸侧骨皮质变薄；③干骺端和骨骺形态结构正常；④可伴发肋骨弯曲，腓骨发育不全及足部畸形（图 8-36）

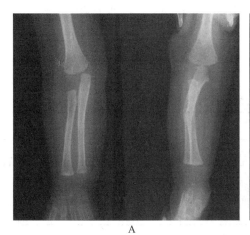
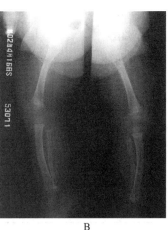

A　　　　　　　　　　　　　　　　　　　B

图 8-36　产前长骨弯曲 X 线影像

A～B：前臂及双下肢骨丁轻度弯曲

第三节　躯干及骨盆畸形

一、胸廓畸形

（一）胸骨裂及切迹

胸骨裂及切迹系胸骨成对胚胎成分未融合所致。出生时即存在，胸骨纵裂多见于兔唇者。其影像学表现见表 8–24。

表 8–24　胸骨裂及切迹影像学表现

影像类别	影像表现
X 线	两锁骨内端向外移位，呼气时有大的软组织影，向前膨出于缺损胸骨之上及侧移位的锁骨之间

（二）胸骨不对称

胸骨体化骨中心排列不规则或生长不一致，造成大小差别悬殊，化骨中心愈合时形成胸骨不对称。

（三）漏斗胸

漏斗胸表现为胸骨的下部及附着的肋骨向内凹陷，胸骨角突出，但胸骨柄不受影响。凹陷的胸骨常向右旋转。严重的漏斗胸可使胸腔前后径变扁，左右径增宽。纵隔器官及右中叶肺均可受压，心脏左移，可引起心悸、气喘症状。

（四）鸡胸

胸骨的上部及其肋软骨向前凸出，胸廓左右径变窄，一般无临床症状。

（五）肋骨畸形

1. 第 1 肋骨畸形（表 8–25）

表 8–25　肋骨畸形影像学表现

影像类别	影像表现
X 线	①两侧生长不对称，短小，呈颈肋状，或在其前部胸骨柄处部分骨化及肋软骨端呈分叉畸形；②第 1 肋骨完全不发育或第 1 与第 2 肋骨部分或全部合并畸形；③第 1 肋骨假关节形成，多发生于肋骨的后 1/3 处，边缘光滑，无骨痂形成

2. 赘生肋（表8-26）

表8-26　赘生肋影像学表现

影像类别	影像表现
X线	①颈肋：常见起于颈7椎体横突，比第1肋小，可发生于一侧或两侧，较直无弧形，有的可一直伸展到胸骨柄，可与第1肋骨构成骨性连接（图8-37）；②腰肋：常见于腰1椎体横突旁呈很小的骨块

3. 叉状肋　好发于双侧的2～5肋骨，前端呈叉状扩展，有时一支明显而另一支很短，或仅在肋骨上见一突起（图8-38）。

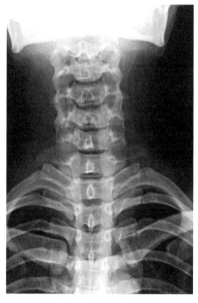

图8-37　颈肋X线影像

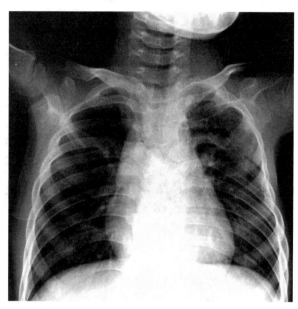

图8-38　肋骨畸形X线影像
左侧第3、4肋骨呈叉状畸形

4. 肋骨联合　好发于肋骨后端，以5、6肋骨间骨联合最多见，少数也可发生在肋骨前部，甚至整个肋骨发生联合。

5. 第12肋不发育或短小　第12肋不发育或短如腰肋。

二、脊椎畸形

（一）枕椎

枕骨基底部有三个软骨化骨中心，若与形成颅底的其他骨不完全联合，则可环绕枕大孔形成类似脊椎的骨块，即为枕椎。枕椎有一肥大的索弓，部分或完全与枕大孔前缘相连，向下突出形成第三髁，可与齿状突形成关节。第三髁亦可在枕大孔前缘呈一游离骨块。在孔的背面有一完整或不完整的椎弓，但没横突。枕椎与环椎形成关节的髁外貌正常，此骨可侵犯枕大孔而造成孔畸形。

（二）环椎枕骨化

环椎部分或完全与枕骨连接。环椎棘突与枕骨联合，表现为枕大孔后缘与发育较小的棘突相连，环椎前弓与枕骨联合，表现为枕大孔前缘与一个椭圆形的小骨块相连，齿状突位置上移。椎体的两侧块与枕骨髁可完全融合连成一体，亦可部分联合，两者间的关节狭窄，部分消失。环椎枕骨化常伴寰枢关节半脱位，颅底凹陷等异常（图8-39）。

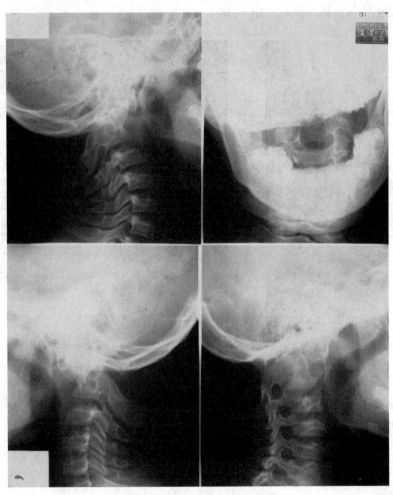

图 8-39　环椎枕骨化 X 线影像

环枕融合，颅底凹陷，齿状突位置上移

（三）齿状突畸形

其影像学表现见表 8-27。

表 8-27　齿状突畸形影像学表现

影像类别	影像表现
X线	①齿状突纵裂或齿状突上端分叉，齿状突中央纵行透光裂隙或上端有切迹呈分叉状；②齿状突和体部间的软骨联合未消失，齿状突与体部之间有一透亮的横条，边缘为致密的骨皮质；③齿状突缺如或过小；④齿状突顶部二次骨化中心未愈合，在齿状突上方终末韧带内形成游离骨块，可引起枕大孔狭窄和畸形（图 8-40）

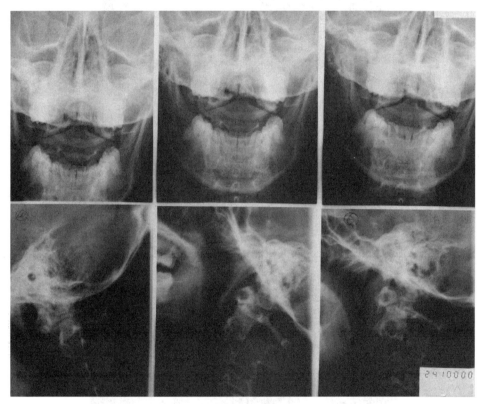

图 8-40　齿状突发育畸形 X 线影像

（四）脊椎融合

因胚胎时期间叶的原椎分节障碍所致。常见于腰椎，次为颈椎，胸椎较少见（表 8-28）。

表 8-28　脊椎融合影像学表现

影像类别	影像表现
X线	多个椎体互相融合在一起，但总高度不变（图 8-41）

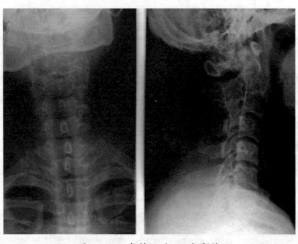

图 8-41　脊椎融合 X 线影像

颈 2～颈 3 椎间隙及棘突间隙消失，骨质融合

（五）克 - 费（Klipperl-Feil）综合征

临床表现为颈短、发线低、颈运动受限及肩部高位，可有神经症状或伴有脊椎侧弯、听力障碍、先心病及泌尿系异常（表 8-29）。

表 8-29　克 - 费综合征影像学表现

影像类别	影像表现
X 线	颈椎融合，数目减少，伴斜颈、肩胛骨高位和脊柱裂（图 8-42）

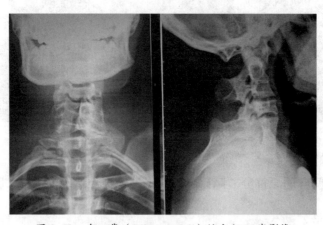

图 8-42　克 - 费（Klipperl-Feil）综合征 X 线影像

颈 2～颈 3、颈 5～颈 7 椎间隙及棘突间隙消失，骨质融合，部分椎板骨质不联合，左侧肩胛骨抬高

（六）移行椎

移行椎为极为常见的脊椎发育异常，由脊柱错分节所致。移行椎的整个脊椎总数不变，只是某段脊椎数目减少或增加，并由另一段脊椎的增加或减少来补偿。常见为

腰椎骶化、骶椎腰化、骶尾椎间的错分节（图 8-43）。

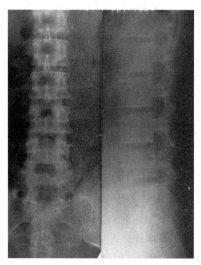

图 8-43　移行椎 X 线影像

骶椎腰化，第一骶骨向上移行为腰椎，腰椎显示 6 枚

（七）半椎体

胚胎时期椎体有两个左右成对的软骨化骨中心。若两个均不发育，则可引起椎体缺如，若其中一个发育不全则形成半椎体畸形。半椎体可累及一个或多个椎体，同侧的多个半椎体可发生融合。多个半椎体可引起明显的短躯干型侏儒，而四肢正常。胸部半椎体常伴肋骨发育畸形，偶可并发一侧肺发育不全。椎体有腹背两个骨化中心，若其中一个不发育，则可形成背侧或腹侧半椎体（线图 8-1，图 8-44）。

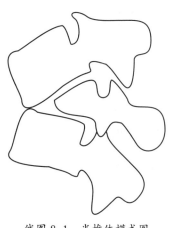

线图 8-1　半椎体模式图

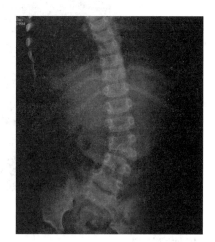

图 8-44　半椎体 X 线影像

（八）裂椎

裂椎又称"蝴蝶椎（线图 8-2）"。其影像学表现见表 8-30。

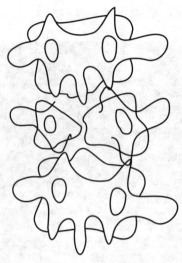

线图 8-2　裂椎模式图

表 8-30　裂椎影像学表现

影像类别	影像表现
X 线	①椎体中央部很细或缺如；②椎体中部密度增高（图 8-45）

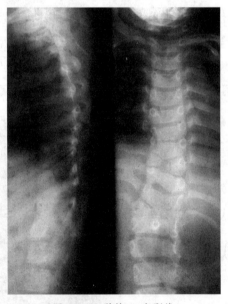

图 8-45　裂椎 X 线影像

（九）椎体冠状裂

椎体冠状裂常累及一个或数个椎体，为残存的脊索影响了椎体腹、背骨化中心正常愈合。男性多见，常见于腰椎，可伴有先天性钙化性营养不良。其影像学表现见表 8-31。

表 8-31　椎体冠状裂影像学表现

影像类型	影像表现
X 线	侧位片显示椎体中部可见裂隙，将椎体分成前后两半

（十）脊柱裂

脊柱裂是相当多见的一种发育异常，系因两侧椎板不联合而形成的先天性裂隙，可有一个或两个缺损。常见于腰骶椎，其次为颈椎。缺损部常被软骨组织或纤维组织所填充。按有无椎管内容物膨出以及膨出内容物的不同分为四型：脊膜膨出，脊髓脊膜膨出，脂肪瘤型脊髓脊膜膨出或可合并脊柱裂的椎管内脂肪瘤，隐性脊柱裂。隐性脊柱裂及脊髓膜膨出常无任何神经症状，其他类型可发生下肢瘫痪、肌肉萎缩与痉挛等症状。其影像学表现见表 8-32。

表 8-32　脊柱裂影像学表现

影像类别	影像表现
X 线	①左右椎板不联合伴游离棘突；②椎弓根间距轻度增加；③局部软组织肿块影（图 8-46）
CT	对于真性脊柱裂在发育不全的椎管后方显示边界清楚的圆形或椭圆形病变，其密度与硬膜囊接近，周围有一层硬脊膜包绕
MRI	T_1WI 显示向后膨出的与脑脊液信号相同的囊袋样低信号，其与蛛网膜下腔相通；T_2WI 显示囊内信号增高

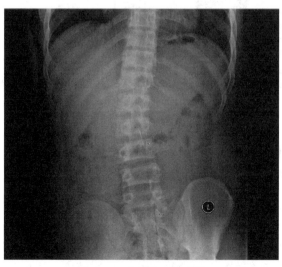

图 8-46　脊柱裂 X 线影像

腰 3～腰 5、骶椎左右椎板不联合，椎弓根间距增宽

（十一）椎弓崩裂及脊柱滑脱

本病常见于 30～40 岁男性。椎弓崩裂是指椎弓峡部缺损，如果引起椎体前移称"脊柱滑脱"。椎弓崩裂可单侧或双侧发生，临床表现为下腰部进行性疼痛，可伴有一侧或双侧下肢放射痛。椎弓崩裂及真性脊柱滑脱可与先天性或外伤性有关，假性脊柱滑脱多与后天因素有关。其影像学表现见表 8-33。

表 8-33　椎弓崩裂及脊柱滑脱影像学表现

影像类别	影像表现
X 线	正位：①腰 4 椎体以上的椎弓崩裂显示为在环形椎弓根影下方出现由内上斜向外下的宽约 2cm、边缘不整、硬化的透亮裂隙；②腰 5 椎体显示为椎板外侧端呈断肩样改变，椎板外侧上缘或下缘显示边缘硬化的"新月"状凹陷；③椎弓根区密度不均，结构紊乱。侧位：在椎弓根下方、上下关节突之间可见斜向前下的裂隙，常有硬化边缘。斜位：椎弓峡部可见到裂隙，边缘可不规整及硬化，内可有小的游离骨块。椎后小关节关系失常（图 8-47A）
CT	①单侧或双侧椎弓峡部低密度影，边缘不规则呈锯齿状；②椎管横径变小、侧隐窝狭窄，椎管前后径增加；③神经孔狭窄；④椎间盘变形（图 8-47B）
MRI	矢状位可清楚显示脊柱滑脱程度及椎管狭窄和椎管内情况

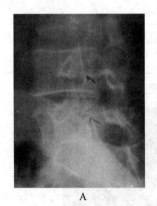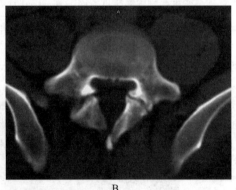

A　　　　　　　B
图 8-47　椎弓峡部崩裂 X 线、CT 影像

（十二）先天性椎弓根小

先天性椎弓根小少见，临床上无特殊症状。其影像学表现见表 8-34。

表 8-34　先天性椎弓根小影像学表现

影像类别	影像表现
X 线	①胸椎和腰椎椎弓根部狭小畸形，其内缘光滑；②无骨质疏松和被侵蚀的表现

（十三）脊椎侧弯

1. 先天性脊椎侧弯　由脊柱的多种先天畸形引起，最常见为非对称性分布的多个半椎体畸形融合，侧弯畸形随年龄增长而进行性加重，发育成熟后停止，可伴有四肢及内脏畸形。

2. 特发性婴儿脊椎侧弯　表现为胸椎侧凸，提起婴儿时侧突不消失。弯凸的凸侧肋骨明显背突，凹侧消失，头向凸侧旋转受限，伴斜头畸形。发病年龄自出生至10个月，90%以上的病例可自行恢复。

3. 原发性脊柱侧弯　多见于女性，6～7岁开始发病，畸形较轻，进展缓慢。严重的侧弯畸形常伴有脊柱扭转畸形，造成侧弯的凸侧面胸后壁隆起，形成驼背。胸前壁凹陷，而侧弯的凹侧面后壁凹陷，胸前壁凸出。其影像学表现见表8-35。

表 8-35　脊柱侧弯影像学表现

影像类别	影像表现
X 线	①脊柱呈"S"型，有三个或四个弯曲；②弯曲部分的椎间隙左右不等宽，凸侧宽，凹侧窄，椎体向凹侧倾斜，向凸侧移位，但椎体左右基本等高（图8-48）

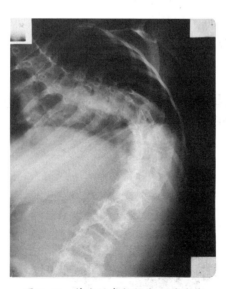

图 8-48　特发性脊柱侧弯 X 线影像

（十四）骶尾不发育及发育不全

骶骨可完全不发育，或仅上两节骶骨发育，而以下骶骨均不发育，残留骶骨亦发育不良。骶骨一侧侧块不发育，可引起骨盆倾斜；两侧侧块不发育，则骶骨对称性明显缩小，骨盆横径明显缩窄。

骶骨前部不发育可引起骶前脊膜膨出，临床表现为盆腔脏器压迫症状，X 线示骶骨前部有边缘光滑的骨质缺损，常涉及中下部一侧或两侧（图 8-49）。

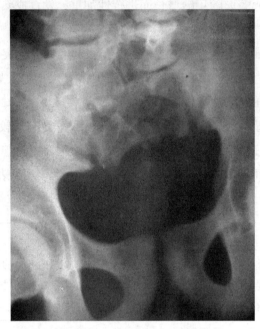

图 8-49　尾骨缺如 X 线影像

（十五）尾骨过度发育

尾骨过度发育可形成"尾巴畸形"（图 8-50）。

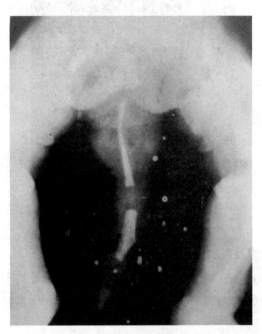

图 8-50　尾骨过度发育 X 线影像

三、骨盆畸形

（一）髋臼内突

髋臼内突即髋臼向内突出症，又称"奥托（Otto）骨盆"，是指两侧髋臼对称性变深及向骨盆内突出。其发生原因不明，可能为先天性发育异常，有家族性发病倾向。发病与髋臼软化有关，女性多见，好发于青春期。其影像学表现见表8-36。

表8-36　髋臼内突影像学表现

影像类别	影像表现
X线	①髋臼变深并向内突入盆腔，髋臼边缘密度增高；②股骨头由变深的髋臼包绕，呈轻度外翻位，承重部位变扁平，有斑点状骨质硬化；③髋关节间隙狭窄，髋臼、股骨头的边缘有唇状骨质增生；④骨盆、股骨显示骨质疏松（图8-51）

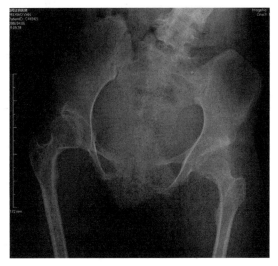

图8-51　髋臼内突骨盆畸形X线影像

（二）耻骨联合分离

耻骨联合分离常并发膀胱外翻，也可合并脐疝、直肠扩张、肛门闭锁、腹部和骨盆肌肉发育不良、尿道上裂等畸形。其影像学表现见表8-37。

表8-37　耻骨联合分离影像学表现

影像类别	影像表现
X线	①耻骨弓分开；②耻骨支发育不全并骨化延迟，髂骨翼及坐骨向两侧张开且移位，骨盆呈"门"形（图8-52）

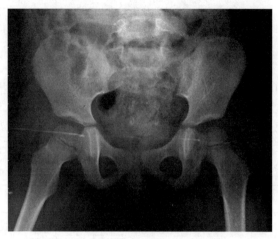

图 8-52　耻骨联合分离 X 线影像

（三）髂骨角

髂骨角又称"丰（Fong）氏病"，髂骨上下径变短，髂骨明显弯曲，可有髋外翻，还可伴桡骨头发育不良、倾斜指和第 5 掌骨变短等。其影像学表现见表 8-38。

表 8-38　髂骨角影像学表现

影像类别	影像表现
X 线	两侧髂骨翼后面对称性骨质突出，指向外方

第四节　颅骨畸形

一、狭颅症

狭颅症系颅缝早期闭合引起的先天性头颅畸形。临床表现为尖头、舟状头、短头、偏头和小头畸形，可出现头痛、呕吐、视力障碍和惊厥等症状，也可有智力低下。狭颅症可合并四肢畸形、垂体机能不全、生殖器发育不良和溶血性黄疸。其影像学表现见表 8-39。

表 8-39　狭颅症影像学表现

影像类别	影像表现
X 线	类型：①颅缝早闭；②头颅畸形；③颅骨改变 表现：①婴儿早期颅缝明显狭窄，颅缝边缘有象牙样骨或骨桥；②头颅直径增加，前后径变短，额顶部倾向于垂直上升，头颅呈塔状；③多数颅缝早闭，颅骨前后径变短，垂直径和横径增加；④头颅长而窄呈舟状；⑤头颅两侧不对称；⑥头颅狭小；⑦颅骨变薄，板障消失（图 8-53）

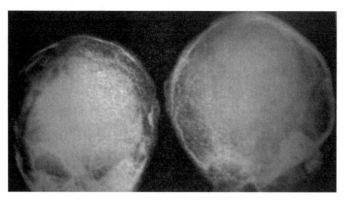

图 8-53　狭颅症 X 线影像

二、颅底凹陷畸形

（一）颅底凹陷症

颅底凹陷症是以枕大孔为中心的颅底向上凹陷及齿状突上移畸形。多因第 1、2 颈椎和枕骨先天性发育异常所致，也可继发于畸形性骨炎、软骨病、甲状旁腺机能亢进、类脂质沉着症、老年性骨质疏松等。临床主要在青春期以后出现症状，表现为听神经受累，眼球震颤和共济失调。其影像学表现见表 8-40。

表 8-40　颅底凹陷症影像学表现

影像类别	影像表现
X 线	①枕大孔变小、不规整；②枕骨斜坡和颞骨岩部向上移位；③后颅窝变浅，环椎枕化、环枢关节半脱位（图 8-54）

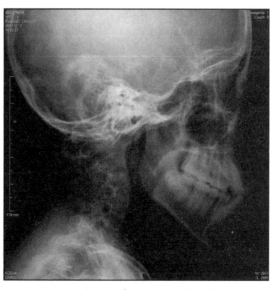

图 8-54　颅底凹陷症 X 线影像

（二）脑膜或脑膜脑膨出

脑膜或脑膜脑膨出常见于枕部，少数可引起颅鼻裂。出生后即出现一软性肿物，随年龄增长而长大。肿物在婴儿哭闹时增大，按压可减小。当伴有脑组织膨出时，常有癫痫、肢体麻痹或痉挛等表现。其影像学表现见表8-41。

表8-41　脑膜或脑膜脑膨出影像学表现

影像类别	影像表现
X线	①颅骨中线部位圆形或卵圆形、大小不一、边缘光滑清晰的缺损；②缺损周围可见膨出的软组织密度增高影；③鼻根部结构"空虚"；④筛板区域正常骨结构缺如和筛泡大部分消失

（三）三角头畸形

三角头畸形少见，由于颅缝早期闭合所致。其影像学表现见表8-42。

表8-42　三角头畸形影像学表现

影像类别	影像表现
X线	①额骨短而窄，沿额缝骨质增厚；②两眼距离过近，眼眶向内成角；③额部尖锐向前凸起成角

三、茎突过长

茎突起始于颞骨下面茎乳孔的前方，呈细圆柱状，远端向前下方，位于颅内、外动脉之间，或伸向外下靠近颌骨的内侧，长约2.5cm。茎突过长可引起咽部不适、后头痛等症状。

第九章　骨与关节发育障碍

第一节　软骨发育不全

软骨发育不全（achondroplasia）又称"胎儿性软骨营养障碍""软骨营养障碍性侏儒"，是一种四肢短小，躯干近于正常的不成比例的矮小畸形。有家族遗传性。由于胎儿期软骨内化骨障碍所致，病变只累及软骨内化骨的骨骼，而膜化骨不受影响。由于软骨内化骨障碍及骨骺过早愈合，以致长骨及颅底骨生长受阻，但膜内化骨照常进行，颅骨穹隆及颜面骨发育正常，致患者头颅与躯干和四肢骨的生长不成比例，呈特有的肢体短缩性侏儒症状。男性患者多见。本病虽发生于胎生期，但常于2～3岁出现症状。典型表现为头颅相对增大，前额突出，鼻根塌陷，下颌大。与四肢相比躯干相对正常，呈挺腰突臀状，四肢短而粗，尤以下肢明显；上肢下垂时手不过髋，手指短而粗且相互分开呈车轮状；下肢呈"O"形弯曲，扁平内翻足，行走时如鸭步。智力正常。可并发兔唇、腭裂或多指畸形。其影像学表现见表9-1。

表 9-1　软骨发育不全影像学表现

影像类别	影像表现
X 线	①四肢长骨短粗，干骺端变宽呈不规则喇叭口状，骨骺线不规则，骨骺呈碎裂状或不整。长骨弯曲，肌肉附着处可有骨突形成。②椎弓根间距由第1至第5腰椎逐渐变小，椎管前后径变窄，椎体发育小，边缘不规则，椎间隙增宽。③骨盆较小，髂骨翼略呈方形，坐骨大切迹呈鸟嘴状或锐角状。髋臼顶部增宽变平，其下缘平坦、缺如。髋内翻，髋臼与股骨头大小不对称。④颅底窄小，穹隆扩大，额骨前突，下颌突出，鼻根塌陷。⑤指骨短粗呈哑铃状，肩胛角不锐利，肩胛盂浅小，胸骨短、宽而厚，肋骨短小（图9-1）
CT	颅底窄小，伴发脑积水，显示脑室扩张。枕大孔缩小呈漏斗状，椎管前后径变窄，严重者可造成脊髓压迫症，椎弓短小

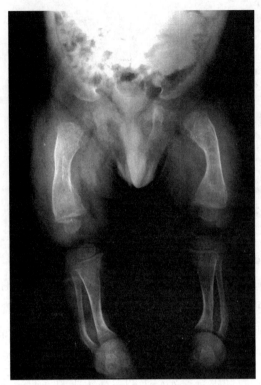

图 9-1　软骨发育不全 X 线影像

骨盆较小，四肢长骨短粗，干骺端变宽呈不规则喇叭口状，

骨骺线不规则，骨骺呈碎裂状或不整形，长骨弯曲

第二节　软骨发育不良

软骨发育不良（chondrody splasia）因软骨内化骨紊乱所引起，也有人认为是多发内生软骨瘤或多发性骨软骨瘤，故又称"多发性内生软骨瘤"。本病好发于四肢和手足的长短管状骨，由于骨骺纵向生长障碍，可造成肢体短缩或弯曲畸形。该病发展到成年，由于骨骺愈合而不再发展，约 5% 的患者可有恶变。其影像学表现见表 9-2。

表 9-2　软骨发育不良影像学表现

影像类别	影像表现
X 线	①四肢及手足（腕骨及跗骨除外）的多发性囊状透亮区，内可见沙砾样钙化斑；②受累骨骨端增宽，骨皮质膨胀、变薄，骨干短缩、弯曲畸形；③在长管状骨骨端呈喇叭口状，骨干弯曲畸形，骨皮质不规则膨胀，可有骨疣状突出；④如尺桡骨一骨受累，可造成马特隆畸形；⑤如病变区迅速增大，则有恶变倾向（图 9-2）

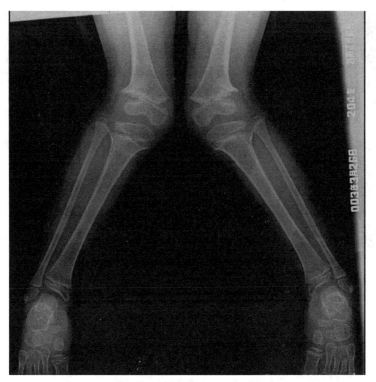

图 9-2　软骨发育不良 X 线影像

双下肢骨端呈喇叭口状，双膝关节呈外翻畸形

第三节　马凡综合征

马凡综合征（Marfans syndrome），又称"细长指综合征""蜘蛛样指"等，系胎儿早期中胚层发育异常。病因不明，为一种常染色体显性遗传性疾病。主要特点为管状骨明显伸长，尤其是手足短骨明显，肌肉发育不良，张力降低，皮下脂肪减少。本症常伴先天性心脏病及眼的异常。患者四肢细而长，指骨及趾骨尤为明显。约有 1/2 患者有双侧性眼球晶状体脱位和瞳孔缩小，约 1/3 患者有先天性心脏病。病人基础代谢低，第二性征发育差，智力一般正常。其影像学表现见表 9-3。

表 9-3　马凡综合征影像学表现

影像类别	影像表现
X 线	①管状骨异常伸长，其伸长的比例愈向远端愈明显，所以指掌骨和趾跖骨特别增长；②骨干变细，骨皮质薄，小梁纤细；③脊柱侧弯后凸畸形；④下颌骨增大；⑤髋内翻及髋臼向骨盆内突出（图 9-3）；⑥合并心脏疾病时可表现为纵隔增宽

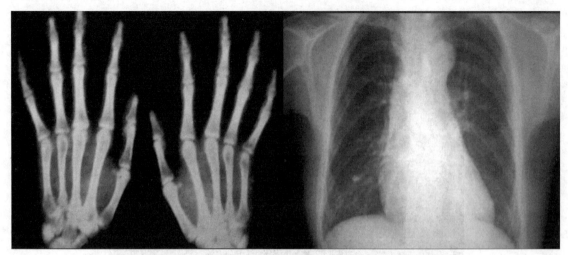

图 9-3　马凡综合征 X 线影像

指掌骨特别增长；骨干变细，骨皮质薄，小梁纤细；上纵隔明显增宽

第四节　软骨 - 外胚层发育异常

软骨 - 外胚层发育异常（chondroectodermal dysplasia）又称"艾 - 范综合征"，为染色体隐性遗传。特点是软骨发育不良合并外胚层发育不良、多指及先天性心脏病。出生时即已存在，呈短肢型侏儒，四肢短小以远侧明显，躯干正常，胸廓呈圆筒状狭窄，其下部张开，智力发育正常，外胚层发育障碍表现为牙齿变尖、不规则，提前出牙，少数病例出生时即有牙齿，约一半患者伴有先天性心脏病。本症预后取决于先天性心脏病和胸廓畸形程度。其影像学表现见表 9-4。

表 9-4　软骨 - 外胚层发育异常影像学表现

影像类别	影像表现
X 线	①长短骨均变短，尤以四肢远侧部分为著；②胫骨显著变短，仅及正常一半，近端增宽且变尖，近侧骨骺常发育不全和向内侧移位，相邻干骺向内凸起、倾斜及成角，胫骨上常伴发外生骨疣；③肱骨、股骨及桡骨远端可增大，手骨变短，以末节指骨明显，常伴发多指、骈指或腕骨联合畸形（图 9-4）；④胸廓呈圆桶状，锁骨位置抬高，肋骨呈水平走向；⑤骨盆改变类似软骨发育不全，髂骨底部变短，髋臼顶中央凹陷而两侧突起，呈"三叉戟"样，牙齿发育不全或发育不良；⑥头颅和脊柱正常

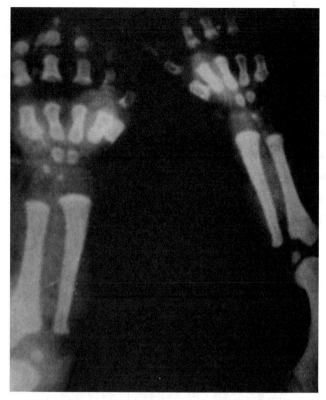

图 9-4　软骨 – 外胚层发育异常 X 线影像
上肢管状骨变短，远端明显，末节指骨发育不良

第五节　成骨不全

　　成骨不全（osteogenesis imperfecta）又称"脆骨症""骨膜发育不全"及"洛氏病"，是一种结缔组织异常的疾病，常累及骨骼、内耳、皮肤、韧带、肌腱和筋膜等组织器官。本症具有先天遗传性和家族性，为常染色体显性遗传。其特点是容易发生骨折，常伴有或不伴有蓝色巩膜和耳聋。临床主要症状是容易发生骨折，其病情依发病年龄而不同，可分为早发和晚发两型。早发型病情严重，常为胎死或出生后不久就死亡。骨折于出生时即存在，或在婴幼儿期发病，长管状骨反复多发骨折可引起肢小和弯曲畸形。颅骨成骨不全，可引起颅板纸样变薄且柔软，头颅增大，外形近似倒三角形。晚发型，病人出生时正常，骨折发生于小儿承重时、青春期或成年人，长管状骨和肋骨为好发部位，骨折多能自行愈合，较少发生移位。骨折次数随年龄增长而减少，预后较好。其影像学表现见表 9-5。

表 9-5　成骨不全影像学表现

影像类别	影像表现
X 线	①长管骨变短增粗，伴多发性骨折和弯曲畸形，以肱骨和股骨最为常见；②骨干明显变细，但长度不变，骨皮质菲薄，骨密度减低，骨小梁结构不清，骨骺和干骺交界处可见致密横行线，由于不同时期多发性骨折，引起结节状骨痂形成；③长骨明显弯曲，骨内可见多发囊样区，呈蜂窝状，以下肢明显（图 9-5）；④头颅呈短头型，颅板变薄，颅缝增宽，囟门增大，闭合延迟，常有颅缝间骨存在，乳牙钙化差，但恒牙钙化好；⑤椎体密度减低，上下面常呈双凹变形，亦可普遍性变扁或前部呈楔形改变，椎体可见多发许莫氏结节；⑥肋骨变细，常有多发性骨折；⑦骨盆扁平，横径狭小，或不规则

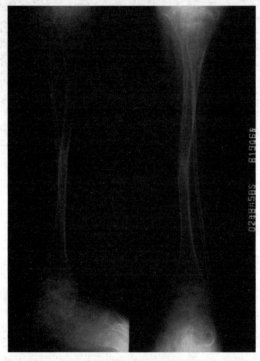

图 9-5　成骨不全 X 线影像

胫腓骨明显变细，骨端膨大，胫骨中段显示折线影

第六节　干骺发育不良

干骺发育不良罕见，是一种全身管状骨干骺端的软骨发育异常。特点是双侧对称性管状骨干骺端呈杯口状增宽、缺损和不规则钙盐沉着，骨干变短、弯曲。扁骨、不规则骨和管状骨骨骺的化骨中心边缘光滑，脊柱、头颅正常，分为 Jansen 型、Schmid 型和 Spahr 型。其影像学表现见表 9-6。

表 9-6　干骺发育不良影像学表现

影像类型	影像表现
X 线	Jansen 型：婴儿早期长管状骨干骺呈杯口状，边缘不规则，干骺逐渐增宽；干骺区出现不规则点状钙化及透光区；骨骺正常，中心部位常凸向凹陷之干骺区 Schmid 型：干骺端呈不规则杯口状改变，并可见透亮区及小斑点状钙化（图 9-6） Spahr 型：下肢明显弯曲，干骺端轻度不规则

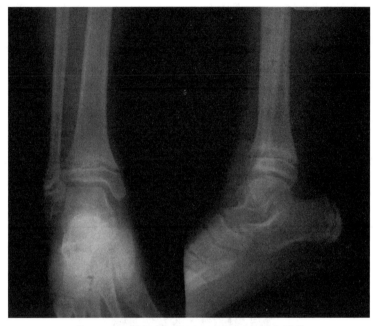

图 9-6　干骺发育不良（Schmid 型）X 线影像

踝关节干骺端呈不规则杯口状改变

第七节　脊柱骨骺发育不良

　　脊柱骨骺发育不良（spondylo epiphyseal dysostosia）是一种软骨发育不良性侏儒，病变选择性或结合性的累及脊柱、骨骺和干骺。依据临床、X 线表现和遗传特征，分早发和迟发两型。早发型，出生时即存在，影响脊柱和近侧长骨骨骺。新生儿身材短，面部扁平，眶间距增宽，短颈和桶状胸，常有腿弯曲，膝内翻，足内翻畸形，肌张力降低，呈摇摆步态。迟发型，仅男性发病，发育障碍开始于 5 ～ 10 岁，主要为躯干变短。临床上常有背部疼痛，可较早发生髋部关节病，引起关节疼痛和活动受限。其影像学表现见表 9-7。

表 9-7　脊柱骨骺发育不良影像学表现

影像类型	影像表现
X 线	早发型：①新生儿表现为骨化延迟，耻骨、股骨远端和肱骨近端骨骺、距骨、跟骨均未骨化，椎体变扁且后缘短，呈不规则四边形，髂骨底部变宽，胸廓呈钟形，肋骨前端呈喇叭口形张开；②1 岁时表现为耻骨仍未骨化，股骨头骨化中心未出现，膝关节骨化中心出现延迟且不规则，椎体仍扁，胸腰椎交界处常有一个或多个椎体发育不良，股骨和胫骨变短，股骨远端干骺不规则；③儿童期表现为髋臼加深，顶部水平，股骨头小而不规则，颈干角变小，呈内翻畸形，耻骨虽骨化，但软骨间隙仍宽，长管状骨变短，干骺不规则，有骨赘形成，呈喇叭口形增宽，短管状骨一般正常，扁平椎继续存在，椎间隙变窄，枢椎齿状突骨化不全，下腰椎前突增加，前颅底向上倾斜，基底角加大（图 9-7）；④成人期表现为椎体明显变扁，椎间隙变窄，侧弯和腰椎前突增加，椎体不规则，枢椎齿状突仅部分骨化，一个或数个椎体前缘呈喙状，桶状胸，股骨头小而不规则，长管状骨变短，干骺张开，关节面不规则，常有膝外翻和髌骨脱位，距骨和掌骨头轻度变扁，近排腕骨常不规则 晚发型：①腰椎椎体上下缘可有驼峰形的象牙质样骨结构；②髋臼窝增大；③股骨头小且扁，较早发生骨性关节炎；④胸廓前后径、横径均增加；⑤髂骨翼小，坐骨支相对增长

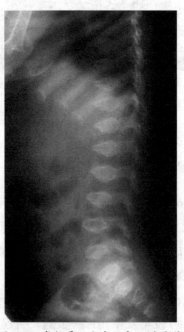

图 9-7　脊柱骨骺发育不良 X 线影像

椎体变扁，后缘变短，前缘变尖，椎间隙正常变窄，椎弓根正常

第八节　多发性骨骺发育不良

多发性骨骺发育不良（multiple epiphyseal dysplasia）较为罕见，与家族遗传有关。特点是多数骨骺不规则，但无硬化。主要症状为髋部和膝部疼痛、强直、步态异常、手粗短，严重者可因下肢大关节骨骺变扁而使身材矮小，儿童时期最明显。其影像学表现见表 9-8。

表 9-8　多发性骨骺发育不良影像学表现

影像类别	影像表现
X 线	①双侧对称性骨骺发育不规则和发育不良，无硬化；②骨骺出现延迟，小而扁平，不规整，呈斑驳状；③干骺不受影响，仅为代偿性增宽和凹陷；④下肢大关节受累重，上肢轻；⑤胫骨远端骨骺因外侧部分发育不良而呈楔形改变，踝关节倾斜；⑥膝关节骨骺不规则，股骨髁变扁平，干骺亦轻度不规则；⑦腕及跗骨可发育不良，手足短管状骨粗短，骨骺亦不规整，椎体可呈楔形或扁平（图 9-8）；⑧随年龄增长，骨骺的点状和分节改变逐渐消失，但扁平畸形仍持久存在，最终引起退行性骨关节炎

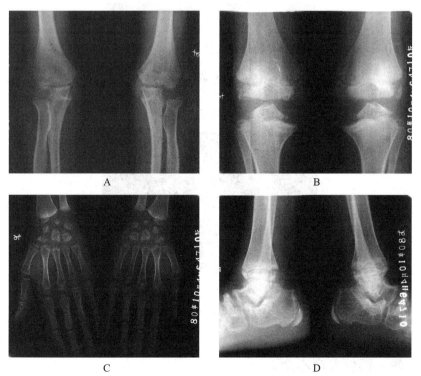

A

B

C

D

图 9-8　多发性骨骺发育不良 X 线影像

双腕关节、肘关节、膝关节及踝关节骨骺出现延迟，小而扁平，不规整，呈斑驳状

第九节　半肢骨骺发育不良

半肢骨骺发育不良（dysplasia epiphysealis hemimelica）又称"'Trevor'病"，系常染色体显性遗传，因单侧肢体的骺软骨偏心性过度生长形成额外骨块。其表面覆盖正常软骨，边缘光滑或粗糙。多见于 10 岁以前男孩。好发于膝、踝关节的内外两侧，表现为隆起的骨性硬块，常伴有膝内翻或扁平足畸形，膝、踝活动受限。好发于单一肢体的一个或多个骨骺，以股骨远端、胫骨远端和距骨最为常见，手足短管状骨亦可发生。其影像学表现见表 9-9。

表 9-9　半肢骨骺发育不良影像学表现

影像类别	影像表现
X 线	①骨骺非对称性增大，局限于骨骺内侧或外侧；②增大的骨骺多不规则，有数个骨化中心紧密排列，与主要骨骺相连或分开，有数个骨化中心紧密排列；③因半侧骨骺过度生长，可造成关节内翻或外翻畸形（图 9-9）；④腕和跗骨受累时，表现为骨成熟加速和不规则增大

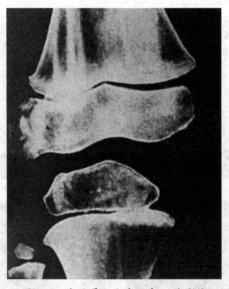

图 9-9　半肢骨骺发育不良 X 线影像

股骨骨骺外侧不规则增大

第十节　颅-锁骨发育不全

颅-锁骨发育不全（cleidoranial dysplasisa）又称"骨-牙形成障碍"，系罕见的先天性骨骼畸形。本症是以膜内化骨障碍为主的发育异常，其改变以颅骨骨化延迟及锁骨发育不全为主要特征，同时有软骨内成骨的异常，骨盆、长骨、脊柱可同样显示骨化延迟的一组综合征，为常染色体显性遗传。临床症状少见。其影像学表现见表9-10。

表 9-10　颅 – 锁骨发育不全影像学表现

影像类别	影像表现
X 线	①额骨圆突，呈方颅，颅骨横径增大，底部相对变窄；②颅板变薄，囟门大而不闭，颅缝增宽分离，蝶骨短，蝶窦变小，前床突发育不良；③双眼距离过宽，鼻窦和乳突气房发育差或不发育；④乳牙可长期存在，恒牙出现晚或不发育；⑤下颌骨增大，下颌缝关闭延迟，可有腭裂；⑥一侧或两侧锁骨全部或部分缺如，或形成假关节（图9-10）；⑦骨盆表现为骨化不全、延迟生长和变形，以耻骨表现明显；⑧可有鸡胸、脊柱侧弯、桡骨变短或完全缺如，肩胛骨变小，位置升高，距骨及第二掌骨过度发育

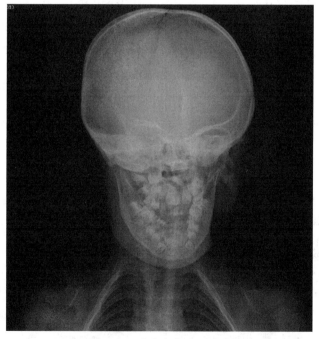

图 9-10　颅 – 锁骨发育不全 X 线影像
颅骨横径增大，底部相对变窄，右侧锁骨缺如，左侧锁骨短小

第十一节　石骨症

石骨症（osteopetrosis）又称"Albers-schonberg病"、大理石病、广泛性脆骨症、

粉笔样骨等，是一种少见的泛发性骨质硬化性病变。病因不清，有家族遗传性。本病由于正常破骨细胞活动减弱，使钙化的软骨和骨样组织不能被正常吸收而蓄积，致骨质明显硬化而变脆。骨髓腔缩小，甚至闭塞。临床无明显自觉症状，易骨折。颅底硬化，可引起视力和听力异常。本病分两型：迟发型（成人型），为常染色体显性遗传，症状出现晚而轻；先天型（幼儿型），为常染色体隐性遗传，发病早，症状严重，临床易骨折。其影像学表现见表 9-11。

表 9-11　石骨症影像学表现

影像类别	影像表现
X 线	（1）先天型：全身骨骼普遍性硬化，骨皮质、松质、骺板、髓腔完全不能分辨。骨成型收缩差，长管骨两端扩张明显。短管骨增粗。股骨近端常发生骨骺滑脱和病理性骨折，在新生儿可发生佝偻病。 （2）迟发型：硬化局限在管状骨的干骺端、骨化中心和不规则骨的边缘部分，而骨干中段、骨骺骨化中心和不规则骨的中心部位，表现为正常的透亮度和含量正常的松质骨。硬化区不能辨别皮质和松质。骨成型收缩差，使干骺端呈杵状增粗。①干骺端可见多条平形的横行或波纹状浓密带，间隔以正常骨松质；②胫骨近端内缘多不规整，呈粗锯齿状；③在髂骨，致密带与髂骨翼平行，呈同心弧形排列，形如车轮；④在脊柱，椎体上下缘增厚致密，中间加以正常松质，形如夹心蛋糕，有时椎体中心可有"骨中骨"表现；⑤肋骨骨皮质明显增厚，髓腔变窄；⑥颅底骨致密增厚，颅底诸孔变小，乳突及鼻窦常不发育（图 9-11～图 9-12）

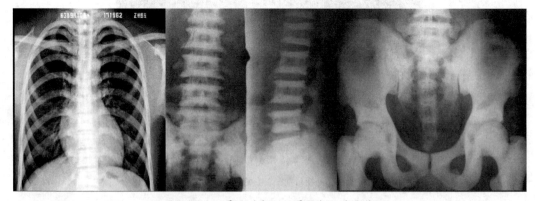

图 9-11　石骨症（成人石骨症）X 线影像
胸部及骨盆骨质密度均匀增高，骨髓腔变窄。椎体上下缘增厚致密，中间加以正常松质，形如夹心蛋糕

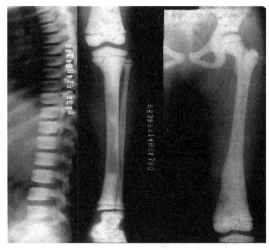

图 9-12　石骨症（儿童石骨症）X 线影像

骨盆、管状骨、脊柱骨质密度均匀增高，骨髓腔变窄

第十二节　蜡泪样骨病

蜡泪样骨病（mclorheostosis）又称"单肢骨纹状增生症""单肢型象牙样骨质增生症""累氏病"，为一种罕见的骨质硬化性疾病，系因骨膜下毛细血管扩张所致的骨膜骨发育异常疾患。倾向侵犯单一肢体，偏侧增生的骨皮质自上而下呈滴注状，酷似蜡烛表面流下的溶蜡，故称"蜡泪样骨病"。多数病例发生于 5 ～ 20 岁，亦可见新生儿和老人，性别差异不明显。临床主要表现为患骨疼痛，多为钝痛，活动时加剧，休息时缓解，病程缓慢，预后良好。不发生恶变及病理性骨折，常与骨斑点症伴发，血生化检查正常。其影像学表现见表 9-12。

表 9-12　蜡泪样骨病影像学表现

影像类别	影像表现
X 线	①长管状骨骨干皮质呈连续性或间断性的硬化骨条或斑块，由近端向远端延伸，多局限于一侧皮质，可包绕整个骨皮质，骨干表面高低不平，形如融化而流注的蜡油（图 9-13）；②增生骨周围骨结构正常，增生过多时髓腔可变窄，骨干增粗，表面不光整；③骨松质内可见斑块状骨质增生；④骨的近关节部分不受累及，关节不受影响，病变可跨关节侵及另一骨干；⑤扁管骨、短管状骨和骨骺表现为骨内的斑点状或条纹状致密影，轮廓常不改变；⑥大关节周围软组织内可有不同程度骨质沉积
ECT	图像融合的用处不在于诊断疾病，而是通过全身显像发现病灶并依据骨质代谢活跃程度对病灶进行分期（彩图 9-1）

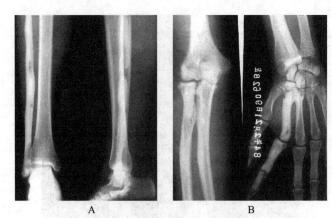

图 9-13　蜡泪样骨病 X 线影像

胫腓骨、踝关节及肱骨、尺桡骨、掌腕骨内连续性硬化带，由近端向远端延伸

第十三节　纹状骨病

纹状骨病（osteopathia stiata）罕见，病因不明，有遗传性，好发于儿童期，男多于女，临床一般无明显症状，少数可表现为大关节间歇性轻微疼痛和肿胀。其影像学表现见表 9-13。

表 9-13　纹状骨病影像学表现

影像类别	影像表现
X 线	①长骨干骺端和骨干两端呈现平行于骨干的粗大致密骨纹影；②条纹直而清晰，但粗细不一，条纹间为松质骨；③条纹长度以骨生长速度最快处（股骨远端）最长；④一般骨皮质正常，不受累及；⑤有时在骨骺可伴有斑点致密影；⑥颅底可增厚、硬化；⑦在髂骨翼部的骨纹影呈扇状或放射状排列，在椎体条纹粗而直（图 9-14）
ECT	图像融合的用处同蜡泪样骨病，同样在于发现病灶并对病灶进行分期判断

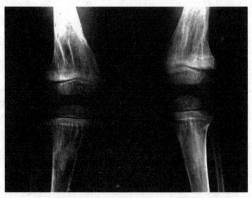

图 9-14　纹状骨病 X 线影像

双股骨远端及胫骨近端内显示与骨干平行的粗大致密骨纹影

第十四节　骨斑点症

骨斑点症（osteopoikilosis）是一种罕见而无害的疾病，又称"局限性骨质增生症""弥漫性浓缩性骨病""点状骨病"等。病因不明，有家族遗传性。可与蜡油样骨病相并发，男多于女，可发生于任何年龄。实验室检查时血钙、血磷正常。临床可无任何症状，均为 X 线检查时发现，好发于骨盆、管状骨的干骺、骨骺，骨干少见，颅骨、下颌骨、脊柱和胸廓常不受累。其影像学表现见表 9-14。

表 9-14　骨斑点症影像学表现

影像类别	影像表现
X 线	①干骺的骨松质内有散在的数量不等的圆形、椭圆形或条状致密影，其长轴与骨干长轴平行；②骨斑点大小不一，数毫米至数厘米，边缘不整齐，有时多个斑点可互相重叠而呈不规则形"融合"；③骨斑点密度均匀，中心部位可透亮（图 9-15）；④病变区骨皮质无改变，骨轮廓与关节均正常；⑤在髂骨可表现为以髋臼为中心呈放射状排列；⑥儿童期病变随年龄增长呈发展趋势，成人后病变趋于稳定
ECT	图像融合的用处同蜡泪样骨病，在于发现病灶并对病灶进行分期判断（彩图 9-2）

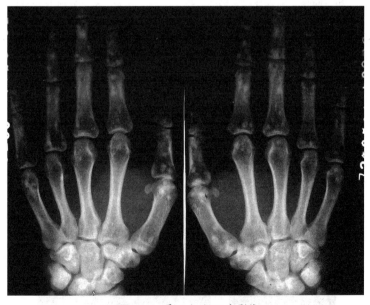

图 9-15　骨斑点症 X 线影像

双侧掌腕关节、掌指骨内见散在、多发点状致密影

第十五节　皮肤骨膜肥厚症

皮肤骨膜肥厚症（pachydermoper iostosis）又称"原发性或特发性肥大性骨关节病""图 - 索 - 高综合征"，病因不明，发病年龄在 3 ～ 30 岁，以青春期常见，男多于女。病理表现为骨膜下新骨形成，变为致密骨，骨干增粗，骨皮质内面逐渐吸收变为松质骨；皮肤及皮下组织、结缔组织、弹力纤维、皮脂腺及汗腺均增生。临床主要表现为手和脚粗大，形如铲状，指（趾）末端杵状增大。小腿和前臂皮肤增厚，呈圆状。颜面部皮肤增粗、增厚呈"狮面征"。实验室检查血尿无异常。分为三种类型：①完全型：皮肤增厚和骨膜增生均存在；②不完全型：皮肤改变不明显或无，而骨骼改变明显；③顿挫型：皮肤改变明显，而骨骼改变轻。其影像学表现见表 9-15。

表 9-15　皮肤骨膜肥厚症影像学表现

影像类别	影像表现
X 线	①管状骨两侧对称性的骨膜增生，以手、足的短管状骨及远侧长管状骨如胫腓骨和尺桡骨明显；②增生骨膜多开始于管状骨干的远端，逐渐向近端蔓延；③不累及骨骺；④早期骨膜增生可呈锯齿状，后期相互间有骨质连续而呈平行状；⑤骨皮质增厚，骨干增粗，不能与髓腔分辨；⑥前臂和小腿的骨间膜可骨化；⑦指（趾）末端早期软组织增厚，后期可出现趾骨末端膨大；⑧骨盆及肩胛骨骨质沉积，肋骨、锁骨皮质增厚，椎体增厚，松质呈粗条状硬化及椎间韧带钙化，腕骨间及跗骨可连成一体（图 9-16）

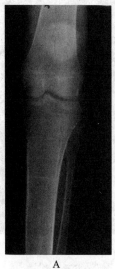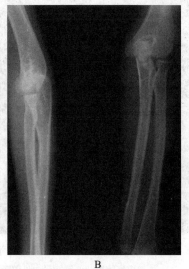

A　　　　　　　　　　　　　　　　B

图 9-16　皮肤骨膜肥厚症 X 线影像

膝关节及肘关节长管状骨骨皮质增厚，骨干增粗

第十六节　泛发性骨皮质增厚症

泛发性骨皮质增厚症（generalized cortical hyperostosis），病因不明，为常染色体隐性遗传。临床一般无症状，少数病人可有面神经麻痹、听力和视力障碍。实验室检查：血清碱性磷酸酶升高，血清钙、磷正常。其影像学表现见表 9–16。

表 9–16　泛发性骨皮质增厚症影像学表现

影像类别	影像表现
X 线	①颅骨、下颌骨、锁骨、肋骨和长管状骨骨干对称性硬化；②颅骨增厚硬化，板障消失；③管状骨骨干皮质内层增厚，骨干硬化，骨髓腔变窄（图 9–17）；④骨骺端不受影响；⑤椎体棘突增厚硬化

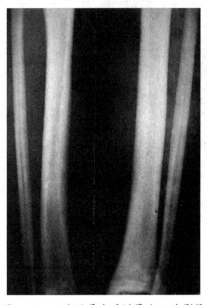

图 9–17　泛发性骨皮质增厚症 X 线影像
双侧胫骨对称性骨皮质增厚，骨髓腔变窄，骨干未见明显增粗

第十七节　进行性骨干发育不良

进行性骨干发育不良（progressive diaphyseal dysplasia），又称"恩格尔曼病"，发病年龄在 1 ～ 28 岁，以 4 ～ 10 岁常见，男多于女。骨细胞活动明显增加，骨皮质内外膜增生硬化，骨小梁增粗肥大，密度增加；晚期骨质改变成疏松的网格状，髓腔内可见纤维组织和单核细胞聚集。临床表现为步态摇摆不稳、虚弱和易疲劳，常有营养

不良。智力正常，实验室检查正常。其影像学表现见表9-17。

表 9-17　进行性骨干发育不良影像学表现

影像类别	影像表现
X 线	①长管状骨以股骨、胫骨、尺桡骨和腓骨最常受累及，呈对称性、进行性长管状骨皮质增厚，较少累及锁骨、肱骨，手足、肋骨和脊柱；②骨皮质向内外增厚，骨干呈梭形膨胀，密度增高，骨干表面不光整，髓腔狭窄（图9-18）；③骨骺和干骺端不受侵犯；④颅底或前额密度增高，内板增厚浓密；⑤骶髂关节及髋关节骨质硬化

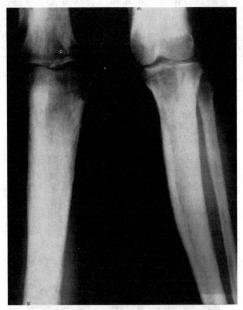

图 9-18　进行性骨干发育不良 X 线影像

双侧胫腓骨骨干对称性梭形增粗，皮质增厚，髓腔变窄

第十八节　结节性硬化症

结节性硬化症（tuberous sclerosis）又称"布氏病"，为一种罕见的遗传性中胚层发育障碍，在各组织内形成错构瘤，好发于脑、皮肤、骨和肾脏，为常染色体显性遗传，多在青春期或成人发病。临床主要表现为智力障碍、癫痫和皮脂腺瘤，痉挛状态和其他脑性麻痹征象也常见。皮肤病变可出现于儿童时期，呈深色的皮肤痣，对称性分布在颜面部的鼻、颊部，如蝴蝶状。有多发皮脂瘤，腰部皮肤粗糙，纤维瘤和甲下纤维瘤亦常见，可伴有先天性视网膜肿瘤、高腭弓、多指等畸形（图9-19）。其影像学表现见表9-18。

表 9-18　结节性硬化症影像学表现

影像类别	影像表现
X 线	①颅骨硬化斑或增厚；②颅内钙化多表现为散在的结节，直径数毫米至 1～2cm，常位于蝶鞍、基底节和脉络丛，偶见于脑实质；③管状骨骨膜呈波纹状增生或形成结节，骨皮质内有小囊变，具有硬化缘，骨小梁增粗；④椎体上下缘、椎弓根和骨盆广泛硬化或硬化骨岛
CT	大脑皮层、基底节及室管膜下的多发结节，多数结节可见钙化，室管膜下结节可阻塞脑脊液通路而引起脑积水

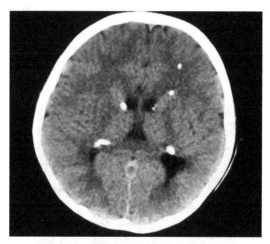

图 9-19　结节性硬化症 CT 影像

双侧脑室内及左侧脑实质内多发高密度结节钙化影

第十九节　神经纤维瘤病

神经纤维瘤病（neurofibromatosis）为常染色体显性遗传的以神经系统发育障碍为主的全身性疾病。病因不明，是中胚层和神经外胚层组织发育障碍性疾病。病变范围广泛，可累及多个器官系统。主要特点为皮肤色素沉着，多发性软组织肿瘤和神经纤维瘤组织造成的发育异常和畸形。病理上分为中枢型和周围型。主要生长于周围神经、颅神经（听、视、三叉神经），也可发生在脊神经或马尾神经等身体的任何器官和系统。本病一般无症状，当病变累及神经系统时，可引起相应症状。脊神经肿瘤可引起运动障碍甚至截瘫，脊柱后突侧弯很常见，也可有小腿弯曲畸形；当累及植物神经系统时，可引起血管瘤、高血压和大血管畸形。神经纤维瘤 10 % 可恶变，还可并发甲状旁腺机能亢进和肢端肥大症。其影像学表现见表 9-19。

表 9-19　神经纤维瘤病影像学表现

影像类别	影像表现
X 线	①颅骨多出现特征性缺损，多见于眼眶的后壁，颅盖骨、蝶鞍亦可见缺损，在儿童期常见头颅增大；②脊柱侧弯常见，好发于胸椎，侧弯部常有成角畸形，在颈椎可伴有后突畸形。椎间神经孔可明显扩大，椎体后缘呈多弧状缺损，椎间孔呈单一或多发性扩大，本病常合并胸腔内脊膜膨出；③骨旁或临近软组织的神经纤维瘤可引起骨皮质表面压迫侵蚀，形成骨质缺损、皮质边缘不整或切迹；④长管骨表现为过度生长，其附着软组织可见肥大；⑤本病有时有骨膜异常，若发生骨折，则骨痂形成很少，易发生假关节（图 9-20）
MRI	① I 型表现为 T_2WI 脑干、小脑白质、齿状核、基底节、脑室周围白质、神经纤维处的高信号影，无占位效应和血管源性水肿，无出血，增强无强化；② II 型表现为 T_1WI、T_2WI 呈等、略高及高信号，增强有强化

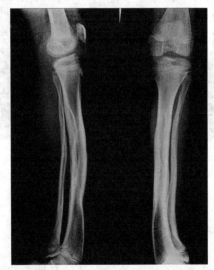

图 9-20　神经纤维瘤病 X 线影像
胫腓骨弯曲变形，骨皮质表面压迫侵蚀，皮质边缘不整

第二十节　特发性骨质溶解

特发性骨质溶解（essential osteolysis）病因不明，主要引起腕掌、跗跖和肘部的缓慢进行性的骨质吸收。病理上关节滑膜有增生肥大的平滑肌细胞，关节软骨完全被纤维组织所取代，松质骨进行性吸收，而骨干多不受影响，也没有炎性反应。其影像学表现见表 9-20。

表 9-20　特发性骨质溶解影像学表现

影像类别	影像表现
X 线	①腕（跗）骨进行性骨质吸收、溶解；②掌（跖）骨近端明显变细、变尖；③关节面成角，末端尖细，呈铅笔样；④近侧指（趾）间关节间隙狭窄、关节面模糊；⑤肘关节的尺骨端和肱骨远端可有骨质吸收和半脱位；⑥肱骨、股骨和胫骨骨骺密度减低

第二十一节　先天性无痛无汗症

先天性无痛无汗症（congenital sensitivity to pain）为常染色体隐性遗传，属遗传感觉和自主神经病的Ⅳ型。临床特点是全身无痛觉，不出汗。由于痛觉缺失，在出牙时常咬伤自己的唇舌、手指。儿童期经常损伤手足或摔伤肢体，但不感觉痛，温觉迟钝或正常，触觉和位置觉正常。由于无汗，出生时经常出现不明原因发热，用抗生素和退热药无效。患者怕热，无汗。智力及身体发育正常。其影像学表现见表 9-21。

表 9-21　先天性无痛无汗症影像学表现

影像类别	影像表现
X 线	①新鲜或陈旧的四肢长骨、跟骨、距骨骨折；②骨折常有大量骨痂及明显移位；③可有骨折不愈合，断端膨大、硬化、分离；④在大的持重关节表现为关节骨硬化、碎裂、崩解、脱位；⑤关节骨可有囊变；⑥可发生皮质增生增厚或皮质呈花边状骨膜增生（图 9-21～图 9-22）

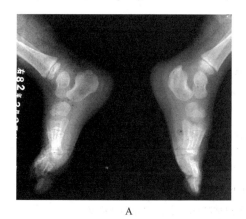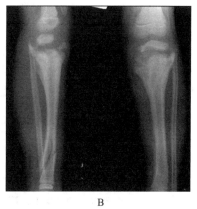

A　　　　　　　　　　　　　　　　　　　　B

图 9-21　先天性无痛无汗症 X 线影像

A：左足跟骨可见骨折，由染色体畸变引起，诊断主要依据细胞学检查，但最初诊断一般由 X 线提出

B：胫骨远端骨折，可见明显骨痂；胫骨近端干骺端硬化、碎裂，骨骺变小，骨骺线增宽

第十章　染色体异常

第一节　常染色体畸变病

一、唐氏综合征

唐氏综合征（伸舌样痴呆）是儿科常见的先天缺陷，发病与其母高龄有关。其影像学表现见表 10-1。

表 10-1　唐氏综合征影像学表现

影像类别	影像表现
X 线	①头颅短小，颅板变薄，颅缝延迟闭合，筛板高位，蝶鞍向后上旋转；颅底软骨、鼻骨和颌骨发育不良；出牙延迟且小，出现畸形或缺如；②长骨短缩，骨骺延迟闭合，第 5 指向桡侧弯曲，中节及末节变短，第 1、2 掌骨可出现额外骨骺；③髂骨增大，髋臼浅平，坐骨发育不良，髋臼角和髂骨角的和小于 60°对诊断有可靠价值，胸骨柄骨化中心常增多，第 12 肋常缺如，寰枢关节脱位，椎体高度增大，腰椎为著

二、三染色体 E 综合征

三染色体 E 综合征是一种严重的先天异常，所有组织和系统均可受累，以其母高龄，女性居多。其影像学表现见表 10-2。

表 10-2　三染色体 E 综合征影像学表现

影像类别	影像表现
X 线	最常见表现为下颌骨发育不良。头颅小，枕骨凸出，额缝持久存在。胸骨发育不良，肋骨尖细，第 12 肋常缺如。手指常屈曲重叠畸形，第 3、4、5 手指向尺侧分离。足部常有内翻、跖背屈、槌样趾和垂直距骨等畸形。骨盆小，髂骨向前旋转

三、三染色体 D 综合征

三染色体 D 综合征的妊娠流产和死胎率较高，出生后多数死亡。其影像学表现见表 10-3。

表 10-3　三染色体 D 综合征影像学表现

影像类别	影像表现
X 线	无特异性改变，下颌骨发育不良，手部畸形，可有颅骨骨化不全

四、猫叫综合征

猫叫综合征的典型特点为婴儿哭声高调似猫叫，女性居多。其影像学表现见表 10-4。

表 10-4　猫叫综合征影像学表现

影像类别	影像表现
X 线	缺乏特征性。常见头颅小，眼距增宽，下颌骨发育小，掌（跖）骨变短，脊柱侧弯，髂骨翼变小。长管状骨细长、骨质疏松，其他异常可有胼胝体不发育、马蹄肾和心脏畸形

第二节　性染色体畸变病

一、先天性睾丸发育不全症

先天性睾丸发育不全症（克氏综合征）患者睾丸极小，很少或没有精子形成。其影像学表现见表 10-5。

表 10-5　先天性睾丸发育不全症影像学表现

影像类别	影像表现
X 线	婴儿和儿童期缺乏诊断性 X 线表现。多数重症患者出现骨成熟延迟，阳性掌骨征，双侧掌骨额外骨骺，额窦不发育，蝶鞍小和骨桥形成。少数病人可出现广泛的骨骼异常（图 10-1）

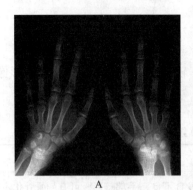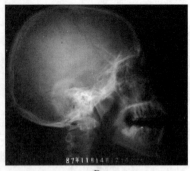

图 10-1　先天性睾丸发育不全症 X 线影像

A～B：第 4、5 掌骨短小，掌骨征阳性；额窦不发育，蝶鞍小

二、先天性卵巢发育不全症

先天性卵巢发育不全症（杜－纳综合征）患者父母常高龄，主要特征是外观为女性、身材矮小、原发性无月经、第二性征不明显或缺如。其影像学表现见表 10-6。

表 10-6　先天性卵巢发育不全症（杜－纳综合征）影像学表现

影像类别	影像表现
X 线	①四肢骨骨骺延迟闭合，长管状骨变短。骨质密度减低，腕部为著；掌骨征阳性；腕骨角变小；手腕向尺侧倾斜，肱骨滑车关节面向桡侧倾斜。胫骨内侧可见副骨，胫骨内侧平台下压、干骺端呈唇样突出致胫骨内髁增大或呈骨疣样改变，股骨外髁变扁致股骨内髁增大。②头颅，蝶鞍小，基底角增大，颅底凹陷，下颌骨发育小。③躯干，脊柱骨质疏松，常有缺血性坏死，寰椎发育不良，枢椎齿状突发育异常。肋骨及锁骨明显变细。骨盆入口呈男人型，髂骨嵴骨骺延迟闭合

第十一章　骨与软骨缺血性坏死

　　骨软骨缺血性坏死又称骨软骨炎，以骨骺或干骺部骨软骨局部缺血坏死为特征，多发生于某些长管状骨的骨端、骨突及短骨的骨骺部，原发骨化中心或二次骨化中心均可发生，但以股骨头、脊椎、椎体骺板、距骨、腕舟骨、月骨及足舟骨等处多见（线图 11-1）。绝大多数为单发，少数为双侧对称发病，偶尔多发。发病年龄以 3 ～ 30 岁为多。

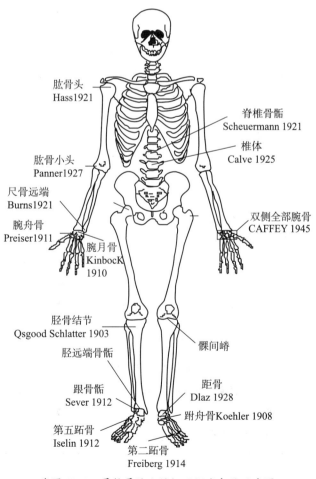

线图 11-1　骨软骨缺血性坏死好发部位示意图

第一节　腕月骨缺血性坏死

腕月骨缺血性坏死又称 Kienbock 氏病、月骨骨软化症、月骨无菌性坏死等，多见于青年手工劳动者，往往继发于反复的轻微外伤之后，亦可见于腕部急性创伤和月骨骨折脱位之后，多单侧发病，常见于右手。男女发病率为（3～4）∶1。临床症状初期表现为腕部慢性劳损症状，可持续数日至数周，之后可能无任何不适，可持续数月，后期症状复发加重，出现运动障碍、疼痛、肿胀及骨性关节炎。其影像学表现见表 11-1。

表 11-1　腕月骨缺血性坏死影像学表现

影像类别	影像表现
X 线	①早期：常无阳性 X 线表现，或月骨的近桡侧边缘可出现软骨下线样透亮影。②中期：月骨致密硬化，正常骨小梁结构消失。可伴有裂隙样及囊状透光区或呈碎裂改变（图 11-1A）。月骨体积变小，密度增高，上下缘趋向平行。邻近腕骨骨密度正常或减低呈疏松改变，周围相邻关节间隙增宽。③晚期：可并发退行性骨性关节炎。本病可自愈，数年后，经骨质再生、重建，月骨大小和结构可恢复正常
CT	①早期：月骨密度稍增高，软骨下可见线状低密度影。②中期：月骨致密，正常骨小梁结构消失，可伴有囊状低密度灶（图 11-1B）。③晚期：手舟状骨可有半脱位，相邻腕骨骨质正常或疏松。晚期，弥漫性、退行性关节炎
MRI	①早期：在 T_1WI 上可见坏死区呈局部或弥漫性低信号，T_2WI 上尚无明显异常改变。②中期：在 T_1WI 上呈弥漫性不均匀低信号，在 T_2WI 上尤其是 STIR 上呈高信号（图 11-2）。在冠状面上可见月骨近、远端间距缩小（腕骨塌陷）；舟月关节间隙增宽（大于 2mm）及舟状骨螺旋性半脱位。③晚期：以月骨及其他腕骨的退行性关节病为特征，月骨塌陷更明显，可有节裂
图像融合	核素骨扫描对观察骨缺血性坏死早期细胞反应非常敏感，但特异性低，可作为高度怀疑者的初选检查方法。随着月骨坏死病程的不同，图像融合（SPECT/CT）可表现为显像剂分布"稀疏"或"浓聚"，从功能学反应病变的动态变化（彩图 11-1）

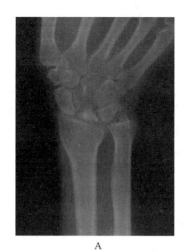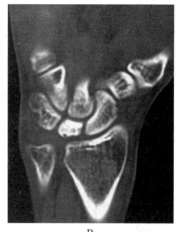

A B

图 11-1　腕月骨缺血性坏死 X 线、CT 影像
A：CR 片显示月骨坏死，体积缩小，密度增高
B：CT 片显示月骨体积缩小，密度增高，其内可见小囊状低密度影

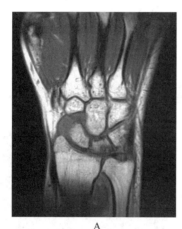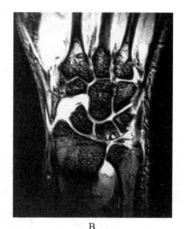

A B

图 11-2　腕月骨缺血性坏死 MRI 影像
A：T_1WI 显示月骨体积变小，其内可见囊状长 T_1 信号影
B：T_2WI 显示月骨内可见囊状长 T_2 信号影

第二节　腕舟骨缺血性坏死

　　腕舟骨缺血性坏死又称"Preiser 病"，几乎所有病人均继发于舟状骨骨折，尤其是近侧部的骨折。舟状骨的血供主要由远端而来，近端血供较差，当发生骨折时，近端因失去来自远端的血供发生骨折不愈合、假关节病及坏死。临床上多有明确的外伤，局部肿胀、疼痛、功能障碍。其影像学表现见表 11-2。

表 11-2　腕舟骨缺血性坏死影像学表现

影像类别	影像表现
X 线	早期舟状骨可无明显的阳性 X 线表现，或可见近侧软骨下骨壳影。当合并骨折时可见舟状骨腰部横行或斜形骨折线，折端不规则，可有错位或嵌插。晚期舟状骨体积变小，密度增高，折端致密硬化，其间可有囊状透光区（图 11-3A）。邻近腕骨可呈骨质疏松改变，相邻关节间隙可增宽。鉴别诊断应与二分舟状骨变异相鉴别
CT	舟状骨密度增高，体积变小，其间有低密度囊变区。当合并骨折时，可清晰显示骨折线及折端情况（图 11-3B）。当假关节形成时，可显示折端光整、致密硬化
MRI	早期：舟状骨表现为 T_1WI 低信号，T_2WI 高信号。正在愈合的骨折线在 T_1WI、T_2WI 上为低信号或中等信号。假关节病的骨折线在 T_2WI 上呈高信号，骨折近侧端骨髓的充血、水肿在 T_2WI 上呈高信号。纤维性假关节的骨折线在 T_1WI 及 T_2WI 上呈中等低信号。晚期：囊变坏死部分，在 T_2WI 上可见局限性高信号的积液
ECT	图像融合诊断舟骨缺血性坏死的标准同月骨坏死，在此不再叙述（彩图 11-2）

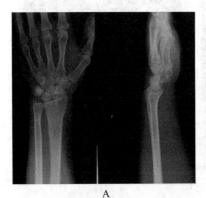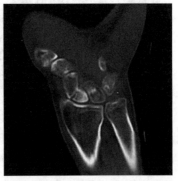

A   B

图 11-3　腕舟骨缺血性坏死 X 线影像、CT 影像

A：CR 片显示舟骨体积变小，密度增高，其内密度不均匀，可见囊状低密度影

B：CT 片显示舟骨骨折，近折端内可见囊状低密度影

第三节　股骨头骨骺缺血性坏死

股骨头骨骺缺血性坏死又称"Legg-perthes 病"或"扁平髋"，是较常见的骨软骨缺血性坏死，发病多与外伤有关。易发病于 3 ～ 12 岁的小儿，尤以 5 ～ 9 岁最多见，

男女发病率约为 5：1。多为单侧受累，而双侧性病变少见（占 15%），且不会同时发病。本病进展缓慢，从发病至完全恢复大致需要 1 ~ 3 年。主要症状为髋部疼痛、乏力和跛行，可有间歇性缓解，疼痛常向膝内侧和腰部放射。患侧下肢稍短，轻度屈曲并内收畸形，外展与内旋稍受限。晚期患肢肌肉轻度萎缩。其影像学表现见表 11-3。

表 11-3　股骨头骨骺缺血性坏死影像学表现

影像类别	影像表现
X 线	根据股骨头骨骺受累程度及干骺端反应性改变的情况，Catterall 将本病分为四期。Ⅰ期：X 线可无阳性表现。无塌陷、无死骨、无软骨下骨折、无干骺端改变，可有关节间隙内侧增宽。Ⅱ期：股骨头骨骺前外上部分呈节裂及变形，软骨下骨折位于前半部，尚未伸入股骨头的顶端，轻度塌陷，稍呈扁平，可有死骨，骨骺内可有气体，干骺端前、外侧有囊状低密度区。Ⅲ期：股骨头骨骺大部分受累，仅后方少部分未累及，有大片死骨，软骨下骨折线位于其后半部，干骺端骨质疏松累及前后部。Ⅳ期：股骨头骨骺全部受累，塌陷明显，股骨头骨骺变扁。干骺端反应广泛（图 11-4）
CT	CT 表现与 X 线相同（图 11-5）
MRI	Ⅰ期：主要为滑膜炎改变，在 T_1WI 和 T_2WI 上均为中等信号。关节软骨增厚为早期征象之一，关节软骨在 T_2WI 上呈高信号。Ⅱ期：股骨头内坏死区在 T_1WI 上呈现片状低信号，由于骨折及新生骨形成在 T_2WI 呈混杂中等低信号。干骺端水肿带为长 T_1、长 T_2 信号。Ⅲ期：骨骺线增宽，部分消失及变形，多呈弧形或"W"形。Ⅳ期：病变累及骨干及干骺端，骨骺早闭，造成骨生长发育畸形，股骨头内大片状坏死区，在 T_1WI 上呈混杂低信号，在 T_2WI 上呈混杂高信号。此外，髋关节积液呈长 T_1、长 T_2 信号。股骨头可出现蕈状样或圆帽状畸形，股骨颈粗而颈干角变小，髋内翻畸形（图 11-6）

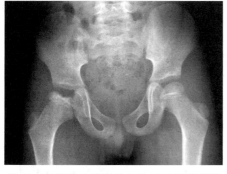

图 11-4　股骨头骨骺缺血性坏死 X 线影像
右侧股骨头骨骺缺血性坏死，骨骺变小，
密度增高，干骺端致密硬化，股骨颈增宽、变短

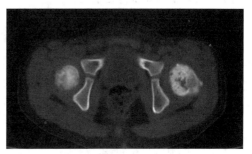

图 11-5　股骨头骨骺缺血性坏死 CT 影像
左侧股骨头骨骺增大，密度增高，
其内可见囊状低密度影

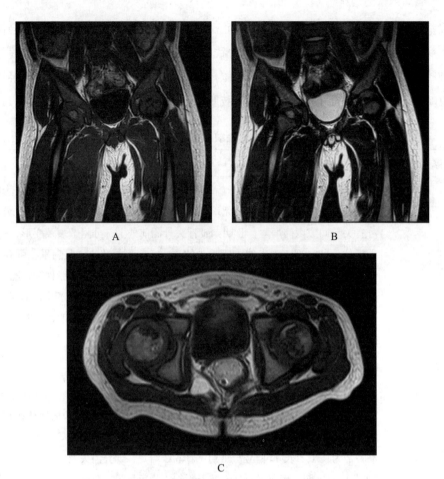

图 11-6　股骨头骨骺缺血性坏死 MRI 影像

A：T_1WI 冠状位显示左侧股骨头骨骺缩小，呈长 T_1 信号，骨骺软骨增宽

B：T_2WI 冠状位显示左侧股骨头骨骺缩小，呈混杂长 T_2 信号，骨骺软骨增宽呈混杂信号

C：T_1WI 横轴位显示左侧股骨头骨骺缩小，呈混杂长 T_1 信号

第四节　股骨头缺血性坏死

　　股骨头缺血性坏死（vascular necrosis of femoral head，ANFH），是由于股骨头部分性或完全性缺血导致骨坏死，可分为创伤性和非创伤性两大类。创伤性可由股骨颈骨折或髋关节脱位导致股骨头内血供中断或闭塞所致；非创伤性则为多种病因，诸如皮质激素治疗、酒精中毒、血液病和某些代谢性疾病，此外还有银屑病、减压病、妊娠、放射线照射、肾移植、化疗、慢性胰腺炎和痛风等。非创伤性股骨头缺血性坏死，最常见于 30 ~ 60 岁，男性多见。50% ~ 80% 的患者为双侧性，主要症状及体征为髋部疼痛、活动受限、跛行及"4"字试验阳性。晚期，关节活动受限加重，同时还有肢体短缩，肌肉萎缩和屈曲、内收畸形。其影像学表现见表 11-4。

表 11-4　股骨头缺血性坏死影像学表现

影像类别	影像表现
X 线	①超早期可无 X 线阳性发现；②早期股骨头皮质下出现新月状透亮影（新月征）和内部裂隙透亮线（裂隙征）；③中期股骨头皮质可断开（呈台阶征）、成角和基底处出现平行的双皮质影（双边征）（图 11-7）；④晚期股骨头节裂、塌陷变扁、轮廓不规则，股骨头可呈蕈状，内有弥漫性或局限性硬化或囊变区，股骨颈增粗，可有髋关节半脱位，继发退行性骨关节病时，关节间隙明显变窄，髋臼缘和股骨头基底部增生形成骨赘，髋关节面出现硬化并囊变。股骨头的节裂、塌陷及髋臼变扁，可导致下肢变短而产生跛行及屈曲，内收畸形
CT	正常股骨头外形光滑完整，骨小梁于股骨头中央向股骨头表现呈放射状排列称为"星状"征。①早期股骨头外形完整、无碎裂，"星状"征或消失；②中期股骨头中心星芒状骨小梁呈大网眼状，股骨头骨板壳厚薄不均匀，髋臼底增生；③晚期股骨头碎裂，变形，其间有囊状低密度影"星状"征变形或消失（图 11-8），正常骨质结构消失，代之以斑片状骨质增生
MRI	Ficat 和 Arlet 将 ANFH 分为五期，它包括了未出现临床表现和 X 线检查阴性的情况。0 期：患者无自觉症状，X 线无异常表现，而 MRI 或 ECT 检查有阳性表现。典型表现为 T_2WI 呈"双线"征。Ⅰ期：股骨头不变形，关节间隙正常。在 T_1WI 上股骨头负重区显示线样低信号，而在 T_2WI 上该信号增高，表现为局限性高信号或"双线"征。X 线平片仅显示骨质疏松改变。Ⅱ期：股骨头形态未改变，关节间隙正常。股骨头区有骨质硬化，在 T_1WI 及 T_2WI 上呈"新月形"低信号。在 X 线平片上，股骨头内可见高密度的硬化区。Ⅲ期：股骨头开始变形，软骨下塌陷，新月体形成，但关节间隙正常。新月体代表无法修复的坏死骨发生应力性骨折。由于矿物质沉积，在 X 线平片上呈高密度，在 T_1WI 上呈低信号，在 T_2WI 上混杂高信号。Ⅳ期：关节软骨被彻底破坏，股骨头节裂，塌陷变扁，形态不规则，关节间隙变窄，合并退行性骨关节病改变（图 11-9）
ECT	核素显像是股骨头缺血性坏死早期诊断的重要检查手段。①早期，股骨头呈局限性或弥漫性稀疏，即为"冷区"提示核素吸收减少或缺如。②修复期，在修复过程中则呈现放射性浓集，即为"热区"。③中晚期，可出现较为特异性的"炸面圈"征。SPECT 对观察骨缺血性坏死早期细胞反应非常敏感，但特异性低，可作为高度怀疑者的初选检查方法。值得指出的是，我们的经验是图像融合的优点并不在于诊断股骨头缺血性坏死，而是反映疾病的不同分期（彩图 11-3）

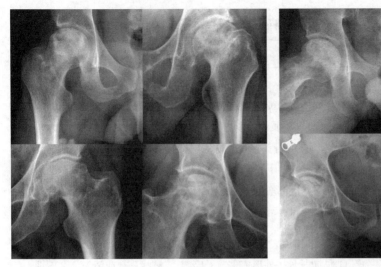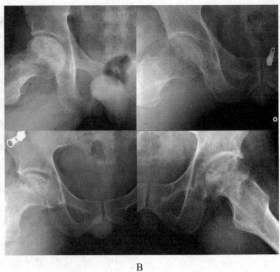

A   B

图 11-7　股骨头缺血性坏死 X 线影像

A：髋关节正位片不同时期改变，髋关节间隙变窄，股骨头塌陷、变扁，边缘增生，

股骨头内可见高低混杂密度，髋臼缘增生　B：髋关节外展外旋位片不同时期改变，

该体位将股骨头承重面暴露更好，有利于早期诊断

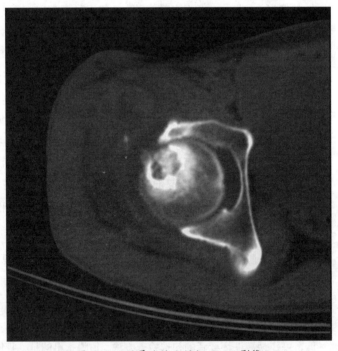

图 11-8　股骨头缺血性坏死 CT 影像

右侧股骨头内可见囊状低密度影，其内可见斑片状高密度影（死骨），

病变边缘致密、硬化，髋臼上缘致密

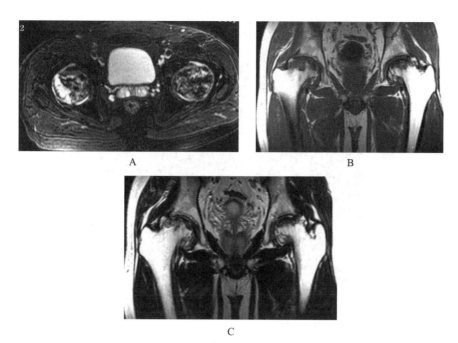

图 11-9　双侧股骨头缺血性坏死 MRI 影像

双侧股骨头形态不规则，其内可见斑片状长 T_1、长 T_2 信号影，球面节裂

第五节　胫骨结节缺血性坏死

胫骨结节缺血性坏死又称"Osgood-Schlatter 病"，多认为系髌韧带慢性牵拉损伤所致的胫骨结节撕脱骨折和髌韧带骨化。此外，髌韧带牵拉也可刺激胫骨结节处的成骨细胞增生成骨，故病变晚期胫骨结节常有增大。本病好发于 10～13 岁的青少年，多单侧发病，右侧更常见，常有明确的外伤史。临床症状为胫骨上端前方局限性疼痛，局部可有肿胀，髌腱部增厚，胫骨结节明显突出，髌韧带胫骨结节附着处压痛显著。其影像学表现见表 11-5。

表 11-5　胫骨结节缺血性坏死影像学表现

影像类别	影像表现
X 线	①早期：膝关节侧位片显示胫骨结节前方软组织肿胀及髌韧带肥厚。②中期：髌韧带内可见多个游离的圆形、卵圆形或三角形骨化或钙化影，胫骨结节无相应骨质缺损。③晚期：胫骨结节骨骺不规则增大，可节裂成碎骨块，常向上移位。有时游离的骨化或钙化影可与胫骨结节增生部联合在一起。胫骨干骺端前缘出现较大的骨质缺损区，其范围常大于骨碎块（图 11-10）
CT	同 X 线表现
MRI	可清晰显示软组织肿胀的程度及范围；韧带在 T_1WI 及 T_2WI 上均呈低信号；碎骨块在 T_1WI 及 T_2WI 上均呈低信号（图 11-11）

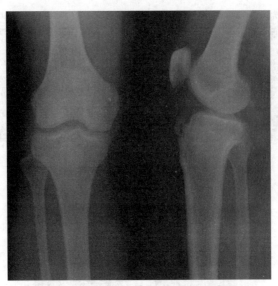

图 11-10　胫骨结节缺血性坏死 X 线影像

胫骨结节前上方游离的骨化或钙化影，胫骨结节骨骺不规则增大，密度不均匀增高

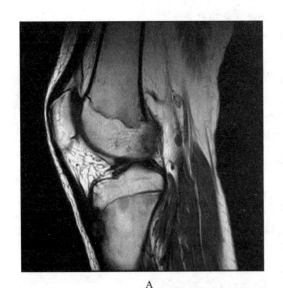
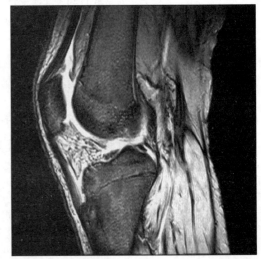

A　　　　　　　　　　　　　　　　　B

图 11-11　胫骨结节缺血性坏死 MRI 影像

胫骨结节形态不规则，碎骨块在 T$_1$WI 及 T$_2$WI 上均呈低信号，周围呈混杂信号，软组织肿胀

第六节　胫骨内髁缺血性坏死

　　胫骨内髁缺血性坏死又称"Blount 病""胫骨畸形性骨软骨炎"或"胫内翻"。可一侧或双侧发病，多发于婴儿或儿童期。主要临床症状为受累肢体畸形，膝部向外弯曲及胫骨内髁部隆起。其影像学表现见表 11-6。

表 11-6　胫骨内髁缺血性坏死影像学表现

影像类别	影像表现
X 线	①受累侧小腿向外弯曲，呈膝内翻畸形，胫骨内髁增大，其上方关节面向内、下后方倾斜伸长而呈鸟嘴状；②邻近骨骺的干骺端内侧部分也向内侧扩展延伸而形成尖突状；③骺线附近骨质呈密度不均的斑点状阴影或不规则钙化影；④胫骨骨干内侧皮质增厚（图 11-12）
CT	①胫骨内髁坏死区可见囊状低密度影；②边缘致密、硬化；③内侧骨皮质增厚
MRI	①胫骨内髁坏死区呈长 T_1、长 T_2 信号影，在脂肪抑制序列上呈斑片状高信号、边界清晰；②边缘呈长 T_1、短 T_2 信号；③周围软组织无异常信号

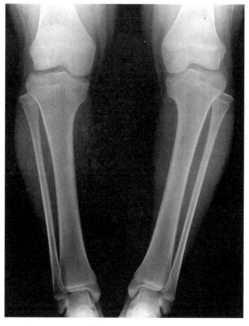

图 11-12　胫骨内髁缺血性坏死 X 线影像

双侧胫骨内髁略增大，关节面向内倾斜，膝关节内翻

第七节　髌骨缺血性坏死

髌骨缺血性坏死发生于原发骨化中心者称"Kohler 病"，发生于继发骨化中心下极者为"Sinding-larsen 病"或"larsen-Joha-nsson 病"。本病多由外伤引起，好发生于 7 ～ 14 岁儿童，男性多于女性。一侧或双侧发病，常有疼痛，跛行和局部压痛。其影像学表现见表 11-7。

表 11-7　髌骨缺血性坏死影像学表现

影像类别	影像表现
X 线	①髌骨边缘模糊，密度增高，间有骨质疏松（图 11-13）；②本病多自限，一般 4～6 个月后痊愈，如有碎骨片脱落，则可永久存在
CT	①坏死区呈斑片状低密度影；②边缘致密、硬化
MRI	①坏死区呈长 T_1、长 T_2 信号影，在脂肪抑制序列上呈斑片状高信号、边界清晰；②边缘呈长 T_1、短 T_2 信号；③周围软组织无异常信号

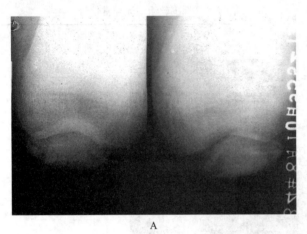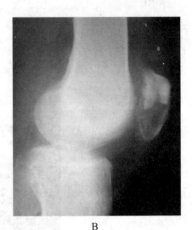

图 11-13　髌骨缺血性坏死 X 线影像

第八节　足舟骨缺血性坏死

　　足舟骨缺血性坏死又称为 "Kohler 病"。常发病于一侧，两侧性病变少见。易累及 5～8 岁儿童，约占 2/3，男孩多于女孩。主要临床症状为局部肿胀，疼痛及运动障碍。其影像学表现见表 11-8。

表 11-8　足舟骨缺血性坏死影像学表现

影像类别	影像表现
X 线	①早期足舟骨密度不均匀性增高；②中期舟骨变小、变扁，可有囊变、节裂、甚者可呈盘状，厚度仅为正常的 1/2～1/4（图 11-14）；③相邻关节间隙增宽；④坏死的足舟骨 2～3 年后逐渐恢复正常，但轮廓可不规则或变形
CT	同 X 线，但较 X 线有更高的软组织分辨率，能够清晰显示软组织肿胀（图 11-15）

续表

影像类别	影像表现
MRI	①早期足舟骨内可见斑片状长 T_1、长 T_2 信号影，信号不均匀；②中期舟骨变小、变扁，囊变、节裂呈囊状或条形长 T_1、长 T_2 信号；③相邻关节间隙增宽；④软组织肿胀，其内可见斑片状混杂信号、边界不清晰

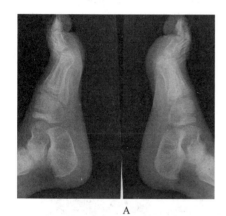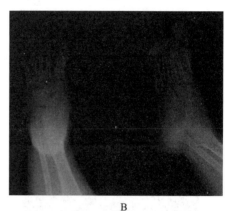

A   B

图 11-14　足舟骨缺血性坏死 X 线影像

A：双侧舟骨变小、变扁，可见囊状低密度影，变薄呈盘状　B：左足舟骨体积变小、变扁，密度增高

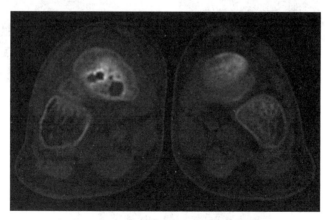

图 11-15　足舟骨缺血性坏死 CT 影像

右足舟骨密度增高，其内可见囊状低密度影

第九节　跖骨头骨骺缺血性坏死

跖骨头骨骺缺血性坏死又称"Freiberg 病"，系跖骨二次骨化中心的缺血性坏死，好发于第 2 跖骨的远端。好发年龄 13 ～ 20 岁，女性居多，单侧多见，双侧同时发病约占 10%。发病与外伤、职业和劳动体位密切相关。局部疼痛为最常见症状，活动后

加重，可有间歇性跛行，局部症状多在发病 1 ～ 2.5 年后逐渐消失，仅在剧烈活动后或外伤后感觉疼痛不适。其影像学表现见表 11-9。

表 11-9　跖骨头骨骺缺血性坏死影像学表现

影像类别	影像表现
X 线	①早期：跖骨头骨骺外形正常或稍扁宽，密度均匀增高，可伴有小囊状不规则透亮影，骺线正常或模糊，跖趾关节间隙正常或稍增宽。②中期：随着病变进展，跖骨头明显增粗，扁平及碎裂呈杵状变形。关节面不规则凹陷如喇叭口状，其边缘模糊或有硬化。凹陷区内可见边缘不规则的游离碎骨片，密度高而不均匀。跖趾关节间隙不规则增宽。③晚期：继发退行性骨关节病（图 11-16 ～ 17）
CT	同 X 线表现

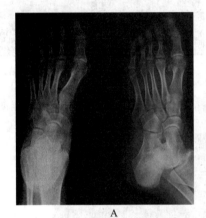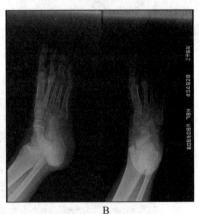

A   B

图 11-16　第 2 跖骨头缺血性坏死 X 线影像

A：左侧第 2 跖骨头增宽，密度增高，其内可见小囊变，跖趾关节间隙增宽

B：右侧第 2 跖骨头密度增高，其内可见小囊变，干骺端增宽呈喇叭口状改变

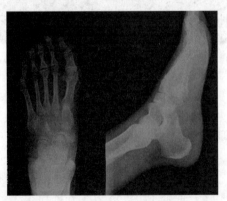

图 11-17　第 3 跖骨头缺血性坏死 X 线影像

左侧第 3 跖骨头密度增高，其内可见小囊变，边缘致密，干骺端增宽呈喇叭口状改变

第十节　跟骨缺血性坏死

跟骨缺血性坏死即跟骨粗隆骨骺缺血性坏死，又称"Sever 病"。多见于 8 ～ 12 岁儿童，双侧发病多见，常因足部外伤而偶尔发现。本病多能自愈，临床一般情况良好，主要表现为足跟痛。其影像学表现见表 11-10。

表 11-10　跟骨缺血性坏死影像学表现

影像类别	影像表现
X 线	①跟骨粗隆骨骺变小，密度不均匀增高，外形扁平不规则，可有碎裂现象（图 11-18）；②骺线不规则并增宽，与骨骺相对应的跟骨部分变粗糙；③跟骨体形态不正常，受累侧踝关节诸骨均呈疏松改变
CT	同 X 线表现

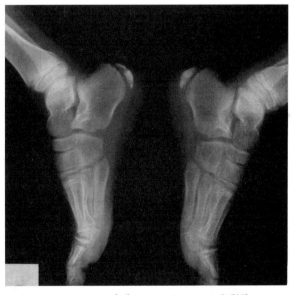

图 11-18　跟骨骨骺缺血性坏死 X 线影像
跟骨粗隆密度增高，边缘毛糙，可见节裂

第十一节　椎体骺板缺血性坏死

椎体骺板缺血性坏死又称"Scheuermann 病""青年性脊柱后突""青年驼背症"等，是一种常见的缺血性坏死。好发于胸椎下段和腰椎上段，以生理后突明显且负重较大的胸 8～胸 11 受累最多见，常侵犯多个椎体。在胸段，位置偏前的髓核突入椎体，导致椎体前部产生特征性的楔形变。椎体骨骺异常为继发性缺血所致，常并发椎间盘椎突出，即"Schmorl"结节。病变晚期，骨骺与椎体骨性融合，椎体仍遗留楔形变，脊柱以及椎间盘常明显退变。本病好发于 10～18 岁青少年，以 14～16 岁最为常见，男女发病率为（4～5）∶1。症状为腰背疲劳感和疼痛，卧床休息后缓解。下胸段脊柱呈典型圆驼状，可合并侧弯畸形。本病预后较好，但脊柱畸形难以恢复。其影像学表现见表 11-11。

表 11-11　椎体骺板缺血性坏死影像学表现

影像类别	影像表现
X 线	①椎体骨骺出现迟缓，密度增高或不均匀，轮廓不清，形态不规则或呈分节状；②骺板与椎体间匀称透明线不规则增宽；③椎体前窄后宽呈楔形变；④部分患者椎体前部上、下缘局限性凹陷，呈阶梯状改变；⑤脊柱胸段失去正常的生理曲度而呈典型的圆驼状后突；⑥椎间隙正常或前部加宽，椎体上下缘常可见 Schmorl 结节；⑦成年后遗留多个椎体楔形变和脊柱后突畸形（线图 11-2，图 11-19）
CT	①椎体形态不规则、密度不均匀。②椎体上下缘常可见 Schmorl 结节
MRI	①矢状位，可见椎体呈楔形改变，脊柱后突畸形（图 11-20）。②冠状位，可见脊柱侧弯畸形

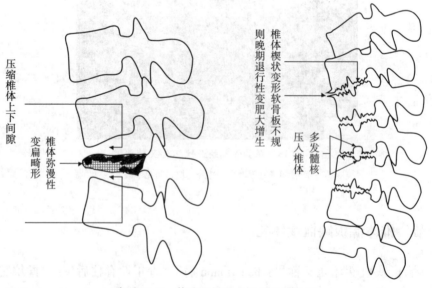

线图 11-2　椎体骺板缺血性坏死模式图

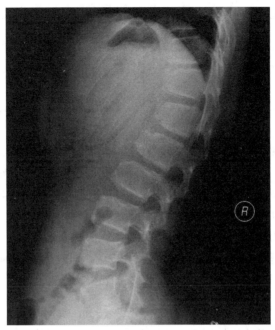

图 11-19　椎体骺板缺血性坏死 X 线影像

脊柱轻度侧弯畸形，胸腰段椎体上下缘凹陷，呈阶梯状改变

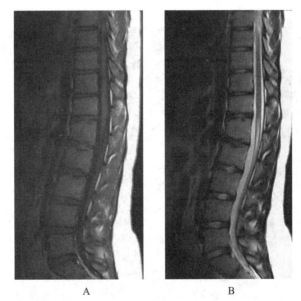

A　　　　　　　　　　　　　　　　B

图 11-20　椎体骺板缺血性坏死 MRI 影像

胸 12 及腰 1 ～腰 3 椎体呈楔形改变，腰 1 ～腰 3 椎体 Schmorl 结节

第十二节　扁平椎

扁平椎又称"Calve 病"和"椎体骨软骨炎"，为椎体原发骨化中心缺血性坏死，

累及一个椎体。多见于 2～15 岁儿童，男女发病率相近。常见症状为背痛、局部压痛、脊柱后突和活动受限，症状多随病程进展逐渐减轻而趋消失。其影像学表现见表 11-12。

表 11-12　扁平椎影像学表现

影像类别	影像表现
X 线	①病变早期，病椎软组织可呈梭形增宽；②数周内受累椎体边缘毛糙，不规则，椎体密度增高，其上下缘，塌陷变形，以椎体前半变扁明显，局部脊柱后突畸形；③随着病变的进展，椎体继续变扁并呈厚薄一致的扁盘状，甚者可呈硬币状（图 11-21）；④椎体前后径增大，超出相邻椎体的边缘，椎间隙正常或稍增宽；⑤有时病椎旁有碎骨片，病变极少侵犯椎弓根；⑥病变修复后，椎体高度可恢复正常厚度的 2/3 以上，但前后径仍大于相邻椎体，发生相应凸起。注：嗜酸性肉芽肿可有相同的 X 线表现，确诊有赖于组织学检查
CT	同 X 线
MRI	矢状位可见椎体变扁，前后径增大，相邻椎间隙增宽，椎间盘正常，椎体呈略长 T_1、长 T_2 信号影（图 11-22）

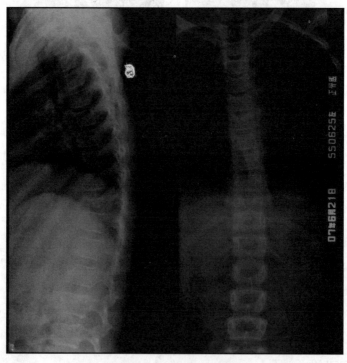

图 11-21　扁平椎 X 线影像
胸 10 椎体变扁，前后径及横径增宽，椎体呈盘状，脊柱轻度后凸畸形

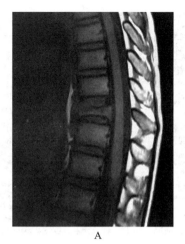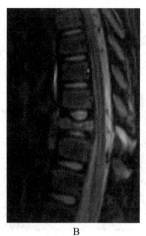

图 11-22　扁平椎 MRI 影像

椎体变扁呈盘状，矢状径增大，硬膜囊受压，椎间盘未见异常

第十三节　耻骨联合缺血性坏死

耻骨联合缺血性坏死又称"非化脓性耻骨骨炎""耻骨骨软骨炎"或"耻骨联合关节炎"。男女均可发病，多发生于女性妊娠末期和产后及男性下泌尿道手术后。临床上以耻骨联合区剧痛，显著压痛及不同程度的下肢活动困难为三种主要症状。可伴有一侧或两侧耻骨骨质吸收破坏，病程常自限或自愈。其影像学表现见表 11-13。

表 11-13　耻骨联合缺血性坏死影像学表现

影像类别	影像表现
X 线	X 线表现具有特异性，是诊断本病的主要依据 （1）早期：耻骨联合间隙呈现不同程度的增宽（0.6～4.8cm），其内近耻骨联合骨缘可见中心性或偏心性纵行条带状透亮间隙，呈长条状，分叉状或水滴状，为潜在的关节腔积气 （2）晚期：①一侧或双侧耻骨上、下缘呈耻骨联合处骨质破坏，表现为虫蚀状或鼠咬状，严重者呈多弧状切迹，边缘锐利，大多无撕脱骨块或死骨形成。（图 11-23）；②单腿站立拍照耻骨联合后前位片，可见站侧耻骨向上呈不同程度的脱位错位（0.5～1.0cm）；③耻骨破坏过程和持续时期不一，可经数月或数年而自限，破坏区可逐步为结构清晰的骨组织所代替，密度正常，骨纹理清晰可见，并有边缘硬化。病变痊愈后，耻骨联合间隙变窄（0.2～0.4cm）或趋于正常
CT	显示耻骨联合骨质破坏，边缘毛糙、不规则，周围软组织肿胀（图 11-24）

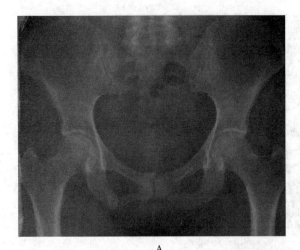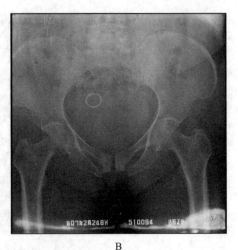

A   B

图 11-23 耻骨联合缺血性坏死 X 线影像

A：耻骨联合致密、硬化，边缘毛糙，其内可见透亮影

B：耻骨联合骨质破坏、不规则，致密、硬化，下缘缺损、毛糙

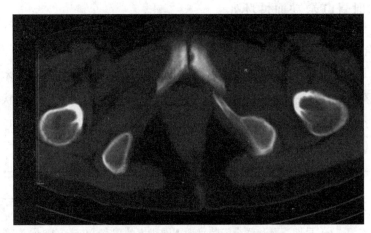

图 11-24 耻骨联合缺血性坏死 CT 影像

耻骨联合骨质破坏，边缘毛糙、不规则，周围软组织肿胀

第十四节 髋臼骨骺缺血性坏死

髋臼骨骺缺血性坏死的发病基础为髋臼骨与软骨发育障碍，局部轻微外伤后，血液循环障碍，为发病的直接因素。本病好发于 12 ～ 15 岁青少年，单双侧均可发病。正常儿童髋臼"Y"形软骨在 9 ～ 14 岁时出现，多个二次骨化中心于 16 ～ 17 岁闭合。临床症状主要为髋部及下部疼痛，在运动或走路过多后加重。病侧髋关节半脱位和跛行、活动受限和臀肌萎缩等改变，但无一般炎症表现。少数患者有明确的外伤史。其影像学表现见表 11-14。

表 11-14　髋臼骨骺缺血性坏死影像学表现

影像类别	影像表现
X 线	①髋臼发育不良，髋臼浅而宽，倾斜度加大，失去正常轮廓；②"Y"形软骨骨化层致密、增厚、碎裂，呈分叶状、花边状或锯齿状，少数可见囊样变和环形钙化；③软骨下骨质结构紊乱，并可出现多囊状透亮区，周围有广泛的不规则骨质增生；④髋关节有不同程度的半脱位、股骨头外移 1/2～2/3，申通线失常，髋关节上部间隙变窄，内侧间隙明显增宽；⑤随着病变进展，股骨头骨骺相应增大，扁平呈新月状，骨质内有囊变，少数股骨头骨骺轻度滑脱，干骺线失去正常的向内下斜行而趋向水平，股骨颈增粗变短，颈干角增大呈髋外翻，股骨干变细，骨质普遍疏松，髋关节囊增厚，臀肌萎缩，可有骨盆前倾、髂骨翼外展、患侧闭孔较健侧小等改变；⑥晚期髋臼骨质增生而形成退行性骨关节病改变

第十五节　致密性骨炎

致密性骨炎系一种骨质硬化性疾病，好发于髂骨、腰椎、骶骨和耻骨的邻近边缘（线图 11-3）。多发于 20～25 岁青年，50 岁以后少见，男女发病率约 1：5，其中经产妇占大多数。病变可发生于一侧，或双侧同时发病。病因不明，多认为与骨盆承重和局部解剖结构有关。此外，某些职业和劳动如站立工作以及妇女在妊娠分娩的外伤，也可能与发病有关。临床症状一般轻微，主要有腰背痛，骶髂部或耻骨联合处疼痛并放射至大腿或臀部，体力劳动后加重，女性可随妊娠次数增多而加重，均无夜间疼痛发生。部分患者可无症状，多为偶然发现。其影像学表现见表 11-15。

表 11-15　致密性骨炎影像学表现

影像类别	影像表现
X 线	①髂骨耳状面呈均匀性密度增高硬化，骨结构不清，骨小梁间隙消失，其内侧缘以骶髂关节为界，从不累及骶髂关节；外侧缘边界模糊不清，可逐渐移行于正常骨质中。②骨质硬化区表现为三角形、新月形或梨形，尖端向上，基底向下。③病变范围不一，可累及耳状面的全部或中下 2/3，亦可仅限于中 1/3 或下 1/3。④本病多为双侧发病，可同时或先后发病，病变大小、形态可不对称。少数可单侧发病。⑤少数病例发病于贴近骶髂关节边缘的骶骨和耻骨联合附近。⑥椎体也可发病，好发于腰椎前上角，以腰 4、腰 5 多见。多为单发，亦可累及多个椎体，表现为椎体前上缘三角形致密影，椎间隙正常（图 11-30）
CT	髂骨面密度均匀增高、硬化，骨小梁间隙消失，边界清晰，骶髂关节间隙正常（图 11-31）

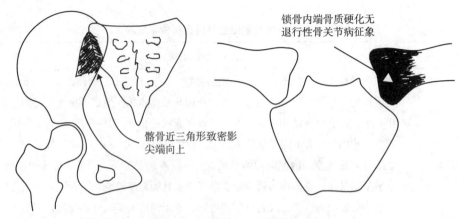

线图 11-3 髂骨致密性骨炎模式图

髂骨近三角形致密影
尖端向上

锁骨内端骨质硬化无
退行性骨关节病征象

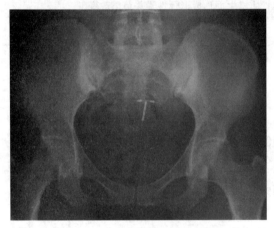

图 11-30 致密性骨炎 X 线影像

双侧髂骨耳状面均匀性密度增高硬化，骨结构不清，骨小
梁间隙消失，骶髂关节间隙未见异常

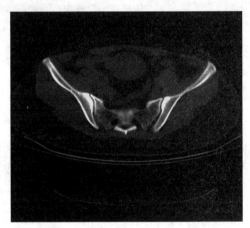

图 11-31 致密性骨炎 CT 影像

双侧髂骨面密度均匀增高、硬化，骨小梁间隙消
失，边界清晰

第十六节 剥脱性骨软骨炎

剥脱性骨软骨炎又称"Konig 病"，系关节软骨和软骨下骨缺血性坏死，创伤为主
要病因，坏死骨片可连同局部关节软骨一起发生分离、脱落，形成关节内游离体，遗
留下的骨缺损被骨髓或滑膜产生的结缔组织所覆盖，最后变为纤维软骨或经成骨而愈
合。本病好发于 16 ~ 25 岁青少年，男女发病率为 4∶1。好发于股骨下端内外侧髁，
其次为股骨头、髌骨、肱骨小头、距骨滑车、跖骨及足舟骨等处（线图 11-4）。大多为
单侧发病，多发者对称发病占 10%。临床上常有关节疼痛和关节异物感。关节内游离
体形成后，可出现关节弹响、绞锁、肿胀和运动障碍以及肌肉萎缩等表现。其影像学
表现见表 11-16。

表 11-16　剥脱性骨软骨炎影像学表现

影像类别	影像表现
X 线	①不同受累骨有各自的好发部位，肱骨下端多为肱骨小头，股骨头为承重区，股骨下端为内侧髁，髌骨为下极后方关节面，距骨为滑车内上关节面。②病变位于关节软骨下，呈圆形、卵圆形的致密骨块，数毫米至数厘米大小，周围骨质疏松。③随病程进展骨块周围形成环行透光带，其外围骨质可发生硬化。病变修复，透光带可因新骨形成而消失。④当骨块脱落形成关节内游离体时，原骨块所在处留有局限性凹陷缺损（图 11-32）。其游离体可持续存在或短暂增大，亦可吸收变小或消失，而缺损区在短期内可保持不变，最后可成骨而愈合。⑤肱骨小头病变可并发桡骨头外形增大和关节面不规则，肱骨下端和桡骨上端干骺骺过早闭合
CT	可在横轴位详细观察病变情况（图 11-33）
MRI	①多方位成像可显示 X 线和 CT 难以发现的病变。②脂肪抑制序列（STIR）可更加清晰地显示病变（图 11-34）。③增强扫描用于鉴别骨块的存活情况，以决定治疗方案。若骨块有较明显强化，表明有血供，可考虑保守治疗
图像融合	SPECT/CT 依据不同的疾病分期，可表现为显像剂不同程度的摄取（彩图 11-4）

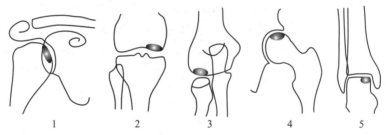

线图 11-4　剥脱性骨软骨炎好发部位模式图

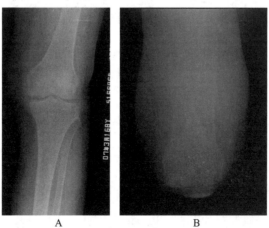

图 11-32　股骨髁剥脱性骨软骨炎 X 线影像

左股骨内髁关节软骨缺损，骨质内线样及囊状透亮影，边缘不规则，周围致密、硬化

轴位片示股骨内髁可见囊状低密度影，关节软骨不规则

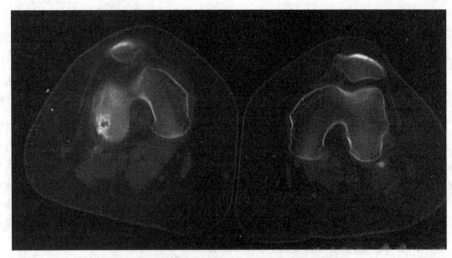

图 11-33 股骨内髁剥脱性骨软骨炎 CT 影像

股骨内髁关节软骨不完整，骨质内可见囊状低密度影

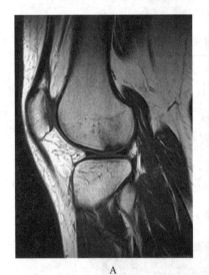

A

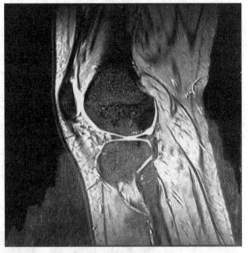

B

图 11-34 股骨髁剥脱性骨软骨炎 MRI 影像

股骨髁关节软骨不规则，骨质内可见囊状长 T_1、长 T_2 信号影，膝关节腔积液

第十七节　其他原因所致的缺血性坏死

一、锁骨胸骨端骨骺缺血性坏死

　　锁骨胸骨端骨骺缺血性坏死亦称"Friedrich"病，极为罕见。本病原因不明，患者多有外伤史。锁骨胸骨端骨骺骨化中心于 18～20 岁出现，25 岁左右愈合。主要症状为胸锁关节处疼痛和肿胀，青年人多发。其影像学表现见表 11-17。

表 11-17　锁骨胸骨端骨骺缺血性坏死影像学表现

影像类别	影像表现
X 线	病变主要位于锁骨骨骺。早期可见胸锁关节区软组织增厚而无骨质改变，之后胸锁关节锁骨端出现点状钙化，局部骨骺骨质疏松，但胸骨不受累。鉴别诊断：本病应与先天性畸形、外伤、骨髓炎、结核及肿瘤鉴别
CT	CT 表现锁骨骨骺密度不均匀，周围软组织肿胀
MRI	锁骨骨骺呈混杂长 T_1、长 T_2 信号影，周围软组织肿胀呈弥漫性长 T_1、长 T_2 信号，在脂肪抑制序列上呈斑片状高信号
图像融合	SPECT/CT 依据不同的疾病分期，可表现为显像剂不同程度的摄取

二、坐骨结节骨骺缺血性坏死

坐骨结节骨骺缺血性坏死亦称坐骨结节骨骺分离、坐骨骨突解离症，多发生于坐骨结节骨骺闭合之前、从事剧烈体育运动的青少年。本病多见于青少年体操运动员，常有明显的牵拉外伤史和反复累及损伤史，一侧或双侧发病，双侧病变范围及程度可不一致。其影像学表现见表 11-18。

表 11-18　坐骨结节骨骺缺血性坏死影像学表现

影像类别	影像表现
X 线	①撕脱骨折时，坐骨结节表面不规则，下缘可见撕脱骨折线和分离的骨骺。撕脱的骨骺碎片常呈长条形或半月形，排列于坐骨下缘。②后期，坐骨结节骨轮廓模糊，骨结构紊乱，骨骺密度增高，病变可累及髋臼下缘，但不累及耻骨联合。③鉴别诊断：本病应与坐骨结节非特异性骨炎及单骨性纤维异常增殖症鉴别

第十二章　黏多糖病

黏多糖病又称"黏多糖贮积症（mucopolysaccharide storage disease，MPS）"，是一种遗传性疾病，以黏多糖代谢障碍为特点。黏多糖因代谢障碍而大量沉积在体内各组织器官（骨、软骨、骨膜、筋膜、肌腱、血管、心脏瓣膜、神经、肝、脾、肾、网状内皮系统和皮肤等）中，可引起骨骼、内脏损伤及智力障碍。黏多糖分布在结缔组织的基质内，是软骨、骨膜、血管壁和皮下组织的重要成分。现已知黏多糖有多种，其中有 3 种与黏多糖病有关，即硫酸软骨素 B、硫酸肝素和硫酸角质。正常人尿中黏多糖排出量为 5～15mg/L，其中 80% 为硫酸软骨素 A，硫酸软骨素 B 和硫酸肝素约占 10%，硫酸角质仅占少量。

黏多糖在骨组织沉积致成骨发育障碍，肢体畸形，在关节组织沉积可引起关节硬化、变形；在动脉壁沉积可形成假动脉硬化斑；在脑组织沉积可导致智力低下。临床特点是骨骼及肢体变形，智力障碍，角膜混浊，主动脉和心脏瓣膜受累。

根据临床症状、生化异常和遗传特点，将黏多糖病分为 7 型：

第 I 型　Hurler 综合征（承雷病）

第 II 型　Hunter 综合征

第 III 型　Sanfilippo 综合征

第 IV 型　Morquio 综合征

第 V 型　Scheie 综合征

第 VI 型　Maroteaux–Lamy 综合征

第 VII 型　Mucopolysaccharidosis VII，Ply 综合征

第一节　黏多糖病 I 型

黏多糖病 I 型，又名"承雷病""脂肪软骨营养不良""软骨营养障碍""软骨 – 骨发育不良"等，为常染色体隐性遗传，男女发病率为（3～4）∶1。主要特点为智力障碍，身材矮小，肢小畸形，面容丑陋，痴呆，舟状大头，眼距增宽，鼻梁塌陷，大鼻孔，口张开，舌增大外伸，牙齿排列不齐，腹部膨隆、肝脾增大，脊柱后凸，近似古

代建筑物上的狮身面相——承雷而得名。出生时症状多不明显,1 岁以后症状逐渐加重。角膜浑浊一般出现于 3 岁,往往进展至失明（图 12-1）。本病预后不良。生化检查:尿中硫酸软骨素 B 和硫酸肝素显著增加,在白细胞及骨髓细胞中可有异染性颗粒（Reilly 小体）。其影像学表现见表 12-1。

表 12-1　黏多糖病Ⅰ型影像学表现

影像类别	影像表现
X 线	①颅骨常增大呈脑积水头型,蝶鞍前后径增大呈"乙"型。下颌骨发育不良。②四肢骨主要表现为骨的塑型障碍,骨干中央粗短,髓腔增宽,一端或两端变细、削尖,上肢较下肢明显,肱骨较典型。股骨近端常变细弯曲,形成髋内翻或髋外翻畸形,远端增粗,骨端削尖较少见;手短管状骨粗短,掌骨近端及指骨远端变尖,末端指骨发育不良。③腰 1、腰 2 椎体发育不良,变小及后移,胸腰段后凸畸形;椎体上下缘凸出致椎体近呈卵圆形,后移椎体前缘上部缺如,下部呈喙状突出;椎弓根细长。④髂骨底部发育不良、变窄,髋臼角加大,髋臼内陷,髋内翻或髋外翻;坐骨削尖。⑤肋骨近端变细,远端增宽,如船桨状（图 12-2）
CT	同 X 线表现。MPR 及三维成像可以更直观显示病变（图 12-3）

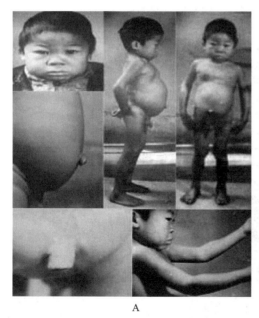
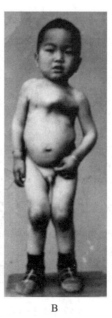
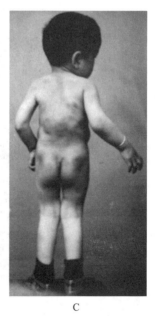

图 12-1　黏多糖病Ⅰ型外形影像

A:身材矮小,肢小畸形;面容丑陋,头大呈舟状,眼距增宽,鼻梁塌陷,
大鼻孔;腹部膨隆明显,脐大　B:胸骨前凸　C:胸腰段后凸

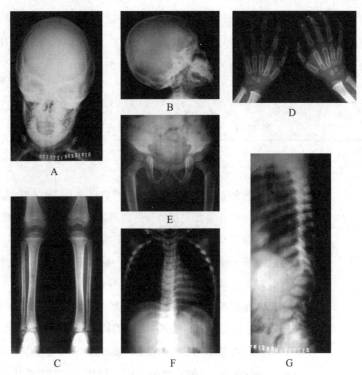

图 12-2　黏多糖病Ⅰ型 X 线影像

A、B：颅骨明显增大，呈脑积水头型；蝶鞍前后径增大呈"乙"型　C：双侧胫腓骨中段增粗，
髓腔增宽　D：双手多个掌骨近端及指骨远端变尖，末端指骨发育细小　E：髂骨底部发育不良、
变窄，髋臼角稍增大，髋臼稍内陷，坐骨削尖股骨干增粗，髓腔增宽　F：多根肋骨近端变细，
远端增宽，如船桨状　G：腰 1 椎体后移，胸 12/ 腰 1 脱位，胸腰段后凸畸形

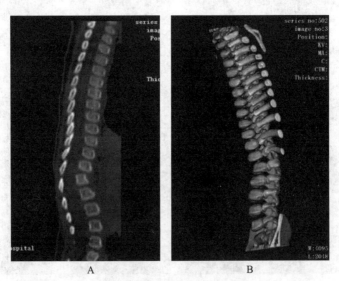

图 12-3　黏多糖病Ⅰ型 CT 影像

腰 1、腰 2 椎体前缘前上部缺如，前下部呈喙状突出；腰 1 椎体后移，胸腰段后凸畸形

第二节　黏多糖病Ⅱ型

黏多糖病Ⅱ型（mucopolysaccharidosis Ⅱ，Hunter 综合征）为伴 Y 染色体隐性遗传，只发生在男性，分为重型和轻型，二者的发病率为（3～4）:1。典型表现与Ⅰ型相似，但智力低下及角膜浑浊较轻或无、听觉较好、能生存至成年或老年与Ⅰ型不同。尿中出现过多的硫酸软骨素 B 和硫酸肝素与Ⅰ型相同，但硫酸软骨素含量在Ⅱ型为 55%，Ⅰ型为 80%，可为早期鉴别诊断提供依据。其影像学表现见表 12-2。

表 12-2　黏多糖病Ⅱ型影像学表现

影像类别	影像表现
X 线	与Ⅰ型相似，但改变较轻，发病较晚；腰椎前下角尖突，但无胸段后突畸形。成人常有关节破坏及继发性骨关节病改变。第 2、5 指骨中节发育短小，掌骨近侧基本正常。尺桡骨远端关节面相对倾斜而成角，关节间隙略变窄。常见"摇椅足"

第三节　黏多糖病Ⅲ型

黏多糖病Ⅲ型（mucopolysaccharidosis Ⅲ，Sanfilippo 综合征，肝素尿型）在临床及生物化学上均不同于Ⅰ、Ⅱ型，是一种常染色体隐性遗传性疾病，在出生人口中平均为 1:150,000。临床特点为进行性智力低下，4～7 岁时可出现症状，10 岁左右即发展至很严重。身材改变较轻微，仅有 1/4 病人表现为侏儒。多数病人面容正常，少数病人可与Ⅰ、Ⅱ型表现类似；多数患者肝大；角膜混浊少见（5:1）。尿中仅有硫酸肝素排出，可与Ⅰ、Ⅱ型鉴别。白细胞及骨骼细胞中可发现异染颗粒小体（Reilly 小体）。其影像学表现见表 12-3。

表 12-3　黏多糖病Ⅲ型影像学表现

影像类别	影像表现
X 线	X 线表现与Ⅰ、Ⅱ型无法区别，约半数出现与Ⅰ型相同的改变，其中约 1/4 出现侏儒，其余半数病人出现长骨和肋骨增大变形。脊柱表现正常

第四节　黏多糖病Ⅳ型

黏多糖病Ⅳ型（mucopolysaccharidosis Ⅳ，Morquio 综合征，硫酸角质尿症）。本病为常染色体隐性遗传性疾病，男女均可发病，男略多于女，发病率在出生人口中约为 1:40,000。

临床约 1/3 患者有家族遗传倾向，一般在少儿期因行走困难并出现脊柱畸形而被发现。典型表现为明显的侏儒伴驼背，脊柱明显后凸成角畸形、桶状胸、胸骨前凸；膝内翻，扁平足，站立时髋及膝弯曲呈半蹲姿势，手可伸达膝部；颈短，头向前伸并沉陷于高耸的两肩之间；鼻梁塌陷，眼距扩大。关节球形肿大，以膝关节为著；手、足变形。外表的明显畸形有特殊的诊断及鉴别意义。智力及颅面部一般正常；肝脾肿大少见；10岁左右可出现角膜浑浊；大多数患者在 20 岁以前死亡。其影像学表现见表 12-4。

实验室检查：尿中出现大量硫酸角质为其特征，在临床和 X 线表现均不典型时有助于诊断、分型。中性白细胞内可见异染色黏多糖颗粒（Reilly 小体）。

表 12-4　黏多糖病Ⅳ型影像学表现

影像类别	影像表现
X 线	①脊柱：胸腰椎的上下缘不规则、椎体变扁，前缘正中呈舌状突出，椎间隙增宽；一致性扁平椎是本型与Ⅰ型最突出的鉴别点。脊柱后凸成角畸形常发生于腰 1 或腰 2 处，椎体发育不良向后方移位与Ⅰ型相似（图 12-4、图 12-5）。②骨盆：髂骨翼呈圆形，基底部窄而长，髋臼变浅，髋臼角增大，上下缘不规则。股骨头扁平、分节、碎裂，边缘不规整，股骨颈短而粗，可有髋内、外翻及髋脱位（图 12-6）。③长骨骨干短粗，皮质变薄，干骺端增宽不规整，骨化中心出现晚，骺小且扁平，常有分节；常见膝内翻畸形（图 12-7）。④肩胛骨较小并升高，肩胛盂变浅；锁骨呈蝶翼样改变。⑤腕关节和短骨改变与Ⅰ型相似，尺桡骨远端关节面倾斜、掌指骨非骺端变尖（图 12-8）。⑥肋骨平直变宽，近端变细，似船桨状；胸骨短宽，向前弯凸，呈鸡胸样改变（图 12-9）。⑦头颅、蝶鞍一般正常

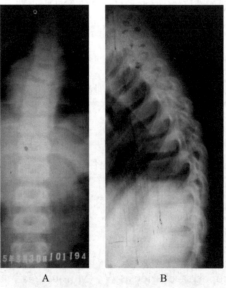

图 12-4　黏多糖病Ⅳ型胸椎 X 线影像

A～B：多个胸椎变扁呈一致性扁平椎改变，椎间隙增宽

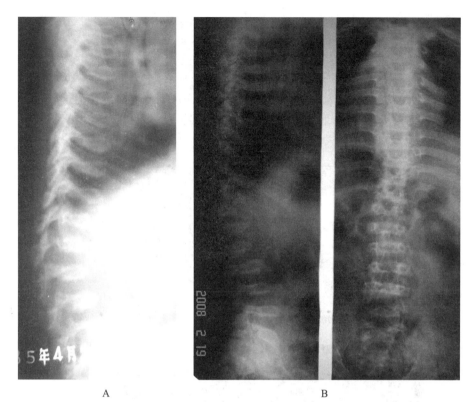

图 12-5　黏多糖病Ⅳ型胸腰椎 X 线影像

A：胸腰椎一致性变扁，前缘正中呈舌状突出；腰 1 椎体发育不良向后方移位，胸 12/ 腰 1 脱位，

脊柱后凸成角畸形　B：胸腰段椎体一致性变扁，前缘正中呈舌状突出；胸 12 椎体后移，

胸 11/ 胸 12 脱位，胸腰段后凸成角畸形

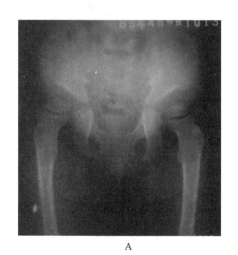

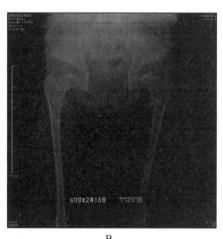

图 12-6　黏多糖病Ⅳ型髂骨 X 线影像

A：髂骨翼呈圆形，基底部窄而长　B：髂骨基底部窄而长，股骨头扁平，密度增高，

边缘不规整，股骨颈短而粗，髋内翻

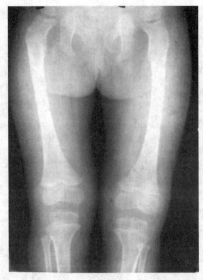
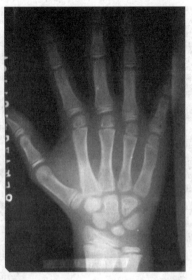

图 12-7　黏多糖病Ⅳ型长骨 X 线影像　　　　　图 12-8　黏多糖病Ⅳ型 X 线影像
双侧股骨远端及胫骨近端干骺端增宽　　　　　　　　　桡骨远端关节面倾斜

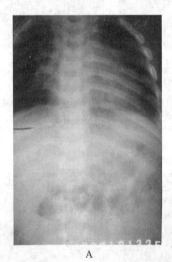
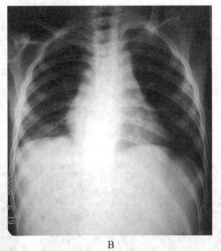

A　　　　　　　　　　　　　　B
图 12-9　黏多糖病Ⅳ型肋骨 X 线影像
A：肋骨平直变宽，近端变细，似船桨状　B：肋骨近端变细，远端增宽，似船桨状

第五节　黏多糖病Ⅴ型

　　黏多糖病Ⅴ型（mucopolysaccharidosis Ⅴ，Scheie 综合征），为常染色体隐性遗传性疾病。临床表现为头大、面容丑陋、颈短、关节僵直、爪状手等，常伴有主动脉瓣关闭不全；以角膜周边部混浊为特点，可发生色素性视网膜炎；智力和身材一般正常，存活时间较其他类型黏多糖病为长，一般可存活至中年（30 ～ 40 岁）。尿中只排出大量硫酸软骨素 B。Reilly 小体缺如或显示不清。其影像学表现见表 12-5。

表 12-5　黏多糖病 V 型影像学表现

影像类别	影像表现
X线	X线表现轻微，侏儒少见；椎体轻度变扁，无舌状突出；长骨干骺部不规则，骨骺轻度变形

第六节　黏多糖病 VI 型

黏多糖病 VI 型（mucopolysaccharidosis VI，Maroteaux–Lamy 综合征），又称"多发性营养不良性侏儒（Polydystrophic dwarfism）"。本病的临床表现与 I、II 型相似，表现为身材矮小，角膜混浊，面容与躯体畸形，但智力正常；所有大关节、手和腕关节均呈半屈曲状，可有胸腰段后凸及胸骨前凸畸形；常伴肝大、心脏病和听力消失等症状。病人可存活至成年。本型生物化学改变与 V 型相同，但侏儒和骨畸形较重，可资鉴别。其影像学表现见表 12-6。

表 12-6　黏多糖病 VI 型影像学表现

影像类别	影像表现
X线	X线表现与 I 型不易鉴别，但股骨头骨骺可表现为不规则和变扁，手部畸形改变较 I 型轻

第七节　黏多糖病 VII 型

黏多糖病 VII 型（mucopolysaccharidosis VII，Ply 综合征），又称"β–葡萄糖醛酸酶（β–glucuronidase）缺乏病"。临床表现为智力障碍，可发生侏儒。脊柱后突畸形不明显，可有关节肿大及髋内、外翻畸形。其影像学表现见表 12-7。

表 12-7　黏多糖病 VII 型影像学表现

影像类别	影像表现
X线	①椎体一致性变扁，椎间隙增宽，无舌状突出及胸腰段后凸。②肋骨前端增宽。③髂骨嵴及肩胛骨下缘有不规则的低密度影，边缘骨质硬化。④髋臼发育不良，可有髋内、外翻畸形

第八节 其他黏多糖病

温海斯特（Winhester）等曾描述了一种类风湿型黏多糖病，面容丑陋、痴呆，额部和两颊突出，鼻梁塌陷，眼距加宽；角膜边缘有局限性混浊，尿内无过多黏多糖排出。其影像学表现见表 12-8。

表 12-8 其他类型黏多糖病影像学表现

影像类别	影像表现
X 线	骨骼改变与类风湿关节炎类似：①手指间关节肿大，干骺端可见小囊状密度减低区，关节间隙变窄。②骶髂关节面不规则，关节面下致密、硬化，可伴小囊状、虫蚀状骨质破坏

第十三章　骨与关节感染性疾病

第一节　骨髓炎

一、急性化脓性骨髓炎

本病是化脓性细菌侵犯骨骼引起的化脓性感染。急剧发病和深部剧痛是其特征性表现，多发生于 10 岁以下的儿童，男孩较女孩多。长管状骨为好发部位，多发生在股骨远端、胫骨近、远端及肱骨近端的干骺端。全身症状常表现为高热，脉速，倦怠及血液白细胞明显增多，局部多为红、肿、热、痛等典型表现。

急性化脓性骨髓炎病变常同时累及骨髓、密质骨、松质骨、哈佛管以及骨膜，是一种具有破坏性的全骨炎。骨髓炎的三种感染途径（血行感染、外源性感染、直接蔓延）中以血行感染为最常见。最多见的致病菌是金黄色葡萄球菌（占 72%～85%），其次为白色葡萄球菌、链球菌、大肠杆菌、肺炎双球菌等。干骺部的化脓性病灶可向骨干迅速扩展，出现骨内广泛的急性炎症，也可穿破邻近较薄的皮质形成骨膜下脓肿，进一步形成骨包壳、死骨、软组织脓肿及窦道；血液循环、细菌毒力、个体抵抗力及抗生素的治疗等因素可使病灶有不同的转归（线图 13-1～线图 13-2）。其影像学表现见表 13-1。

表 13-1　急性化脓性骨髓炎影像学表现

影像类别	影像表现
X 线	①早期（发病 7～10 天内）主要表现为软组织充血肿胀，肌间脂肪模糊或消失，皮下组织与肌肉间分界不清，皮下脂肪层内出现条纹状和网格状阴影，骨质改变不明显。晚期脓肿形成时，肌间脂肪线受压，呈弧形向外移位，或可需借助脓腔造影显示。②长骨干骺端早期由于炎症性充血，出现骨质密度减低。发病半月后，出现溶骨性骨质吸收、破坏、骨小梁变模糊、破坏或消失，并迅速向周围扩展。破坏广泛者，可累及骨干的大部甚至全部，但很少跨过骺板累及骨骺，或穿过关节软骨而侵入关节。③骨皮质或海绵质血供中断形成死骨，

影像类别	影像表现
X线	表现为小片状或长条形高密度影，范围广者全部骨干均可成为死骨，常并发病理骨折。④骨膜受刺激而增生，形成葱皮状、花边状或放射状等密度不均匀、边缘不光整的致密新生骨，其围绕骨干形成骨壳。⑤部分病变可直接破坏骨骺软骨板而累及骨骺，或穿过关节软骨而侵犯关节，导致关节间隙变窄和骨性关节面破坏，形成骨性关节炎。⑥病变侵及软组织形成窦道，可见小死骨穿过瘘孔向外排出（图 13-1）
CT	CT 图像密度分辨率较高，在显示骨破坏、软组织情况及较小体积的气泡或脓肿方面优于 X 线，可通过细节显示早期病变，明确病变性质。①可早于 X 线显示哈佛氏管的扩张、破坏和局灶性的骨质破坏，病变进展后，病灶内可见中等密度的脓液及高密度的死骨；②骨皮质增厚，骨髓腔密度增高；③软组织炎症表现为皮下脂肪层内的网格状中等密度影，或深部的边缘模糊的软组织肿胀，周围结构受挤压变形、移位，病灶内可见小气泡影；④软组织脓肿中心为低密度的脓腔影，周围为高密度环状脓肿壁，增强检查脓肿壁明显环状强化而脓腔不强化，此为脓肿的特征性表现，软组织内低密度的气体影是脓肿的重要表现；⑤骨内气体：多为产气细菌感染，表现为骨髓腔内有低密度气体影（CT 值 < –100Hu）积聚；⑥脂肪–液体平面：上方为低密度影（CT 值 –100Hu ~ 0Hu），下方为相对高密度影（图 13-2）
MRI	MRI 极高的软组织分辨率决定了其在骨髓和软组织感染方面的显示能力明显优于 X 线和 CT，尤其是在确定骨质破坏前的早期感染，MRI 为首选，但皮质早期破坏和死骨的显示不如 CT。①软组织肿胀表现为弥漫性长 T_1、长 T_2 信号，边界不清，脂肪抑制序列（STIR）病变区呈明显高信号。②骨髓腔破坏 T_1WI 呈低信号，边界不清，与正常的骨髓组织形成良好对比；T_2WI 呈高信号，在 STIR 序列上，骨髓炎性病灶呈明显高信号。③骨质增生硬化及增厚的骨皮质均表现为双低信号。④骨及软组织内气体 T_1WI、T_2WI 均为无信号的泡状影。⑤骨膜反应：表现为与骨皮质平行的细线状中等 T_1 及略长 T_2 信号，外缘膜骨化呈长 T_1、短 T_2 的低信号条状影。⑥死骨 T_1WI、T_2WI 均为片状或条状低信号，周围组织呈长 T_1、长 T_2 信号，边界清晰。⑦脓肿：脓肿壁呈中等信号，脓液呈略长 T_1、长 T_2 信号。Gd-DTPA 增强扫描：炎性病灶强化而坏死液化区不强化，借此可区别脓肿壁和内部的脓液。在早期动态增强的信号—时间曲线（S–T）上呈缓慢上升型（图 13-3）
ECT	急性化脓性骨髓炎发病 12 ~ 48 小时即可在发病部位显示放射性异常浓集，早于 X 线的显示。三时相骨显像有助于鉴别骨髓炎和软组织蜂窝织炎，后者血流相和血池相见放射性异常浓集，但延迟相放射性浓集反而降低或正常（彩图 13-1）

续表

影像类别	影像表现
超声	①早期可探及骨膜下的脓肿呈带状无回声区，骨膜被掀起呈拱形抬高并增厚，或者在骨周出现脓肿无回声区。这种改变比 X 线出现骨内破坏病变早 7 ~ 10 天，最早可在症状出现后 24 小时内出现。②当出现骨质破坏时，声像图上骨皮质回声中断，骨结构失常，骨质中出现不规则、边缘不清的低回声区，并夹杂有较强的回声。③肿胀的软组织内有时可探及脓肿无回声区

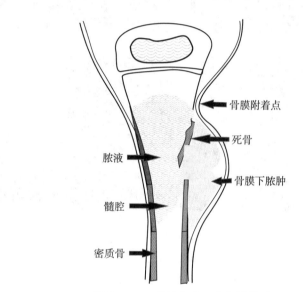

线图 13-1　骨髓炎病理改变模式图

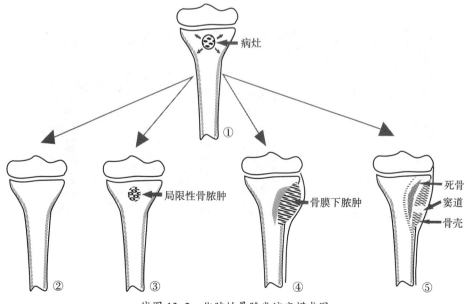

线图 13-2　化脓性骨髓炎演变模式图

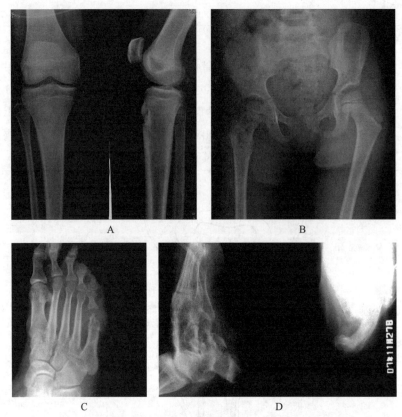

图 13-1　急性化脓性骨髓炎 X 线影像

A：胫骨近端干骺端骨质密度减低，骨小梁变模糊，可见小斑片状及斑点状骨质破坏，边缘模糊

B：右股骨近端干骺端可见斑片状骨质破坏，边缘清晰或模糊　C：右足第 5 跖骨头溶骨性骨质吸收、破坏，边缘不光整，形态欠规则，可见骨膜反应，远端变尖，周围软组织肿胀　D：跟骨形态欠规整，内前部见溶骨性骨质破坏，边缘不光滑，皮质残缺，可见大块死骨，下方软组织肿胀，窦道形成

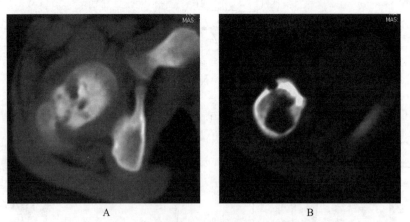

图 13-2　急性化脓性骨髓炎 CT 影像

A～B：股骨颈及转子间可见斑片状溶骨性骨质破坏，边缘清楚，周围骨质轻度硬化，皮质残缺不整，周围软组织肿胀，关节腔见积液

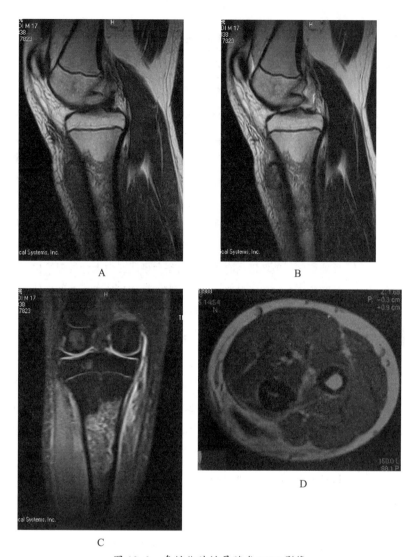

图 13-3　急性化脓性骨髓炎 MRI 影像

A ～ D：胫骨上段髓腔内可见大片长 T_1、长 T_2 信号，压脂 T_2WI 像呈明显高信号，信号不均匀，前侧软组织肿胀，并见一类圆形略长 T_1、长 T_2 信号影，边界清楚。增强后脓肿周缘明显强化，中心不强化。压脂 T_2WI 像股骨及胫骨骨骺见片状高信号

二、慢性化脓性骨髓炎

常继发于急性骨髓炎，因治疗不及时或不彻底，在骨内遗留死骨，致病菌长期隐藏于死骨，即转为慢性骨髓炎。骨内病灶如处于相对稳定状态，则全身症状轻微，一旦身体抵抗力下降，化脓性病灶即可引起急性发作。病变可迁延数年、十数年或数十年，患者病变反复发作，发作时局部红、肿、热、痛或局部窦道流脓和死骨，窦道可长期不愈合。慢性化脓性骨髓炎病理过程如线图 13-3 所示。其影像学表现见表 13-2。

表 13-2　慢性化脓性骨髓炎影像学表现

影像类别	影像表现
X 线	①慢性化脓性骨髓炎的病灶急性发作时，骨质呈溶骨性破坏，边缘模糊、不规则，可发生骨膜反应及死骨；软组织可肿胀，肌间脂肪模糊或消失。以上改变与急性化脓性骨髓炎相似。②慢性期则表现为骨干增宽，轮廓不规则，骨质增生硬化，密度增高，骨小梁增粗，可见粗网状的骨纹理结构，骨髓腔变窄或闭塞；脓腔显示为圆形或椭圆形密度减低区，死骨呈致密的高密度影，边缘不光整，呈虫蚀样；骨包壳位于大块死骨周围，由被剥离的骨膜形成，呈环状高密度影；软组织以增生修复为主，出现局限性稍高密度影；窦道为骨脓肿与皮肤间的线样透亮影。③如果骨硬化区中有溶骨性破坏区，破坏区内有死骨，骨增生硬化区内无骨纹理结构，病灶周围有骨膜反应及软组织肿胀，则表明存在残留病灶或活动性病灶。④慢性骨髓炎趋向好转或愈合时，患骨增粗，密度增高，骨内膜及骨髓腔的骨质增生硬化，坏死腔变小，骨小梁趋向清晰，骨髓腔再通，骨皮质外形趋于正常（图 13-4）
CT	表现与 X 线相似，表现为骨皮质增厚，骨髓腔变窄和骨密度增高；死骨表现为孤立的致密的骨块影，被中等密度的脓液所包绕。CT 由于较高的密度分辨率，诊断死骨明显优于 X 线及 MRI，且对活动性病灶的显示具有优势。CT 检查的目的是寻找小的活动性病灶和小块死骨（图 13-5）
MRI	MRI 对骨髓和软组织病变的显示优于 X 线和 CT。①慢性骨髓炎急性发作期表现同急性化脓性骨髓炎。②慢性期显示骨干增粗，外形不规整，骨质增生硬化及增厚的皮质显示为双低信号，信号可不均匀；死骨为双低信号，而死腔和脓液则为长 T_1、长 T_2 信号（图 13-6）
ECT	脓腔周围骨质硬化带及骨壳放射性异常浓集，脓腔及死骨未见放射性浓集（彩图 13-2）
超声	①骨皮质回声带呈不规则浓密强回声，表面凹凸不平，骨瘘孔处骨皮质局限性回声中断或缺损。②骨髓腔显示不清，死骨形成并分离时，如能显示，则呈孤立性点状、带状或块状强回声后伴声影，其周围为低回声区包绕。③部分扁平骨如肩胛骨慢性骨髓炎，骨质破坏后炎症及坏死组织形成局限性肿块，骨质增生不明显，病变区呈不均匀实性较强回声，夹杂低回声和无回声区，易与肿瘤混淆。④发生皮肤鳞状上皮癌变时，癌组织沿皮肤及骨瘘孔入骨髓腔生长，骨髓腔内出现不规则低回声区，边缘呈虫蚀状，骨瘘孔增大，新骨包壳消失，硬化的骨质变薄。形成角化珠时，则呈较强的块状回声（图 13-7）

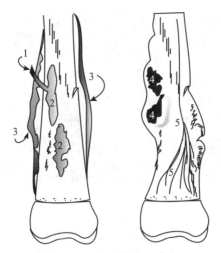

线图 13-3　骨髓炎病理模式图

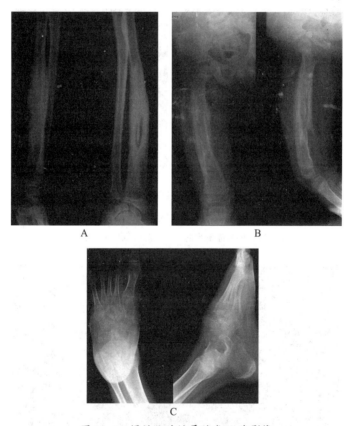

图 13-4　慢性化脓性骨髓炎 X 线影像

A：桡骨中下段骨干增宽，轮廓不规则，骨质增生硬化，密度增高，骨髓腔变窄，
其内可见椭圆形骨质密度减低区，中心可见条形致密死骨影　B：股骨中段骨干增宽，
轮廓不规则，髓腔变窄，其内可见椭圆形骨质密度减低区，中心可见条形死骨影，周围
骨质广泛增生硬化　C：楔骨骨质密度不均匀，可见斑片状骨质破坏，边缘轻度骨质硬化，
背侧软组织肿胀

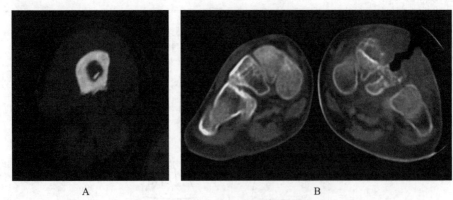

A   B

图 13-5　慢性化脓性骨髓炎 CT 影像

A：股骨皮质增厚，边缘不规则，髓腔内见小片高密度死骨　B：楔骨形态欠规则，
可见斑片状骨质破坏，边缘轻度骨质硬化，背侧软组织肿胀并见窦道通向外界

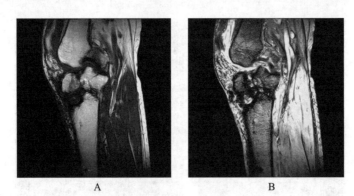

A   B

图 13-6　慢性化脓性骨髓炎 MRI 影像

A ～ B：胫骨上端形态不规整，可见斑片状长 T_1、长 T_2 信号，周围可见不均匀
双低信号影围绕；关节面不光滑，关节腔可见长 T_1、长 T_2 信号积液

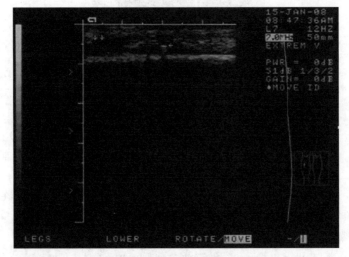

图 13-7　慢性化脓性骨髓炎超声声像图

双箭头所示无回声带为脓肿，单箭头所示强回声为死骨，周围为低回声区

三、硬化性骨髓炎

硬化性骨髓炎又称"Garre 骨髓炎"，较少见，系低毒感染导致骨内炎症病变缓慢持续下去，表现为广泛的骨质增生硬化及轻度炎症性反应。发病常与外伤有关，挫伤后骨膜下出血是发病的重要原因。本病多发生于抵抗力较强的青年人，男多于女，好发于胫骨、股骨、腓骨及尺骨等长骨骨干。症状反复发作为其特征，一般症状较轻，仅见局部软组织肿胀、疼痛，夜间加重，一般无全身症状。其影像学表现见表 13-3。

表 13-3　硬化性骨髓炎影像学表现

影像类别	影像表现
X 线	骨干梭形增粗，皮质增厚，骨质呈局限性或广泛的骨质硬化，与正常骨质界限不清，髓腔变窄或闭塞，无或仅有轻微骨膜反应；一般无或仅有较轻微的、不规则斑点状骨质破坏，无死骨形成；软组织无明显改变（图 13-8）
CT	显示小范围骨质破坏的位置、形态及有无死骨优于 X 线，借此可以和其他病变鉴别（图 13-9）
MRI	可敏感显示斑点状及局限性骨质破坏，病变区呈稍长 T_1、长 T_2 信号，周围广泛的骨质增生硬化呈双低信号。多发病变可呈混杂信号
ECT	脓肿周围硬化带放射性异常浓集，脓腔或肉芽组织未见放射性浓集

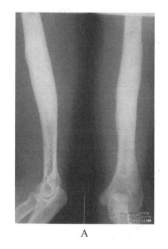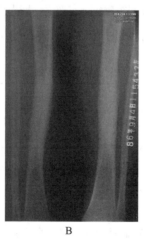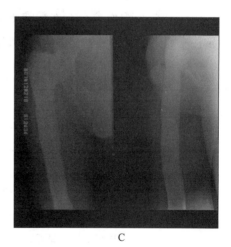

A　　　　　　　　　　　B　　　　　　　　　　　C

图 13-8　硬化性骨髓炎 X 线影像

A：肱骨中段增粗，皮质增厚，骨质广泛硬化，与正常骨质界限不清，髓腔变窄、闭塞，无骨膜反应

B：胫骨中段增粗，皮质增厚，骨质广泛硬化，与正常骨质界限不清，髓腔变窄、闭塞，外前侧见轻微骨膜反应

C：股骨增粗，皮质增厚，可见广泛的骨质硬化，与正常骨质界限不清，髓腔变窄、闭塞，无骨膜反应；股骨颈及大转子区域可见不规则斑点状骨质密度减低区，无死骨形成；软组织无明显改变

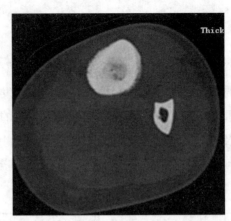

图 13-9　硬化性骨髓炎 CT 影像

胫骨中段增粗，皮质增厚，骨质广泛硬化，髓腔变窄，可见骨膜反应

四、慢性骨脓肿

慢性骨脓肿又称为"Brodie 脓肿"，为相对静止的局限性化脓性病灶，大多有急性发病病史，多为低毒性化脓感染。多见于青少年或儿童。好发于长管状骨的骨干和干骺部，以胫腓骨下端、股骨下端、肱骨下端的干骺区多见。脓肿及坏死组织常被肉芽组织包绕，死骨少见，肉芽组织外围骨髓常常发生较厚的增生、硬化（线图 13-4），因此形成局限性静止的脓肿；脓肿可急性发作，也可机化形成肉芽组织，进一步形成纤维组织和骨组织而愈合。本病临床症状轻微，有阵发性局部疼痛和压痛，夜间加重，常伴有邻近关节的肿胀和疼痛，症状持续时间较短。其影像学表现见表 13-4。

表 13-4　慢性骨脓肿影像学表现

影像类别	影像表现
X 线	多见于长管状骨的干骺端和骨干部；脓肿多呈圆形或椭圆形骨质密度减低区，其长轴与骨干长轴一致，脓肿周围可见较厚的骨质硬化环，骨硬化区逐渐移行于正常骨质。若脓肿位于骨的边缘部，则可见局限性骨皮质增厚及骨膜增生。骨膜炎及死骨少见（图 13-10）
CT	脓肿呈圆形或椭圆形低密度区，脓肿周围骨质硬化密度从中心向周边逐渐减淡、移行于正常骨质。可清晰显示骨皮质增厚及骨膜增生。当脓腔内有死骨时，可见低密度区内有斑片状孤立高密度影（图 13-11）
MRI	病变特征同 X 线和 CT。脓肿 T_1WI 呈中低信号，T_2WI 呈高信号，脓肿壁 T_1WI 呈中高信号，增强检查有不同程度强化；其周围骨质硬化呈双低信号，脓肿周围的骨髓水肿呈长 T_1、长 T_2 信号，脂肪抑制序列（STIR）呈高信号，边界不清晰。病变周围软组织如有肿胀，则呈弥漫性长 T_1、长 T_2 信号。若脓腔内有死骨，T_2WI 高信号病变区内有斑片状低信号影（图 13-12）
ECT	脓肿周围硬化带放射性异常浓集，脓腔或肉芽组织未见放射性浓集（彩图 13-3）

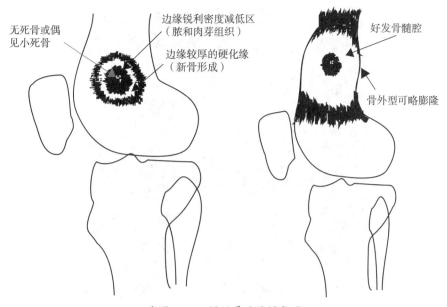

线图 13-4　慢性骨脓肿模式图

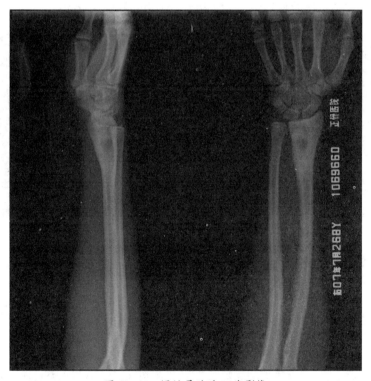

图 13-10　慢性骨脓肿 X 线影像

桡骨远端干骺部可见一圆形骨质密度减低区，边界清楚，周围可见较厚的骨质硬化带，
骨硬化区逐渐移行于正常骨质；干骺部轻度膨隆，皮质光滑，周围软组织未见明显异常

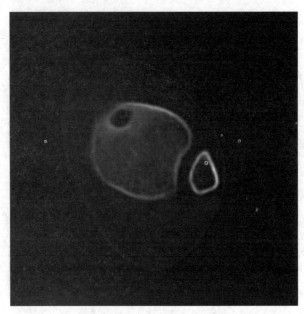

图 13-11   慢性骨脓肿 CT 影像

胫骨远端干骺部内前侧可见一圆形骨质密度减低区，边界清楚，周围可见骨质硬化，

骨质硬化密度从中心向周边逐渐减淡、移行于正常骨质，周围软组织肿胀

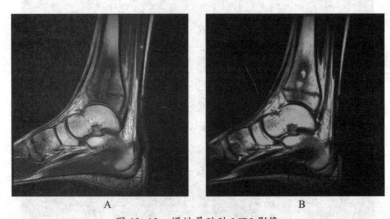

A   B

图 13-12   慢性骨脓肿 MRI 影像

A～B：胫骨远端干骺部及骨骺内可见多发类圆形中等 T_1、长 T_2 信号，其间可见连通，边界清楚，周围可见较厚

双低信号区，低信号从中心向周边逐渐减淡、移行于正常骨质，周围软组织未见明显异常

五、伤寒性骨髓炎

    伤寒性骨髓炎为肠伤寒的并发症，由伤寒杆菌引起，很少见。病情发展缓慢，大多发生在严重伤寒病程中，或痊愈后 1～2 月内发病。临床上局部有疼痛、压痛，偶有发热，脓肿形成时则有波动感，脓液中可找到伤寒杆菌。骨骼病变多为单发，常位于长骨骨干或干骺端的皮质内，其好发部位为胫骨、股骨、尺桡骨、肋骨和脊椎骨。其影像学表现见表 13-5。

表 13-5　伤寒性骨髓炎影像学表现

影像类别	影像表现
X 线	①长管状骨病变多为单发病灶，位于骨干或近干骺端皮质内，也可为多发病灶。表现为骨炎、骨髓炎和骨膜炎，以骨皮质增生和骨膜炎为主，骨干增粗，边缘不规则，髓腔密度可增高。②化脓倾向较少，可形成骨脓肿，但一般不形成死骨或仅有细小死骨。③病变发生于脊柱时主要表现为骨膜炎及关节炎，椎间盘早期受破坏，椎间隙变窄，相邻两个椎体终板软骨下骨质破坏，之后发生骨质增生、硬化，骨质密度增高，韧带钙化，晚期相邻两椎体可发生骨性融合
CT	与 X 线表现相似，显示病变细节如：早期小的骨质破坏、小脓肿及死骨等优于 X 线
MRI	①可敏感显示早期骨质破坏及小脓肿。②脊柱骨质破坏，信号混杂，在脂肪抑制序列（STIR）上呈高信号，椎间盘破坏，在 T_2WI 上正常高信号消失，椎间隙变窄。骨质增生硬化及韧带钙化在 T_1WI、T_2WI 上均呈低信号

六、猪霍乱沙门菌性骨髓炎

沙门菌感染中由猪霍乱沙门菌引起的最多，其中以丙型沙门菌感染的并发症最多见，而并发症中以软骨、骨与关节损害最常见，其他可并发肾盂肾炎、脑膜炎、心内膜炎及脓胸等。临床上分为胃肠型、败血症型和伤寒型。败血症型常合并骨与关节感染，表现为亚急性化脓性骨髓炎、骨膜炎、软骨炎、关节炎，并形成脓肿和窦道。脓液中常可培养出猪霍乱沙门菌。约 40% 发生于 10 岁以下儿童，尤其易发生在镰状细胞贫血的病人。病变好发于四肢长骨、下部肋骨和脊柱，常为多发病变。血清副伤寒丙凝集反应在 1∶40 以上即有诊断价值。其影像学表现见表 13-6。

表 13-6　猪霍乱沙门菌性骨髓炎影像学表现

影像类别	影像表现
X 线	①骨破坏常累及多骨，为多发、散在的小骨质破坏区，不产生大的骨脓肿，死骨少见；②骨质增生和骨膜增厚少见，无骨包壳；③病变侵犯关节时，关节面下可见多发骨质破坏，晚期可引起关节强直；④脊柱病变多局限于椎间隙，椎间隙变窄，进而相邻椎体骨性融合
CT	与 X 线表现相似，显示病变细节如：早期小的骨质破坏、小脓肿及死骨等优于 X 线
MRI	①脊柱病变的 MRI 表现与常见感染相似，无明显特异性；②可敏感显示早期骨质破坏及小脓肿；③关节软骨及软骨下骨质破坏，关节面不光整，关节囊肿胀，积液，滑膜增厚，后期见关节间隙变窄及关节强直

七、慢性骨髓炎恶变

慢性骨髓炎恶变常见于慢性骨髓炎 10 年以上的中、老年男性患者，多发生于长期排脓的窦道口上皮，较少发生于窦道深部，病理上多为癌变，极少为肉瘤变。病变部位多在下肢，以小腿多见，较少发生转移，预后较好。肉瘤变的病程更长，患者年龄大，常发生转移，预后较差。临床症状为患处疼痛加剧，窦道扩大，分泌物增多且恶臭，易出血，局部可见肉芽组织呈菜花状增生、外翻，局部淋巴结可增大。其影像学表现见表 13-7。

表 13-7　慢性骨髓炎恶变影像学表现

影像类别	影像表现
X 线	患病骨骼有慢性骨髓炎的 X 线表现，并且在相当于体表窦道处骨质出现不规则的溶骨性破坏，骨膜反应少，可见病理性骨折。（图 13-13）

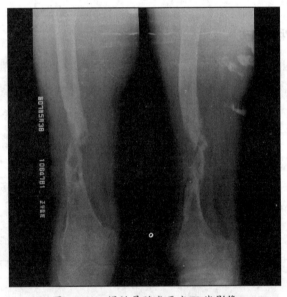

图 13-13　慢性骨髓炎恶变 X 线影像

股骨中下段病理骨折，折端周围骨质多发不规则溶骨性骨质破坏，边缘不规则，可见轻度骨膜反应

八、婴儿骨髓炎

婴儿骨髓炎常继发于呼吸道、皮肤尤其是脐部化脓性感染之后，无论在病理、解剖变化或临床症状方面和成人骨髓炎均有所不同，以长管状骨，尤其是胫骨、股骨及肱骨的干骺部为好发部位。本病早期即可形成骨膜下脓肿，穿破骨膜后形成软组织脓肿，较重的病例可累及关节，形成关节积脓。临床发病慢，病程短，多数病人

症状较轻，可出现低热、白细胞增高，局部肿胀、疼痛，功能障碍，病变一般恢复迅速，预后良好；严重病人可高热甚至抽搐，局部红、肿、热、痛。其影像学表现见表13-8。

表13-8　婴儿骨髓炎影像学表现

影像类别	影像表现
X线	①早期以软组织急性炎症的X线表现为主，骨质变化不明显，随后出现骨膜炎、骨膜下脓肿或软组织脓肿；干骺端的溶骨性破坏也是早期X线表现。②死骨少见，常显大量骨膜下新生骨。随骨膜新生骨及骨内新生骨形成，骨质破坏逐渐被修复，大多可在2个月内好转或治愈。③对二次骨化中心已出现的患者，能够依据骨骺疏松、破坏或碎裂来判断骨骺是否已受累。④可导致患肢过长、过短、关节畸形或半脱位等（图13-14）
CT	与X线表现相似，显示早期软组织肿胀、骨膜下脓肿、软组织脓肿及死骨等优于X线
MRI	①对早期软组织炎性改变显示最佳，呈长T_1、长T_2信号。脓肿呈中等T_1、长T_2信号。②对骨骺破坏的显示优于X线和CT，骺软骨可呈混杂长T_1、长T_2信号，常合并关节积液

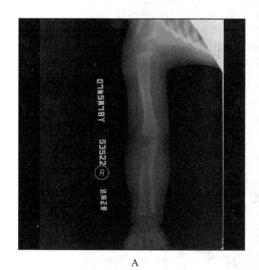 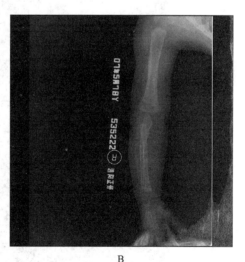

图13-14　婴儿骨髓炎X线影像

A～B：肱骨中段骨膜新生骨明显，皮质增厚，髓腔变窄，密度稍增高

九、特殊部位骨髓炎

（一）下颌骨骨髓炎

下颌骨骨髓炎分为局限性或弥漫性两种。局限性常继发于齿源性感染或外伤，弥

漫性则由血行感染而发病，较少见。青壮年发病率最高，男女发病率约为 5∶1。下颌骨体部好发，约占 71%，其次为下颌支。临床上有龋齿及根周炎病史，进而发展为深部间隙感染，可有发热、白细胞增多。下颌骨修复能力很强，如得到及时和适当的治疗，骨质可逐渐恢复正常或仅留下轻微畸形。其影像学表现见表 13-9。

表 13-9   下颌骨骨髓炎影像学表现

影像类别	影像表现
X 线	骨质破坏分为中心性和边缘性两类。①中心性破坏以局限性多见，病变局限于下颌骨的一部，如系牙源性者以下颌骨体部最多见，如系外伤引起者，多开始于骨折端。广泛型破坏较少见。②边缘性破坏较少见，破坏自骨皮质边缘开始，形成骨质缺损，多发生于下颌支和下颌角处。③骨质破坏一般在发病 2 周后显示，早期表现为骨质疏松，骨小梁模糊，后来出现斑点状骨质破坏区；可见骨膜增生；病情进一步发展，骨质破坏范围增大。约 1/3 出现死骨，可为散在、细小、多发，亦可为大块（图 13-15）

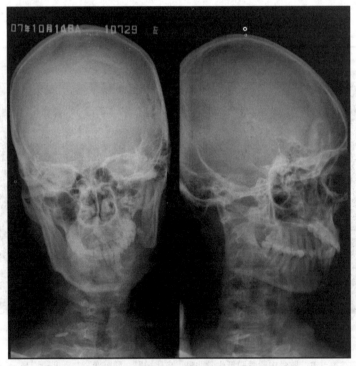

图 13-15   下颌骨骨髓炎（边缘性）X 线影像
左侧下颌角大块骨质破坏，形成骨缺损，边缘不光滑，皮质不连续

（二）脊椎化脓性骨髓炎

脊椎化脓性骨髓炎临床表现分为急性型、亚急性型及慢性型三种。①急性型：发病急，症状重，颈、背及腰部剧痛，高热、神志不清，谵妄甚至昏迷，脊椎活动明显

受限；实验室检查白细胞增高，血沉增快。②亚急性型：发病较急性型缓慢，全身中毒症状较轻，局部疼痛及功能障碍仍明显；与结核病不同之处为通过询问可得知一明确的发病日期。③慢性型：无急性感染病史，无全身中毒症状，体温常不升高，仅局部疼痛、压痛及功能障碍，甚至发生脊柱畸形后才被发现；不易与结核鉴别。

　　本病多见于 30 ～ 40 岁的成人，男性多见，儿童少见，男女发病率约为 4 : 1，发病部位以腰椎最多见，其次为颈椎、胸椎及骶椎。其发病率约占全身骨髓炎的 0.2% ～ 4%。最常见的致病菌为金黄色葡萄球菌，其次为白色葡萄球菌及链球菌、绿脓杆菌等。本病主要为血源性感染，亦可因局部外伤、火器伤以及邻近化脓性感染直接蔓延而引起。巴逊（Batson）证实阴茎背侧静脉及前列腺静脉丛与脊椎静脉相通，因而认为脊椎化脓性骨髓炎与泌尿系统感染有密切的关系。其影像学表现见表 13-10。

表 13-10　脊椎化脓性骨髓炎影像学表现

影像类别	影像表现
X 线	特点为骨质破坏并伴有明显的骨质增生和硬化。依发病部位分为四型。①椎间型（边缘弥漫型）：病变起始于终板软骨下骨质，早期见骨质疏松和斑点状骨质破坏，病变逐渐向椎体中心发展，范围一般不超过椎体的 1/2；椎间盘同时被破坏，椎间隙变窄。随后即可出现明显的椎体骨质硬化，椎旁及椎体前缘形成特征性的粗大骨桥。②椎体型（中心弥漫型）：病变多局限于一个椎体，起病于椎体中心并逐渐向周围发展，椎间隙保持正常，椎体骨质破坏到一定程度后，可发生病理性压缩骨折，椎体前后折块尖端相对，颇具特征性。③骨膜下型（边缘局限型）：病变起源于椎体前缘骨膜下，骨皮质增厚，前纵韧带和椎旁韧带骨化，椎体边缘骨赘和骨桥形成，椎间隙无改变。④脊椎附件型：病变起源于椎体附件，早期改变同椎间型，晚期表现为边缘锐利的骨质破坏和不规则密度减低区，周围骨质增生硬化，病变可累及小关节引起骨性融合，胸椎旁线外移是脊椎化脓性骨髓炎的早期 X 线征象，提示脊柱周围软组织炎性肿块或脓肿形成（图 13-16）
CT	可显示各型骨质破坏的范围及程度，可显示椎体的增生硬化及椎旁脓肿情况（图 13-17）
MRI	①骨质破坏呈现斑片状长 T_1、混杂 T_2 信号，在脂肪抑制序列（STIR）上呈高信号，早期改变即可敏感显示。②骨质增生硬化呈双低信号。③椎旁脓肿呈混杂中等 T_1、长 T_2 信号，在脂肪抑制序列（STIR）上呈高信号。④椎间隙变窄，椎间盘破坏，T_2 加权中央低信号裂隙影不消失。⑤增强检查骨质破坏及软组织肿块呈均匀或不均匀强化，脓肿不强化（图 13-18）

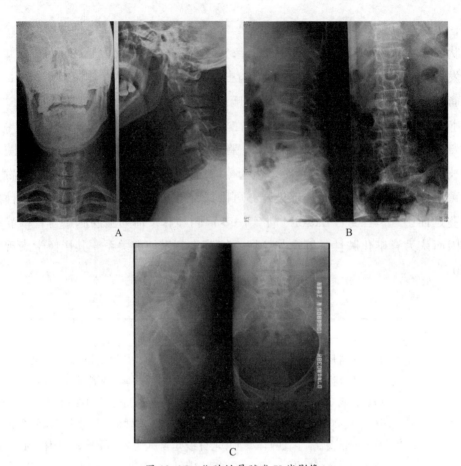

图 13-16　化脓性骨髓炎 X 线影像

A：颈 5/ 颈 6 脱位，椎间隙变窄，终板软骨下椎体骨质破坏并见周围骨质增生硬化

B：腰 2/ 腰 3 椎间隙变窄，终板软骨面不光滑，其下方椎体骨质破坏并见周围骨质增生硬化

C：骶 4/ 骶 5 形态欠规则，骨质破坏，密度增高，边缘不光滑

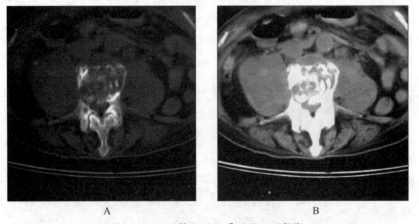

图 13-17　腰椎化脓性骨髓炎 CT 影像

A ～ B：腰椎椎体广泛骨质破坏，其内可见小死骨，周围骨质硬化，椎管及硬膜囊受压变形，

椎旁两侧可见软组织肿胀，右侧明显，并见脓腔

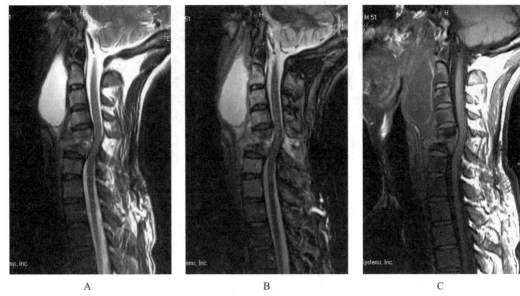

A　　　　　　　　　　　B　　　　　　　　　　　C

图 13-18　颈椎化脓性骨髓炎 MRI 影像

A ～ C：颈 5/ 颈 6 脱位，椎间盘破坏，终板软骨下椎体骨质破坏呈混杂 T_2 信号，周围可见低信号影，颈椎前侧可见囊袋样长 T_2 信号，边缘光滑，椎管及脊髓受压变形，椎管狭窄；增强后骨质破坏区呈中等强化，颈前脓肿壁环形强化，脓腔不强化

（三）髂骨骨髓炎

髂骨骨髓炎常因金黄色葡萄球菌感染而引起，好发于髂骨翼及髋臼上缘，病变进展可累及邻近的骶髂关节和髋关节。多见于 15 岁以下的儿童，成人少见。常伴有严重的脓毒血症，可有臀部、髋部明显疼痛及压痛，髋关节活动受限。晚期可合并脓肿、窦道或关节炎。其影像学表现见表 13-11。

表 13-11　髂骨骨髓炎影像学表现

影像类别	影像表现
X 线	①急性发病 3 ～ 4 周后，在髂骨骨质密度减低区内可见斑点状骨质破坏，边缘模糊，病变常起始于髋臼上缘或髂骨边缘。②慢性期可见单发或多发的骨质破坏，边缘规整，破坏区内可见小死骨，周围可有广泛骨质硬化。③病变侵及髋关节或骶髂关节可引起化脓性关节炎
CT	同慢性骨髓炎。显示关节结构及关节面早期破坏情况优于 X 线（图 13-19）
MRI	同"慢性骨髓炎"。敏感性高，显示关节面早期破坏早于 X 线和 CT
ECT	病变部位放射性异常浓集（彩图 13-4）

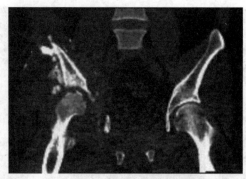

图 13-19　髂骨骨髓炎 CT 影像

右侧髂骨骨质破坏，骨质密度增高，边缘不规整，周围软组织肿胀并见多发不规则

片状骨性密度影。髂关节受波及，股骨头关节面可见侵蚀、破坏

（四）截肢残端骨髓炎

截肢残端骨髓炎多由金黄色葡萄球菌感染而引起，残端伤口化脓，长期不愈，可形成窦道。临床上可有高热、残端剧痛等症状。实验室检查可见白细胞增多，血沉增快。其影像学表现见表 13-12。

表 13-12　截肢残端骨髓炎影像学表现

影像类别	影像表现
X 线	①早期表现为残端软组织肿胀，继而出现局限性骨质破坏及邻近部位的骨膜增生，病变一般不向近端扩展；②晚期若形成死骨时，则多呈圆锥形或环形，此为本病的特征性表现，系截肢时骨膜被剥离，血供中断所致（图 13-20）
CT	CT 可清晰显示骨质破坏及软组织肿胀情况，死骨检出率高。
MRI	对软组织有较高的分辨率。残端骨组织的破坏呈现混杂长 T_1、长 T_2 信号，边界模糊，不清晰。死骨表现为环形或锥形低信号
ECT	病变部位放射性异常浓集（彩图 13-5）

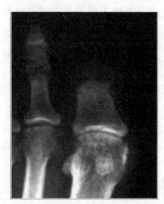

图 13-20　截肢残端骨髓炎 X 线影像

拇趾残端软组织肿胀，骨质密度稍显增高，边缘稍显毛糙不整

第二节　化脓性关节炎

化脓性关节炎是由于革兰阳性菌（主要是金黄色葡萄球菌）感染所致的关节化脓性炎性改变。常见于婴儿和儿童，多为血行感染或邻近炎症扩散；成人病变多因外伤感染所致。临床症状较重，发病急，体温高、可达 40℃，局部表现为关节的红、肿、热、痛，后期可有关节功能障碍及关节脱位，治疗不及时多发生骨性强直。实验室检查白细胞增多，分类中以中性粒细胞增多为主。

早期病变开始于滑膜，出现充血、水肿，浆液性渗出增多，此期感染被控制后，关节可完全恢复；中期浆液变成脓液，侵犯关节软骨，软骨下骨质可见坏死，儿童可发生骨骺分离，关节间隙增宽，关节囊破裂时脓液流向软组织；晚期软骨及软骨下骨质受侵蚀破坏，关节间隙变窄；最终滑膜被肉芽组织代替，发生纤维化和骨化，导致关节形成纤维性或骨性强直（线图 13-5）。其影像学表现见表 13-13。

表 13-13　化脓性关节炎影像学表现

影像类别	影像表现
X 线	①早期骨质结构未见明显异常，关节腔积液致髌上囊呈"倒梨"形，后侧关节囊呈反"3"字征。②中期关节间隙增宽，骨骺软骨受侵蚀，边缘毛糙，干骺端可见骨膜反应。③晚期关节间隙变窄，关节面骨质糜烂、破坏明显，关节承重处改变最明显，周围可见骨质增生、硬化，关节破坏严重的可发生病理性脱位。④愈合期骨质破坏区边缘骨质增生硬化更明显，病变严重时可发生骨性强直，骨小梁和骨密度逐渐恢复正常（图 13-21）
CT	CT 具有较高的软组织分辨率，可清晰显示关节囊肿胀、积液、骨质破坏及骨膜反应，对骨质增生、硬化显示良好（图 13-22）
MRI	早期滑膜肿胀、增厚呈稍长 T_1、长 T_2 信号，关节腔积液。中期脓液形成，呈中等 T_1 或短 T_1 信号及长 T_2 信号。MRI 显示软骨破坏的情况明显优于 X 线和 CT，但对骨质增生、硬化不敏感（图 13-23～图 13-24）

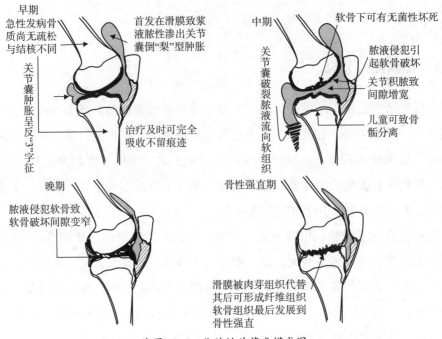

早期
急性发病骨质尚无疏松与结核不同

首发在滑膜致浆液脓性渗出关节囊倒"梨"型肿胀

关节囊肿胀呈反"3"字征

治疗及时可完全吸收不留痕迹

中期
关节囊破裂脓液流向软组织

软骨下可有无菌性坏死

脓液侵犯引起软骨破坏

关节积脓致间隙增宽

儿童可致骨骺分离

晚期
脓液侵犯软骨致软骨破坏间隙变窄

骨性强直期
滑膜被肉芽组织代替其后可形成纤维组织软骨组织最后发展到骨性强直

线图 13-5　化脓性关节炎模式图

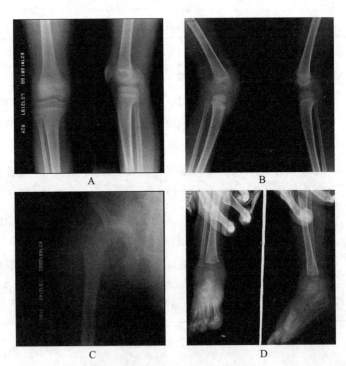

图 13-21　化脓性关节炎 X 线影像

A：早期关节对应好，骨质结构未见明显异常，关节腔积液致髌上囊肿胀　B：右膝关节滑膜肿胀明显，胫骨近端干骺端可见小片骨质破坏，周围骨质密度增高、硬化，关节对应尚好　C：晚期髋关节间隙变窄，关节囊肿胀，关节面毛糙不整，可见糜烂、破坏，以股骨头为著，可见骨质破坏及缺损，边缘不光滑，并见关节半脱位　D：踝关节滑膜肿胀明显，胫骨远端干骺端骨质破坏，周围骨质密度稍增高，关节对应尚好

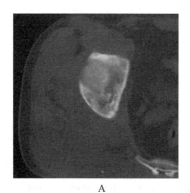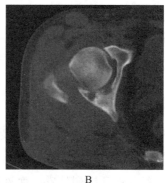

图 13-22　化脓性关节炎 CT 影像

A～B：右髋关节面不光滑，可见多发骨侵蚀、破坏

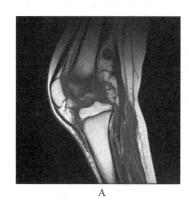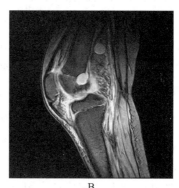

图 13-23　化脓性关节炎 MRI 影像（股骨）

A～B：股骨远端跨越骨骺及干骺端的一个类圆形长 T_1、长 T_2 信号的骨质破坏，边缘光滑、锐利，
后侧皮质不连续，关节腔少量积液呈长 T_1 及长 T_2 信号。关节对应尚好，关节后上方见类似改变

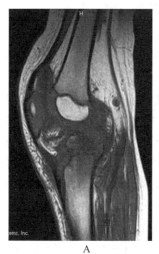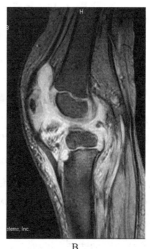

图 13-24　化脓性关节炎 MRI 影像（胫骨）

A～B：胫骨近端骨骺及干骺端多发斑片状长 T_1、长 T_2 信号的骨质破坏，边缘光滑、锐利，
皮质不连续，周围骨质可见斑片状稍长 T_1、稍长 T_2 信号水肿；关节滑膜肥厚呈中等 T_1、长 T_2 信号，
关节腔少量积液呈长 T_1、长 T_2 信号

第三节　骨结核

一、结核性骨髓炎

结核性骨髓炎症状轻、病程长、病变局限，多发生于30岁以前，尤其是少年儿童。长、短骨的骨骺及干骺端为好发部位，骨膜反应少见。骨骼病变多起源于骨松质或骨髓，此处血管丰富且排列特殊，血液流动缓慢，为红骨髓，为骨结核发病提供了有利条件。

病变早期为非特异性炎性反应，随后结核性肉芽组织增生，形成结核结节。结核结节逐渐增大和融合，周围骨组织则被破坏，产生干酪样坏死，坏死组织液化即形成脓肿。结核的病理改变一般分为干酪（渗出）型、增生（或肉芽）型和混合型。干酪型结核病情发展快，无真正的结核结节，骨内病变迅速发生广泛的干酪样变，肉芽组织和骨小梁很快发生坏死并形成骨脓肿，干酪物质可见砂粒状钙化。增生型结核以肉芽组织增生为主，有典型的结核结节，先引起骨小梁萎缩和破坏，最后形成空洞或骨脓肿；病变较局限，多见于长骨骨骺，少数向周围发展，可侵及干骺端，也可侵犯关节腔形成关节结核。其影像学表现见表13-14。

儿童期结核性骨髓炎，不论长、短骨或扁骨，骨膜均可不断增生骨化，进而使骨干膨胀增粗。成人结核性骨髓炎骨膜反应少见，仅在结核病变侵犯骨皮质或由软组织侵犯骨骼时，才出现局限的骨膜增生。

表 13-14　结核性骨髓炎影像学表现

影像类别	影像表现
X 线	①早期骨结构显示不清，骨小梁稀疏，溶解破坏，随后骨质呈斑片状溶骨破坏，密度减低，病灶内可见小死骨；病变周围骨的增生硬化不明显，可见层状骨膜反应。②儿童患者长、短管状骨囊状骨结核可见膨胀性破坏及明显的骨膜增厚，骨骼增粗；成人病变骨轮廓变化不明显。③多见废用性骨质疏松。④病变邻近软组织肿胀；关节受侵犯时出现关节囊肿胀，关节腔积液；脓肿壁如果出现钙化，则为诊断结核的可靠征象。部分病例脓肿溃破则形成窦道，与外界相通
CT	同 X 线表现。CT 较 X 线检查敏感，有较高的密度分辨率。对骨质破坏、死骨、软组织肿胀、脓肿、钙化及窦道能够早期清晰显示
MRI	①早期结核病变表现为骨髓水肿，显示为边界不清的斑片状长 T_1、长 T_2 信号影。②骨质明显破坏后，干酪样坏死呈长 T_1、长 T_2 信号，结核性肉芽肿在 T_1WI 为低信号，T_2WI 上为等、高、低混杂信号；周围常伴水肿带。③结核小死骨，使病变信号显示不均匀。④增强检查时，结核性肉芽肿组织明显不均匀强化；水肿、干酪性坏死及脓肿无强化

二、长管状骨结核

（一）骨干结核

多见于青少年，30 岁以上的成人极少见，是骨结核中发病率最低的一种。本病部分起病较急，或有全身结核中毒症状，局部肿痛，形成脓肿后有波动感，少数可破溃形成窦道。部分病人症状轻微，仅在患处高凸畸形时才被发现。本病好发于无或少有肌肉附着的骨干，一般不影响骨的发育和关节功能。其影像学表现见表 13-15。

表 13-15　骨干结核影像学表现

影像类别	影像表现
X 线	①病变多位于骨干一侧，离干骺端有一段距离。早期为局限性骨质密度减低区，之后可见单个或多个圆形或椭圆形破坏区，其内可见死骨，其长径与骨干纵轴一致，边缘清晰，并有硬化。②病变发展快时，骨质呈溶骨性破坏，骨硬化较少，可穿破皮质形成脓肿及窦道。③发生于儿童的病变，骨增生硬化更明显，类似慢性硬化性骨髓炎。④病变可向两侧扩展，但很少侵犯关节。⑤可见骨膜反应，范围与骨破坏区一致（图 13-25）
CT	骨髓腔内骨质破坏呈类圆形低密度影，其内可见小死骨，周围可见骨质硬化

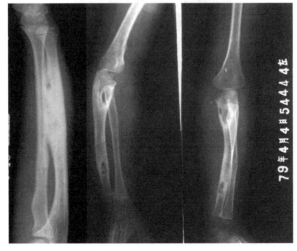

图 13-25　骨干结核 X 线影像

尺骨可见多个椭圆形骨质破坏区，其长径与骨干纵轴一致，边缘清晰，并有硬化，病灶内可见死骨

（二）多发囊状骨结核

多发囊状骨结核又称"容格林（Jungling）病"，临床症状重，发展迅速，常因一次大量的结核菌进入血液循环而发病。同时累及多处骨骼，或在同一骨骼内出现多个囊状病灶，病变最多见于四肢长管状骨。本病大多发生于体弱多病或营养不良的幼儿，

患者肺部检查常常发现原发性结核灶。其影像学表现见表 13-16。

表 13-16　多发囊状骨结核影像学表现

影像类别	影像表现
X 线	病变为圆形或卵圆形溶骨性骨质破坏区，位于骨骺或干骺端，少数为多房性骨质缺损，死骨少见。病变穿破骨皮质后引起骨膜增生，致骨干呈梭形膨大，但很少累及关节。少数累及周围软组织，甚至穿破皮肤形成窦道。修复期新骨增生，破坏区缩小并逐渐硬化，骨膨胀逐渐消退（图 13-26）
CT	同 X 线。但对早期骨破坏及软组织改变的显示较 X 线清晰

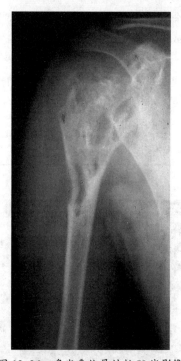

图 13-26　多发囊状骨结核 X 线影像

肱骨上端骨骺及干骺端可见多发囊状骨质破坏及骨质缺损，骨骺线模糊，骨皮质不连续，
关节面不光滑，未见明显死骨，周围软组织肿胀

（三）骨骺结核

　　骨骺结核在长管状骨结核中最多见，好发于股骨上端、尺骨近端及桡骨远端，其次为胫骨上端、肱骨远端及股骨下端。发病初期邻近关节活动不灵，酸痛不适，尤以负重、活动后、夜间和睡前最为显著。局部肿胀，无明显发热。体质较弱或治疗不及时，病变则会侵犯干骺部，或侵犯关节而成为关节结核。骨骺结核较少穿破皮肤形成窦道。其影像学表现见表 13-17。

表 13-17　骨骺结核影像学表现

影像类别	影像表现
X 线	分为中心型和边缘型，骨骺结核多为中心型。骨质破坏多为单发，常跨骺线，呈圆形、卵圆形或不规则形密度减低区，边缘锐利，常跨关节，可见死骨及骨质硬化，少数为多房性骨缺损，皮质连续性欠佳。病变严重者可累及关节，形成关节结核（图 13-27、图 13-28）
CT	同 X 线表现。但对早期骨破坏、死骨及软组织改变的显示较 X 线清晰

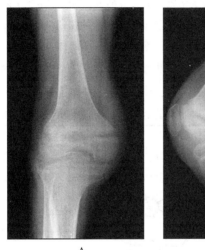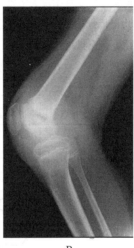

A　　　　　　　　　　　　　B

图 13-27　股骨远端骨骺结核 X 线影像

A～B：股骨远端骨骺可见卵圆形骨质破坏，边缘锐利，稍跨干骺端，周围可见轻度骨质硬化带。

右侧膝关节肿胀，滑膜肥厚

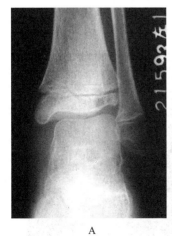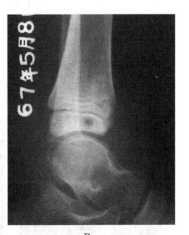

A　　　　　　　　　　　　　B

图 13-28　胫骨远端骨骺结核 X 线影像

A～B：胫骨远端骨骺可见卵圆形骨质破坏，边缘锐利，周围可见骨质硬化带

（四）干骺端结核

干骺端结核多见，常与骨骺结核并发，好发部位与临床症状和骨骺结核相同，病变常跨越骺线，突破关节可形成关节结核，窦道少见。其影像学表现见表13-18。

表 13-18　干骺端结核影像学表现

影像类别	影像表现
X 线	分为中心型和边缘型，常为单发。中心型病变常跨越骺线，表现为圆形、卵圆形或不规则形密度减低区，边缘锐利，可见泥沙样死骨，周边可见骨质硬化；少数为多房性骨缺损，皮质连续性欠佳。儿童病变常伴有骨膜增生，骨干呈梭形增粗，累及骨骺及关节则形成关节结核；边缘型多见于骺板愈合后的干骺端，尤其是长骨骨突，表现为骨质糜烂、骨质缺损或呈蜂窝状改变，边缘可见薄层硬化，与正常组织逐渐移行，死骨少见（线图13-6，图13-29～图13-30）
CT	同X线表现。其优势在于早期发现骨破坏、死骨及软组织的变化（图13-31）
MRI	干骺端骨质破坏区边缘锐利，呈中等 T_1、长 T_2 信号；死骨及周围骨质硬化呈双低信号；周围软组织肿胀，呈稍长 T_1、长 T_2 信号（图13-32）

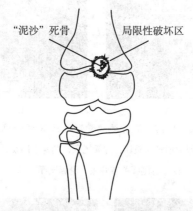

线图 13-6　骨骺干骺端结核模式图

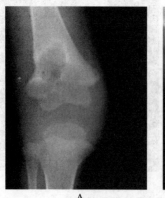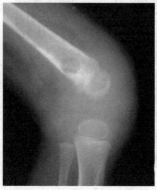

图 13-29　股骨远端干骺端结核X线影像

A～B：股骨远端干骺端一卵圆形密度减低区，边缘锐利，周边可见骨质硬化

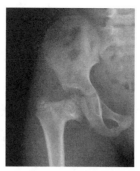

图 13-30　股骨颈干骺端结核 X 线影像

右侧股骨颈干骺端混杂密度骨质破坏，其内可见囊状密度减低区，颈干角变小，约为 90°

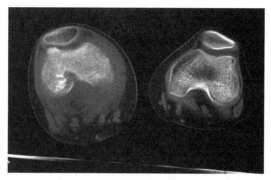

图 13-31　股骨外髁干骺端结核 CT 影像

股骨外髁干骺端内后侧类圆形密度减低影，周围可见片状略高密度影，关节面不光滑，

周围软组织明显肿胀，关节腔积液

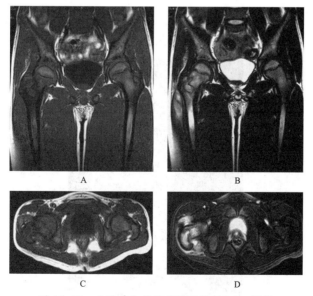

图 13-32　右股骨大转子干骺端结核 MRI 影像

A ～ D：右侧股骨大转子区可见一跨越骨骺及干骺端的斑片状及类圆形中等 T_1、

长 T_2 信号骨质破坏区，边缘锐利，周围骨质硬化环呈双低信号，骨髓水肿呈长 T_1、长 T_2 信号，

周围软组织肿胀，呈稍长 T_1、长 T_2 信号

三、短管状骨及不规则骨结核

（一）掌指骨与跖趾骨结核

掌指骨与跖趾骨结核也称"结核性指（趾）骨炎"或"骨气鼓"。临床上多见于 5～10 岁以下儿童，成人很少见。病变常为双侧多发，好发于近节指（趾）骨，以第 2、3 掌指骨、拇骨及第 1 跖骨尤为多见，掌指骨较跖趾骨结核更多见。小儿期的短管状骨内为红骨髓，血运良好，是结核好发部位。

病理上分为肉芽型和干酪型两种，以肉芽型多见。肉芽型结核开始于骨松质和髓腔，引起骨质吸收和破坏，病变继续向外扩展，则可侵及骨皮质和骨膜，引起明显的骨膜增生和骨皮质增厚，骨干呈梭形膨胀增粗；干酪型是坏死的骨组织发生干酪样变，甚至液化，形成骨质缺损，可有小死骨，干酪样物质液化后穿破骨和软组织形成窦道。其影像学表现见表 13-19。

表 13-19　掌指骨与跖趾骨结核影像学表现

影像类别	影像表现
X 线	掌指骨与跖趾骨常双侧发病，累及多骨。儿童病变的骨质破坏位于骨中央，呈膨胀性生长的圆形或卵圆形密度减低区，长径与骨干长轴一致；或多房性骨质缺损；有时病变内可见骨棘，死骨少见；骨膜增生明显，骨干膨大，呈梭形增粗。成人病变多靠近干骺端，呈蜂窝状骨质破坏，骨膜反应较少见。死骨少见，有时可见窦道形成（图 13-33 ～图 13-34）
CT	同 X 线

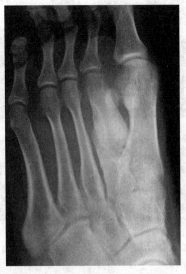

图 13-33　跖骨结核 X 线影像

第 2 跖骨骨质破坏，密度减低，骨膜增生明显，骨干膨大，呈梭形增粗

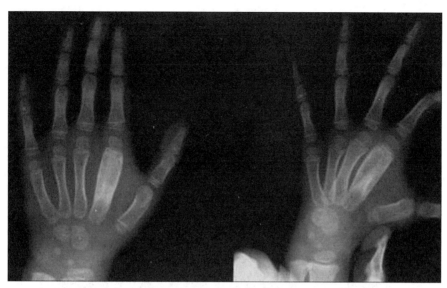

图 13-34　掌骨结核 X 线影像

第 2 掌骨骨膜增生明显，骨干膨大，呈梭形增粗

（二）不规则骨结核

1. 跟骨及其他跗骨结核　跟骨结核的发病率占足部结核之首，好发于青年人。病变常开始于跟骨中心，少数发病于跟骨结节。其他跗骨结核较少见，且常见于成人。病理上，跟骨结核干酪型稍多于肉芽型，病变容易向外发展，穿破骨皮质形成窦道，死骨常见，但病变很少侵犯关节。跟骨及其他跗骨肌肉附着较少，所以愈合非常缓慢。其影像学表现见表 13-20。

表 13-20　不规则骨结核影像学表现

影像类别	影像表现
X 线	早期骨质改变不明显，随病情发展，跟骨出现圆形、类圆形骨质破坏密度减低区，边缘清楚或不清，可见死骨影，周边可见骨质硬化区；跟骨结节病变骨质硬化更广泛，密度均匀，且可见大块死骨。骨质破坏严重的可形成窦道和病理骨折。其他跗骨结核少见（图 13-35）
CT	同 X 线表现，但细节显示更佳（图 13-36）
MRI	骨质破坏区边缘锐利，呈类圆形中等 T_1、长 T_2 信号，压脂 T_2WI 为高信号，周围骨质水肿呈长 T_1、长 T_2 信号；死骨及周围骨质硬化呈双低信号（图 13-37）

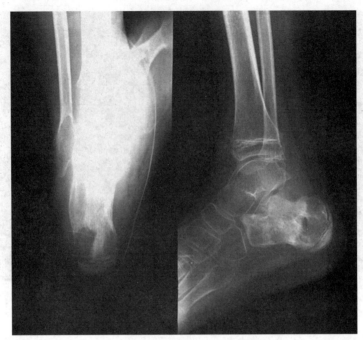

图 13-35　跟骨结核 X 线影像

跟骨可见多发类圆形低密度骨质破坏，边界清楚，周围骨质硬化明显，

皮质不光整，周围软组织肿胀

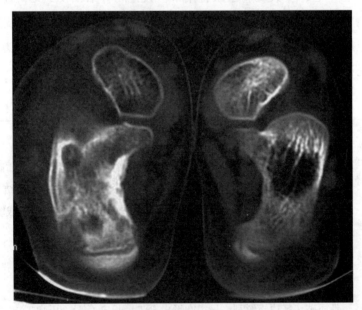

图 13-36　跟骨结核 CT 影像

右跟骨可见多发类圆形低密度骨质破坏，边界清楚，部分病灶内可见小死骨，

周围骨质硬化明显，外侧皮质残缺、不光整，周围软组织肿胀

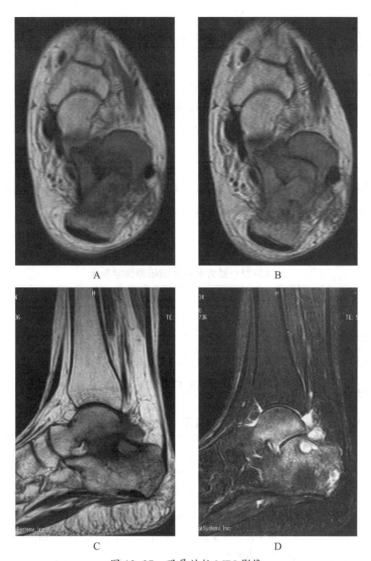

图 13-37 跟骨结核 MRI 影像

A～D：跟骨后上可见类圆形中等 T_1、长 T_2 信号骨质破坏，压脂 T_2WI 为高信号，边缘锐利，周围骨质水肿呈弥漫性长 T_1、长 T_2 信号；死骨及周围骨质硬化呈双低信号；后侧可见脓肿影

2. 颅骨结核 颅骨结核比较少见，多见于少年儿童，亦可见于成人，可单发或多发。病变起始于板障，通常骨质破坏的程度内板大于外板，分为局限型与弥漫型。局限型以肉芽组织增生为主，常累及颅骨全层，表现为穿凿样的骨破坏；弥漫型以干酪样变为主，可见死骨。正常脑膜的自然屏障功能，可阻止病变向颅内扩散。颅骨结核患者一般情况较好，常见病变部位的肿胀和压痛，头皮波动性肿胀是其早期症状，局部可扪及骨缺损的边缘，骨质破坏严重者，可破溃形成窦道，偶见小死骨流出；累及硬脑膜可引起剧烈头痛。其影像学表现见表 13-21。

表 13-21　颅骨结核影像学表现

影像类别	影像表现
X 线	好发于额骨和顶骨，其次为枕骨和颞骨。颅骨局限性骨质破坏，表现圆形、卵圆形或梅花瓣样密度减低区，边缘锐利，可见"双边征"，小死骨可见，硬化少见；弥漫型骨质破坏呈虫蚀样或斑片状，边缘模糊且不规则，病变常跨越颅缝，可形成窦道；可伴软组织肿胀

3. 颧骨及颧突结核　多见于幼小儿童。临床上首先出现眼裂下方局部隆起，形成冷脓肿。脓肿溃破后在眼睑下方形成瘘管，皮肤与骨膜粘连形成瘢痕性睑外翻。其影像学表现见表 13-22。

表 13-22　颧骨及颧突结核影像学表现

影像类别	影像表现
X 线	局限性骨破坏，伴有骨质萎缩或骨质硬化，少见死骨及骨膜增生

4. 下颌骨结核　好发于下颌角，亦可见于下颌体或下颌支。可因血行播散而来，或由齿龈结核直接扩散而来，局部肿胀隆起并有压痛。其影像学表现见表 13-23。

表 13-23　下颌骨结核影像学表现

影像类别	影像表现
X 线	①病变常呈局限性膨胀性骨质破坏，周围可见不均匀的骨质密度增高。②发生于下颌角的病变往往呈椭圆形、半圆形骨质破坏，周围有明显骨质增生硬化，局部骨皮质变薄、断裂或消失，局部软组织肿胀增厚。③发生于儿童者，有明显的骨膜增生，易向外穿破形成窦道，很少向口腔内溃破，少见死骨。④由齿龈结核直接蔓延来的病灶，齿槽骨凹陷破坏，呈边缘型骨质吸收或糜烂；有的形成以齿根为中心的半圆形骨质缺损，边缘模糊

四、骨突结核

骨突结核比较少见，主要见于成人，多因结核杆菌经血行播散至骨突而发病。好发于长管骨干骺端突出部（股骨大粗隆、肱骨大结节和肩峰）或椎骨较为宽大的棘突或横突的骨松质，病理上以肉芽型为主。

（一）耻骨结核

本病大多继发于耻骨联合结核，亦可单独发生于一侧耻骨。男多于女，多见于少年儿童。临床症状主要为局部的疼痛和压痛，可放射至髋关节；脓肿形成后可穿破至阴囊或阴道内，亦可通过盆底肌与腹膜进入腹腔，偶可穿入膀胱。其影像学表现见表 13-24。

表 13-24　耻骨结核影像学表现

影像类别	影像表现
X 线	分为局限型和弥漫型。局限型表现为耻骨联合双侧或单侧囊状或斑片状骨质破坏，边界清或不清晰，可见死骨，周围骨质硬化；弥漫型骨质破坏呈斑片状或虫蚀样。可见软组织脓肿或窦道。耻骨联合结核常为边缘型骨质破坏
CT	同 X 线。但显示解剖细节较 X 线好（图 13-38）

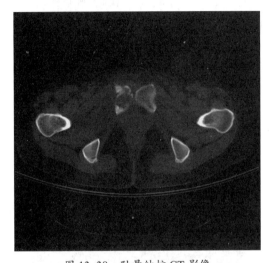

图 13-38　耻骨结核 CT 影像

右侧耻骨斑片状骨质破坏，边界清晰，可见死骨，周围骨质硬化，软组织肿胀，未见明显窦道形成

（二）坐骨结核

坐骨结核好发于坐骨结节附近，病变多位于坐骨的外侧面，少数位于骨盆内侧。X 线表现为单囊或多囊状的骨质破坏，大的骨缺损内可见死骨。病变周围可见骨硬化和局限性骨膜增生，后者有时可被误认为坐骨的二次骨化中心，可结合临床或与对侧比较加以鉴别。少数病变范围较广，可蔓延至髋臼，甚至可合并髋关节结核，表现为弥漫性的大小不等的囊状骨质破坏，并伴骨质增生硬化（图 13-39）。

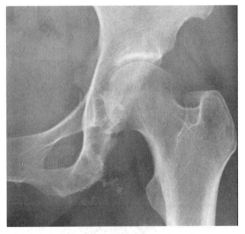

图 13-39　坐骨结核 X 线影像

坐骨可见多发囊状骨质破坏，边界清晰，边缘骨质密度增高，坐骨边缘毛糙不整，周围软组织内可见多发斑片状高密度影

（三）股骨大粗隆结核

本病比较少见，多为单侧发病，多发于青壮年。其影像学表现见表 13-25。

表 13-25 股骨大粗隆结节结核影像学表现

影像类别	影像表现
X 线	分为骨型和滑膜型，骨型结核多表现为"海湾状"边缘性骨质破坏或糜烂，密度不均，边界不清；滑膜型结核软组织肿胀明显。病灶附近软组织内可见斑点状、斑片状或索条状钙化影（图 13-40）
CT	同 X 线。但显示较小的骨质破坏、软组织肿胀及小钙化影优于 X 线（图 13-41）
MRI	骨质破坏区边缘锐利，呈斑片状中等 T_1、稍长 T_2 信号，压脂 T_2 为高信号，周围骨质水肿呈弥漫性长 T_1、长 T_2 信号；死骨及周围骨质硬化呈双低信号，周围软组织肿胀为稍长 T_1、长 T_2 信号（图 13-42）

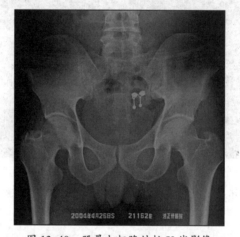

图 13-40 股骨大粗隆结核 X 线影像

右股骨大粗隆骨质破坏，可见囊状低密度影，骺线模糊，骨皮质不完整，周围软组织膨隆

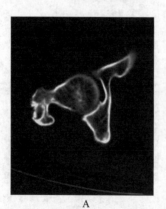 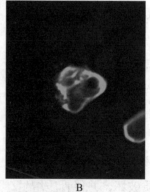

A B

图 13-41 股骨大粗隆结核 CT 影像

A～B：右侧股骨大粗隆外缘"海湾状"边缘性骨质破坏及糜烂，密度不均，

边界不清，骨皮质不完整，周围软组织膨隆，其内可见散在斑点状高密度影

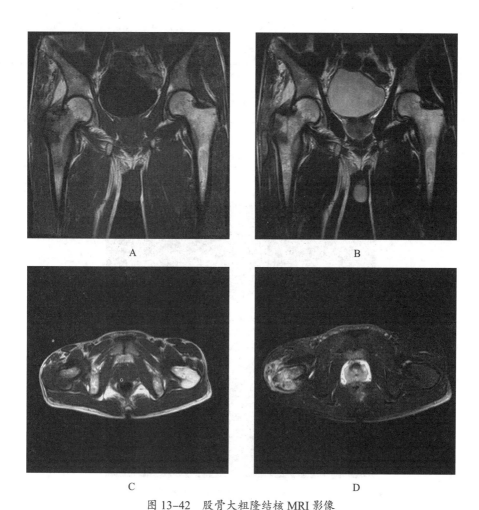

图 13-42　股骨大粗隆结核 MRI 影像

A ～ D：右股骨大粗隆可见斑片状中等 T_1、稍长 T_2 信号骨质破坏，压脂 T_2 为高信号，边缘锐利，周围骨质水肿呈弥漫性长 T_1、长 T_2 信号；周围软组织肿胀呈稍长 T_1、长 T_2 信号

（四）肱骨大结节结核

肱骨大结节结核多见于成年人，常发生于大结节的外侧偏后上方。病理改变以肉芽型为主。X 线表现无特异性，靠近关节的病变可向关节发展，形成关节结核。

（五）肩峰与喙突结核

本病极为少见。病灶多呈局限性溶骨性骨质破坏，边界不清，很少见死骨及骨质硬化。弥漫性囊状破坏比较少见。肩峰结核的软组织肿胀明显，脓肿常穿破皮肤形成窦道。肩峰或喙突结核很少侵犯锁骨，但有时可侵犯肩关节，或与肩关节结核并发。

（六）脊椎棘突结核

单发棘突结核少见，大多见于成人，大多伴发于附件结核，好发于较宽大的颈椎或下腰椎棘突。病理上以结核性肉芽组织增生为主。其影像学表现见表 13-26。

表 13-26　脊椎棘突结核影像学表现

影像类别	影像表现
X 线	棘突结核分中心型及边缘型；多为中心性斑片状、溶骨性破坏为主，棘突常呈"挖空状"，仅残留边缘部分骨质，死骨及骨质硬化少见，侧位像显示清楚
CT	同 X 线。但显示较小的骨质破坏、软组织肿胀优于 X 线（图 13-43）

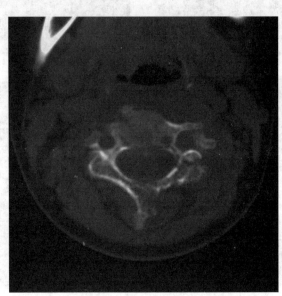

图 13-43　颈椎棘突结核 CT 影像

颈椎椎板及棘突可见多发斑片状、溶骨性骨质破坏，未见明显死骨及骨质硬化，
骨皮质不完整，周围软组织肿胀

（七）脊椎横突结核

本病好发于长而大的横突，如下颈椎和腰椎的横突，后者尤其多见。病变多在横突尖部。X 线表现亦分中心型和边缘型，中心型表现为圆形骨质密度减低区，边缘不清，严重者整个横突完全破坏消失，仅见局部软组织影，呈半球外突；边缘型表现为脊椎一侧的糜烂、虫噬状不规则骨质破坏或呈杯口状的骨缺损，病变区密度不均匀，一般不见死骨或钙化，可同时见有软组织肿胀及包块影，肿胀多较局限，在腰椎者可见腰大肌影局限性饱满外突，不少病例常通过这一症状，经仔细观察后，进一步发现横突的破坏而被确诊。

五、扁骨结核

（一）肋骨结核

肋骨结核是扁骨结核中较为常见的一种，多见于青壮年。可由血行播散或相邻部位的结核灶直接蔓延而来（如脊柱、胸骨、胸膜或胸壁软组织结核），病变也可侵犯肋软骨。病理上，亦分为肉芽肿型和干酪型两种。前者较局限，肿胀多不明显；后者易干酪液化形成脓疡，常溃破或沉降于肌间、皮下，甚至流向胸腔，压迫肺组织。其影像学表现见表 13-27。

表 13-27　肋骨结核影像学表现

影像类别	影像表现
X 线	血源性结核多为中心性破坏，表现为单发或多发骨质破坏，破坏区常见钙化或死骨，周围骨质密度均匀性增高，髓腔变窄或消失；部分病变可如"骨气鼓"改变。由附近结核病变蔓延而来的肋骨结核多为肋骨边缘性破坏，多表现为肋骨上下缘的范围较长的溶骨性破坏、边缘性侵蚀破坏或骨质缺损，可有骨质硬化，但死骨少见，邻近软组织肿胀（图 13-44）
CT	同 X 线（图 13-45）

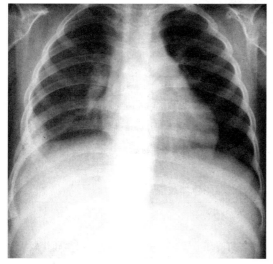

图 13-44　肋骨结核 X 线影像
右侧第 7 侧肋形态欠规整，可见范围较长的骨质密度增高，皮质边缘侵蚀破坏，髓腔明显变窄、消失，周围软组织显示欠清

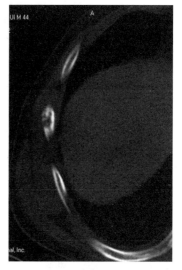

图 13-45　肋骨结核 CT 影像
右侧肋骨不规则骨质破坏，边界不清，边缘骨质轻度硬化，外缘皮质破坏不整，外侧软组织肿胀

（二）胸骨结核

任何年龄均可见发病，青壮年多见。血源性胸骨结核多见于胸骨体，其次为胸骨柄和胸骨体同时发病，剑突结核最少见。病灶开始于胸骨体中心的松质骨，随后侵犯骨皮质及骨膜。临床常见症状为胸骨前无痛性的软组织肿胀、顽固的脓窦，时溃时愈，有时可见多个窦道，分泌物具有特殊的臭味，患者瘙痒难忍。脓肿多向胸前溃破，瘘

口周围皮肤常有高起皮面的瘢痕形成，呈深红色；少数病人因脓肿破入胸膜腔或纵隔而产生压迫症状。X 线表现与其他扁骨结核相似（图 13-46）。

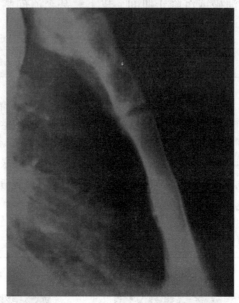

图 13-46　胸骨结核 X 线影像

胸骨柄可见类圆形溶骨性骨质破坏，边界清楚，周围骨质密度增高

（三）锁骨及肩胛骨结核

锁骨结核极为少见，好发于成人，可发生在骨干及其两端，内 1/3 最多见，发生于胸骨端者常波及关节。锁骨结核兼有干骺结核和骨干结核的特征。肩胛骨结核更少见，多见于肩胛冈或肩胛盂附近。其影像学表现见表 13-28。

表 13-28　锁骨及肩胛骨结核影像学表现

影像类别	影像表现
X 线	锁骨结核兼有干骺结核和骨干结核的特征。以溶骨性破坏为主，增生硬化较少，可见死骨；也可以骨质增生硬化为主，骨质破坏较少，死骨少见。某些病变可呈"骨气鼓"改变，有轻度的骨膜反应。肩胛骨结核多表现为穿凿样或多发小囊状骨质破坏，脓肿多通过肩胛骨前缘向背部或侧胸壁流注，波及关节则引起关节结核
CT	同 X 线。但显示较小的骨质破坏、软组织肿胀及死骨优于 X 线（图 13-47）
MRI	骨质破坏呈稍长 T_1、长 T_2 信号，信号可不均匀，压脂像呈高信号，关节腔积液呈长 T_1、长 T_2 信号（图 13-48）

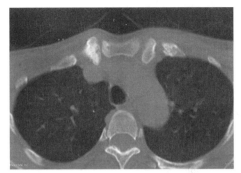

图 13-47　锁骨结核 CT 影像

右锁骨胸骨端骨质增生硬化，关节面下可见小囊状骨质破坏，皮质边缘不光整；

胸锁关节面不光整，胸骨面下亦见骨质密度增高

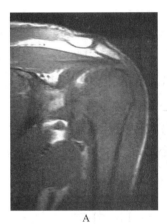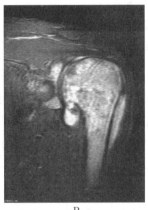

A B

图 13-48　肩胛骨及肱骨结核 MRI 影像

A ~ B：肩胛盂多发斑片状和肱骨中上段弥漫性稍长 T_1 信号、压脂 T_2WI 像呈长 T_2 信号，

信号不均匀，关节腔积液呈长 T_1、长 T_2 信号，关节对应尚好

（四）髂骨结核

　　髂骨结核是指病灶远离关节且单纯发病于髂骨体者。此型结核较少见，多发生于青少年，好发部位为髂骨翼和髂嵴附近。临床表现主要有轻微疼痛，患侧下肢易疲劳，关节活动受限以及脓肿形成等，临床检查如腰椎、骶髂关节或髋关节无明显病变而患者又确有症状时，应考虑髂骨结核。其影像学表现见表 13-29。

表 13-29　髂骨结核影像学表现

影像类别	影像表现
X 线	髂骨翼骨质破坏呈圆形或不规则形低密度影，死骨少见，骨皮质破坏不完整，周围可见软组织肿胀隆起，髂窝可见脓肿。幼儿髂骨结核骨质破坏范围更加广泛，可呈蜂窝状骨质破坏，周围伴明显骨质硬化，脓肿常位于同侧下腹部、腹股沟或大腿上部。脓肿壁可见钙化
CT	同 X 线（图 13-49）。但显示小的骨质破坏及脓肿更佳

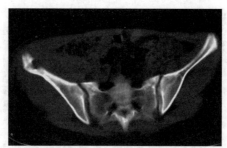

图 13-49　右侧髂骨结核 CT 影像

右侧髂骨翼内缘可见圆形低密度骨质破坏，未见死骨，周围骨质密度稍增高，

骨皮质破坏不完整，周围可见软组织肿胀隆起，髂窝可见脓肿

六、脊椎结核

脊椎结核占全身骨关节结核发病率首位，好发于胸腰段，其次为腰骶椎交界处、上胸椎和颈椎。病变常累及两个以上椎体，也可间隔分段发病，单个椎体发病者较少。成人好发于腰椎，多为边缘型，受累椎体较少，仅侵犯两个相邻椎体。儿童发病以胸椎最多，常累及数个椎体，病灶大多为中心型病变。骶尾椎结核极少且仅见于成人。

脊椎结核骨椎间盘脓毒病灶播散类型分为三型：①病变起源于终板下区通过椎间盘波及相邻椎体；②起源于椎间盘波及相邻两椎体；③起源于终板下区通过前纵韧带波及相邻椎体。（线图 13-7）

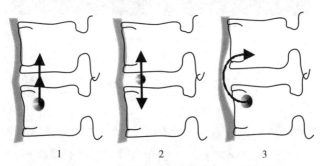

线图 13-7　骨椎间盘脓毒病灶播散类型模式图

脊椎结核的影像改变出现的早晚、程度轻重与病理类型有关。渗出性病变首先产生炎症反应，其次形成脓肿，然后椎体受压变形及椎间盘坏死，这种类型结核脓肿出现快，蔓延范围广；干酪性病变椎体部分或全部坏死，渗出不明显，脓肿小，椎间盘坏死晚；肉芽增生性病变范围小，椎体受压及椎间盘受累等发展缓慢。椎体结核骨质破坏后导致压缩楔变，局部脊柱后凸畸形（线图 13-8）。

临床主要表现为疼痛、畸形、活动障碍、冷脓肿及窦道形成和脊髓受压症状。腰背痛最常见，可为酸痛、钝痛、持续性或间歇性疼痛，劳累后或睡前明显，咳嗽、喷嚏或用力时可加重；神经根受到刺激时，常出现神经支配区域的放射性疼痛。成人的

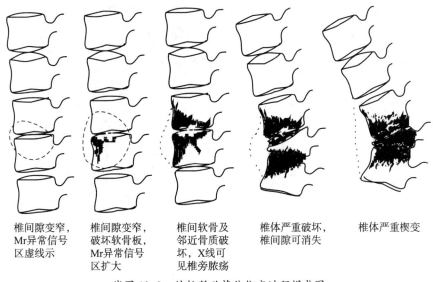

| 椎间隙变窄，Mr异常信号区虚线示 | 椎间隙变窄，破坏软骨板，Mr异常信号区扩大 | 椎间软骨及邻近骨质破坏，X线可见椎旁脓疡 | 椎体严重破坏，椎间隙可消失 | 椎体严重楔变 |

线图 13-8 结核所致椎体楔变过程模式图

腰椎结核，多表现为脊柱侧弯畸形，而小儿胸椎结核则多发生后突畸形。脊椎活动障碍及强迫姿式出现最早，主要是由于患椎周围肌肉挛缩所致。脊椎结核常形成冷脓肿，脓肿破溃容易形成瘘管。结核病变压迫脊髓，则出现下肢震颤、行动无力或控制不灵以及瘫痪等症状，这些症状多半发生于中上段胸椎结核的病人，因该段椎管比较狭窄（临床称之为 Pott 区）所致。其影像学表现见表 13-30。

表 13-30 脊椎结核影像学表现

影像类别	影像表现
X 线	根据病变的最先发生部位将骨质破坏分为四型：中心型、边缘型、韧带下型及附件型。①主要表现为溶骨性骨质破坏，边界清晰或不清，可见沙粒样死骨或钙化，周围可见斑片状高密度影，椎体破坏严重则可塌陷、楔变，残余椎体及椎间盘可一起嵌入邻近椎体。韧带下型的多个椎体前缘可见凹陷性骨质破坏。②几乎所有的脊椎结核均可出现椎间隙变窄或消失，是诊断结核的重要依据，是由于终板软骨破坏后，髓核疝入椎体并被破坏所致。韧带下型及附件型少见。③椎旁脓肿为弧形或梭形软组织密度影，可发生流注，如发现钙化影则容易诊断。④脊柱侧弯或后凸畸形（图 13-50）
CT	同 X 线。显示死骨及脓肿较 X 线敏感，椎管及脊髓、硬膜囊受压情况显示清楚（图 13-51、图 13-52）
MRI	①椎体骨质破坏呈等长或稍长 T_1、混杂长 T_2 信号，死骨和钙化为双低信号。②椎间盘破坏，椎间隙变窄或消失，椎间盘呈长 T_1、混杂或长 T_2 信号影。③椎旁脓肿呈等 T_1 或略长 T_1、长 T_2 信号影，边界清晰。④增强检查结核性肉芽组织明显强化，脓肿不强化（图 13-53、图 13-54）
ECT	病变及周围骨质呈不均匀放射性异常浓集（彩图 13-6）

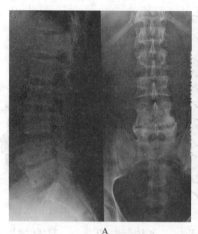
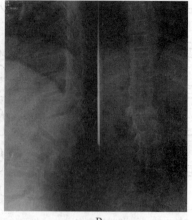

图 13-50　腰椎结核 X 线影像

A：腰 4/ 腰 5 椎间隙变窄，终板软骨面不光滑，软骨面下骨质破坏，周围
骨质硬化，椎体边缘骨质增生　B：腰 1/ 腰 2 椎间隙变窄消失，椎体楔变，终板
软骨面下骨质破坏，周围骨质硬化，胸 12/ 腰 1 脱位，胸腰段后凸畸形

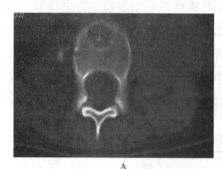
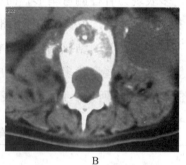

图 13-51　腰椎结核 CT 影像

A ～ B：椎体类圆形骨质破坏，其内密度不均匀，可见多发沙砾样钙化影，
皮质边缘不完整，周围软组织肿胀，左侧可见脓肿，脓肿壁钙化

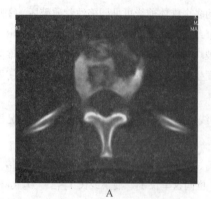
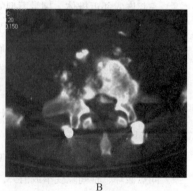

图 13-52　胸椎结核 CT 影像

A ～ B：胸椎及腰椎多发类圆形及斑片状骨质破坏，其内密度不均匀，
可见多发死骨及沙砾样钙化影，皮质边缘不完整，周围软组织肿胀

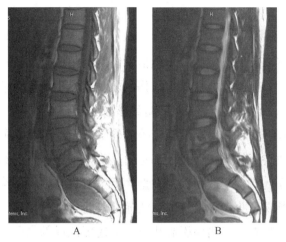

图 13-53　腰椎结核 MRI 影像

A ～ B：腰 4/ 腰 5 椎间隙变窄，终板软骨面不光滑，软骨面下骨质破坏呈稍长 T_1、混杂长 T_2 信号，
骨质硬化呈双低信号，椎体边缘骨质增生，前侧可见中等 T_1、长 T_2 信号脓肿向下流注到骶椎前缘

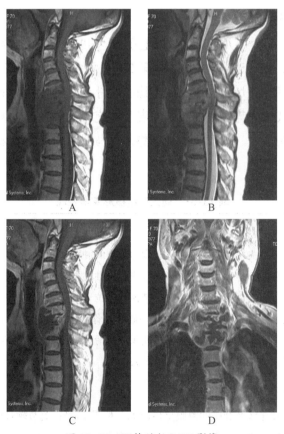

图 13-54　颈椎结核 MRI 影像

A ～ D：颈 6- 胸 2 椎间隙变窄，终板软骨面不光滑，软骨面下骨质破坏呈稍长 T_1、
混杂长 T_2 信号，椎体后缘及前缘可见软组织信号影，椎管及颈髓受压变形，前侧可见长 T_1、
长 T_2 信号脓肿，增强后骨质破坏灶强化，脓肿壁明显强化，脓腔未见强化

七、软骨结核

软骨结核是指与邻近的胸壁组织（包括淋巴结）结核直接接触而得的结核，或是因软骨外伤碎裂后，邻近的结核灶深入损伤的软骨而发生的结核病变，不包括骺软骨或关节骨结核的侵蚀。真正血行感染的软骨结核极为罕见。

接触性软骨结核好发于鼻、喉及气管等的软骨以及肋软骨。前者一般先从软骨膜开始发病，逐渐侵蚀破坏软骨；后者大都是由乳房内动脉、淋巴结或其他软组织结核直接侵蚀而来。病理上绝大多数为肉芽肿型。手术时见肋软骨下缘或中央部呈穿凿样破坏，大都有脓肿形成。肋软骨结核的症状通常较肋骨结核出现早且明显，常因胸骨旁、胸前区或上腹部刺痛或隐痛而引起注意，上述部位局部高凸，最初常被疑诊为肋软骨炎，后来出现波动性包块而进一步检查时才被确诊。

八、关节结核

（一）髋关节结核

髋关节结核好发于少年儿童，半数以上在 10 岁以下。髋关节发病率占全身骨关节结核的 10%～20%，仅次于脊椎结核而居第 2 位，占关节结核之首位。多为单侧发病，且骨型较滑膜型多见，病灶常位于髋臼上缘、股骨头及股骨颈。早期症状轻微，常见的有疼痛、跛行，肢体姿势多呈前屈、外展及外旋，关节附近软组织可肿胀；晚期则出现骨质破坏，常为前屈、内收及内旋姿势，托马屈曲畸形测验阳性，肌肉萎缩。其影像学表现见表 13-31。

表 13-31　髋关节结核影像学表现

影像类别	影像表现
X 线	①滑膜型关节结核：早期仅表现为软组织肿胀，骨质可显疏松；后随关节软骨的侵蚀破坏，髋臼骨质可出现局限或弥漫性的溶骨性破坏，股骨头关节面糜烂、模糊，形态欠规则。②骨型关节结核：多位于股骨头骺部、颈部及髋臼上方，病变向关节发展，则关节软骨被侵蚀破坏，骨性关节面糜烂及破坏，关节面不光整。③可见死骨。④关节间隙在早期积液及滑膜肥厚时增宽，软骨破坏后，间隙逐渐变窄；关节可脱位或半脱位（图 13-55）
CT	同 X 线（图 13-56）
MRI	骨质破坏区及肿胀的滑膜呈稍长 T_1、长 T_2 信号；关节软骨破坏，T_2WI 信号显示不均匀；关节积液呈中等 T_1、长 T_2 信号（图 13-57）
ECT	骨质破坏区及周围骨质放射性异常浓集（彩图 13-7）

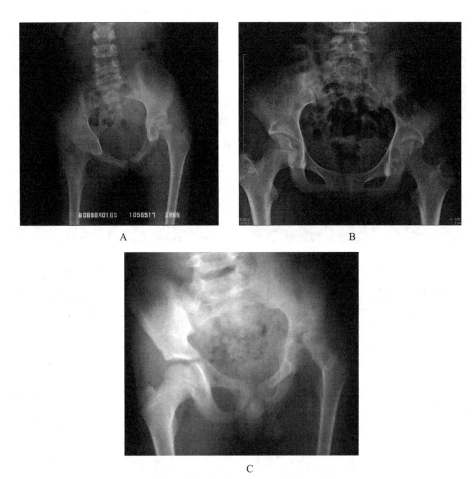

图 13-55　髋关节滑膜结核 X 线影像

A：右髋关节骨质密度减低，关节面稍显不光整，关节间隙变窄　B：左髋关节间隙变窄，
关节面下可见局限性溶骨破坏　C：左髋臼、股骨头骨质破坏，关节面不光滑，股骨头
破坏、吸收并向外上脱位，关节间隙变窄，对应关系失常

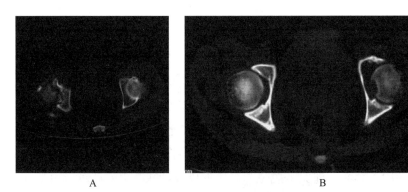

图 13-56　右髋关节结核 CT 影像

A：右髋关节间隙变窄，髋臼及股骨头关节面多发骨质破坏，糜烂不光滑，骨质密度减低，
关节内可见大块死骨及多发沙粒样高密度影，关节囊肿胀，边缘可见钙化　B：左髋关节间
隙假性增宽，髋臼及股骨头关节面弥漫性骨质破坏，关节面不光滑，骨质密度减低，关节腔积液

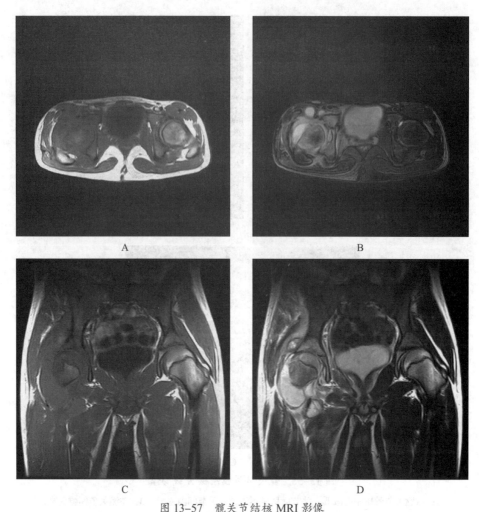

图 13-57　髋关节结核 MRI 影像

A ~ D：右侧髋臼及股骨头可见斑片状稍长 T_1、长 T_2 信号骨质破坏；压脂 T_2WI 呈明显高信号；

关节囊肿胀，关节积液呈中等 T_1、长 T_2 信号，压脂 T_2WI 呈明显高信号

（二）膝关节结核

　　膝关节结核的发病率约占骨关节结核的 6% ～ 15%，仅次于脊椎及髋关节结核而居第 3 位。10 岁以下儿童较少见，30 岁以上的发病率明显高于髋关节。膝关节结核 80% 以上为滑膜型。滑膜结核发展缓慢，病程较长，当滑膜结核的肉芽组织发展到一定程度时，首先从非负重部位开始逐渐侵蚀关节软骨，继而破坏关节软骨下的骨质。骨型关节结核，大都在股骨下端或胫骨上端的干骺端，极少数原发于髌骨。当病变发展为全关节结核时，容易引起关节脱位、窦道形成或合并感染，严重者可造成关节强直，后者大多为纤维性强直。临床症状主要表现为局部肿胀、疼痛，后期可见跛行、肌肉萎缩和关节畸形。其影像学表现见表 13-32。

表 13-32　膝关节结核影像学表现

影像类别	影像表现
X 线	①滑膜型关节结核：早期关节间隙增宽，周围软组织肿胀，骨质可显疏松；后来关节软骨侵蚀破坏，关节边缘可见鼠咬状骨质破坏，边缘锐利而圆钝，血栓形成时可见"吻形死骨"，关节间隙后期变窄。②骨型关节结核：病变起自骨骺或干骺端，早期骨质疏松，后病变向关节延伸，首先侵犯关节边缘，后侵犯骨性关节面及关节软骨，关节面不规则，关节间隙变窄，后期常形成半脱位。③窦道常见，骨膜反应少见。④小儿患者骨骺出现及闭合均早于正常（图 13-58）
CT	同 X 线（图 13-59）
MRI	关节肿胀的滑膜和骨质破坏呈稍长 T_1、长 T_2 信号；关节软骨不规则，信号不均匀；关节腔可见积液，呈长 T_1、长 T_2 信号（图 13-60）

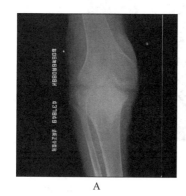
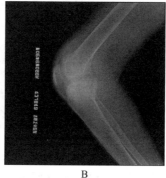

A　　　　　　　　　　　　　　　　B

图 13-58　膝关节结核 X 线影像

A ～ B：左膝关节骨质疏松，关节间隙变窄，股骨髁及胫骨髁边缘可见鼠咬状骨质破坏，
边缘锐利，关节囊稍肿胀，未见明显死骨及窦道

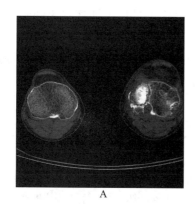
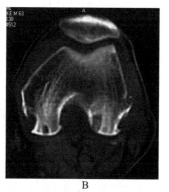

A　　　　　　　　　　　　　　　　B

图 13-59　膝关节结核 CT 影像

A：左膝关节骨质疏松，胫骨髁边缘可见鼠咬状及类圆形骨质破坏，边缘锐利，皮质不完整，
胫骨内髁破坏区可见大块死骨，关节囊稍肿胀，未见明显窦道　B：股骨髁骨质疏松，边缘可见
鼠咬状骨质破坏，边缘锐利，部分病灶内可见死骨影，关节囊肿胀、积液

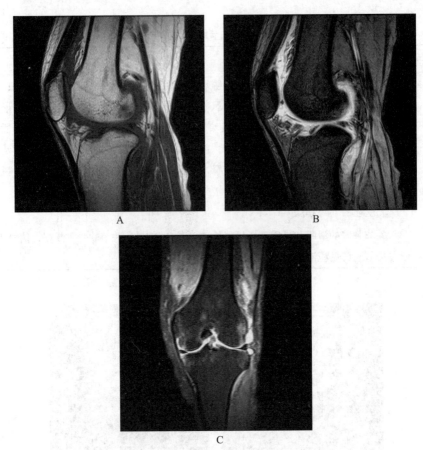

图 13-60　膝关节结核 MRI 影像

A～C：左膝关节间隙变窄，滑膜肿胀呈稍长 T_1、长 T_2 信号，股骨髁及胫骨髁边缘可见多发斑片状长 T_1、
长 T_2 信号，关节对应尚好，未见明显死骨及窦道，关节腔少量积液呈长 T_1、长 T_2 信号

（三）踝关节结核

踝关节结核多发病于 30 岁以内，儿童最为多见。早期症状为肿胀、疼痛及跛行，畸形多表现为跖屈外翻；晚期常发生窦道。病变起始于滑膜、骨骺或干骺端，滑膜型较骨型多见；骨型结核以胫骨下端最多，外踝次之。踝关节负重较大，滑膜囊间的沟通较多，因此踝关节结核临床较难治愈。其影像学表现见表 13-33。

表 13-33　踝关节结核影像学表现

影像类别	影像表现
X 线	①滑膜型早期表现为骨质疏松及关节肿胀，当发展为全关节结核时，关节间隙可见变窄，软骨及软骨下骨质边缘性破坏。②骨型表现为糜烂或类圆形、斑片状骨质破坏，可见死骨，合并感染时可见骨质密度增高，靠近干骺端的病变可见骨膜反应。起始于距骨体的病变，可致距骨头塌陷，也可波及跟骨和跗间关节引起跟骨及跗间关节结核。（图 13-61）

续表

影像类别	影像表现
CT	同 X 线（图 13-62）
MRI	关节囊肿胀，可见积液；软骨破坏不规则，信号不均匀；骨质破坏呈稍长 T_1、长 T_2 信号（图 13-63）

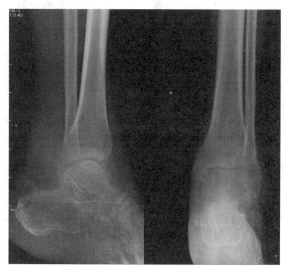

图 13-61　踝关节结核 X 线影像

左踝关节肿胀，间隙变窄，关节面可见骨质侵蚀、破坏，未见明显死骨，骨质疏松明显

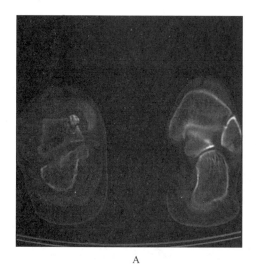

A

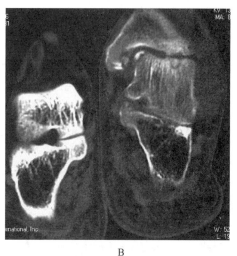

B

图 13-62　踝关节结核 CT 影像

A：右踝关节间隙增宽，关节对应尚好，胫骨关节面不光滑，距骨内上角可见密度
增高死骨影，边界清晰，关节大量积液　B：左踝关节间隙变窄，关节面不光滑，
可见多发骨质破坏，其内可见死骨影，病变边界清晰，关节大量积液

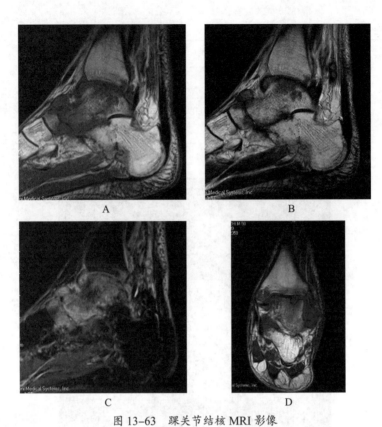

图 13-63　踝关节结核 MRI 影像

A ~ D：左踝关节及距舟关节面下可见多发糜烂及稍长 T_1、长 T_2 信号骨质破坏，周围骨质
可见弥漫性长 T_1、长 T_2 信号水肿，压脂 T_2WI 骨质破坏及水肿呈高信号，关节面不光滑

（四）肩关节结核

肩关节结核较少见，好发于成人的右肩。常见症状为旋转活动受限和局部肿胀，三角肌往往显示萎缩。肩关节周围有较多厚大肌群附着，关节盂与肱骨头接触面很小，肱骨周围的滑膜囊与肌肉关系密切，因此肩关节结核少见，即使形成病灶，也往往自愈。肩关节结核以骨型多见，病理上以肉芽增生为主，渗液较少，很少形成脓肿，故称"干性骨疡"。其影像学表现见表 13-34。

表 13-34　肩关节结核影像学表现

影像类别	影像表现
X线	①多见于肱骨头、解剖颈及肩胛盂的溶骨性骨质破坏，边缘不规则，死骨少见。大范围病变时可见死骨。②关节软骨破坏、关节囊萎缩、纤维性粘连导致关节间隙变窄或消失。③很少发生脓肿或窦道（图 13-64）
CT	同 X 线（图 13-65）
MRI	骨质破坏呈混杂长 T_1、长 T_2 信号，关节面不光滑，关节腔可见积液（图 13-66）

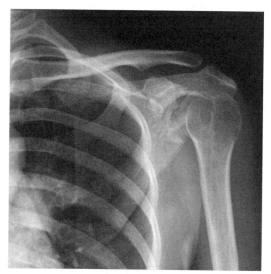

图 13-64　肩关节结核 X 线影像

肩关节面下骨质破坏，边缘不规则，可见骨质硬化，关节对应尚好

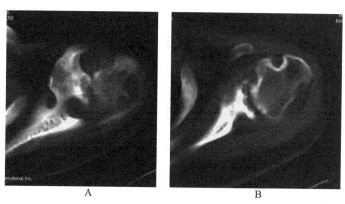

图 13-65　肩关节结核 CT 影像

A～B：左肩关节面下多发骨质破坏，边缘不规则，可见骨质硬化，关节对应尚好

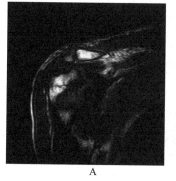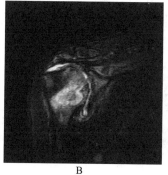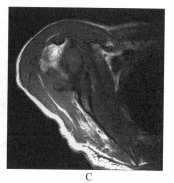

图 13-66　肩关节结核 MRI 影像

A～C：右肩关节间隙变窄，关节盂及肱骨头关节面下可见斑片状混杂长 T_1 信号，压脂 T_2WI 像呈明显高信号，

关节面不光滑，关节腔可见长 T_1、长 T_2 信号积液

（五）肘关节结核

肘关节结核占上肢关节结核的首位，半数以上为成人，10 岁以下少见。大多数为骨型关节结核。早期主要症状为轻度疼痛及关节活动受限，局部软组织肿胀，当发展为全关节结核后则表现为梭形肿胀；晚期肌肉萎缩，较易发生窦道。其影像学表现见表 13-35。

表 13-35　肘关节结核影像学表现

影像类别	影像表现
X 线	①尺骨鹰嘴及肱骨内外髁溶骨性或膨胀性骨质破坏，边缘不规则，可见死骨及骨膜增生。②关节软骨破坏，滑膜及关节囊肿胀。③窦道形成（图 13-67）
CT	同 X 线（图 13-68）
MRI	滑膜肿胀，关节可见积液，关节软骨不规则破坏，骨质内可见斑片状长 T_1、长 T_2 信号（图 13-69）

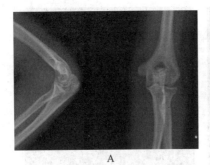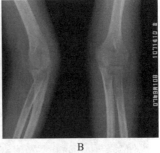

图 13-67　肘关节结核 X 线影像

A：肘关节面下可见轻微糜烂骨质破坏，关节对应尚好　B：肘关节间隙变窄，肱骨外髁、尺桡骨关节面下可见多发斑片状溶骨性骨质破坏，边缘不规则，关节囊肿胀

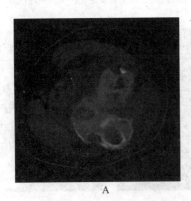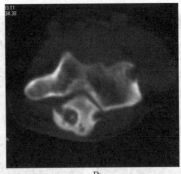

图 13-68　肘关节结核 CT 影像

A：尺桡骨上端关节面下及骨内可见多发类圆形骨质破坏，边缘清晰、锐利，部分骨破坏区域内可见死骨影，关节囊明显肿胀　B：肱骨髁及尺骨鹰嘴关节面及骨内可见多发类圆形骨质破坏，边缘清晰、锐利，尺骨鹰嘴骨破坏区内可见死骨影，周围骨质硬化

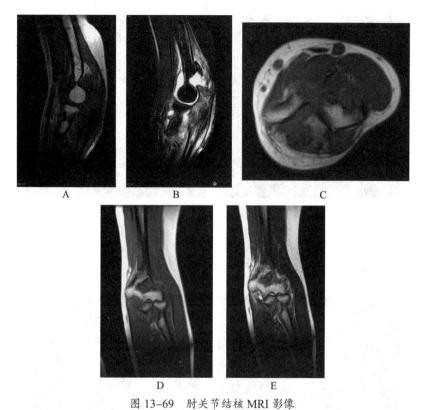

图 13-69 肘关节结核 MRI 影像

A～B：关节囊肿胀，关节腔内可见长 T_1、长 T_2 信号积液，骨质结构未见明显异常

C～E：肘关节面及骨内可见多发类圆形稍长 T_1、长 T_2 信号骨质破坏，尺骨鹰嘴骨破坏区内似可见沙砾样长 T_1 低信号，关节间隙变窄

（六）腕关节结核

腕关节结核多见于青少年，10 岁以下很少发病。病灶多开始于骨骼，或同时累及滑膜，单纯滑膜型者少见。病理上干酪型多于肉芽型。病程较上肢其他关节结核为短，病变很快蔓延至整个关节以至全部腕骨。腕关节由多个小骨组成，关节囊薄弱，周围软组织亦较单薄，伸、屈侧有多条肌腱通过，故病变容易侵犯腱鞘而影响手部功能。如发生脓肿，则容易破出皮外而形成窦道。其影像学表现见表 13-36。

表 13-36 腕关节结核影像学表现

影像类别	影像表现
X 线	多为骨型关节结核，开始于桡骨远端或腕骨，早期仅为骨质疏松，关节周围软组织肿胀，后表现为多发类圆形或不规则形骨质缺损，死骨少见，可形成脓肿；晚期关节间隙变窄，病变严重时可发展到掌骨基底或骨干；斑点状钙化有助于结核诊断（图 13-70）
CT	同 X 线（图 13-71）
MRI	腕关节肿胀，滑膜肥厚，腕骨信号不均匀，可见混杂长 T_1、长 T_2 信号，关节腔可见积液（图 13-72）

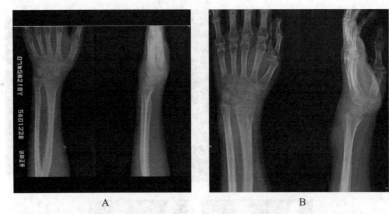

图 13-70　腕关节结核 X 线影像

A：腕关节骨质疏松，关节间隙变窄，关节周围软组织肿胀，未见明显骨质破坏　B：腕关节骨
质疏松，关节间隙变窄，关节面下多发骨质破坏，关节周围软组织肿胀，背侧可见脓肿形成

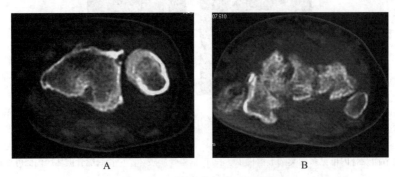

图 13-71　腕关节结核 CT 影像

A～B：腕关节骨质疏松，关节间隙变窄，关节面下多发骨质侵蚀、破坏，关节周围软组织肿胀

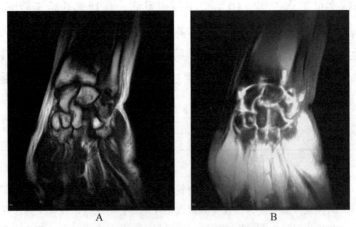

图 13-72　腕关节结核 MRI 影像

A～B：腕关节间隙变窄，腕骨信号不均匀，关节面下可见多发囊状混杂中、
长 T_1 信号，压脂 T_2WI 像呈明显高信号，关节腔少量积液为长 T_1、长 T_2 信号

第四节　骨梅毒

骨梅毒是由梅毒螺旋体引起的特殊感染，可分为先天性和后天性两类。

一、先天性骨梅毒

先天性骨梅毒是因梅毒螺旋体由母体经血行通过胎盘进入胎儿循环而感染胎儿骨骼，可分为早发和晚发两型。从初生至 5 岁小儿发病为早发型，5 岁以后发病为晚发型。梅毒螺旋体在干骺端和骨干内产生增生（梅毒性肉芽组织）和破坏性骨改变，并可导致骨骺和干骺分离，骨骺滑脱；干骺端软骨和骨干相连处发生骨营养性改变，骺板增厚，骨松质萎缩形成横线；胫骨前侧骨膜炎致皮质明显增厚，形成"军刀胫"改变（线图 13-9）。实验室检查，华氏反应大多为阳性。

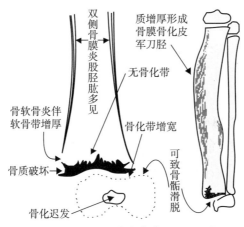

线图 13-9　先天性骨梅毒骨骼改变模式图

（一）早发型先天性骨梅毒

出生后半年内即可出现多骨的广泛性改变，胫骨、股骨和肱骨的干骺端最常累及，而临床症状不一定明显。全身各处可见梅毒皮疹，手掌和脚掌处最多见，还可见肝脾肿大，鼻塞、流涕及珀洛脱（Parrot）假性瘫痪等症状。其影像学表现见表 13-37。

表 13-37　早发型先天性骨梅毒影像学表现

影像类别	影像表现
X 线	①干骺炎为其早期表现：先期钙化带增宽增浓，形成致密线影，其下方可出现一层宽而均匀的骨质稀疏带区，骺板近骺缘侧可出现锯齿状突起。随病变发展，干骺端近骺板处可出现局限性骨质破坏，胫骨近端内侧对称性的骨质破坏称为魏伯格（Wimberger）征，颇具诊断意义。可见骨骺滑脱。②骨膜炎常见，往往对称发生，范围较广泛；晚期见成层的新骨融合致骨干增粗。③骨炎改变表现为骨干内较广泛的破坏和骨增生硬化，与化脓性相似，死骨较少见，骨干增粗（图 13-73）

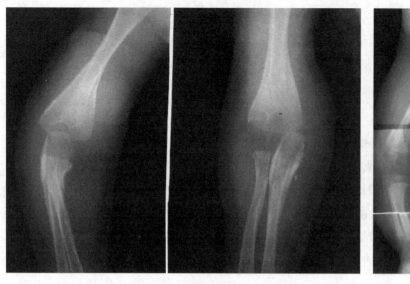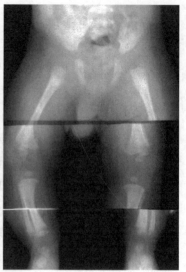

A   B

图 13-73 先天性骨梅毒 X 线影像

A：肱骨及尺桡骨可见广泛骨膜增生，骨端密度减低，关节对应尚好，关节周围软组织肿胀

B：双侧股骨远端外侧、胫骨近端内侧及胫腓骨远侧干骺端显示骨质破坏及骨膜增生

（二）晚发型先天性骨梅毒

晚发型先天性骨梅毒可能由胎儿骨骼内的潜在感染再活动所致。骨骼病变不能自愈，与早发型梅毒不同，往往残留有肢体畸形。临床有角膜实质炎、马鞍鼻、神经性耳聋、间断性骨痛及军刀胫等表现。其影像学表现见表 13-38。

表 13-38 晚发型先天性骨梅毒影像学表现

影像类别	影像表现
X 线	①骨膜炎多见于幼年患者，骨膜呈层状与骨干平行；在年龄较大的儿童，仅侵及少数骨骼，尤以胫骨多见，且局限于胫骨前面，致骨干增粗前凸，呈"军刀"状。②骨炎和骨髓炎表现为不同程度的骨增生硬化并伴有破坏区和死骨，多累及额骨、顶骨和胫骨。病变侵及长骨骨干，范围可较局限，为不规则的骨破坏区，称为"树胶肿"；亦可呈弥漫性，在骨硬化区内见有较小的斑点状或斑片状骨破坏。③骨干增粗、增长，弯曲变形（图 13-74）

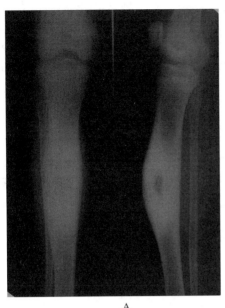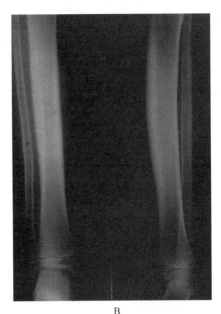

图 13-74　晚发型先天性骨梅毒 X 线影像

A：胫骨中段小片骨质破坏区内可见条形死骨，周围骨质广泛硬化，胫骨前侧骨膜
增生尤为显著，皮质明显增厚，胫骨呈"军刀"状改变　B：胫骨中段骨质广泛硬化，
胫骨前侧骨膜增生尤为显著，皮质明显增厚胫骨呈"军刀"状改变

二、后天性骨梅毒

后天性骨梅毒分为三期：Ⅰ期无骨关节改变；Ⅱ、Ⅲ期可出现骨关节异常，主要为骨膜炎和骨炎。主要症状为骨骼受累部位有刺痛感、活动时较轻、休息后反而加重，皮肤肿胀，压痛明显。血清瓦氏反应多为阳性。其影像学表现见表 13-39。

表 13-39　后天性骨梅毒影像学表现

影像类别	影像表现
X 线	骨膜炎表现为层状或花边状骨膜增生，后者为本病重要特征，好发于胫骨和锁骨；常伴树胶肿。骨髓炎多见于Ⅲ期梅毒，主要表现有两种：①长骨广泛性增生硬化，皮质增厚致密，髓腔可变窄或消失，骨髓腔中偶可见骨破坏区，一般无死骨。②树胶肿引起的局限破坏，大都位于致密增厚的骨膜下层或皮质内，亦可见于中央的髓腔内，无死骨。少数情况下，病变可侵犯脊柱、颅骨和关节

三、梅毒性关节炎

梅毒性关节炎在先天和后天性梅毒均可发生。先天性梅毒可发生双侧对称性、无痛性、浆液性滑膜炎，称为可洛东（Clutton）关节。表现为关节肿胀，间隙增宽。后天性Ⅱ期梅毒的早期，多数大关节可发生关节肿胀、积液；Ⅲ期梅毒性树胶肿和骨炎可蔓延至骨端引起关节改变，关节囊和滑膜呈树胶肿样增厚，关节积液、肿胀、局部皮肤不红，以膝关节最常见，多为单发。脊髓痨则可引起神经营养性关节病。其影像学表现见表 13-40。

表 13-40 梅毒性关节炎影像学表现

影像类别	影像表现
X 线	早期表现为关节软组织肿胀，关节间隙增宽。后期当梅毒性骨炎或树胶肿侵及骨端而累及关节时，可产生关节软骨破坏或软骨下骨质不规则缺损，关节间隙变窄，全骨干呈广泛的增生、破坏

第五节 骨雅司病

骨雅司病为地方性传染病，由雅司螺旋体引起，一般由接触传染，潜伏期 2～3 周，皮肤可见多发皮疹，一般无明显全身中毒症状。病变分为三期。其影像学表现见表 13-41。

表 13-41 骨雅司病影像学表现

影像类别	影像表现
X 线	第一期不侵犯骨骼。第二期可引起多发性广泛性骨膜炎，为本病特征；常为多骨受累，发生广泛的骨膜下新骨形成，骨干增粗，但不发生骨质破坏。大多病变止于二期。第三期常伴有骨质破坏，本期骨损害与骨梅毒表现相似，但骨膜反应程度及范围较后者轻

第六节 莱姆病关节炎

莱姆病关节炎是地方性传染病，呈全球性分布，可侵犯多个系统。发病季节一般在夏秋季，与受蜱叮咬有关。临床分为三期：一期出现游走性红斑，二期出现神经和心脏症状，三期发生关节炎。关节症状主要累及单侧大关节，以膝关节为主，肩、肘、腕等亦可受累及，中轴骨及其关节未见受累。大多数关节病变可完全恢复，仅 10% 的病人反复发作形成莱姆病关节炎。临床确诊有赖血清学检查。其影像学表现见表 13-42。

表 13-42　莱姆病关节炎影像学表现

影像类别	影像表现
X线	病变主要侵犯膝关节，早期表现为关节肿胀、积液，可形成腘窝囊肿。后随病情发展，关节软骨变薄、破坏而消失，关节间隙变窄。肌腱韧带增厚，并见钙化。关节软骨和半月板亦可出现钙化。根据发病时间长短，受累关节可表现为感染性、退行性和混合性改变。感染性改变表现为关节边缘或肌腱韧带附着处有骨质侵蚀；退行性改变表现为关节面下囊肿形成和骨质增生；混合型改变为骨赘形成和关节面下骨质疏松

第七节　骨寄生虫病

一、骨包囊虫病

骨包囊虫病见于牧区，系因误食棘球绦虫卵所引起。骨包囊虫病最多见于骨盆，其次为脊椎、骶骨、股骨、肱骨和胫骨，常合并肝、肺包囊虫。骨包囊虫病进展甚为缓慢，病人常在幼年受感染，而在成人出现症状。除有患肢局部肿胀、疼痛或麻木外，无明显全身症状。病理特点为包囊外围无附加的纤维包膜，内面也无典型的胚叶层。其影像学表现见表 13-43。

表 13-43　骨寄生虫病影像学表现

影像类别	影像表现
X线	早期，骨松质内可见小囊状骨质缺损，边缘锐利，周围无明显骨质增生或骨膜反应，骨皮质及骨轮廓无明显改变。病变继续发展则形成多数大小不等、连续蔓延的囊状、溶骨性、膨胀性骨质缺损；大的膨胀性囊肿较易发生病理骨折。脊椎发病，椎体呈囊性骨质破坏，可被压缩而楔变，病变可侵入椎弓或椎板，一般不累及椎间盘，囊肿可向两侧软组织内突出而形成假性椎旁脓肿，多凸向一侧；当穿破椎骨后，可在椎管内形成继发性包虫囊肿。周围软组织内包虫囊肿可出现环状或弧形钙化影（图 13-75）
CT	同X线（图 13-76）
MRI	呈圆形多房性骨质破坏，边缘光滑锐利，纤维结缔组织包膜形成的外囊在 T_2WI 上为周边连续的线状低信号影。多房囊肿中除破裂并感染者外，母囊信号高于子囊，母囊信号接近肌肉信号强度，子囊信号相当于水。子囊呈小圆形，分布于母囊周围或包含在母囊内。囊肿破裂萎陷可变形，边缘不规则，内外囊分离。合并感染后，囊肿边缘模糊，信号增强

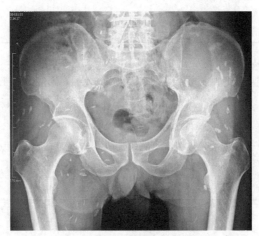

图 13-75　骨包囊虫病 X 线影像
左侧髂骨翼溶骨性骨质破坏，骨盆周围显示多发弧形钙化影

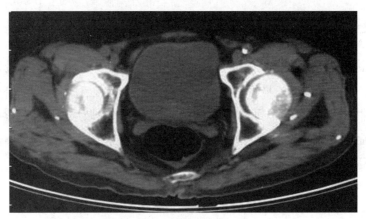

图 13-76　骨包囊虫病 CT 影像
双髋关节周围软组织内多发斑点状钙化影

二、骨丝虫病

骨丝虫病是丝虫所致的慢性地方病。潜伏期 4 个月～1 年，初次感染常无症状，一般在感染后数月出现症状。急性反应大多于几天后消失，但可复发。丝虫病可发生慢性淋巴管阻塞，软组织水肿、增厚和纤维化，最后发生象皮肿；局部继发感染可形成溃疡，炎症反复发作可引起骨膜炎和骨炎。其影像学表现见表 13-44。

表 13-44　骨丝虫病影像学表现

影像类别	影像表现
X 线	骨的改变表现为局限性骨膜增厚，伴有不同程度的浅在性骨皮质破坏，骨皮质可见增厚。软组织改变表现为患肢软组织明显增厚，失去正常轮廓；丝虫成虫死后钙化，在软组织内可出现细条状钙化影

第八节 骨霉菌病

骨的真菌感染较罕见，可由全身感染引起，也可由皮肤直接蔓延而来。全身感染病变常为多发性，位于骨松质，主要表现为溶骨性破坏和脓肿形成。骨的真菌感染缺乏特征性表现，单凭X线检查很难确定诊断。在真菌流行区如骨损害有下述表现，应考虑为真菌感染可能：①病变多发；②侵犯骨松质；③具有侵蚀性；④有穿凿样骨质破坏；⑤发生于脊椎的病变不限于椎体；⑥病变可自胸腔向外蔓延，累及胸廓。确诊有待于真菌学检验发现致病真菌。

一、骨放线菌病

骨放线菌病系由牛型放线菌引起的一种慢性化脓性多窦道肉芽肿，好发于面颈部、胸腔和回盲部。我国西北诸省较多见。患者一般有慢性病容，不同程度的贫血、消瘦，不规则发热和白细胞增高；局部皮肤肿胀增厚、变硬，呈棕红色，可发生脓肿和多发窦道。骨受累时疼痛较轻，局部有压痛，伴功能障碍，形成窦道后可发生继发性细菌感染。其影像学表现见表13-45。

表13-45 骨放线菌病影像学表现

影像类别	影像表现
X线	表现为形态不规则、边缘不整齐的溶骨性骨质破坏，病变为肉芽肿组织，死骨常见，一般无骨膜反应，骨质增生亦较轻，病变好转时可见骨质增生硬化。脊椎病变周围可见骨硬化区围绕，死骨少见；椎间盘正常，常有椎旁脓肿自软组织伸向骨表面；脊椎病变可沿前纵韧带扩展，常侵及两个以上椎体，也可蔓延至附件，甚至累及邻近的肋骨头
MRI	所有脉冲序列均显示边缘相对清晰的轻度至中度信号强度增高区

二、骨球孢子菌病

骨球孢子菌病由厌酷球孢子菌引起，可引起组织坏死和形成脓肿。分为原发性球孢子菌病和进行性球孢子菌病两种：前者为急性自限性呼吸系统疾病，亦可在皮肤和颈部淋巴结发生病变；后者呈慢性播散性，可侵犯皮肤、皮下组织、内脏和骨骼。骨骼受侵后局部疼痛和压痛，骨内病灶破向邻近软组织则形成脓肿和窦道。其影像学表现见表13-46。

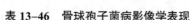

表 13-46   骨球孢子菌病影像学表现

影像类别	影像表现
X 线	病变多发。表现为单房或多房性囊性骨质破坏，边界清晰锐利，伴有骨质增生硬化。常侵犯脊椎、骨盆和手足短管状骨，多合并软组织内脓肿，尤以脊椎受累时多见。长骨病变常发生于干骺部，可导致关节边缘破坏

三、足分支菌病

多见于热带和亚热带地区，可发生在任何年龄。皮下组织感染波及骨骼后，可发生足菌肿，足菌肿常为四肢的单侧感染，常见于足和腿部，手臂很少受累，其他部位罕见累及。本病的病理改变为骨髓炎样改变和骨膜炎。其影像学表现见表 13-47。

表 13-47   足分支菌病影像学表现

影像类别	影像表现
X 线	足部软组织肿胀；跗、跖、趾骨之中心可见多发圆形囊状骨质破坏区，与窦道相连处可见半月形边缘骨缺损。足部诸骨骨质密度减低，有时病变骨呈囊性膨胀性改变，骨质增生明显，相邻骨间可形成骨桥，甚至相互融合，无特异性

第九节   骨病毒感染

一、天花

极少数天花病人有骨关节症状和体征。发生皮疹与出现关节症状的间期为 1～6 周，以肘关节受累最常见。50% 以上病变累及一处以上，常间隔 1～2 天有多个关节或一组关节被累及。病变严格呈对称性。初期关节周围肿胀，关节中等量积液。组织学检查显示渗出液为非化脓性，可见骨坏死、吸收、骨髓纤维化及破骨细胞数目减少，血管管腔阻塞。其影像学表现见表 13-48。

表 13-48   天花影像学表现

影像类别	影像表现
X 线	受累关节周围软组织肿胀，干骺端内出现透明带，随后自干骺端沿着骨干形成一层骨膜新骨薄壳，并缓慢地与骨干融合，关节附着处常遗有骨赘。骨骺常被完全破坏，因而常出现跨关节的骨性融合，原骨骺处可出现局限性洞穴状改变

二、水痘

在儿童中很常见，但水痘累及骨骼的报道极少见。

三、牛痘

牛痘引起的骨损害极为罕见，仅有数例个案报道。

四、风疹

风疹的骨改变由代谢和营养障碍引起。其影像学表现见表 13-49。

表 13-49　风疹影像学表现

影像类别	影像表现
X 线	特征性的干骺端损害表现为对称性的干骺端骨小梁排列不整，管状骨干骺端有与骨纵轴平行的条形透光区和骨致密区，自先期钙化带向外呈纵形伸展，以股骨远端和胫骨近端最为显著

五、艾滋病关节炎

艾滋病关节炎一般倾向于认为是原发疾病的一部分，根据文献报告，可将发生于 HIV 感染病人的关节炎分为四组：

（一）与 HIV 有关的脊椎关节病变

此组最常见。多数病例关节病变好发于足，以骨糜烂、骨膜炎、趾骨炎、疼痛性附丽病和骨质溶解为特征。类似的骨改变可出现于手，但上肢常以附丽病为突出表现，可发生旋转袖肌腱炎、肘上髁炎和腕部的缩窄性腱鞘炎。HLA-B27 为阳性。除英国外，脊柱受累不常见。

（二）与 HIV 有联系或有关的关节病变

指发生于感染 HIV 病人的亚急性单关节炎，以侵犯膝、踝为特点。与脊椎关节病变不同，病人为 HIV-B27 阴性，且无附丽病征象。X 线片显示关节积液，骨结构未见明显异常。症状和体征一般在 6 周内缓解。

（三）急性对称性 HIV 多关节炎

病人均为男性，类风湿因子阴性，骨糜烂不明显；主要表现为手的尺侧偏斜，关节周围骨质疏松。

（四）杂组

杂组包括化脓性关节炎、Jaccoud 型关节炎、疼痛性关节综合征和骨梗死综合征。

第十节　骨麻风病

麻风是由麻风分枝杆菌感染引起的慢性传染病，病变可累及全身，但主要侵犯皮肤、周围神经、血管及网状内皮系统，15%～29%患者侵犯骨和关节，晚期麻风患者骨关节改变可达90%。病变多发生于手足短骨，第3～5指（趾）多见，且自远端向近端发展，可累及周围骨质，部分病例可侵犯大关节。其影像学表现见表13-50。

表 13-50　骨麻风病影像学表现

影像类别	影像表现
X 线	麻风杆菌直接侵蚀骨质形成的改变：①骨囊性变常发生在短管状骨的远侧骨端，呈边缘清楚、小圆形骨质破坏区，可相互融合，周边有骨质硬化。②病骨膨胀性骨质破坏，骨髓腔扩张，骨皮质变薄，骨干增粗。③特异性骨膜炎及骨炎多见于下肢。神经血管营养障碍和外伤感染所致的继发改变：①骨营养孔扩大为早期的改变，常见于手腕。②手足骨的骨吸收多见于晚期，好发在手足骨，先为远节指、趾骨骨端出现缺口或变尖，继续发展可致骨质大部或完全吸收消失，残端呈按钮状凸出，骨密度增高。重者可侵犯关节，以致指、趾脱落，甚至累及跖跗骨。③肌肉萎缩致手指屈曲不能伸直，呈鹰爪状，多数伴有指尖骨质吸收。④晚期骨干变细，骨髓腔随之狭窄，但骨皮质密度反而增高，骨端仍可保持原形。⑤广泛性骨质疏松。⑥继发感染。⑦关节改变，多发生在小关节，以跖趾关节多见。表现为关节面模糊、破坏或增生硬化，关节间隙狭窄或发生骨性强直。大关节偶可受累，呈夏科氏关节样改变（图13-77）

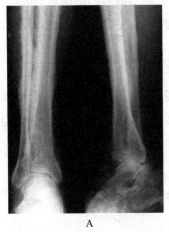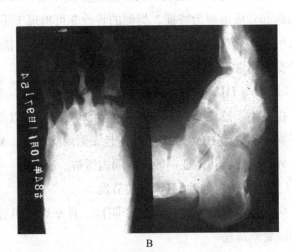

图 13-77　麻风所致的骨 X 线影像

A：胫腓骨骨炎及骨膜炎改变，可见不规则骨质破坏及广泛的骨膜增生　B：足跖趾
关节骨质破坏，部分骨质吸收变细、消失

第十一节　布氏杆菌关节炎

布氏杆菌病是一种人、畜共患的地方性传染病，好发于 30～50 岁，男多于女。常因直接与病畜接触或进食布氏杆菌污染的乳、肉而致病，30%～40% 的病人有布氏杆菌关节炎，呈多关节受累。布氏杆菌病是流行性慢性全身感染性脓毒性疾病，对肝、肾、淋巴结、骨髓、生殖器官和神经系统都有不同程度的损害，发病后可出现寒战、发热、多汗、头痛和全身不适等急性全身性脓毒症状，热退后出现全身关节疼痛，关节肿胀，活动受限；肝、脾及淋巴结肿大；病理改变为局限性非特异性感染性肉芽肿（线图 13-10）。实验室检查布氏杆菌补体结合试验阳性。其影像学表现见表 13-51。

表 13-51　布氏杆菌关节炎影像学表现

影像类别	影像表现
X 线	①急性期为多关节变态反应性改变，关节和周围软组织肿胀，骨质结构未见明显异常。②发病 2～3 个月后，强烈的免疫反应导致关节部出现局部骨质破坏。骨质修复反应出现早而广泛是本病的特点，表现为骨质增生、硬化和关节间隙变窄甚至骨性强直，其中骨质硬化最多见，可呈软骨下弥漫性骨质硬化，或破坏灶周围骨质硬化。③病变好发于骶髂关节、肩部及脊柱，以骶髂关节和脊柱最常见
CT	与 X 线表现相似，但能较 X 线更早发现骨质破坏（图 13-78）
MRI	骨质破坏区呈斑片状中等 T_1 长 T_2 信号，压脂 T_2WI 像为明显高信号，关节面不光滑；边缘的骨质增生、硬化及韧带钙化呈双低信号；关节腔积液呈长 T_1 长 T_2 信号（图 13-79）
ECT	病变区及周围骨质硬化区呈明显放射性核素浓集改变，以骨质硬化区为著（彩图 13-8）

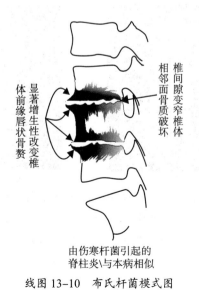

由伤寒杆菌引起的
脊柱炎\与本病相似

线图 13-10　布氏杆菌模式图

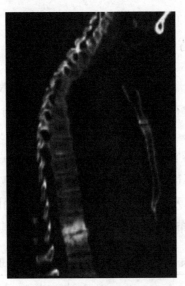

图 13-78　胸椎布氏杆菌关节炎 CT 影像

胸 8/ 胸 9 椎间隙变窄，终板软骨面不光滑，可见多发

骨质破坏，软骨面下可见大范围骨质硬化

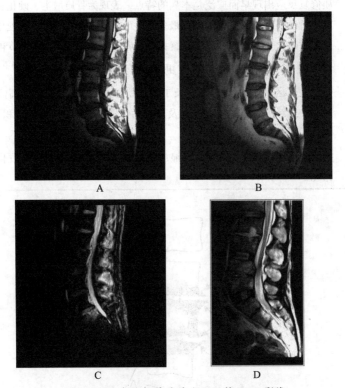

图 13-79　布氏杆菌关节炎腰骶椎 MRI 影像

A ～ C：骶 1 椎体后上部分弧形压迹及腰 2 椎体后下缘小片中等 T_1 长 T_2 信号，压脂像为明显高信号，骶 1 终板

软骨面不光滑　D：腰 2/ 腰 3 及腰 4/ 腰 5 椎间隙变窄，终板软骨下可见多发斑片状长 T_2 信号，终板软骨面不光

滑，椎体内可见长 T_2 信号水肿

第十二节　真菌性关节炎

由马尔尼菲青霉菌感染引起，是全身感染性疾病的一部分。病原体可沿骨骺血管周围淋巴间隙进入关节，或通过骨膜与关节相通的淋巴管进入关节，引起滑膜炎。全身症状多表现为畏寒，发热，贫血，白细胞增高；骨关节受侵时表现为骨痛，关节疼痛、肿胀，皮下有结节状肿块或波动感肿块，穿刺抽出暗红色稠液，涂片见酵母型真菌，培养为马尔尼菲青霉菌。其影像学表现见表 13-52。

表 13-52　真菌性关节炎影像学表现

影像类别	影像表现
X 线	①局限性骨质密度减低区或溶骨性骨质破坏区，周围可伴或不伴骨质密度增高，骨皮质可呈筛孔征，可见死骨及病理骨折。发生于脊椎的病变，椎体溶骨性破坏，可见楔变，椎间隙无变窄。②受累关节肿胀，密度增高，关节间隙可变窄

第十三节　松毛虫病骨关节改变

松毛虫病骨与关节异常的发病率约为 62.9%，以手腕部和足部等暴露部位最为常见。病因不明，但发病与接触松毛虫关系密切，好发季节在每年 6～7 月和 10～11 月。其病理改变与类风湿关节炎相似，提示本病的发病与变态反应有关。临床表现为显著的局部肿痛，晚期有不同程度的关节功能障碍、畸形和强直，一般无全身症状。其影像学表现见表 13-53。

表 13-53　松毛虫病骨关节改变影像学表现

影像类别	影像表现
X 线	①急性期表现为关节周围软组织肿胀，关节囊肿大，密度增高。②亚急性期软组织改变逐渐减轻，但出现普遍性骨质疏松和骨质破坏。骨质破坏可发生于骨端、关节和肌腱附着处的骨隆起处，表现为单个或多个小圆形骨质破坏，或浅在骨质缺损，边界清晰，长骨干骺端可见楔形骨缺损；关节间隙可见变窄，关节脱位或半脱位。③骨破坏停止发展，周围骨质明显硬化为慢性期的特征性表现。慢性期关节局部软组织肿胀持续存在。④晚期骨端肥大变形，有结节状突出，以跟骨结节和髌骨为明显。关节间隙变窄，关节偏斜、半脱位和关节强直，一般多为纤维强直（图 13-80）

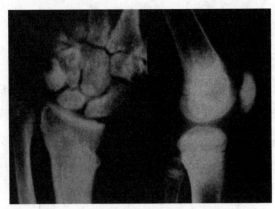

图 13-80　松毛虫病骨关节 X 线影像

腕关节尺倾角消失，桡骨关节面偏斜，关节面下骨质密度增高。

膝关节骨质致密硬化，髌骨边缘毛糙不整，可见结节状突出

第十四节　破伤风的骨关节改变

破伤风患者骨关节系统受累，主要表现为局部肿胀、疼痛等症状，同时有骨关节旁的骨化。骨化大都发生在大关节附近，最常见于肘部，肩部和膝部次之，肢体远端的小关节一般不受影响，通常在病起一个月后出现，可引起严重的关节功能障碍。其影像学表现见表 13-54。

表 13-54　破伤风的骨关节改变影像学表现

影像类别	影像表现
X 线	骨关节旁的骨化影是其特征性表现。骨化影走形常与关节囊、肌腱或肌肉的走形一致，如形成骨桥则致关节强直；肘部骨化多位于关节后方，相当于肱三头肌肌腱在鹰嘴上方的附着处，或在肘前方的肱前肌部分，或紧贴关节囊；膝部的骨化多与股内肌走形一致。骨化的位置可能与肢体活动时的力线有关。附近骨质可显示骨质稀疏。脊柱受累时，可见多个椎体被压缩变扁

第十五节　骨结节病

骨结节病是全身性疾病的一部分，国内比较少见，多为成人，约占全部结节病的10％。病因不明，有人认为是一种肉芽肿性病变。骨损害一般仅限于手、足短骨，长骨很少受累。局部可见梭形无痛性肿大，局部皮肤变色水肿，病变进展后可出现关节的半脱位或强直。实验室检查显示嗜酸性白细胞升高，血沉增快。其影像学表现见表13-55。

表 13-55　骨结节病影像学表现

影像类别	影像表现
X 线	①骨松质结构粗糙，骨小梁吸收，呈网格状，多见于手、足小骨的远节和中节指（趾）骨；随着病变进展，可见斑点状骨质密度减低区，以在近节与中节指（趾）骨的近端尤为明显。②囊状穿凿样骨缺损，可单发或多发，也可密集形成巨大的骨质缺损，破坏区边缘常有骨质硬化。常见于手、足短骨骨端中央。③最典型的征象是网格状粗糙骨小梁和穿凿状骨缺损的结合。指（趾）骨损害具有特征性。末节指（趾）骨远端可见骨质硬化。④晚期或病变严重时，指（趾）骨可全部破坏而发生病理骨折。⑤骨端病变可涉及关节，多发性病变可引起骨、关节破坏和半脱位。⑥无骨膜反应、死骨和窦道（图 13-81）

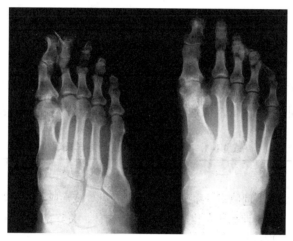

图 13-81　骨结节病足部 X 线影像

第 1 跖骨远端及近节趾骨近端内外缘可见囊状穿凿样骨质破坏，边缘硬化，
关节间隙稍变窄，关节外缘软组织亦见结节状突起；远节趾骨骨质硬化

第十四章 退行性和创伤性关节病

第一节 退行性骨关节病

退行性骨关节病（degenerative osteoarthropathy）又称"骨性关节炎"，是关节软骨发生退行性变，继而引起骨增生肥大的一种关节病变，多发生于中、老年人，男性较女性多见；本病发展缓慢，好发于髋、膝、指间及脊椎等关节，早期多无明显症状，随年龄增长病情逐渐加重，出现活动不灵活、疼痛等症状，过度、不适当的关节运动是造成此病的重要因素，其他如先天畸形、外伤、衰老、关节结构失稳、缺血、内分泌疾患等也可促进退行性改变，加速本病的发生。其影像学表现见表 14-1。

表 14-1 退行性骨关节病影像学表现

影像类别	影像表现
X 线	①关节间隙不对称狭窄、关节面硬化、变形或塌陷；②边缘性骨刺和骨桥；③软骨面下假囊肿及关节囊内游离体，关节腔积液；④关节内、外翻畸形（图 14-1）
CT	与 X 线表现相同，但对软组织变化、关节腔积液、游离体、关节面及其下方骨病变的细微结构显示更清楚，并可进行两维及三维重建。退变的关节软骨 CT 上显示软骨面粗糙不整，出现裂隙或凹窝
MRI	①软骨面毛糙、凹凸不平及软骨碎裂，T_1WI 或梯度回波呈较低信号，T_2WI 软骨坏死区呈不均匀长 T_2 信号；②软骨下囊变、关节积液及滑膜囊肿均呈长 T_1 长 T_2 信号；③软骨下骨质硬化、骨赘和骨桥均呈长 T_1 短 T_2 信号；④半月板变性 T_1WI、T_2WI 均显示信号增高（图 14-2）
ECT	骨血流、血池像及炎症显像一般正常。绝大多数骨性关节炎病人骨显像显示有一个或多个关节呈不对称性、局灶性放射性异常浓集（彩图 14-1～彩图 14-2），浓集程度与病变代谢活跃程度呈正相关；少数患者骨显像完全正常

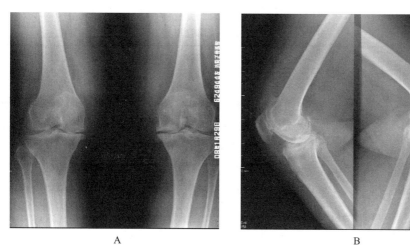

图 14-1　退行性骨关节病双膝关节 X 线影像

A ～ B：双膝关节间隙不对称变窄，关节面硬化、变形，边缘可见骨刺，左膝内翻

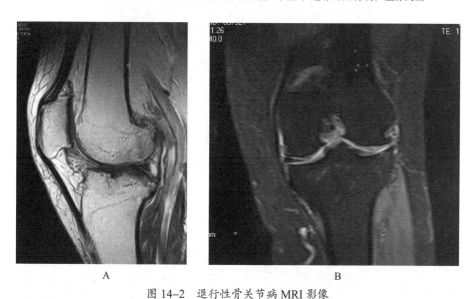

图 14-2　退行性骨关节病 MRI 影像

A ～ B：髌骨软骨面毛糙、凹凸不平，信号减低，软骨下骨质硬化及骨刺呈长 T_1 短 T_2 信号，胫股关节及髌股关节间隙变窄，关节边缘骨刺形成，内侧半月板信号增高，形态欠佳

第二节　创伤性关节炎

创伤性关节炎（traumatic arthritis）由关节损伤引起，是一种可以预防的继发性关节炎。本病的实质是退行性骨关节病，它的病理和症状与之相同，但其发病年龄、发生部位和发生机制又与之有区别。损伤的性质分物理性或机械性，损伤程度不同，临床表现及结局各异；创伤性关节炎可见于人体任何关节，但膝、踝、肩、肘、髋、掌等大关节多见；患者多为青壮年，病变严重者常伴局部畸形。其影像学表现见表 14-2。

表 14-2　创伤性关节炎影像学表现

影像类别	影像表现
X 线	①急性期关节腔积液、关节囊肿胀、关节间隙增宽，随着继发性退行性骨关节病的出现，关节间隙变窄、关节面不平整及骨端骨质增生；②骨折涉及关节面或骨骺分离者，往往引起畸形甚至关节强直；③关节内可出现游离体，关节周围可出现条状钙化、骨化影（图 14-3）
CT	对关节面或骨骺凹陷、关节内游离体的显示较 X 线好（图 14-4）
MRI	与退行性骨关节病相似（图 14-5）
ECT	病变部位表现同退行性骨关节病相似（彩图 14-3）

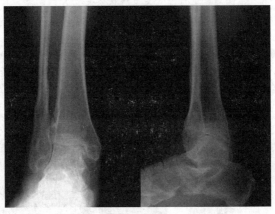

图 14-3　创伤性关节炎 X 线影像

踝关节及跟距关节间隙变窄，距骨变扁，关节面不平整，跟骨距骨角减小，关节边缘骨质增生

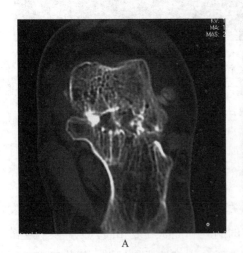
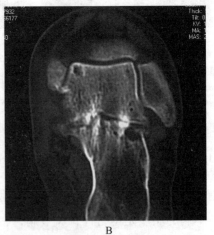

A　　　　　　　　　　　　B

图 14-4　创伤性关节炎 CT 影像

A～B：跟距关节间隙明显变窄，关节面粗糙不平整，并伴局部骨质硬化，

关节边缘骨质增生；距骨内上角关节面下囊变，周围骨质硬化

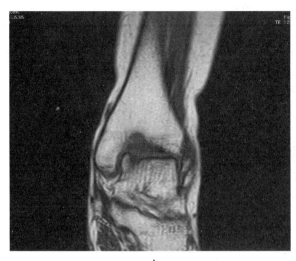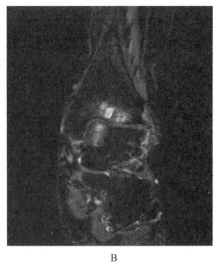

A   B

图 14-5 创伤性关节炎 MRI 影像

A ～ B：踝关节间隙变窄，距骨轻度变扁，距骨及胫骨关节面下可见多发斑片状长 T_1 信号，

脂肪抑制 T_2WI 像呈明显高信号

第三节 髌骨软化症

髌骨软化症（chongdromalacia of patella）又称"髌骨软骨软化症"，是由于外伤、退变、髌骨排列不齐或高位髌骨等原因导致髌骨的关节软骨发生变性，其中仅少数人出现临床症状，有的患者有明显的运动障碍，半蹲位疼痛是其特征；髌骨软化症常常是髌股关节退行性关节病的前奏。其影像学表现见表 14-3。

表 14-3 髌骨软化症影像学表现

影像类别	影像表现
X 线	①早期无异常或仅显滑膜炎征象；软骨下骨质受累时出现囊状吸收区及骨质硬化；②关节间隙变窄，髌骨面下出现裂隙及骨侵蚀；髌骨可外翻、外移，常伴骨质增生；③髌骨相对的股骨髁面出现相似的骨骼变化，关节面粗糙硬化，也可见囊变（图 14-6）
CT	①早期表现为滑膜炎；②多为软骨下大小不一的点状囊变区，周围伴有骨质硬化；③髌股关节间隙变窄、关节面粗糙（图 14-7）
MRI	分五级：①零级：为正常的髌骨软骨，T_1WI、T_2WI 像均为中等信号，STIR 呈中等偏低信号；②一级：病变在各序列上呈局灶性或局灶隆起性低信号；在 FGE 序列 T_1WI 上表现为局灶性低信号或局灶性高信号层信号降低或高信号

影像类别	影像表现
MRI	层缺如；③二级：T_1WI、T_2WI 及 STIR 像上表现为软骨厚度局部变薄，但病变直径小于 1.3cm，轮廓有轻度改变；④三级：T_1WI、T_2WI 及 STIR 像上髌骨软骨病变的直径大于 1.3cm 或轮廓明显不规则，厚度明显变薄，软骨下骨可有或无囊性信号改变，软骨下骨暴露范围小于 1cm；⑤四级：各个序列显示为软骨全层缺如，软骨下骨暴露范围大于 1cm，软骨下骨多有硬化和囊变（图 14-8）
ECT	一～二级可无放射性核素摄取增加；三～四级可显示放射性异常浓集。（彩图 14-4）

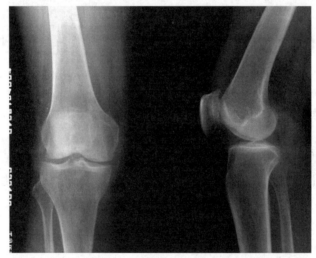

图 14-6　髌骨软化症 X 线影像

髌股关节间隙变窄，髌骨面粗糙、硬化，边缘骨质增生

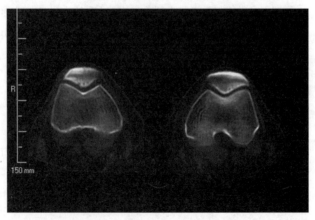

图 14-7　髌骨软化症 CT 影像

双侧髌骨软骨下多发、大小不一的点状囊变区，周围伴有骨质硬化

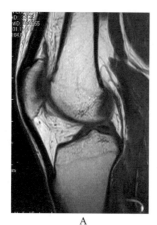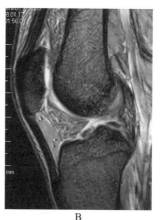

图 14-8　髌骨软化症 MRI 影像

A ~ B：髌股关节间隙变窄，关节软骨变薄，信号不均匀减低、

关节面下可见斑点状长 T_1、长 T_2 信号，周围为双低信号

第四节　髌骨外移综合征

正常状态下，髌骨受到股内侧肌、股外侧肌的对称性牵引而保持保衡。而能引起股内侧肌萎缩、肌肉平衡失调的病变，如内侧副韧带病变、膝外翻、小腿外旋、髌骨及股骨髁发育异常、手术或损伤后等，常使膝部着力点改变，随着外侧牵引力的增加，髌骨在膝关节伸直时明显向外移位，从而使其外侧关节面负荷加重而发生髌骨外移综合征（patella lateral deviation syndrome）（线图 14-1）。临床表现为病人在屈膝、下蹲时感觉不适或疼痛，起立困难。其影像学表现见表 14-4。

表 14-4　髌骨外移综合征影像学表现

影像类别	影像表现
X 线	早期 X 线无异常改变；随病变发展，正位两侧对照发现膝关节伸直时患侧髌骨外移，轴位可见髌股关节对应关系失常，关节面下可见骨质硬化，髌骨及股骨外缘骨质增生；晚期出现囊变及硬化等骨性关节炎改变，髌骨外侧由于股外侧肌的牵引可有小骨片撕裂（图 14-9）
CT	CT 断层显示髌骨多不同程度向外移位，可伴股骨内髁低平，髌骨内外侧关节面不对称，内侧关节面短小；软骨面下可见囊变及骨质硬化，边缘可见骨质增生（图 14-10）
MRI	有时外移髌骨与股骨滑车沟撞击点处有骨缺损，髌上囊有大量积液（图 14-11）
ECT	与骨性关节炎相似（彩图 14-5）

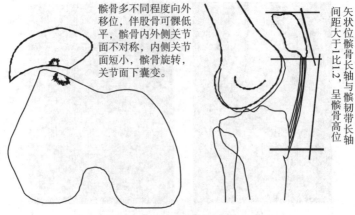

线图 14-1 髌骨外移综合征模式图

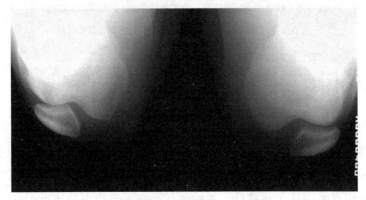

图 14-9 髌骨外移综合征 X 线影像

髌骨外移，髌股关节两侧间隙不等宽，对应关系失常

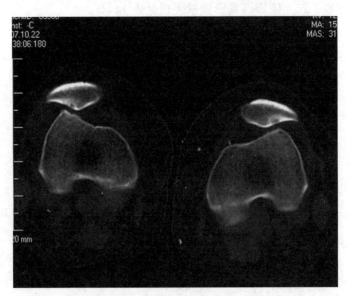

图 14-10 髌骨外移综合征 CT 影像

双侧髌股关节对应关系失常，髌骨明显外移，髌骨外侧关节面下囊变并有骨质硬化

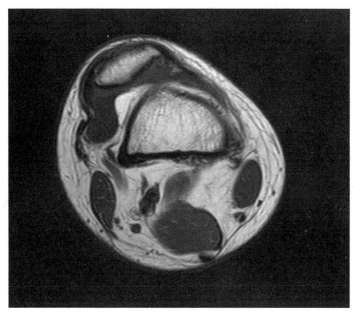

图 14-11 髌骨外移综合征 MRI 影像

髌骨明显外移，髌股关节对应关系失常，髌骨面毛糙不整，髌骨内侧支持带变薄，

外侧迂曲，关节腔可见长 T_1 信号积液，并见液平

第五节 神经营养性关节病

神经营养性关节病（neurotrophic arthropathy）又名 "夏科关节（Charcots joint）"，是由于脑、脊髓及周围神经病变引起感觉障碍，导致关节多次受到外伤而造成的关节病变。受累关节周围肌腱及韧带松弛，关节不稳定，发生退行性变，软骨下骨质硬化、碎裂，同时又因感觉丧失，关节没有完好的神经反射保护，受破坏的关节继续反复受伤，导致病变不断发展造成关节分解、脱位、毁损；有关交感神经丧失功能则引起其支配区域的血管扩张、充血和破骨细胞活性增强，导致骨吸收、溶解和碎裂。本病多见于脊髓痨和脊髓空洞、截瘫、糖尿病、周围神经损伤、脊髓的肿瘤及感染、外伤均可伴发此病；发病年龄大多在 40 岁以上，男女之比约为（3～4）：1，好发部位与神经损伤部位、关节活动度及活动频次紧密相关，膝、肘、脊柱、髋及肩部多见，75%累及下肢关节；糖尿病性关节病多累及足部，脊髓空洞症则多累及上肢关节；临床上患者不感觉疼痛，故关节破坏严重程度与患者自觉症状不呈正相关；关节可肿胀、畸形、不稳定和活动过度，扣之有囊性感，也可触及活动性硬块；深反射常消失，伴有共济失调和阿罗瞳孔。部分脊髓痨患者瓦氏反应阳性（线图 14-2～线图 14-4）。其影像学表现见表 14-5。

表 14-5　神经营养性关节病影像学表现

影像类别	影像表现
X 线	①关节间隙早期增宽，晚期变窄，关节腔积液时关节囊肿胀；关节韧带松弛时可见半脱位或脱位；②关节软骨破坏，间隙变窄，边缘骨刺形成；病变进展后，皮质破坏，软骨下骨质硬化、碎裂，关节边缘不规则骨块，骨刺碎裂形成游离体；③病变晚期，骨端毁损、吸收，关节内大量骨碎屑，骨硬化及关节脱位明显，骨旁和关节周围软组织内出现广泛新骨和钙化；④肩关节及髋关节受累时，骨端骨质迅速吸收，密度增高及游离体少见；⑤膝关节及踝关节受累时，出现典型的骨端碎裂、毁损、骨碎片及骨质增生；⑥手足小关节受累时，明显骨破坏的同时出现软组织的炎症，跖骨头骨质吸收出现典型的"铅笔头"样畸形。X 线分三型：①Ⅰ型为溶解吸收型（或称萎缩型），以切除一样的骨吸收为主，增生性改变少，碎片多少不一，边缘锐利；②Ⅱ型为增生肥大型（或称肥大型），骨增生硬化明显，有大量骨膜新骨和骨赘，游离体多钝圆；③Ⅲ型为混合型，有骨吸收，又有少量骨膜及骨赘增生（图 14-12～图 14-15）
CT	关节囊积液、膨胀、关节间隙增宽，关节内出现结构不清、大小不一的游离钙化碎片，关节面的破坏显示更加清晰（图 14-16）
MRI	关节滑膜肥厚、关节软组织结构显示更清晰（图 14-17）

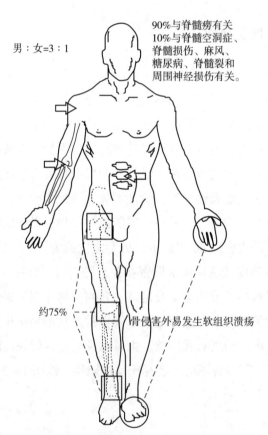

男：女=3∶1

90%与脊髓痨有关
10%与脊髓空洞症、脊髓损伤、麻风、糖尿病、脊髓裂和周围神经损伤有关。

约75%

骨侵害外易发生软组织溃疡

线图 14-2　神经营养性关节病分布模式图

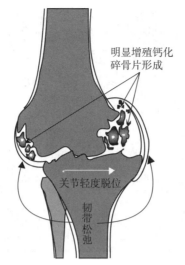

线图 14-3　神经营养性关节病模式图

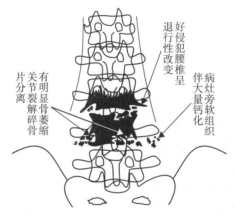

线图 14-4　神经营养性脊柱关节病模式图

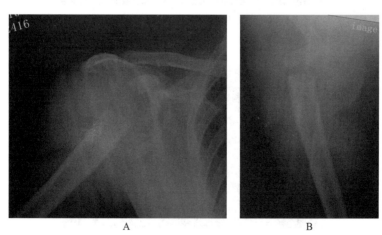

图 14-12　神经营养性关节病肩关节 X 线影像

A ～ B：肩关节间隙增宽，关节对应失常，肱骨头吸收，上端如刀切样整齐，

关节囊肿胀，周围软组织内似可见斑片状高密度影

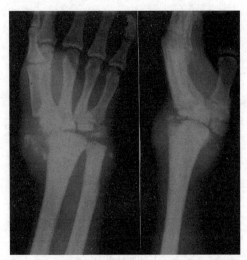

图 14-13　神经营养性关节病腕关节 X 线影像

腕关节间隙变窄，关节对应失常，近排腕骨骨毁损、吸收，骨硬化及

关节脱位明显，关节周围软组织内可见广泛新骨和钙化

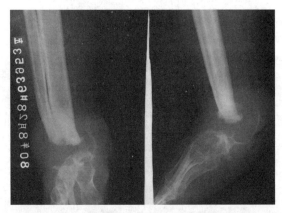

图 14-14　神经营养性关节病踝关节 X 线影像

胫骨远端及距骨毁损、吸收，骨硬化及关节脱位明显，软组织明显肿胀

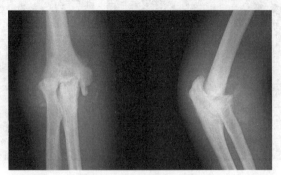

图 14-15　神经营养性关节病肘关节 X 线影像

肘关节间隙变窄，关节对应失常，边缘骨刺形成，软骨下骨质硬化、碎裂，

关节囊肿胀，周围软组织内可见广泛斑点状及斑片状高密度影

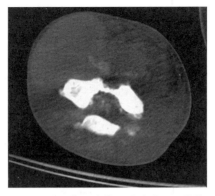

图 14-16 神经营养性关节病 CT 影像

肱尺间隙增宽，关节面破坏不光滑，软组织肿胀，其内可见多发棉絮状高密度影，边缘模糊

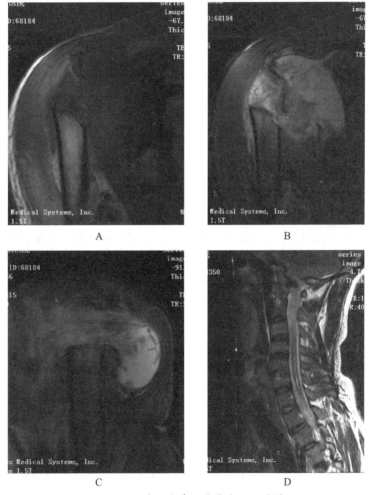

图 14-17 神经营养性关节病 MRI 影像

A～D：肱骨头骨质吸收，形态失常，上端整齐，边缘锐利；关节滑膜肥厚呈稍长 T_1、
长 T_2 信号，关节内可见多发斑片状稍长 T_1、短 T_2 信号，关节腔可见稍长 T_1、长 T_2 信号积液；
周围软组织大范围肿胀。颈髓见长条形长 T_2 信号，边界清晰（脊髓空洞）

第十五章 胶原病和变态反应性关节病

第一节 类风湿关节炎

一、类风湿关节炎

类风湿关节炎（rheumatoid arthritis）是一种结缔组织疾病，是以非化脓性炎症为主要特征的慢性关节病，一般认为发病与免疫反应有关，常伴全身症状，并侵犯全身多个关节，受累关节多呈对称性（线图 15-1）。病人常出现关节疼痛和运动障碍。本病多见于 20～45 岁女性。其影像学表现见表 15-1。

表 15-1 类风湿关节炎影像学表现

影像类别	影像表现
X 线	①早期：关节周围软组织肿胀，关节间隙增宽；于近关节的骨端出现局部充血和废用性骨质疏松，骨皮质变薄，骨小梁不清；骨膜增生、抬起，在指（趾）骨中段肌腱和韧带附着处可出现羽毛状骨膜增生，与短骨骨干平行的层状骨膜反应最后与骨皮质融合而使骨干增粗。寰枢关节可出现半脱位。②中期：关节软骨破坏，关节间隙变窄，关节面下骨质出现细小的囊状糜烂缺损，血管翳侵入骨内形成假囊肿，边缘骨硬化。③晚期：呈普遍性骨质疏松，骨的细微结构消失，皮质菲薄；关节软组织肿胀消退，肌肉萎缩，可发生半脱位及畸形；骨糜烂区硬化愈合，其边缘仍可不光整，假囊肿最后为骨质充填，关节间隙变窄甚至消失，呈纤维或骨性强直（线图 15-2，图 15-1～图 15-2）
CT	显示关节周围软组织肿胀、复杂解剖部位关节面细小糜烂缺损、软骨下假囊肿及关节积液明显优于 X 线（图 15-3）
MRI	① T_2WI 显示关节滑膜增厚及关节腔积液最清晰，增强检查滑膜明显强化；腱鞘滑膜炎表现为液性腱鞘膨隆或滑膜增厚。②软骨破坏显示为软骨变薄、中断及信号减低；骨质侵蚀、缺损及假囊肿呈长 T_1、长 T_2 信号，周围骨质硬化呈双低信号。③ MRI 矢状位不但可显示寰枢关节半脱位，还可了解硬膜囊及脊髓的受压情况（图 15-4）

续表

影像类别	影像表现
ECT	①核素炎症显像有助于早期诊断，在关节软骨和骨质未出现明显破坏的滑膜炎活动期，就能在关节周围关节囊软组织呈带状或环状的放射性核素浓集，其敏感性优于 X 线检查；②当骨显像见到整个腕部有弥漫性放射性核素浓聚，并伴发指（趾）或掌指关节的放射性浓集程度异常增加，则应考虑类风湿关节炎的诊断；③骨显像不仅用于类风湿关节炎的诊断，还可用于评价治疗效果（彩图 15-1 ～彩图 15-2）

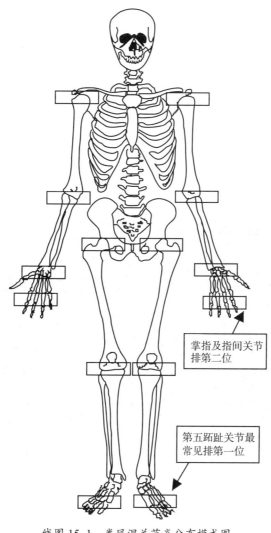

掌指及指间关节
排第二位

第五跖趾关节最
常见排第一位

线图 15-1　类风湿关节炎分布模式图

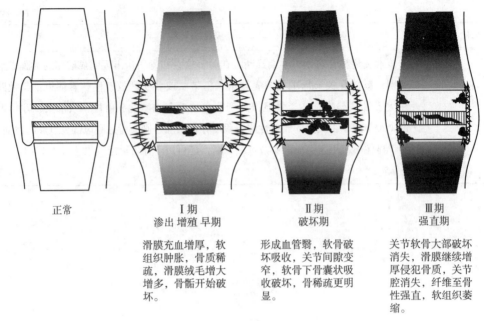

正常	Ⅰ期 渗出 增殖 早期	Ⅱ期 破坏期	Ⅲ期 强直期
	滑膜充血增厚，软组织肿胀，骨质稀疏，滑膜绒毛增大增多，骨骺开始破坏。	形成血管翳，软骨破坏吸收，关节间隙变窄，软骨下骨囊状吸收破坏，骨稀疏更明显。	关节软骨大部破坏消失，滑膜继续增厚侵犯骨质，关节腔消失，纤维至骨性强直，软组织萎缩。

线图 15-2　类风湿关节炎发展过程模式图

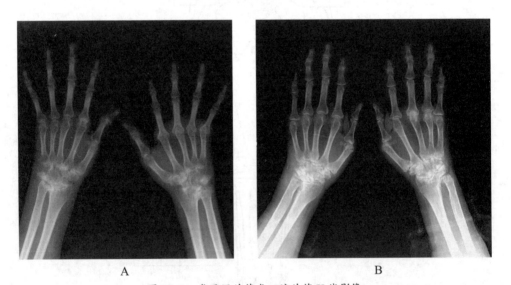

图 15-1　类风湿关节炎双腕关节 X 线影像

A～B：双腕关节及部分掌指关节间隙变窄，关节面下骨质可见细小的囊状糜烂缺损，边缘骨质硬化，小指轻度尺偏。可见骨质疏松

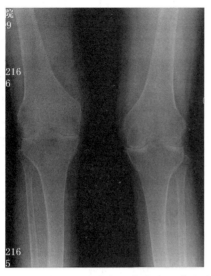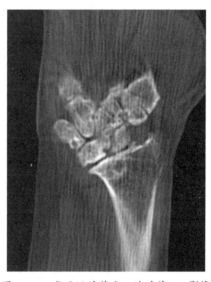

图 15-2　类风湿关节炎双膝关节 X 线影像
双膝关节间隙变窄，关节面下骨质可见细小的
囊状糜烂缺损，右侧重，边缘骨硬化，双膝骨
质疏松明显

图 15-3　类风湿关节炎双腕关节 CT 影像
腕关节间隙变窄，关节面毛糙不整，关节面下
可见多发细小糜烂缺损及软骨下假囊肿，周围
骨质密度增高

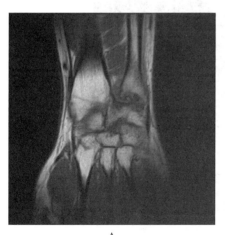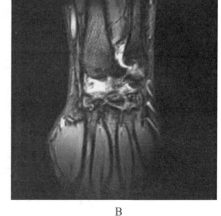

A　　　　　　　　　　　　　　　　　B
图 15-4　类风湿关节炎腕关节 MRI 影像

A～B：腕关节间隙变窄，关节面粗糙，可见骨质侵蚀，关节面下可见类圆形长 T_1、长 T_2 囊变，周围可见环形双
低信号影，关节间隙内可见长 T_1、长 T_2 积液信号，下尺桡间隙增宽

二、幼年性类风湿关节炎

　　幼年性类风湿关节炎（juvenile rheumatiod arthritis）是一种婴幼儿及青少年常见的慢性全身性结缔组织病，常伴有全身症状和关节炎，以女性多见，病变好发于新生儿至 15 岁；临床分五型，以斯梯尔（Still）综合征最常见；常发病急剧，有关节痛、发疹、白细胞增多及贫血等症状，可合并多发性浆膜炎。其影像学表现见表 15-2。

表 15-2 幼年性类风湿关节炎影像学表现

影像类别	影像表现
X 线	①踝、膝及腕等大关节最易受累，早期常不累及手部。②早期关节腔积液，关节间隙增宽，关节囊膨隆增厚，关节周围骨质疏松；短管状骨可见骨膜增生；干骺部可见透亮带；寰枢关节脱位常见。③晚期受累关节部分或全部破坏，关节面不规则，关节间隙变窄，关节邻近骨质疏松严重；进行性骨破坏缺损可引起半脱位，最终可能发生纤维性或骨性强直；骨骺可膨大呈"气球样"改变（图 15-5）
CT	关节腔积液，骨质疏松，关节面不规则及骨质破坏缺损均较 X 线显示早且清晰。可清晰显示浆膜炎改变
MRI	软骨破坏显示为软骨变薄、中断及信号减低；骨质破坏缺损及浆膜腔积液呈长 T_1、长 T_2 信号；寰枢关节半脱位及脊髓受压情况显示明确

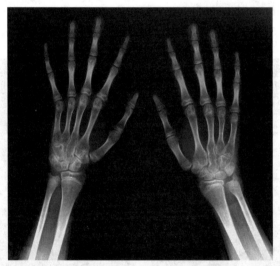

图 15-5 幼年类风湿关节炎 X 线影像

双手及腕骨质疏松，桡腕关节面欠光整，关节间隙轻度变窄，腕掌关节间隙
亦有轻度变窄，第 2、3 腕掌关节骨性融合、强直，指间关节间隙可

第二节　强直性脊柱炎

一、强直性脊柱炎

强直性脊柱炎（ankylosing spondylitis）又称"竹节样脊椎"，是一种全身性慢性进行性炎症性疾病，基本病变是脊椎韧带的风湿性纤维炎；主要侵犯骶髂关节、脊柱椎

间关节、肋椎关节及脊椎旁韧带组织，出现纤维性强直，最后发生脊柱强直（线图 15-3）。临床症状为下腰痛和进行性脊柱僵硬，发展缓慢，一般由骶髂关节向脊柱蔓延。男性多见，发病年龄以 15 ～ 30 岁居多，90% 以上的病人 HLA-B27 抗原阳性，病人尚可出现心、肺等骨骼外疾病。其影像学表现见表 15-3。

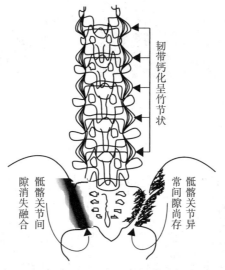

线图 15-3　强直性脊柱炎模式图

表 15-3　强直性脊柱炎影像学表现

影像类别	影像表现
X 线	①骶髂关节改变：早期关节边缘模糊，主要在髂骨侧，随着骶髂关节软骨受侵蚀，软骨下骨质破坏，关节面显示粗糙不整，关节间隙假性增宽，随病变发展，关节面呈锯齿或串珠状破坏，周围骨质硬化，最后整个关节间隙变窄、消失，发生骨性强直。②脊柱改变：早期椎体前部上下缘发生骨破坏，周围伴有不同程度骨质硬化，椎体变方形；椎间关节面有糜烂和软骨下骨硬化；晚期椎旁韧带及纤维环钙化，椎体之间形成骨桥，脊柱呈"竹节样改变"。③髋关节：多为双侧受累，间隙变窄，关节面有糜烂、破坏，关节边缘特别在股骨头与股骨颈交界处有骨刺形成，最终可发生骨性强直。④耻骨联合、坐骨结节、膝关节、肩关节及胸骨见类似骨改变。⑤附丽病（图 15-6 ～图 15-7）
CT	可较 X 线更早发现关节软骨下糜烂侵蚀、囊性变及轻度骨质硬化，确认骶骨及髂骨受侵蚀的范围和程度。可敏感显示关节囊和韧带的钙化（图 15-8 ～图 15-9）
MRI	①活动期病变呈稍长或中等 T_1、长 T_2 信号，脂肪抑制序列呈高信号。②稳定期均呈低信号（图 15-10）
ECT	核素炎症显像及骨显像有助于早期发现病变，对全身多处病变的检出率和敏感性高于 X 线和 CT，但特异性差，需结合其他资料方能诊断（彩图 15-3）

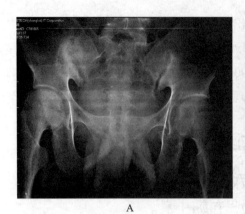
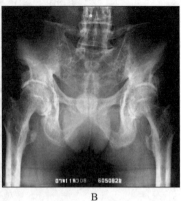

A   B

图 15-6 强直性脊柱炎双侧骶髂关节 X 线影像

A：双侧骶髂关节面糜烂不整，呈锯齿样改变，关节面下骨质硬化，关节间隙假性增宽

B：双侧骶髂关节间隙模糊消失，腰 5 椎体与髂骨间可见条形钙化，双髋关节间隙亦有变窄，关节面不光整

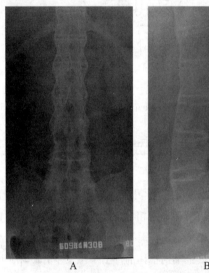
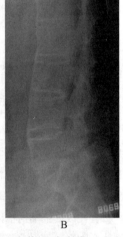

A   B

图 15-7 强直性脊柱炎腰椎 X 线影像

A～B：腰椎曲度减小，椎体变方形，椎小关节间隙变窄消失，椎体间韧带钙化，腰椎呈"竹节样"改变

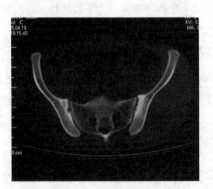

图 15-8 强直性脊柱炎 CT 影像

双侧骶髂关节面粗糙，软骨下糜烂侵蚀、囊性变，髂骨面硬化明显

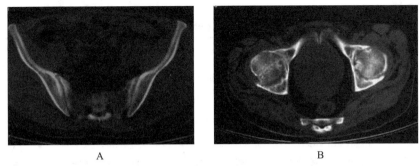

图 15-9　强直性脊柱炎 CT 影像

A：双侧骶髂关节面粗糙不整，软骨下糜烂侵蚀，边缘硬化明显　B：双侧髋关节间隙变窄，
关节面糜烂、破坏，关节边缘骨刺形成

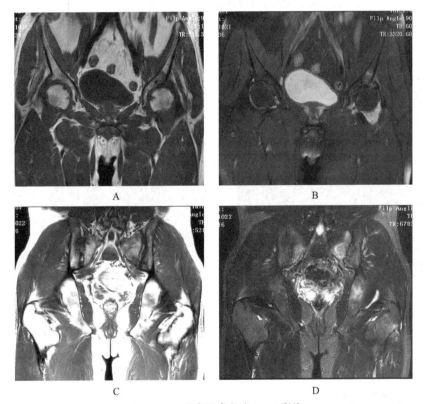

图 15-10　强直性脊柱炎 MRI 影像

A～B：双侧髋关节面糜烂不整，可见多发小的囊状中等 T_1、长 T_2 信号，双髋关节间隙变窄

C～D：双侧骶髂关节面糜烂不整，可见多发小的囊状中等 T_1、长 T_2 信号，边缘硬化为双低信号，压脂像双侧骶骨可见斑片状高信号，骶髂关节间隙假性增宽

二、幼年强直性脊柱炎

16 岁以前发病，有腰背痛病史，外周关节炎特别发生于下肢者，有足跟痛或附丽病，HLA-B27 阳性，有脊柱关节病家族史。其影像学表现见表 15-4。

表 15-4　幼年强直性脊柱炎影像学表现

影像类别	影像表现
X 线	①骶髂关节：关节面局限性糜烂、侵蚀，周围骨质硬化、关节间隙早期增宽，继而变窄，最后强直；②脊柱改变：椎体变方形，椎间关节面模糊、糜烂，椎体可有骨质疏松；③髋关节：间隙变窄，关节面模糊、糜烂，最终形成骨性强直，髋臼缘骨质增生；④膝、踝关节：关节囊肿胀，关节面模糊、糜烂，并有轻度致密硬化改变；⑤跖趾关节：可发生骨性强直，肌腱、韧带附着处可见附丽病改变（图 15-11）
CT	关节间隙先增宽后变窄，关节面下糜烂、囊变，骨质硬化，关节周围骨赘形成。检查优势同强直性脊柱炎（图 15-12）
MRI	同强直性脊柱炎

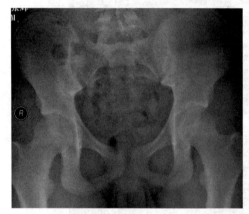

图 15-11　幼年强直性脊柱炎 X 线影像
双侧骶髂关节面糜烂、侵蚀，周围骨质硬化，关节间隙稍增宽

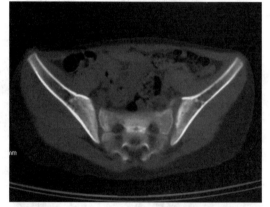

图 15-12　幼年强直性脊柱炎 CT 影像
双侧骶髂关节面粗糙（左侧明显），关节面下糜烂、骨质硬化，关节间隙假性增宽

第三节　赖特综合征

　　赖特综合征（Reiter's syndrome）临床主要包括尿道炎、结膜炎和多发性关节炎，并有黏膜、皮肤损害，常发生于肠道感染（尤其是痢疾）之后。多见于青年男性，年龄 15 ～ 35 岁。关节炎好发于下肢的承重关节，以膝、踝、跖趾关节多见，其次为指间关节和脊柱；常伴有肌腱周围炎，特别在跟腱、髌腱附着处，尚有整个指（趾）弥漫性肿胀和下背痛。其影像学表现见表 15-5。

表 15-5　赖特综合征影像学表现

影像类别	影像表现
X线	①急性期：病变关节软组织肿胀，关节周围骨质疏松，可伴跟腱炎和髌腱炎；跖骨、近节趾骨骨干、跟骨跖面及胫腓骨近关节处可出现骨膜炎；跟骨下缘绒毛样骨赘最具特征。②慢性期：跟骨于跟腱和跖筋膜附着处糜烂不整，并见骨赘形成，常为双侧；病变关节周围骨质疏松，边缘骨质可出现小的糜烂，骨质密度增高，骨赘生成，关节间隙变窄，骨性强直少见。③脊柱病变表现为不对称分布椎旁骨化，主要侵及下段胸椎和上段腰椎（图15-13）

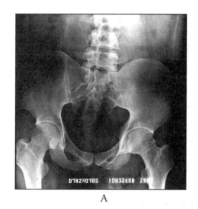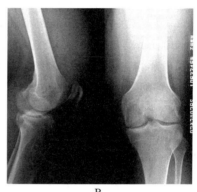

图 15-13　赖特综合征 X 线影像

A：双侧骶髂关节间隙变窄，关节面致密硬化，双侧骶髂关节面糜烂

B：髌骨上下缘及胫股关节边缘骨质增生，边缘骨质可见小的糜烂及囊变，关节囊肿胀

第四节　费耳提综合征

费耳提综合征（Felty's syndrome）早期起病于手足小关节，晚期可累及大关节。常间歇性发作，病程长达数年或数十年；关节滑膜增殖形成血管翳，引起关节软骨和软骨下骨质破坏，关节变形发生半脱位或关节强直，手可呈爪状，伴有骨和肌肉萎缩。患者一般均有扁桃体炎病史，临床与斯梯尔（Still）综合征相似，主要为慢性多发性关节炎、肝脾肿大和淋巴结肿大、皮肤色素沉着，伴发热、消瘦、贫血、白细胞减少和嗜酸性粒细胞增多。其影像学表现见表15-6。

表 15-6　费耳提综合征影像学表现

影像类别	影像表现
X线	关节间隙变窄，局部骨质疏松，关节软骨及软骨下骨质侵蚀、破坏，最后产生关节半脱位或关节强直

第五节　萨可关节炎

萨可关节炎（Jaccoud's arthritis）系感染反应性关节炎，是指风湿热引起的关节炎。由于甲型 β - 溶血性链球菌感染而引起关节滑膜和腱鞘炎性反应。临床表现为发热、非对称性游走性关节疼痛；早期侵犯膝、踝关节，也可累及肩、肘、腕和掌指、跖趾关节。其影像学表现见表 15-7。

表 15-7　萨可关节炎影像学表现

影像类别	影像表现
X 线	①早期关节囊和周围软组织肿胀，关节腔积液，关节间隙稍增宽。②病变处骨质疏松。③风湿热如反复发作，关节滑膜炎性肉芽组织增生，掌（跖）骨头尺侧可出现骨质吸收、破坏；关节囊纤维化后，掌（跖）向尺侧偏斜，掌指关节及跖趾关节可见半脱位

第六节　牛皮癣性关节炎

牛皮癣性关节炎（psoriatic arthritis）是与类风湿关节炎关系密切的一种独立的特殊类型的关节病。它的发生与牛皮癣密切相关，约有 3% ～ 6.8% 牛皮癣病人伴发本病，尤以患皮疹性牛皮癣者较多见。本病好发于中年男性，多在 30 ～ 50 岁，手足的小关节尤其是远侧指（趾）间关节是好发部位，也可发病于腕、骶髂、髋、膝、踝、肘等关节及脊柱（线图 15-4）；患者都长期患有牛皮癣且反复发作，受累关节疼痛、肿胀、活动受限。其影像学表现见表 15-8。

表 15-8　牛皮癣性关节炎影像学表现

影像类别	影像表现
X 线	①早期病变 X 线改变与其他类型关节炎无明显差别。②随病变进展，关节软骨受到破坏，关节边缘部及软骨下骨质受侵蚀、破坏，边缘不规则，大关节间隙变窄，手足小关节间隙则显示增宽。③末节指（趾）骨爪粗隆不规则、吸收或变尖；指（趾）间关节骨质破坏，骨端削尖、变纤细，与远侧邻近指（趾）增宽而凹陷的基底部形成"铅笔带帽状"改变，此为牛皮癣性关节炎的特征性改变；晚期受累关节可发生半脱位、强直或屈曲畸形。④脊柱胸腰段椎体外侧可出现大而宽、跳跃式不对称的椎旁骨化，但椎体变方形及脊柱强直罕见。短骨可见骨膜下成骨或软骨下骨质硬化；关节内可发生骨融合。⑤关节大多发生骨性强直，很少发生骨质疏松（图 15-14）

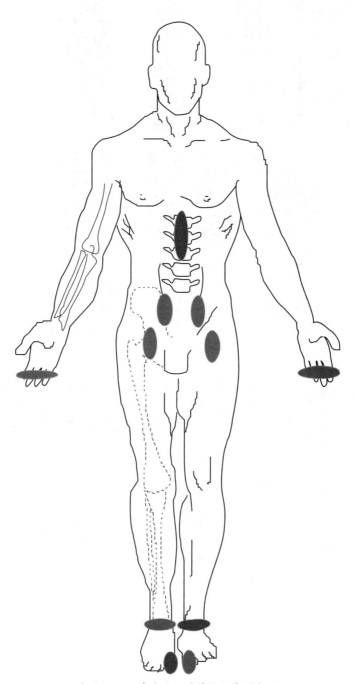

线图 15-4 牛皮癣性关节炎分布模式图

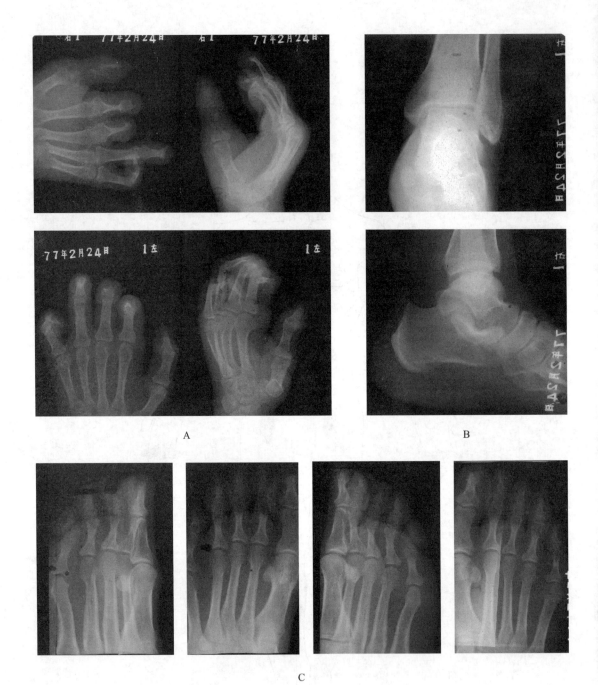

图 15-14 牛皮癣性关节炎 X 线影像

A：多个指骨爪粗隆吸收或变尖；指间关节边缘部受侵蚀，边缘不规则，骨远端削尖、
变细与远侧邻近指骨增宽而凹陷的基底部形成"铅笔带帽状"改变；指间关节发生
半脱位及屈曲畸形   B：踝关节间隙变窄，关节面不光滑，软骨下骨质受侵蚀、破坏，
边缘不规则   C：左侧第 5 跖趾关节骨质受侵蚀、破坏，边缘不规则，关节间隙稍增宽

第七节　结肠炎性关节炎

结肠炎性关节炎（arthritis associated with inflammatory bowel diseases）是指结肠炎性病变所伴发的关节炎，有10%～15%溃疡性结肠炎病人发生关节炎。发病年龄多在25～44岁，通常两侧对称，多见于膝或踝，其次为近侧指间关节、腕关节、髋关节，约20%的慢性结肠炎病人出现骶髂关节炎，其中20%累及脊柱。患者局部有肿胀、疼痛及红斑等症状，也可为游走性关节疼痛。其影像学表现见表15-9。

表15-9　结肠炎性关节炎影像学表现

影像类别	影像表现
X线	①关节周围软组织肿胀及关节积液；②关节间隙变窄，邻近关节面侵蚀破坏，假性囊肿形成，骨质疏松；③骶髂关节及脊柱影像改变与强直性脊柱炎相同，诊断需结合病史及实验室检查

第八节　过敏性关节炎

过敏性关节炎（hypersensitive arthritis）是一种急性游走性关节炎，以突然发作的关节肿胀、旋即消退为特征。临床一般可出现过敏性鼻炎、哮喘、荨麻疹等症状，并有全身发热、食欲减退、肌肉酸痛。其影像学表现见表15-10。

表15-10　过敏性关节炎影像学表现

影像类别	影像表现
X线	关节周围软组织肿胀，层次模糊；关节腔积液时间隙可略增宽，软骨不受侵犯；骨端出现骨质疏松；病变消退后不残留关节改变

第九节　白塞综合征性关节炎

白塞综合征性关节炎（Behcet's disease）是自身免疫性疾病，为慢性多系统病变。典型病变为口腔及外生殖器溃疡、皮肤结节性红斑及眼部虹膜睫状体炎，可伴有关节炎、消化道和中枢神经系统症状；基本病变是过敏性慢性小血管炎。临床表现为高热伴白细胞升高等败血症样症状，病变累及静脉、动脉和心内膜可出现心血管症状，累及消化系统可出现食管炎、胃炎、十二指肠溃疡等，神经系统在发病多年后亦可出现症状；50% ～ 60% 伴有关节炎，多为非对称性多关节病变。其影像学表现见表 15–11。

表 15–11　白塞综合征影像学表现

影像类别	影像表现
X 线	①好发于踝、膝、肘、腕等关节，关节肿胀，骨质疏松，关节面模糊，边缘可见破坏、囊变及骨质增生，关节间隙变窄，偶可见跖趾关节半脱位；②骨梗死改变：长骨上端或下端多发、成片的斑点状或索条状致密影，或边缘有或无硬化环的圆形低密度影；③腕部大、小多角骨可发生缺血性坏死（图 15–15）

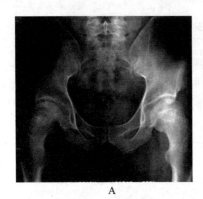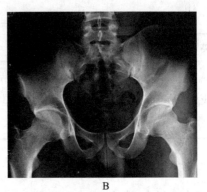

图 15–15　白塞综合征性关节炎 X 线影像

A：双侧股骨头可见索条状及半环形致密影，关节面不光整，可见节裂影；关节间隙稍变窄

B：双侧骶髂关节间隙变窄，关节面模糊、糜烂，关节面下骨质密度增高，双髋关节间隙亦有变窄

第十六章　生化和代谢性骨病

第一节　骨质疏松

一、定义

骨质疏松表示在一定的单位体积内正常骨质的数量减小，骨的有机和无机成分同时减少，小梁间隙加大，皮质的哈文管及渥可曼管增大且具不规则间隙，但未钙化的类骨并不增多。骨质疏松症是一种以全身骨量减少、骨组织微结构改变、骨质脆性和骨折危险频度增加为特征的全身性骨骼疾病。骨质疏松的分类方法很多，一般分为原发性和继发性两种。

二、病因

骨质疏松的病因可归纳为以下三种：①骨细胞活动减低或成长刺激不足。可见于成骨功能不全、应力刺激不足，因性腺功能不全引起的合成代谢类固醇激素刺激减小，抗合成代谢类固醇激素刺激过多（例如：Cushing 氏综合征或大量应用考的松所引起等）；②造骨的材料不足影响成骨，可见于营养不良、甲状腺功能亢进、糖尿病、维生素 C 不足等；③不明原因所致骨质疏松，例如绝经后或老年性骨质疏松与年龄的关系。

此外，吸烟、酗酒和饮茶是较为公认的危险因子，不少学者提出男性原发性骨质疏松与过量吸烟、酗酒等不良生活方式有关。

三、影像学检查

骨密度测量法依据世界卫生组织（WHO）提供的诊断推荐标准，基于双能 X 线吸收测定方法（DXA）：BMD 检测值低于同种族、同性别健康成人骨峰值不足 1 个标准差以内为骨量正常；降低 1 ~ 2.5 个标准差为骨量减小（低骨量）；降低程度等于或大于 2.5 个标准差为骨质疏松；骨密度降低的程度符合骨质疏松的诊断标准，同时伴有一处或多处骨折时为严重骨质疏松。现在也通常用 T–Score（T 值）表示，即 T 值 ≥ –1.0 为正常，–2.5 < T 值 < –1.0 为骨量减少，T 值 ≤ –2.5 作为诊断骨质疏松疏松症的参考值。

（一）CT 检查方法

1. 普通 CT　CT 图像无软组织重叠，显示骨质疏松比平片敏感，可显示骨质疏松的早期改变和细微变化，如骨小梁的减少和变细，皮质变薄；显示细微骨折；显示脊柱骨质疏松性骨折的详细情况，如骨折片的移位、附件骨折、脊髓和神经根受压等；并有助于除外恶性肿瘤所致的病理性骨折。

2. 高分辨 CT 和微 CT　普通 CT 机的空间分辨率一般大于 0.5mm，高分辨 CT 采用薄层扫描，当分辨率达到 100 ～ 200μm 时，可清晰显示骨小梁并进行三维分析。

普通 CT 得到骨小梁的二维图像，计算骨小梁的二维参数，可间接计算骨小梁直径或厚度、骨小梁间距、骨小梁表面积等参数。

（二）MRI 检查方法

1. 普通 MRI　普通 MRI 不能直接评价骨质疏松，但可显示大体形态和信号的改变，并有助于排除脊柱恶性肿瘤所致的病理骨折，这在平片和 CT 上有时十分困难。MRI 对骨质疏松的影像学诊断的潜在价值依赖于受累的椎体骨髓信号强度改变，此方法在理论上有吸引力，但在实际操作中会有一定的困难，因为正常骨髓的信号强度变化不一，而且损伤后的骨髓信号强度也变化不一。骨髓的基本显微结构包括骨小梁框架，其中容纳着被造血细胞覆盖的脂肪细胞，这两种细胞都由网织细胞、神经以及穿行其间的血管窦构成的系统来维持。在成年人正常的脊柱中主要是造血性骨髓，其中包含相当数量的脂肪，占 25% ～ 50%，此比例随年龄而增长，但是这种与年龄相关的从细胞性骨髓向脂肪性骨髓的生理性转变，在速率和程度上会有一些差异，而且有文献报道这种转变在脊柱的不同节段也有一定的差异。

2. 高分辨 MRI 和微 MRI　高分辨率 MRI 可显示骨小梁的形态和方向。微 MRI 的分辨率更高，对标本的分辨率可达 33μm。可量化分析活体和标本骨小梁的显微结构，可计算骨小梁的三维参数，如骨小梁表面积、体积、间距、厚度、数目等。高分辨率 MRI 和微 MRI 仅见于国外少数报道，国内尚未见类似报道。

第二节　维生素代谢障碍

一、维生素 D 缺乏症

维生素 D 缺乏症是指由于维生素 D 及其活性代谢产物缺乏，引起的钙、磷代谢紊乱，导致骨基质缺乏、钙盐沉着而出现的骨骼改变，在婴儿骺板愈合之前称为"佝偻病（rickets）"，在成人则称为"软骨病（chondropathy）"或"骨质软化病"。病因分为饮食性维生素 D 缺乏、日光照射不足、消化道疾病及肾病等。主要病理改变是骨骺软骨矿化不良，骺板软骨不能矿化、骺板加宽，软骨细胞柱排列紊乱，正常结构消失；成人主要矿化减慢或停止，而使骨样组织积聚，骨骼质地变软。临床表现小儿佝偻病，易形成手镯样畸形、串珠肋、驼背畸形、膝内外翻、颅骨囟门闭合延迟、乳牙萌出延缓、患儿肌肉软弱和张力低；婴幼儿可发生全身惊厥或喉痉挛、窒息等；成人软骨病多见于女性，早期症状不明显，开始有腰酸腿痛、时好时犯，后期病人行走困难呈鸭步状态，起立和坐位均感困难，日常生活不能自理。轻微损伤如跌倒即发生病理骨折，严重的佝偻病及软骨病可以造成肺功能减低，静脉回流障碍，最终可发生肺心病、心力衰竭。其影像学表现见表16-1。

表 16-1　维生素 D 缺乏症影像学表现

影像类别	影像表现
X 线	①佝偻病：骺板增厚，膨出，呈展开状；干骺端加宽呈杯口状，边缘呈毛刷状；骨骺和骨化中心异常，骨骺边缘不整，骨化中心出现延迟，形状小，密度低且不规则；全身骨骼骨质普遍稀疏，皮质变薄，骨小梁粗糙，新鲜或病理骨折常见；长骨常有弯曲畸形呈膝内外翻，弯曲长骨凹面骨皮质常有增厚；胸廓呈鸡胸状、肋骨骨质疏松、前端与软骨交界处膨大如串珠；颅骨囟门闭合延迟，颅骨骨质疏松，头呈方形（线图 16-1，图 16-1～图 16-2）。②软骨病：全身性骨质密度减低、骨小梁及骨皮质模糊不清，呈绒毛状改变；骨骼弯曲变形，多见于承重骨骼，如膝内、外翻，髋臼内陷使骨盆呈三叶状，脊柱椎体上下缘呈半月形凹陷；使椎体呈"鱼椎"状，椎间隙变宽；假骨折的形成（Looser 带）为愈合不良的不完全性骨折，由骨折缝间新生类骨质矿物质沉积不足所致，典型表现为宽约 0.5cm 透光线，部分或全部贯穿骨骺，累及皮质并与皮质垂直，一般无骨痂形成，常为两侧对称发生，好发于耻骨、坐骨上下支、肋骨、股骨上段、尺骨及肩胛骨（盂颈部）

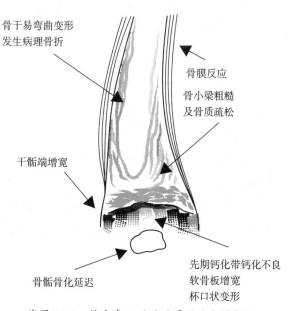

线图 16-1　维生素 D 缺乏症骨骼改变模式图

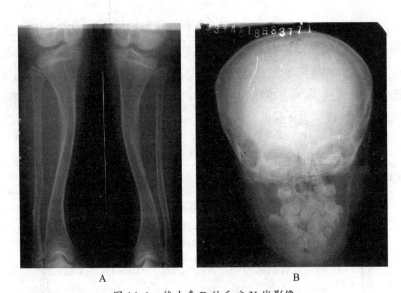

图 16-1　维生素 D 缺乏症 X 线影像

A：胫腓骨弯曲，皮质变薄，骨小梁稀疏，凹侧皮质增厚　B：头颅呈方形，颅骨骨质疏松

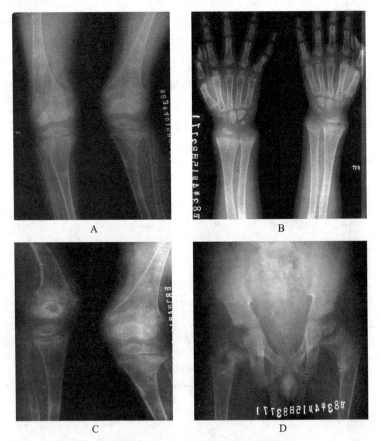

图 16-2　维生素 D 缺乏症 X 线影像

A ～ D：骨骺板增厚，膨出，呈喇叭状；干骺端凹陷（右髋）呈杯口状，干骺端呈毛刷状，骨骺边缘不整，骨骼
骨质普遍疏松，皮质变薄，骨小梁粗糙，并可见病理骨折

二、维生素 D 中毒

维生素 D 中毒（hypervitaminosis D）多为医源性所致，常见于长期或超量服用维生素 D 而引起的中毒现象。一般认为成人每日用量超过 10 万 IU，儿童超过 2 万 IU，且持续一个月以上即可引起本病。临床表现为高血钙引起肾排钙增多，造成肾脏损害及肾脏钙化或结石。早期症状为高血钙引起，如食欲不振、倦怠、嗜睡、头痛、多饮、烦渴等；晚期有呕吐、腹泻，严重者呕吐后伴有高热和脱水，部分病例可出现昏迷、惊厥、腹部痉挛等，甚至引起死亡。骨骼病理改变主要为骨内破骨细胞骨吸收，大量新生血管异常增生、新分化的成骨细胞中毒坏死。其影像学表现见表 16-2。

表 16-2　维生素 D 中毒影像学表现

影像类别	影像表现
X 线	表现为骨质疏松、骨硬化及转移性钙化，主要累及前臂骨，包括手与腕掌骨。①骨质疏松改变可有掌骨和尺桡骨骨膜下吸收、皮质模糊，皮质骨松化。②骨硬化表现为腕骨较厚的环形钙化带；尺桡骨远端干骺端均匀硬化，不见骨小梁；尺骨近端干骺部，广泛硬化、均匀；骨结构消失；骨干密度增高，髓质与皮质界限消失，皮质骨增厚；可见到骨膜反应。③转移性钙化可见于大的关节内、四肢血管壁、心脏、肺、胸膜、支气管、肾脏等

三、维生素 A 缺乏症

维生素 A 缺乏症（vitamin A deficiency）是由于食物中维生素 A 不足或体内吸收和利用维生素 A 发生障碍所致，此时需动员肝内蓄积的维生素 A 以供需要，故肝胆系统疾病往往是维生素 A 缺乏症的主要原因。临床表现为夜盲、角膜混浊、形成溃疡，甚至角膜穿孔而失明，肺部感染、不张和气肿；骨骼系统改变主要软骨内化骨停顿，骨膜化骨仍继续进行，因而骨的纵径生长受阻，长管状骨变短、变细；肾小球、肾盂上皮细胞角化使肾脏受损引起骨质疏松。其影像学表现见表 16-3。

表 16-3　维生素 A 缺乏症影像学表现

影像类别	影像表现
X 线	普遍性骨质疏松，骨小梁稀少，长骨变短、变粗，颅骨呈现颅缝闭合延迟，出牙晚

四、维生素 A 中毒

维生素 A 中毒（hypervitaminosis A）是医源性疾病，由于大量摄取维生素 A 而引起的中毒现象，体内大量过剩维生素 A 的 95％可贮积于肝内，因而出现肝肿胀，但肝功能无异常。患者可出现皮肤丘疹、皮下疼痛性肿胀；四肢疼痛，口唇干裂，毛发粗糙，血中维生素 A 量异常增高，血中类脂质也增高。骨骼表现为普遍性关节软骨坏死。其影像学表现见表 16-4。

表 16-4　维生素 A 中毒影像学表现

影像类别	影像表现
X 线	急性维生素 A 中毒骨骼正常。慢性中毒者可引起骨骼系统的 X 线改变，表现为干骺端骺板下骨小梁稀少，关节软骨下骨板变薄，骨性关节面模糊，长管状骨骨干有广泛性分层状骨膜新生，新骨与皮质间有带状密度减低区；干骺端临时钙化带有不同程度的密度增高，如细线状向两侧突出、与骨干皮质的连线相连续、构成鸟嘴状。头颅骨改变主要为颅缝增宽，前囟饱满扩大，颅缝周围骨质硬化

五、维生素 C 缺乏症

维生素 C 缺乏症（vintamin C deficiency）或称"坏血病"，主要由食物中缺乏维生素 C 而引起，也见于消化道吸收障碍、发热或其他慢性病维生素 C 消耗过度的病人。多见于 8 个月至 2 岁小儿，尤以人工喂养者多见，成人偶见于个别偏食或饮食习惯怪癖者。临床主要表现为精神不振、皮肤苍白、皮肤黏膜出血及瘀斑、尿血、便血、血清碱性磷酸酶低下等。由于维生素 C 缺乏使造骨细胞和破骨细胞的活动减低呈静止状，新骨形成不足，表现为骨小梁萎缩、皮质变薄，但是软骨钙化正常进行，使骨骺周边相当于先期钙化带部位增宽并形成致密钙化环。其影像学表现见表 16-5。

表 16-5　维生素 C 缺乏症影像学表现

影像类别	影像表现
X 线	①普遍性骨质稀疏。②干骺端：坏血病线——先期钙化带增厚、增宽、致密，于干骺端形成密度增高且不规则之带状影像；坏血病透亮带——在坏血病线的骨干侧，呈低密度的横带，为新生稀疏骨小梁所形成；骨刺征——为自骺板部向骨干外方突出之刺状影像，由骺板先期钙化带向骨干外过度延伸所致；角征——骺板与干骺端间出现边缘性裂隙，使骺板骨干侧的松质骨与皮质骨间呈单侧或双侧裂隙状缺损。③环状骨骺：骨骺周围相当于先期钙化带部分发生致密的钙化，骨中心部位骨疏松，形成一透亮的环影，多见于腕骨、跗骨，特别是跟距骨。④骨膜下软骨骨折、骨膜下出血改变也很典型。⑤骺板变窄，干骺端可见断裂带（线图 16-2，图 16-3 ～图 16-4）

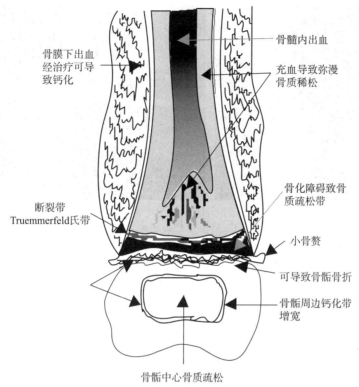

骨膜下出血
经治疗可导
致钙化

骨髓内出血

充血导致弥漫
骨质稀松

骨化障碍致骨
质疏松带

断裂带
Truemmerfeld氏带

小骨赘

可导致骨骺骨折

骨骺周边钙化带
增宽

骨骺中心骨质疏松

线图 16-2　坏血病骨骼改变模式图

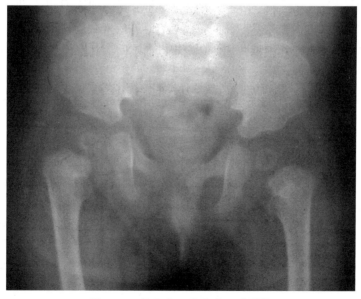

图 16-3　维生素 C 缺乏症 X 线影像

双侧股骨颈变短、增宽，干骺端可见密度增高致密带，髂骨形态不规则，

髂骨耳状面下可见鱼嘴样改变，髂骨体变短

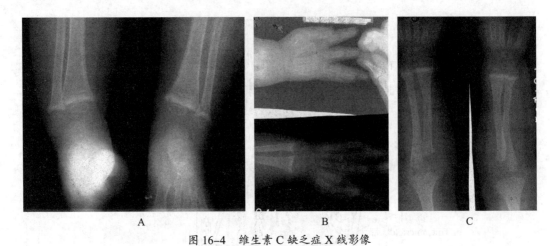

图 16-4　维生素 C 缺乏症 X 线影像

A～C：普遍性骨质疏松，先期钙化带和骨骺边缘钙化带增宽致密，先期钙化带下似可见坏死带

第三节　肾性骨病

一、肾小球性骨营养不良

　　各种导致肾小球功能衰竭的先天性或后天性疾病均可引起肾小球性骨营养不良（glomerular osteodystrophy）。本病的发生一般认为主要是由于抗维生素 D 现象及高血磷状态。多见于青少年。主要症状为肢体疼痛和压痛，还有肌无力和行动困难；骨骼的改变有颅骨软化、腕踝肿大、串珠肋、驼背、鸡胸、膝内外翻等；还经常合并肾结石和软组织内钙盐沉积；全身症状根据肾功能衰竭程度而不同。其影像学表现见表 16-6。

表 16-6　肾小球性骨营养不良影像学表现

影像类别	影像表现
X 线	表现可以很不同，且常为不典型表现 ①骨质疏松；②佝偻病和骨质软化：儿童时期表现为骺板增宽、干骺端散开呈杯口状，临时钙化带模糊，偶可见到假骨折、骨盆三叶样变和椎体双凹变形；③继发性甲状旁腺机能亢进：表现为骨膜下骨吸收、骨皮质变薄、骨内膜吸收、软骨下吸收、骨小梁吸收及棕色瘤；④骨质硬化是肾性骨病特征性改变之一，主要为骨小梁增粗或互相融合，可有弥漫性骨密度增高，严重者骨皮、髓质分界不清，骨结构消失，颅底骨硬化呈象牙样增厚、四肢骨硬化以骨端为著；⑤骨骺滑脱；⑥软组织钙化（图 16-5）
图像融合	①肾性骨营养不良的主要骨显像特征为"过度曝光"征，表现为全身骨骼与软组织摄取放射性核素形成鲜明的对比，骨摄取普遍增高；②由于肾性骨营养不良的肾功能差和骨摄取放射性核素明显增强，骨显像见肾影较淡或肾脏不显影（彩图 16-1）；③骨显像长管状骨常能见到"双轨征"

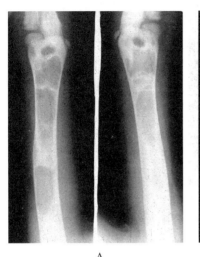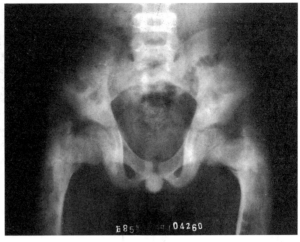

图 16-5　肾小球性骨营养不良 X 线影像

A：骨质密度减低、皮质变薄，可见囊性密度减低区　B：双侧髂骨、股骨密度混杂，

双侧股骨转子间骨折，明显髋内翻

二、肾小管性骨营养不良

肾小管性骨营养不良（renal tubular osteodystrophy）较肾小球性骨营养不良少见，多见于先天性肾小管功能异常，包括肾近曲小管和（或）远曲小管病变。除个别情况外，其骨骼的改变与肾小球性肾性骨病相同，但肾小管病变所致的骨骼改变主要为佝偻病和软骨病。在先天性肾性骨病中包括三个主要疾患，即抗维生素 D 性佝偻病、范可尼综合征及肾小管酸中毒。其影像学表现见表 16-7。

表 16-7　肾小管性骨营养不良影像学表现

影像类别	影像表现
X 线	①骨骺愈合前呈佝偻病表现：骨密度减低，长骨干骺端呈杯口样，临时钙化带模糊呈毛刷样，骺板增厚，骨骺可有凹陷变形（图 16-6）；②愈合后呈骨软化症表现：骨质密度普遍性减低，骨关节畸形及假骨折等；③少数表现：骨质硬化，骨皮质增厚，密度不均匀，颅骨骨板增厚，尤以内板明显；④继发性甲状旁腺亢进：骨膜下骨吸收及软组织钙化；⑤肾小管酸中毒主要引起骨质疏松和骨软化
图像融合	①肾性骨营养不良的主要骨显像特征为"过度曝光"征，表现为全身骨骼与软组织摄取放射性核素形成鲜明的对比，骨摄取普遍增高；②由于肾性骨营养不良的肾功能差和骨摄取放射性核素明显增强，骨显像见肾影较淡或肾脏不显影；③骨显像长管状骨常能见到"双轨征"

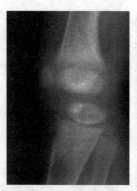

图 16-6　肾小管性骨营养不良 X 线影像

右股骨骨质疏松，骨干弯曲，可见陈旧假性骨折线影

第四节　其他代谢障碍

一、痛风

痛风（gout）是一种嘌呤代谢障碍的全身性疾病，特点是血清和体液中尿酸增多，急性关节炎反复发作和尿酸盐在软组织的沉积形成痛风结节。约有半数患者有家族史，多见于中年人，男性多见，女性少见，常发生于绝经之后。发病越早，病情越重。临床上分为四期：①关节炎前期（潜伏期）：无任何症状，仅有高尿酸血症。②急性单关节炎发作期：一般均在夜间突然发作，多发于手足小关节，约80.4%发生于第一跖趾关节，局部红肿热痛和剧烈压痛，可伴有体温升高，常在数日或一周后自行缓解，关节无异常，反复发作。③多关节性关节炎期：疼痛较轻，发作频繁，间隔时间短而持续时间长，骨关节破坏较重，不能恢复，呈向心性发展，可侵犯踝、膝、腕、肘等大关节，并呈游走性或多发性发作。④慢性关节炎期：发作频繁，软组织肿胀显著，多个关节出现痛风结节并伴广泛的骨关节破坏，最终产生骨关节病改变，或出现关节脱位或（和）关节强直。其影像学表现见表 16-8。

表 16-8　痛风影像学表现

影像类别	影像表现
X 线	早期改变常发生于手足小关节，最常见于第一跖趾关节，关节周围局部软组织肿胀；后期尿酸盐沉积侵犯邻近骨皮质，引起骨硬化，再进展手足小关节周围软组织肿块内有轻微钙化，关节面边缘可出现较小的边缘清晰、锐利的囊状或虫噬状骨质缺损，关节间隙变窄，软骨被破坏，软骨下关节骨皮质出现小囊性变区，形成圆形、半圆形或连续弧形骨缺损区，甚至呈蜂窝状改变，周围伴有骨质硬化、增生，形成骨赘和骨端增大，最终可发生退行性骨关节病，出现关节半脱位或关节强直（线图 16-3，图 16-7）

续表

影像类别	影像表现
CT	更易显示软组织肿胀及痛风结节，关节面侵蚀、囊变（图 16-8）
MRI	痛风结节信号多种多样，主要取决于钙盐的含量，一般 T_1WI、T_2WI 均为低信号。痛风软组织肿块，其中含尿酸盐结晶、钙化和周围软组织水肿，T_1WI 呈不均匀低信号，T_2WI 呈中心点状低信号，外围高信号，增强后几乎所有病灶均匀强化，肌腱、韧带、肌肉甚至骨髓也有强化

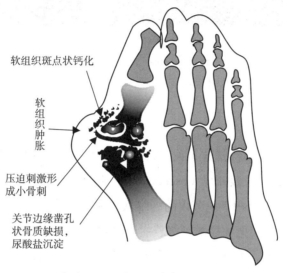

软组织斑点状钙化
软组织肿胀
压迫刺激形成小骨刺
关节边缘凿孔状骨质缺损，尿酸盐沉淀

线图 16-3　痛风性关节炎模式图

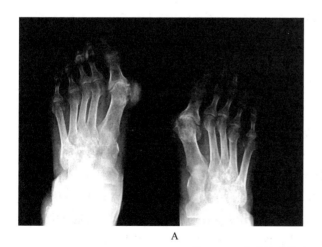
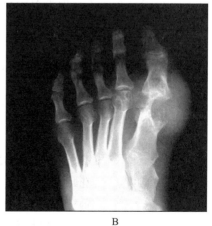

A　　　　　　　　　　　B

图 16-7　痛风性关节炎 X 线影像

A～B：足部第一跖趾关节间隙变窄，骨皮质可见圆形、半圆形缺损，边缘锐利，并有骨质增生硬化，骨赘形成、增大，软组织内可见不规则致密影（痛风结节）

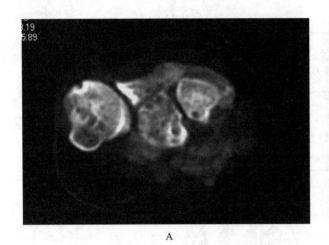 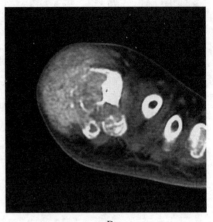

A   B

图 16-8 痛风性关节炎 CT 影像
A ～ B：骨质缺损及软组织内不规则高密度影（痛风结节）更加清楚

二、假痛风

Zitnan 和 Sitai 于 1960 年描述了关节软骨钙化同时有类似痛风症状的综合征，并命名为关节软骨钙化症，即假痛风（pseudogout）。McCarty 和 Gatter1962 年提出患者的关节软骨钙化是由钙盐沉积于关节内的纤维软骨和透明软骨所致，这些钙盐以二羟焦磷酸钙为主，因此又称二羟焦磷酸钙沉着症（CPPD）。本病多发生于 30 岁以上的中老年人，无明显性别差异。可见于一个或多个关节，好侵犯大关节，最多发病于膝关节，其次为髋、肩、肘、腕及踝关节。临床表现为急性发作，以突然发生关节肿胀为特征，从发作开始至疼痛达到顶点要经过 24 ～ 48 小时，发作常持续 1 ～ 2 周，发作无明显诱因。其影像学表现见表 16-9。

表 16-9 假痛风影像学表现

影像类别	影像表现
X 线	①透明软骨钙化：表现为平行于关节面的细线状钙化，最常见于膝关节；②纤维软骨钙化：常见于膝关节半月板，其次为耻骨联合、腕关节的三角软骨盘；③关节囊及软组织钙化：常见于肘、趾、掌、指及肩关节，软组织钙化时可见于跟腱、肱三头肌、股四头肌、冈上肌腱和肩峰上囊，其他部位的软组织及血管壁也常见钙化；④焦磷酸盐性关节病：与关节的退行性变 X 线表现相似，持续性关节间隙变窄，关节面硬化，软骨下囊变

三、青年性高尿酸血症

青年性高尿酸血症（juvenile hyperuricemia）系由于次黄嘌呤 – 鸟嘌呤 – 磷酸核糖

貳转移酶缺乏，引起嘌呤产生过度和尿酸增多所致。本病为伴性遗传疾病，由女性传递，但仅男性发病，临床上通常于出生后 2 ～ 3 个月逐渐出现手足舞蹈症；2 ～ 3 岁起有自伤、自残或咬人咬物行为，生长迟缓，智力低下，有小头畸形、脑性瘫痪和运动障碍；血和尿内尿酸升高。其影像学表现见表 16-10。

表 16-10　青年性高尿酸血症影像学表现

影像类别	影像表现
X 线	①指尖和指骨截断等自残改变；②小头畸形；③痛风石；④骨发育或成熟迟缓；⑤髋外翻、髋关节半脱位等脑性瘫痪外周表现；⑥尿路有阴性结石
CT	常显示脑萎缩

四、黑尿病性关节炎和褐黄病

黑尿病性关节炎和褐黄病（alkaptonufic arthritis and ochronosis）是一种极为少见的有遗传性的代谢障碍性骨病，有明显家族史，男性发病率为女性的 2 倍。由于体内缺乏一种酶（尿黑酸氧化酶），某些氨基酸主要为酪氨酸、苯基丙氨酸的新陈代谢中间产物尿黑酸未完全氧化使之在血和尿中过度积聚，致黑色素沉积于软组织内并从尿中排出而发生黑尿。褐黄病是由尿黑酸氧化产生的褐黄色素沉积于纤维软骨、软骨、纤维组织和肌腱内，也可沉积于心脏腱索、正常或病变的心脏瓣膜、血管内膜、脑和脊髓硬膜内。软骨因褐色素沉积而变黑，弹性减低，易碎裂脱落，在关节内形成游离体或嵌入滑膜内。软骨下方骨内的骨髓增生，并长入受累的软骨内，骨端可形成骨刺。临床表现：深褐色尿及关节炎；耳及鼻部的蓝黑色软骨；巩膜褐染及灰蓝色的皮肤色素沉着；多发性疼痛、躯干僵直，四肢活动不灵。其影像学表现见表 16-11。

表 16-11　黑尿病性关节炎和褐黄病影像学表现

影像类别	影像表现
X 线	早期可无 X 线改变。骨关节的改变常在 20 ～ 30 岁才变得显著。脊柱的改变较为突出，椎间盘广泛受累，出现层状钙化及空泡化为本病最有特征的表现，椎间隙变窄，椎体骨质疏松。晚期椎体形成唇样骨刺，椎体前方软组织发生点状钙化，受累范围相当广泛，可自颈椎延续到胸椎。关节病变一般发生于大关节，类似一般退行性骨关节病，关节间隙变窄、骨质硬化、囊变，骨软骨游离体、边缘性骨赘和肌腱钙化、反应性关节面硬化等，但发病年龄轻，特别是肩关节易累及（线图 16-4，图 16-9）

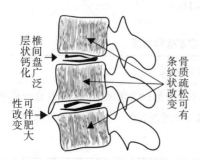

线图 16-4 黑尿酸性关节病褐黄病模式图

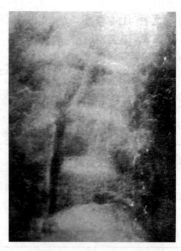

图 16-9 黑尿病性关节炎和褐黄病 X 线影像
腰椎间隙变窄，椎间盘钙化、椎体骨质疏松明显

五、胰腺性关节炎综合征

有胰腺疾患的病人可合并关节炎，称为"胰腺性关节炎综合征（pancreatic arthritis syndrome）"。因胰腺溶脂酶进入血循环对细胞内中心脂肪起水解作用，直接损坏脂肪细胞，致关节周围脂肪坏死继发滑膜炎。长骨髓腔内迂曲的动、静脉因坏死脂肪压迫，血运受阻。骨髓内的小动、静脉也可发生脂栓而引起骨梗塞。临床表现为不对称性、游走性多关节炎，关节肿胀、疼痛、局部温度升高。皮肤病损则包括过敏性红斑样结节和皮下硬结。血沉快。其影像学表现见表 16-12。

表 16-12 胰腺关节炎综合征影像学表现

影像类别	影像表现
X 线	滑膜、关节肿胀：关节部位软组织密度增高。骨梗塞分为干骺型及骨骺型，干骺型常见于股骨远端、胫骨近端，为局限性的溶骨性破坏区，骨皮质仍可见保持完整，骨膜反应少见；骨骺型因关节软骨受破坏，关节间隙变窄，关节面承重区粗糙，可产生退行性骨关节病改变。骨髓脂肪坏死区可出现钙质沉着，骨松质内有片状不均匀钙化影，多见于股骨下段，有些病人亦可表现骨质疏松
CT	显示关节肿胀积液及骨溶骨性破坏区，界限较 X 线更为清晰，关节面承重区的粗糙程度、间隙变窄程度亦较 X 线明显。钙化影的范围大小显示更为明显
MRI	显示关节滑膜增厚，关节软骨破坏和关节积液，以及骨髓血管梗塞和脂肪坏死的程度和范围

六、淀粉样变性

淀粉样变性（amyloidosis）是指淀粉样蛋白在身体各种组织内蓄积，最常受累脏器有肾、心、胃肠道、肝、脾。此外，亦可见于呼吸道、皮肤、眼、舌、肾上腺及神经，而侵及骨与关节者少见，淀粉样物可沉积于关节囊、滑膜、腱鞘、骨膜中，骨与关节原发系统性淀粉样变性多侵犯肩、肘、髋关节及关节附近的骨质。好发于 40～60 岁者，主要为关节肿胀、疼痛、活动受限等滑膜炎症状。骨骼受累常引起局部疼痛，广泛的骨破坏；骨髓受累引起贫血及蛋白代谢紊乱。骨的淀粉样变性有两种类型：①关节周围型；②骨内型。其影像学表现见表 16-13。

表 16-13　骨淀粉样变性影像学表现

影像类别	影像表现
X 线	①关节周围型：显示关节部位软组织肿胀，靠近关节的骨端可显示有大小不等压迫性侵蚀、破坏区，边缘清楚，无硬化、死骨形成和骨膜反应。随病变进展可发生受压变形、病理性骨折或病理性半脱位。②骨内型：显示广泛的骨质疏松和囊状骨质破坏。例如：椎体压缩骨折呈楔形变与多发骨髓瘤相似，还有的因为骨髓腔内血管周围有淀粉样沉着物而引起缺血性骨坏死，常见的有股骨头缺血性坏死

七、婴儿高血钙症

婴儿高血钙症（hypercalcemia）属于先天性代谢紊乱疾患，可能与维生素 D 敏感性增加有关，有先天性维生素 D 及其有关物质的代谢障碍。在 1～2 岁时发病，患儿有厌食、便秘、惊厥、肌肉无力、智力障碍、特殊面容等表现。实验室检查：血钙升高、碱性磷酸酶偏低。其影像学表现见表 16-14。

表 16-14　婴儿高血钙症影像学表现

影像类别	影像表现
X 线	轻症患者 X 线表现无异常，重症患者 X 线表现与维生素 D 中毒颇为相似，颅底、颅顶及面颅骨可有骨硬化；管状骨干骺端有较宽的高密度横带；骨骺外围也可有低密度厚环；椎体上下缘和髋骨顶部亦可有。有的患者肾脏及软组织内可见钙盐沉着

八、斯泼芦

斯泼芦（sprue）为一种吸收不良综合征，主要是碳水化合物代谢障碍疾患，儿童及成人均可患病。临床分为小儿型和成人型两种：小儿型：腹泻粪便增加，患儿易怒表情（尤其是急性发作时），腹泻膨胀，胃肠胀气等；成人型：倦怠无力，呼吸困难，杵状指，骨痛，肌肉痉挛，手足抽搐等。其影像学表现见表 16-15。

表 16-15　斯泼芦影像学表现

影像类别	影像表现
X 线	①小儿型：骨质明显疏松，尤以长骨的海绵质为著，海绵质密度减低，皮质变薄，长骨骨干变细，干骺端呈蘑菇状膨大，骨骺不规则。亦可见自发骨折，不易愈合。②成人型：骨质疏松、软化。骨质疏松常不明显。骨软化可见密度减低的假骨折线，多见于耻骨支，少见于肋骨及长骨

九、低磷酸酶症

低磷酸酶症（hypophosphatasia）为一种遗传障碍疾病，可能是血清及组织中碱性磷酸酶活力低，不能使钙盐正常沉积；或类骨骨质及软骨的钙化都发生障碍，以致所产生的骨样组织性能不佳。临床表现为厌食、呕吐、便秘、发热、肌无力、发育不良等症状。较大的儿童患者将出现类似佝偻病的症状。其影像学表现见表 16-16。

表 16-16　低磷酸酶症影像学表现

影像类别	影像表现
X 线	小儿患者 X 线改变比较典型，与未治愈佝偻病相似，但干骺端受累更长，未钙化的中间带距骺更宽，并且钙化更不规则。骨骺可出现不规则钙化斑或网状结构，成人患者可出现假骨折线、串珠肋及泌尿系结石

十、特发性高磷酸酶症

特发性高磷酸酶症（idopathic hyperphosphatasia）为一罕见疾患，以持续性血清碱性磷酸酶活性增高及普遍性骨增厚和长管状骨弯曲为特点。临床表现为肢体弯曲、肌肉无力、头颅增大、颅底增生，可造成耳聋、双眼失明、智力低下。其影像学表现见表 16-17。

表 16-17　特发性高磷酸酶症影像学表现

影像类别	影像表现
X 线	长骨的弯曲及增厚，骨质密度减低、皮质内层增厚、髓腔变窄、甚至不能分辨皮质和髓腔。颅骨明显增厚，内、外板增生，甚至看不到板障，增厚的颅板往往显示"棉絮状"（图 16-10）；椎体匀称性变扁、椎间隙明显增宽，椎体上、下缘致密称"夹心椎"样改变

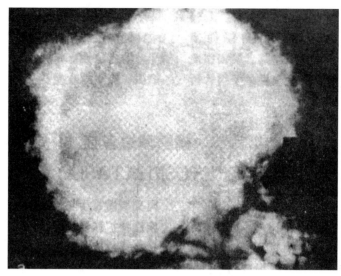

图 16-10 特发性高磷酸酶症 X 线影像

颅壁增厚，板障消失，呈棉团样硬化

十一、肝豆状核变性

肝豆状核变性（hepatoienticular degeneration）是一种少见的常染色体隐性遗传病。本病是先天性铜转运和铜代谢异常、大量铜盐沉积于某些器官（如肝、脑、角膜、肾脏）或组织（骨）中而引起的功能或形状改变。临床表现为锥体外系损害症状、肝硬化及角膜色素环、佝偻病、软骨病及骨性关节炎等症状。其影像学表现见表 16-18。

表 16-18 肝豆状核变性影像学表现

影像类别	影像表现
X 线	骨质疏松、骨质软化、骨软骨炎、剥脱性骨软骨炎、小关节骨性关节炎、骨关节骨端外形改变和肌腱韧带骨化等。小关节尤其以腕、掌指关节改变多见，表现为腕骨呈棱角状、腕关节间隙或腕骨边缘有小的碎裂骨片、掌指骨骨端呈方形、短骨关节缘韧带骨化等。此外，也可见于膝关节或其他大关节（图 16-11）
CT	显示苍白球、壳核、丘脑、齿状核、脑干、小脑半球白质内低密度影，病变多呈对称性，脑干、尾状核呈弥漫性脑萎缩、侧脑室前角相对扩大
MRI	显示豆状核、尾状核、丘脑、齿状核在 T_2WI 上呈对称性异常信号，横轴位明显，在低场 MRI 检查时病变以水肿、神经胶质增生为明显时亦可呈低信号，如在高场 MRI，病变区铜物质沉着显著时可以呈高信号

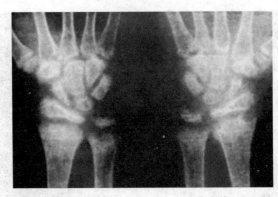

图 16-11　肝豆状核变性 X 线影像

腕部骨质密度减低，皮质变薄，干骺端增宽，呈毛刷状，腕骨边缘不光滑

十二、高胱氨酸尿症

　　高胱氨酸尿症（homocystinuria）为甲硫氨酸代谢病，系常染色体隐性遗传，近亲婚配者发病率高。本病患者缺乏脱硫合成酶，使甲硫氨酸代谢受阻，在体内大量蓄积并自尿中排出同型胱氨酸。临床表现为晶状体脱位、智力低下、血小板黏度增高及其他，如细长指畸形、脂肪肝、脊柱侧弯、巨人症样畸形、膝外翻等。其影像学表现见表 16-19。

表 16-19　高胱氨酸尿症影像学表现

影像类别	影像表现
X 线	①骨盆和椎体骨质疏松，椎体变窄，还可合并侧弯、后弯畸形（图 16-12）；②腕骨发育快慢不一，掌骨指数超过正常上限；③桡骨远端干骺端常见杯口状变形，干骺端常有多条横形生长障碍线，有时骨骺亦有；④少数有大颅或短颅畸形，鼻窦发育及气化过大，下颌前突、反咬合；⑤胸廓可见鸡胸、漏斗胸

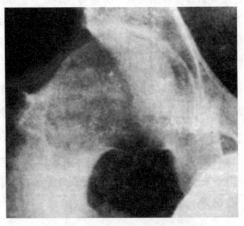

图 16-12　高胱氨酸尿症 X 线影像

右侧股骨头骨质疏松，变扁，增大

十三、肾移植后骨病及透析性骨病

（一）肾移植性骨病

肾移植后，随着肾功能的恢复，原有的肾病可能不再发展或逐渐消退，但也会继续发展。肾移植术后除原有的肾性骨病外，尚可出现骨缺血性坏死。据报道，可能与大量应用激素等抑制免疫药物治疗有关。其影像学表现见表 16-20。

表 16-20　肾移植性骨病影像学表现

影像类别	影像表现
X 线	①骨膜下骨吸收：最常见于锁骨肩峰端，由于骨吸收而关节间隙增宽，胸锁关节也可见同样变化，指骨以中节指骨侧面、末节指骨的丛状部常见；②骨质软化：骨密度减低、弯曲变形、骨小梁模糊及出现 looser 线为特征；③骨质硬化：以椎体的上、下邻椎间盘处明显的骨密度加大而中间层相对密度减低为典型表现；④缺血性骨坏死：股骨头、肱骨头为好发部位，可单侧或双侧发病；⑤棕色瘤：为单房或多房状的囊状骨破坏，类似骨巨细胞瘤，多见于长骨及扁骨；⑥病理性骨折：最多见于肋骨，脊椎可出现病理性压缩骨折，长骨出现疲劳骨折，常以过多的骨形成为唯一的骨折征象；⑦骨髓炎及骨膜炎：可出现于脊椎椎体、胫骨，也可沿长骨骨干出现广泛线状骨膜反应；⑧骨质疏松：骨小梁减少，椎体面凹陷加深，于颅骨显出"胡椒盐"状表现，为骨减少及骨硬化的混合表现；⑨软组织钙化：肾移植术前术后都可有转移性软组织钙化，易见于关节周围软组织，还可出现血管、肾实质或肺内的转移性钙化

（二）透析性骨病

长期接受透析的慢性尿毒症患者的肾性骨病发生率较未做透析者高。透析病人有长期肾衰竭病史，而慢性肾衰损害了肾小球、肾小管，引起骨软化和继发性甲状腺机能亢进；病人长期应用软化水透析液及长期服用大量氢氧化铝可致中毒，而使成骨细胞的数量和活性均降低，影响骨矿物质沉着。铝还可作用于甲状腺，抑制甲状旁腺的分泌。此外，长期血液透析病人大量应用肝素可不同程度地促进透析性骨病的发生。骨病通常发生于透析 6 个月之后。骨病出现之后，患者可出现骨痛和瘙痒，后者提示血钙增高。其影像学表现见表 16-21。

表 16-21　透析性骨病影像学表现

影像类别	影像表现
X 线	①骨质疏松；②骨硬化：见于病程和透析时间较长的病人，以躯干骨常见；③软组织转移性钙化：手部多见，呈小点状和小团状致密影，边缘清楚而不规则，大小不等，透析过程中可有动态变化，如增大、变小或消失；④骨软化：常见的改变为肋骨多发对称性假骨折，多发生于中下肋骨的前外部；⑤关节旁骨侵蚀：发生于手部掌骨和指间关节肌腱和韧带附着处，呈小的骨质缺损；⑥骨膜下骨吸收；⑦骨膜新生骨；⑧慢性关节病

第十七章 血液病性骨病变

第一节 红细胞系病

一、地中海贫血

地中海贫血是较少见的先天性红细胞生成障碍所致的溶血性贫血，是珠蛋白多肽链含量异常的血红蛋白病，为常染色体显性遗传性血液病，有明显的家族史和种族性，多在两岁以内发病，临床症状主要分三型：①轻型：无症状或轻度贫血，脾脏不肿大或轻度肿大；②重型：在出生数月后即发病，主要为严重贫血、黄疸、肝脾肿大、骨关节疼痛、颅面畸形和发育迟缓等；③中间型：病情介于轻、重型之间，可伴有骨骼改变。血液中 HbF 明显增多；骨骼变化为骨髓造血组织异常增殖所致。其影像学表现见表 17-1。

表 17-1 地中海贫血影像学表现

影像类别	影像表现
X 线 /CT	①颅骨：表现为颅骨板障普遍性吸收或呈颗粒状骨质吸收，板障明显增厚，内外板变薄，外板尤其明显，且内外板间可见垂直于内板的毛发样垂直条纹通过，额骨、顶骨最明显（图 17-1A）。②上、下颌骨及颧骨骨质膨胀致面部畸形，牙齿咬合不良；上颌窦、蝶窦、乳突气化不良。③短管状骨：骨质明显疏松；髓腔扩大，皮质变薄、外突呈"方柱形"改变；残存骨小梁反应性增粗、硬化，相互交织构成网格状，如"花生壳"样。如能度过青春期，则骨质变化将逐步恢复正常（线图 17-1，图 17-1）。④长管状骨：首先开始于干骺端，特别是股骨及肱骨远端，表现为髓腔扩大，骨小梁压迫变形、萎缩吸收，或粗糙而模糊，同时可见纤维组织增生、硬化，与残存的骨小梁相互交织，形成网格状；皮质由内向外吸收变薄，甚至膨胀外突，并逐渐向骨干方向发展，使骨干呈"酒壶状"或"荡桨状"改变，成年后骨质变化不能完全恢复正常，将永留畸形。⑤躯干骨：表现为骨质疏松，骨质密度普遍性减低，髓腔加大，皮质变薄；脊柱骨可呈鱼椎样改变，易并发病理性骨折；肋骨中前段明显增宽，呈"飘带"状改变。⑥儿童期骨骼改变以管状骨最早发现，随年龄增长，

续表

影像类别	影像表现
X线/CT	四肢末梢部位骨改变逐渐消失，躯干骨将更明显。⑦成人期病人骨骺可早期愈合。⑧腹部淋巴结增大
MRI	较X线及CT敏感，能显示骨髓腔的早期异常。T_1WI上骨髓信号均匀性或弥漫性减低，T_2WI上呈等信号，STIR上呈高信号，增强后无明显强化。在肋骨头附近可见梭形软组织肿块，可多发，在T_1WI上呈等信号，在T_2WI上信号较肌肉略高（图17-2）

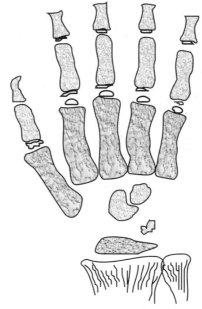

线图17-1　地中海贫血模式图

短管状表现为髓腔腔扩大，皮质变薄；残存骨小梁反应性增粗、硬化

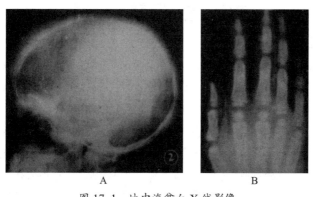

A　　　　　　　B

图17-1　地中海贫血X线影像

A～B：颅骨板障增厚，内外板变薄，内外板间可见垂直于内板的毛发样垂直条纹

通过，额骨、顶骨最明显。短管状骨呈"方柱形"改变

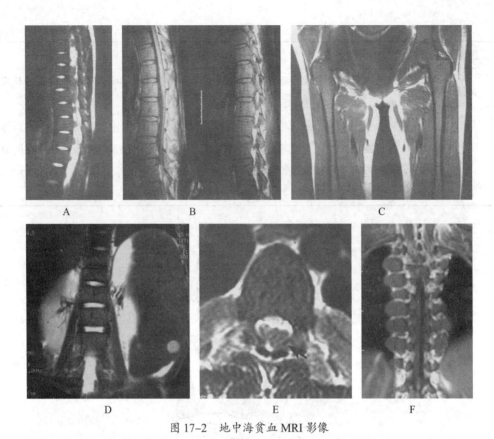

图 17-2　地中海贫血 MRI 影像

A ～ F：椎体骨盆及股骨骨髓信号于 T_2WI 上均可见信号减低；肋骨头附近可见膨大软组织信号

二、镰状细胞贫血

因红细胞呈镰刀状而得名，是红细胞结构异常引起的家族性溶血性贫血，属于显性遗传。本病多发生于非洲及地中海沿岸，女性发病率略高，黑人较多见；临床包括一般贫血症状、四肢发作性疼痛及下肢溃疡等。其影像学表现见表 17-2。

表 17-2　镰状细胞贫血影像学表现

影像类别	影像表现
X 线	①骨质密度减低，骨小梁稀疏、粗大，髓腔扩大，皮质变薄；②局限性、类圆形的囊状骨质缺损，常见于四肢管状骨；③颅顶穹隆部板障明显增厚，皮质变薄，内外板间可见毛发样垂直条纹通过，或可见分层骨硬化；④颌骨牙齿间的骨小梁呈"阶梯征"，距牙槽较远处可见圆形致密影；⑤脊椎呈"鱼椎状"凹陷或"H"形双凹变形，椎体前缘中部"血管丛压迹凹陷征"（对 3 ～ 6 岁患者较具诊断价值）；⑥管状骨破坏同时伴有修复及骨膜反应；⑦骨骺缺血性坏死多发生在股骨及肱骨近端，髓腔坏死多发生于股骨下段及胫骨上段；⑧普大心改变

续表

影像类别	影像表现
CT	①长管状骨的骨梗死表现为髓腔内的地图样钙化，边缘不光滑；②骨骺的缺血性坏死与其他坏死无异
MRI	①增生的红骨髓呈斑片状或弥漫性长 T_1、长 T_2 信号；②骨梗死：T_1WI 为低至中等信号，T_2WI 为高信号，边缘光滑、锐利、对称，常位于骨松质；③继发含铁血黄素沉着时，T_1WI、T_2WI 均呈低信号；④股骨头坏死时，T_1WI 呈弥漫性低信号区，T_2WI 呈多灶低信号，无双边征

三、缺铁性贫血

缺铁性贫血是最常见的获得性贫血性疾病，由于铁丢失过多或摄入不足所致。常见于婴儿及青壮年妇女。本病起病缓慢，症状与贫血程度及年龄有关；常见症状有头晕，无力，食欲不振，活动后心悸、气急、面色苍白等，严重者指甲变脆、扁平，毛发干燥、稀疏，肝脾肿大（轻度），肢体浮肿；实验室检查为小细胞、低色素性贫血；血清铁降低，总铁结合力增加；骨髓象提示红系增生活跃，出现各期幼稚细胞并形态异常。其影像学表现见表 17-3。

表 17-3　缺铁性贫血影像学表现

影像类别	影像表现
X 线	①颅盖骨板障轻至中度增宽，外板萎缩变薄，板障骨小梁增粗、变浓，可见与颅骨内板垂直的毛发样条纹通过，但程度不及地中海贫血；②整个颅骨增厚，密度增高；③个别病例颅骨内外板增厚，板障变窄；④颅骨改变一般不伴有颅底和颜面骨的改变；⑤管状骨多无明显改变，个别小儿患者双手管状骨可表现为骨质疏松、皮质变薄、骨小梁萎缩，但不累及关节面及关节间隙

四、新生儿溶血病

新生儿溶血病，又称"胎儿性成红细胞增多症"，是母子血型不合引起的被动同种免疫疾病。国内以 ABO 血型不合居多，RH 血型不合居其次。临床特征为全身浮肿、黄疸、贫血等，常死于胎生期；实验室检查，母红细胞增多明显。其影像学表现见表 17-4。

表 17-4　新生儿溶血病影像学表现

影像类别	影像表现
X 线	①胎儿皮下脂肪线消失，软组织厚度增加，胎儿头皮"乳晕征"；②长管骨骨骺膨大，密度增高，致密影下可见横形密度减低区；③颅骨（主要为蝶骨与枕骨）、脊椎、肋骨、骨盆及长管状骨密度异常增高；④死胎征象，包括颅骨重叠、胎头与脊椎成锐角、胸廓塌陷等
CT	①肝脾肿大，腹腔内可见弧形水样密度影，CT 值 0～20Hu；②软组织厚度增加，皮下脂肪层内密度增高；③全身骨骼密度增高，CT 值明显增大
MRI	胸腹腔内弧形长 T_1 信号及长 T_2 信号影，边缘光滑。骨质硬化呈长 T_1 低信号及短 T_2 低信号影

五、方可尼贫血

方可尼（Fanconi）贫血又称"先天性全血细胞减少症"或"方可尼综合征"。主要由血液病变（再障）及多发先天异常构成，病因不明，有家族发病倾向，男女发病率为 2∶1；临床症状主要为贫血、出血、感染、皮肤色素沉着、多发骨骼异常及骨外发育异常（包括发育延迟、智力低下、小头畸形、性功能低下、肾脏畸形、肺发育不全、先心等）。骨骼畸形出生就有，而症状往往到 10 岁左右才能发现。实验室检查：全血细胞减少，贫血呈小细胞、低色素型；骨髓穿刺，显示增生极度减退或萎缩、形成不全。其影像学表现见表 17-5。

表 17-5　方可尼贫血影像学表现

影像类别	影像表现
X 线	①骨骼畸形：上肢桡侧骨骼形成不全、缺如、畸形最常见，包括一侧或两侧拇指形成不全；桡骨全部缺如或近侧、远侧形成不全；患侧手向桡侧倾斜；指骨既短又细；骨化延迟，身材矮小；小头畸形。②贫血的骨改变：骨干最明显，表现为骨质疏松、骨质密度降低，皮质变薄，髓腔增宽，少数病人干骺区可见小的骨缺损或透亮区。③出血性关节炎：关节面糜烂，关节面下或骨内小的囊状骨缺损，较少见。④骨、肺感染及佝偻病的改变无特殊表现

六、血红蛋白沉着症

此为较少见的先天性铁代谢紊乱的慢性血液病。病理特征为过剩的铁以含铁血黄素的形式沉积在全身多个脏器（肝、脾、胰、肾等）的网状内皮系统中及关节、骨骼肌等处，引起细胞损坏和纤维化，导致器官功能障碍。男女发病率为 10∶1；常在 40 岁以后发病；临床有皮肤色素沉着、肝脾肿大、糖尿病、心脏增大等症状，1/2 病人因肝病而发生，1/2 伴关节疼和关节炎；实验室检查：滑液内含有碳酸钙结晶，关节软骨内有含铁血黄素沉着，血清铁值升高。其影像学表现见表 17-6。

表 17-6　血红蛋白沉着症影像学表现

影像类别	影像表现
X 线	①关节炎特征性的表现为第 2、3 掌骨头小的软骨下囊状透亮区，周围常伴薄硬化环，邻近关节间隙变窄；②少数病人掌骨头增大，关节面侵蚀，边缘骨刺形成，无软骨下囊变；③关节炎由掌指关节开始，逐渐累及手及腕部关节及大关节；④腕关节受累时，桡、尺远端及腕骨的囊变可不伴硬化环；⑤大关节以髋及膝关节受累多见，X 线表现与骨性关节炎相似。发生在股骨头时，可见软骨下囊变，头塌陷、变扁，关节负重面迅速破坏，不常见硬化；⑥2/3 病人伴关节软骨钙化，膝半月板及腕三角软骨钙化最多见，偶见于掌指关节；⑦全身性软骨钙化时可考虑本病，但需与假痛风鉴别，前者多见掌指关节，后者多见于桡腕关节；⑧肝、脾、胰、肾等软组织有时可见斑点状致密影
CT	肝、脾、胰、肾中可见斑点状密度增高影

第二节　白细胞系病

骨白血病是以造血器官中原始或幼稚白细胞异常增生为特征的血液系统恶性肿瘤；可发病于任何年龄，以青年人及儿童好发，居儿童及青少年恶性肿瘤首位。本病分为急性和慢性两种：急性白血病增生在骨关节系统中的病理改变主要为白血病细胞骨髓内增生、浸润所致；慢性白血病增生和浸润较广泛而弥漫，多为结节性，主要在红骨髓区，长骨的黄骨髓亦可被取代。临床症状主要有发热、出血、贫血、感染，肝、脾、淋巴结肿大，骨关节疼痛及神经系统症状；实验室检查，白细胞显著增高，以中幼粒及晚幼粒白细胞为主；骨髓穿刺活检可证实；儿童急淋骨骼 X 线改变可早于周围血象 2～3 个月，阳性率达 95%。其影像学表现见表 17-7。

表 17-7　骨白血病影像学表现

影像类别	影像表现
X线	①长管状骨干骺端对称性横条状透亮带（白血病带）为白血病早期表现；②肱骨及胫骨近侧干骺端内侧骨皮质缺损提示早期白血病；③长骨或椎体普遍性骨质疏松或边缘锐利的局部透亮区（图 17-3）；④可见层状骨膜反应；⑤椎体呈鱼椎样凹陷或静脉丛压迹凹陷恒存；⑥经治疗后椎体呈"夹心面包样"、长骨干骺端呈平行致密线改变；⑦胸部改变：胸腺增大、胸水；⑧肝、脾、淋巴结肿大；⑨可并发绿色瘤、淋巴瘤及多发性骨髓瘤
MRI	① 显示骨破坏及骨髓内浸润比 X 线表现明显提前；②骨质浸润呈弥漫性、局灶性或混合性长 T_1、长 T_2 信号，增强后出现明显强化；③ STIR 和 T_2WI 脂肪抑制序列呈明显高信号；④治疗前后病灶信号不同；⑤脊柱弥漫性病变多见于淋巴细胞性白血病，局灶性病变多为粒细胞性白血病（图 17-4 ～图 17-5）

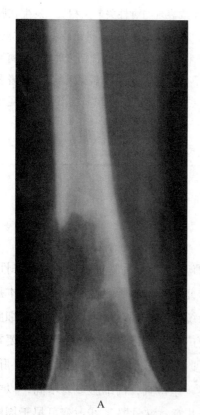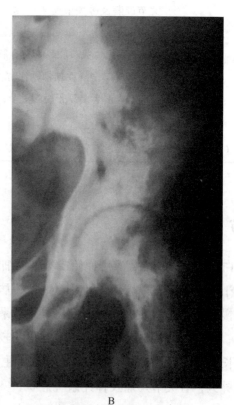

图 17-3　慢性白血病 X 线影像

A ～ B：股骨远端外侧及股骨近端、髂骨、耻骨、坐骨溶骨性骨质破坏，边缘模糊，皮质溶解消失

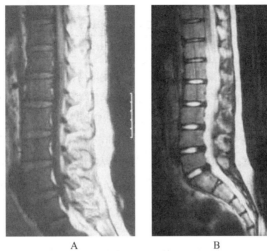

图 17-4　慢性白血病脊柱 MRI 影像

A ~ B: 脊柱信号于 T_1WI 减低，T_2WI 呈等信号

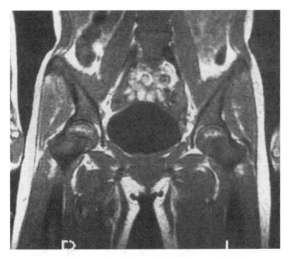

图 17-5　慢性白血病骨盆 MRI 影像

骨盆 T_1WI 信号均匀减低

第三节　血友病性骨关节病

　　血友病性骨关节病（hemophilic arthropathy）是指血友病发生于骨内、关节内或骨骼周围软组织内的反复出血，使骨和（或）骨关节发生一系列病理变化。常累及容易受伤和承重的四肢大关节，发病部位依次是膝关节、肘关节、踝关节及髋关节，而肩关节极少受累。血友病主要表现为出血，自幼发病，仅见于男性，60% 有典型家族史。关节内出血时，出现关节肿痛，长期反复出血可继发血友病性关节炎，导致关节畸形和功能障碍。其影像学表现见表 17-8。

表 17-8　血友病性骨关节病影像学表现

影像类别	影像表现
X 线 /CT	单纯关节积血期：早期关节明显肿胀，密度增高，多次出血后关节周围软组织萎缩。慢性关节炎期：①关节软骨破坏，出现关节间隙不规则变窄，关节面不光整、硬化，关节面下囊性变，边缘骨质增生，晚期可出现关节脱位、半脱位，关节强直，一般为纤维性强直（图 17-6～图 17-8）；②青少年患者骨骺增大并提早钙化，骨骺边缘不规则，干骺端增宽；③股骨髁间窝及尺骨鹰嘴窝增宽、加深，此为本病特征之一（图 17-6）；④血友病性假肿瘤，软组织肿胀或肿块，密度增高，其内可见钙化；⑤骨髓腔内多房囊状不规则溶骨性骨质破坏，皮质菲薄，边缘锐利，可见硬化环；⑥骨膜下出血可沿长骨干形成三角形骨膜反应，呈"袖口状"Codman 三角，可出现病理性骨折
MRI	关节内急性出血在 T_1WI 和 T_2WI 上均为高信号，亚急性和慢性出血在 T_1WI 可呈等或略高信号，在 T_2WI 上由于含铁血黄素沉积出现边缘低信号，关节囊内液体为高信号，此为关节出血的特征性表现。滑膜和关节囊明显增厚，与肌肉相比呈等信号，增强后有明显强化

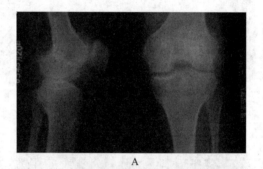

A

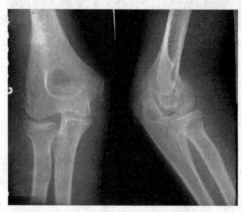

B

图 17-6　血友病性关节炎 X 线影像

A～B：股骨髁间窝及尺骨鹰嘴窝增宽、加深，胫骨髁及尺骨鹰嘴内低密度囊

变不与关节面相通，边缘锐利，可见硬化环

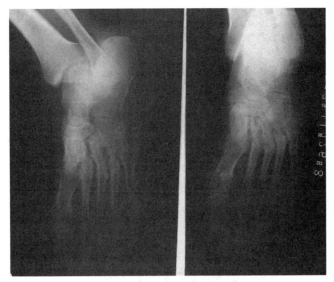

图 17-7　血友病性关节炎足跗骨 X 线影像

足跗骨骨质吸收、破坏，形态不规则

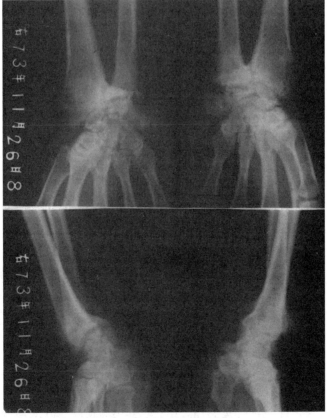

图 17-8　血友病性关节炎腕关节 X 线影像

慢性关节炎期，腕关节间隙变窄，关节面硬化、不光整

第十八章　淋巴网状内皮系统疾病

第一节　组织细胞增生症 X

组织细胞增生症 X（Histiocytosis X），又称"网状内皮细胞增生症"和"朗格汉斯细胞组织增生症"，是朗格汉斯系统的组织细胞在全身网状内皮系统的广泛或局限性异常增殖和浸润。多见于婴幼儿及青少年，根据发病年龄及临床经过特点等分为三型：嗜酸性肉芽肿，韩 – 薛 – 柯病及勒 – 薛病。

一、骨嗜酸性肉芽肿

骨嗜酸性肉芽肿又称"骨孤立性肉芽肿""骨嗜伊红肉芽肿"，病因不明。本病是组织细胞增生症中的最轻型，占 60% ~ 80%；多见于小儿及青年，多半患者于 20 岁前发病，男多于女，一般仅累及骨骼系统，可单发及多发，单发以颅骨多见，股骨头次之，多发以椎体多见（线图 18-1）。临床症状一般为局部疼痛、肿胀和肿块等，可引起病理骨折。实验室检查：嗜酸细胞可增多，多在 4% ~ 12% 之间，病理显示网状细胞增生及嗜酸性细胞浸润。其影像学表现见表 18-1。

表 18-1　骨嗜酸性肉芽肿影像学表现

影像类别	影像表现
X 线	①发生于长骨的病灶多位于骨干及干骺端，一般不超过干骺端，早期表现为髓腔内单发或多发类圆形或分叶状骨质密度减低区，边缘清晰，可有轻度增生硬化及层状骨膜反应；晚期可见病灶及周围广泛骨质增生，硬化（线图 18-2，图 18-1、图 18-2）。②颅骨多发类圆形、穿凿状的溶骨性破坏区，边缘清晰、锐利，可见"纽扣征"及"斜坡征"，少数病人多个病灶融合呈"地图状"外观；额骨多见，其次为顶骨及枕骨（图 18-3）。③椎体早期呈囊性溶骨性破坏，边缘不规则，可见轻度膨胀，椎旁软组织肿胀，椎间隙不变窄；晚期椎体压缩均匀变扁，呈扁平椎（Calve 病）改变，密度增高，前后径大于相邻椎体前后径；修复期病灶减小，骨小梁粗大，可见新生骨形成，高度可恢复至 3/5 ~ 2/3（图 18-4）。④发生于扁骨的破坏呈囊状膨胀性或溶骨性，边缘可见硬化；发生于

续表

影像类别	影像表现
X线	短管状骨的病变呈斑片状溶骨性破坏或小囊状膨胀性骨缺损，皮质变薄，多有骨膜增生（图18-5～图18-8）
CT	①长骨髓腔内早期见低密度溶骨性破坏区为软组织密度，边缘清，穿破骨皮质后可见软组织肿块形成；修复期可见病灶周围硬化带。②脊椎囊状、斑片状低密度区，边缘清晰或模糊，椎旁可见软组织肿块（图18-9）
MRI	病变区为长 T_1、长 T_2 信号，修复期硬化带呈长 T_1、短 T_2 信号（图18-10）

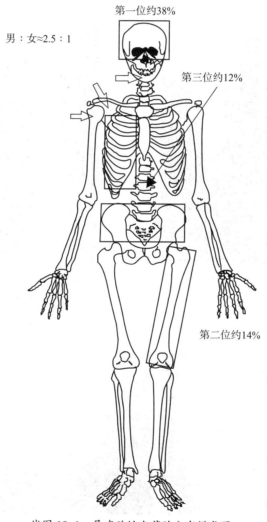

线图 18-1　骨嗜酸性肉芽肿分布模式图

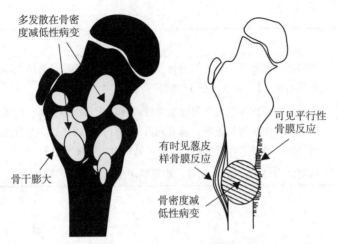

多发散在骨密
度减低性病变

可见平行性
骨膜反应

有时见葱皮
样骨膜反应

骨干膨大

骨密度减
低性病变

线图 18-2　嗜酸性肉芽肿模式图

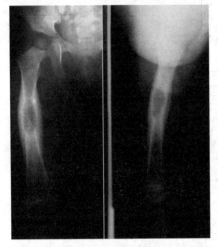

图 18-1　骨嗜酸性肉芽肿股骨 X 线影像

股骨中上段单发类圆形骨质密度减低区，边缘清晰，

边缘骨质硬化，可见层状骨膜反应

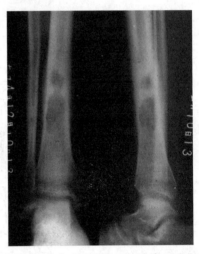

图 18-2　骨嗜酸性肉芽肿胫腓骨 X 线影像

胫腓骨中下段多发类圆形、大小不一骨质密度减低

区，边缘清晰、硬化

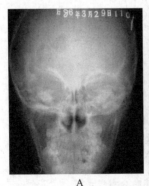
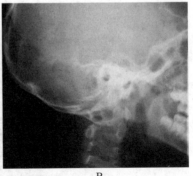

A　　　　　　　　　　　　　　　　B

图 18-3　骨嗜酸性肉芽肿颅骨 X 线影像

A～B：颅骨正侧位示枕骨多发类圆形、分叶状骨质密度减低区，边缘清晰、硬化

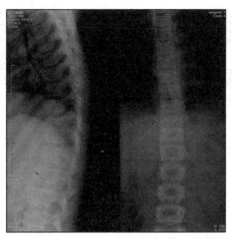

图 18-4　骨嗜酸性肉芽肿椎体 X 线影像

胸 10 椎体压缩变扁，呈扁平椎（Calve 病）改变，密度稍增高，前后径大于相邻椎体前后径

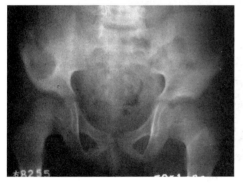

图 18-5　骨嗜酸性肉芽肿髂骨 X 线影像

右髂骨囊状溶骨性骨质破坏，边缘可见硬化

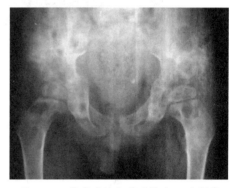

图 18-6　骨嗜酸性肉芽肿骨盆 X 线影像

骨盆多发大小不一、类圆形溶骨性骨质破坏，边缘清晰，骨质硬化

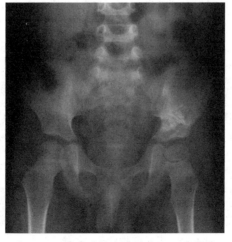

图 18-7　骨嗜酸性肉芽肿髋臼 X 线影像

左髋臼混杂密度骨质破坏，边界清楚

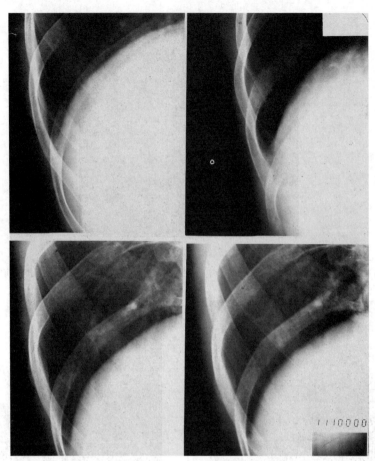

图 18-8　骨嗜酸性肉芽肿肋骨 X 线影像

肋骨多发斑点状、筛孔状透亮影，边界不清

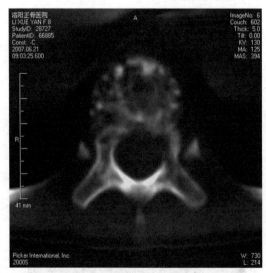

图 18-9　骨嗜酸性肉芽肿椎体 CT 影像

椎体呈混杂密度骨质破坏，椎体后缘皮质不连续，软组织肿块压迫相应硬膜囊

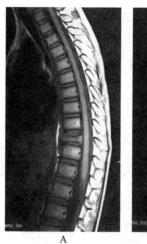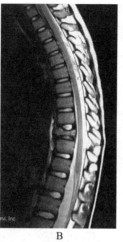

A　　　　　　　　B

图 18-10　骨嗜酸性肉芽肿 MRI 影像

A～B：胸 10 椎体 T_1WI 呈低信号，T_2WI 呈稍高信号，前后径大于相邻椎体前后径

二、韩－薛－柯病

本病又称"黄脂瘤病（Hand–Schuller–Christein 病）"，为组织细胞增生症中的良性型；多发生于 2～4 岁的小儿，发病越早，预后越差。临床有三大突出症状：颅骨缺损、突眼、尿崩症。其他还有齿龈炎、皮疹、色斑、肝脾肿大等。病理见网状内皮细胞高度增生及特征性的黄色类脂质肉芽肿。本病对深部 X 线及大量肾上腺激素敏感。其影像学表现见表 18-2。

表 18-2　韩－薛－柯病影像学表现

影像类别	影像表现
X 线	①早期呈边缘模糊的片状溶骨性破坏，随病变进展，破坏区呈不规则的穿凿状改变，边缘锐利，周围无硬化环，晚期多个病灶融合呈典型的"地图状"改变（图 18-11A）；②骨骼的变化多见于膜化骨，以额顶部多见，颞枕部次之，内外板破坏程度不等可呈"双边征"，破坏区的残留死骨呈"纽扣征"（图 18-11B～C）；③眼眶呈不规则的溶骨性骨质破坏，边缘清楚；④颞骨及乳突类似乳突炎改变；⑤下颌骨齿槽周围多房或单房的溶骨性破坏，边缘清晰，致牙齿呈"悬空征"；⑥肋骨中后段边缘清晰的溶骨性破坏，可见骨膜增生；⑦长管状骨远端干骺端偏心或中心性膨胀性破坏，边缘锐利，皮质菲薄，少见骨膜反应；⑧肺部弥漫性、粟粒状阴影，以肺门显著；⑨病灶区多可见软组织肿块突出
CT	多发溶骨性骨质破坏灶内呈软组织密度，边缘模糊或清晰，可伴局部软组织肿块向外突出
MRI	局限单发或多发病灶呈长 T_1、长 T_2 信号，STIR 像呈明显高信号，边界清，增强扫描明显强化

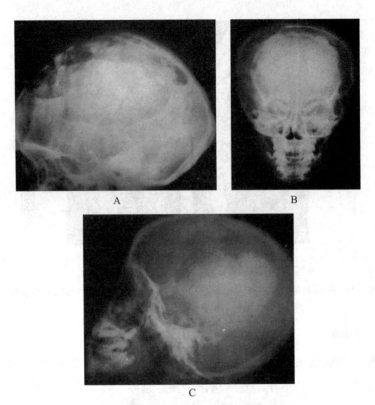

图 18-11　黄脂瘤病 X 线影像

A：顶骨大块骨质破坏、缺损呈"地图状改变"，边界清楚

B～C：颞顶骨大范围骨质密度减低、破坏，边界清晰，顶骨可见"纽扣征"

三、勒－雪病

勒－雪病（Letterer-Siwe）是组织细胞增生症 X 中的急性或亚急性型，发病年龄最小，约 2 岁以下，病情最重，预后最差，多在一年内死亡；临床症状为发热、咳嗽、肝脾、全身淋巴结显著肿大，贫血及出血性斑丘疹，骨骼病变；病理显示大量幼稚网状内皮细胞异常增生，不含类脂质，放疗无效。其影像学表现见表 18-3。

表 18-3　勒－雪病影像学表现

影像类别	影像表现
X 线	①易发生于红骨髓丰富的膜化骨，如颅骨，其次为骨盆、脊柱、短骨和不规则骨；②多发不规则形的溶骨性破坏或骨缺损，边缘模糊，周围无硬化带；③晚期可广泛累及全身骨髓，几乎占据骨髓全部，如"象牙镂空雕刻状"，是特征性的骨改变；④肺纹理增多、紊乱，可见多发粟粒状浸润病灶，累及纵隔淋巴结时可见肺门增大，纵隔增宽

第二节　类脂质代谢紊乱症

一、高雪病

高雪病（Gaucher's disease）是先天性糖脑苷代谢障碍疾病，因 β–脑苷脂酶缺乏，导致糖脑苷脂不能被分解而沉积于网状内皮系统。吞噬了脑苷脂的大量高雪细胞在多器官内沉积，特别是肝、脾和骨髓内浸润。高雪细胞在骨髓内浸润，提高破骨细胞的活性，导致骨质破坏，可伴病理性骨折；高雪细胞沉积于骨髓内挤压骨内滋养血管还可见局部缺血、梗死、坏死。本病为常染色体隐性遗传性疾病，有家族发病倾向，多发病于青年女性；临床根据起病的早晚和有无神经症状分为三类：①急性神经型（婴儿型）：出生数周后发病，肝脾明显肿大，伴神经系统症状，病程短，短期内即死亡，少有骨骼变化；②亚急性神经型（少年型）：病程进展较婴儿型缓慢，后期可出现神经症状；③慢性无神经型（成人型）：起病晚，病程长，肝脾肿大，皮肤色素沉着，双眼球结膜常有黄斑，有出血倾向，约半数有骨骼病变；病理可见高雪细胞（Gaucher细胞）。其影像学表现见表 18–4。

表 18–4　高雪病影像学表现

影像类别	影像表现
X 线	①髓腔膨胀，骨骼变形：下肢较上肢发病多，股骨、脊椎、骨盆、肩部骨较常见。病变进展时，全身骨骼均可受累。②弥漫性骨质疏松：全身骨质疏松，松质骨内骨小梁粗疏紊乱，交织成大网格状或蜂窝样结构。③局限性骨质破坏：股骨远端、胫骨近端可发生膨胀性骨质破坏。④骨缺血性坏死：常见于股骨头，出现囊状骨质破坏，死骨形成，关节塌陷，骨密度不均匀；也可出现骨干骨髓栓塞，髓腔内出现索条状骨髓钙化。⑤脊柱异常表现：脊椎骨质密度普遍减低，椎体变扁并双凹变形，可见骨硬化改变。⑥股骨远端最典型，早期呈对称性杵状或细瓶颈状增粗，骨质疏松，髓腔扩大，皮质变薄；中期可见多发囊状溶骨性破坏，边缘无硬化，类似转移瘤；晚期皮质增厚，髓腔内可见斑片状或条索状骨质硬化区，骨膜新生骨与皮质分离，形成"骨中骨"
CT	①皮质变薄，骨密度减低，骨小梁稀疏，可见多发小灶状低密度病灶。②髓腔内膨胀性密度减低灶呈软组织密度，边缘清晰，常有硬化边。③髓腔内骨梗死呈边缘清晰的高密度硬化灶
MRI	MRI 对髓内病变比较敏感，脂肪抑制序列可准确显示髓内受累程度及纵向范围，MRI 是确诊本病骨骼受累的最佳方法。①病灶在 T_1WI 上髓内呈不均匀低信号，其内混杂点状或团块状不均匀高信号；T_2WI 上显示异常信号范围较大，信号亦增强；脂肪抑制图像部分点状和团块状高信号区范围缩小。②急性、亚急性梗死呈局灶性长 T_1、长 T_2 信号；慢性梗死呈长 T_1、短 T_2 信号

二、尼曼 – 匹克病

尼曼 – 匹克病（Niemann-Pick 病）是一种罕见的先天性鞘磷脂酶缺乏引起的类脂质代谢障碍性疾病。本病为常染色体隐性遗传，有明显的家族发病史；多见于女婴，病程短，进展快，一般在发病后数月至一年内死亡；所有内脏的网状内皮系统均可受累及，以肝、脾、淋巴结受累最多；临床症状主要有：持续黄疸，肝脾肿大，营养不良、发育迟滞、皮肤棕色色素沉着、淋巴结肿大等；骨骼改变并不常见，骨髓受累时可引起低色素性贫血，血清中的中性脂肪、胆固醇及磷脂升高，病理可找到典型的"尼曼 – 匹克"细胞。其影像学表现见表 18-5。

表 18-5　尼曼 – 匹克病影像学表现

影像类别	影像表现
X 线	①影像表现与高雪病相似，但程度较轻；②骨质密度减低，髓腔增宽，皮质变薄，股骨下端呈杵状或细瓶颈状变形，可出现"指印征"（不规则的透亮区）；③个别患者可出现掌骨增宽，皮质变薄，肱骨近端内侧面切迹状缺损，骨疏松，髋外翻，骨龄延迟，腰椎形成不全等（图 18-12）；④双肺下野结节状、粟粒状浸润影，进展缓慢；⑤颅骨、骨盆、脊椎受累后出现骨疏松与一般相仿
C T	①肝脏、脾脏明显增大；②双肺下叶可见多发粟粒状结节影，边缘模糊

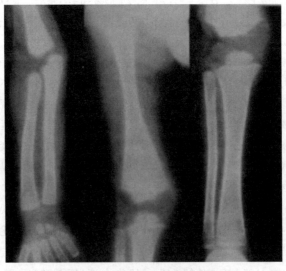

图 18-12　尼曼 – 匹克病 X 线影像

胫骨、股骨、尺桡骨、掌骨骨皮质变薄，髓腔增宽，股骨、胫骨上下端呈杵状变形

第十九章　内分泌性骨病

第一节　垂体腺疾病

一、巨人症

是由各种原因引起垂体前叶生长激素分泌过多而导致身体生长过高的一种疾病；常见原因为垂体前叶生长激素细胞腺瘤或生长激素细胞增生，此外，鞍外肿瘤压迫下视丘，也可导致垂体前叶活动增加。发生于骨骺愈合之前，男性病人居多，临床症状在形成期表现为躯干、内脏生长过速，10 岁左右可达成人高度，肌肉发达，臂力过人，上下肢特长，手足较大，四肢与躯干的长度不成比例；退化期则表现为精神不振，肌肉松弛，智力迟钝；患者早期可伴有性腺功能亢进，但很快因促性腺激素水平低下而出现性功能减退；性发育成熟后，骨骺闭合，骨纵向生长停止，则会出现肢端肥大症的表现，约半数患者于青春期或晚期发展为肢端肥大症，一般早年夭折。其影像学表现见表 19-1。

表 19-1　巨人症影像学表现

影像类别	影像表现
X 线	①全身骨骼对称性、均匀性增长、变粗，骨质结构无异常。②四肢骨长度大于躯干骨。③骨骺出现及愈合时间均延迟。④蝶鞍正常或增大
CT	①嗜酸细胞增生时，垂体无异常改变。②垂体腺瘤表现为垂体窝及鞍上均匀等密度或稍高密度肿块，较大腺瘤密度不均匀，可见囊变、坏死、钙化及出血；骨窗可见蝶鞍扩大、骨质吸收、鞍底下陷等鞍内占位表现；增强扫描肿瘤实性成分强化，强化持续时间长于垂体组织
MRI	垂体腺瘤实性成分表现为等 T_1、等 T_2 信号，呈圆形、椭圆形或不规则形，边缘光滑，轮廓清晰。液化坏死及囊变呈长 T_1、长 T_2 信号。垂体动态 MRI 增强扫描有助于发现微腺瘤，早期呈结节状或点状低信号影；晚期垂体持续强化，微腺瘤信号始终低于正常垂体的强化程度而呈低信号

二、肢端肥大症

是由于垂体嗜酸细胞腺瘤或增生致垂体前叶生长激素分泌过多而引起的疾病。发生于骨骺愈合之后，男女发病率无明显差异，约半数在 30 岁内发病。起病缓慢，病程长，症状轻，临床症状主要以面容和肢端改变为主，主要表现为头颅增大，眶上嵴突出，前额、上颌、眉弓及枕骨粗隆粗大，下颌前伸，脊柱后突，指（趾）肥大。软组织肥厚表现为皮肤增厚，如口唇增厚，鼻大，枕部皮肤出现皱纹。女性患者还会出现闭经溢乳。此外，如为垂体肿瘤所致，肿瘤压迫邻近结构，出现头痛、视野缺损、视乳头水肿，视物不清及颅内压增高等症状。生化检查除血钙、血磷和血糖升高外，生长激素水平亦增高。其影像学表现见表 19-2。

表 19-2　肢端肥大症影像学表现

影像类别	影像表现
X 线	①蝶鞍增大，前、后床突受压性骨萎缩常见；额窦、上颌窦增大致额部、颧部前突；乳突气化显著；颅骨增大，内外板增厚，枕外隆突异常突出，下颌骨增大并前突；牙齿间隙增宽。②脊柱后突，椎间隙增宽，胸椎前部骨沉着，腰椎后部骨吸收、凹陷，椎体增大并骨质增生。③胸廓前后径增大，肋骨前端增厚，与肋软骨交界处呈特征性的肢端肥大症念珠肋改变。④骨盆增大。⑤长骨增厚，手足骨增粗，近侧指骨皮质增厚，关节周围骨刺形成，关节间隙增宽，末节指骨骨端呈杵状膨大为肢端肥大症的特点。⑥趾骨干变细，趾骨端增宽
CT/MRI	①颅骨增厚，额窦、上颌窦前后径明显增大，其内为气样密度。②垂体腺瘤时可见蝶鞍增大，鞍内垂体腺瘤及其向周围生长的改变。垂体腺瘤 MRI 表现同巨人症

三、垂体性侏儒病

是儿童期垂体前叶功能减退所致的生长发育障碍性疾病，并影响性器官和第二性征的发育。分为原发和继发两种，原发者病因不明，多为常染色体隐性遗传；继发少见，多为垂体本身或周围的病变（如肿瘤、感染、血管病变、外伤）而引起，多见于男孩；临床症状原发性身体发育落后，智力正常，患儿身体各部比例相称，下颌骨较小，出牙晚，青春期性器官不发育，第二性征不明显；继发性者症状出现晚，可伴颅内症状（如头疼、视力障碍等）。其影像学表现见表 19-3。

表 19-3 垂体性侏儒病影像学表现

影像类别	影像表现
X 线	①身高较低，骨骼生长缓慢，与年龄不相称，长骨细短。②骨骺出现及愈合延迟或不愈合，骨骺板恒存。③椎体边缘骨骺缺如、变扁。④颅面骨小，板障发育不良，颅缝闭合晚、出牙晚，蝶鞍变小或增大，乳牙、恒牙并存，齿列不齐
CT	①原发性者早期垂体无异常，晚期萎缩、体积变小。②继发者可见鞍区占位（与巨人症相似）或其他占位侵及、压迫垂体
MRI	参考"巨人症 MRI 表现"

第二节 甲状旁腺疾病

一、甲状旁腺功能亢进

又称甲旁亢，是各种原因引起甲状旁腺激素分泌过多而导致的疾病。按病因分为原发性和继发性两种，原发性多为甲状旁腺腺瘤（85%）、增生（10%）及腺癌（5%）引起，继发性则为各种原因所致低钙血症刺激甲状旁腺增生而引起。本病可发生于任何年龄，男女发病率为 1:3，临床症状包括骨与关节疼痛、畸形、身高缩短及病理骨折，也会出现尿路结石、消化性溃疡等症状（线图 19-1）。实验室检查示低血磷，高血钙，高尿磷及高尿钙。骨骼的改变主要为骨吸收加速及钙磷大量丢失所致。其影像学表现见表 19-4。

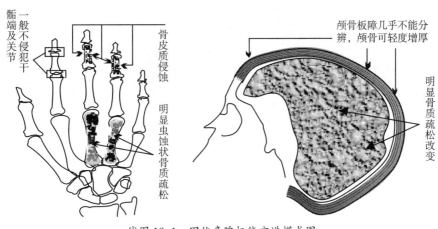

线图 19-1 甲状旁腺机能亢进模式图

表 19-4　甲状旁腺功能亢进影像学表现

影像类别	影像表现
X 线	全身骨骼广泛性骨质疏松，多见于脊柱、扁骨、掌指骨、肋骨。②颅骨增厚，内外板模糊，伴多发颗粒状透光区。③长骨及下颌骨可见单发或多发、大小不一囊状透光区，称为"棕色瘤"。④骨膜下骨吸收为甲旁亢特征性表现，好发于中节指骨桡侧缘。⑤椎体骨质疏松，呈双凹变形。⑥颌骨牙硬板消失。⑦小儿患者可见伴发软化及佝偻病改变。⑧继发性甲旁亢可见骨质硬化征象。⑨尿路结石。⑩关节软骨钙化多见于膝关节、肘关节及腕关节；软组织钙化好发于关节周围，少数发生于胰腺、前列腺、肺泡及肾脏等（图 19-1～图 19-5）
CT	①甲状旁腺腺瘤呈圆形、结节状，边缘光滑、清晰，注入造影剂后明显强化。②少数甲状旁腺异位，可位于纵隔内
MRI	与 CT 表现相似，呈等信号
ECT	甲状旁腺功能亢进骨病的骨显像特征是弥漫性骨放射性增高，明显的局限性增高区不常见，较少见到"串珠征"和"领带征"；甲旁亢骨病骨显像可见双肾显影（彩图 19-1）

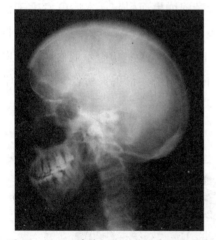

图 19-1　甲状旁腺机能亢进颅骨 X 线影像
颅骨增厚，内外板模糊

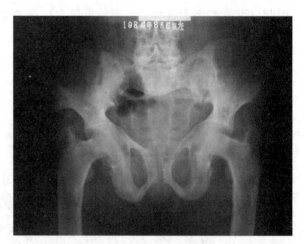

图 19-2　甲状旁腺机能亢进骨盆 X 线影像
骨盆多发透光区，边缘模糊不清

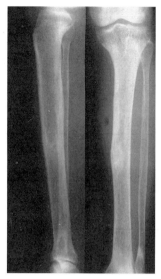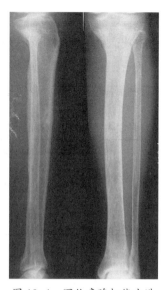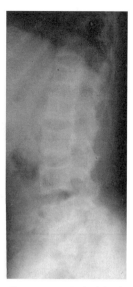

图 19-3 甲状旁腺机能亢进胫
骨 X 线影像 1
胫骨中段及腓骨下端囊状透光区，
边缘骨质硬化，骨皮质变薄，皮质
下骨吸收

图 19-4 甲状旁腺机能亢进
胫骨 X 线影像 2
胫骨中段及腓骨下端囊状透光区，
骨皮质变薄，皮质下骨吸收

图 19-5 甲状旁腺机能
亢进椎体 X 线影像
椎体骨质疏松，呈"双凹
状"改变

二、甲状旁腺功能减退

（一）真性甲状旁腺功能减退

往往因手术误切甲状旁腺所致，少数为先天性或特发性甲状旁腺功能减退；特发性甲状旁腺功能减退症病因不明；临床症状有四肢麻疼、手足抽搐、惊厥，重者出现喉痉挛等，实验室检查示高血磷、低血钙。其影像学表现见表 19-5。

表 19-5 甲状旁腺功能减退症影像学表现

影像类别	影像表现
X 线	①骨质密度普遍增高：颅板增厚，髋臼、股骨头及骶髂关节骨质硬化，长骨干骺端带状密度增高。②颅内异常钙化斑。③先天性者可伴骨骺早期愈合及短指（趾），短指（趾）畸形多见于掌骨及趾骨，其中第 1、4、5 掌骨最多见。④皮下软组织及韧带钙化
CT	双侧基底节、大脑半球及小脑齿状核可见对称性、斑片状高密度钙化灶，基底节最多见
MRI	钙化发病部位与 CT 相同，多数呈长 T_1、短 T_2 信号，极少数呈短 T_1、长 T_2 信号

（二）假性甲状旁腺功能减退

是一种特发性甲状旁腺功能减退症，肾小管及骨骼对甲状旁腺激素不反应；好发于少年女性，身材矮小，智力低下，面如满月，短指、趾畸形，常有手足抽搐，可伴斜视；实验室检查示高血磷、低血钙。其影像学表现见表 19-6。

表 19-6　假性甲状旁腺功能减退症影像学表现

影像类别	影像表现
X 线	①掌（跖）指（趾）发育短小，第 4～5 掌骨、第 4 跖骨最多见；②关节附近及软组织钙化，程度较真性甲状旁腺功能低下重；③颅内异常钙化斑
CT/MRI	与真性甲状旁腺功能减退症相似

第三节　甲状腺疾病

一、甲状腺功能亢进

又称 Graves 病、突眼性甲状腺肿。是因甲状腺激素分泌过多而引起的内分泌性疾病，较常见，临床常有甲状腺肿大、眼球突出、心动过速、易激动、震颤、多汗、多饮等症状；实验室检查 T_3、T_4 升高。其影像学表现见表 19-7。

表 19-7　甲状腺功能亢进影像学表现

影像类别	影像表现
X 线	成人型：①单纯性骨质疏松，股骨远端最明显。②少数病人呈轻度纤维囊性骨炎。③第二掌骨放大摄影可见条纹状骨质疏松。④极少数病人可见甲状腺性骨关节病（杵状指、趾，指骨及长骨骨膜增生、软组织肿胀） 婴儿型：骨成长加快，身长增高，骨过度生长
CT	①甲状腺弥漫性或结节状增大，弥漫性者密度均匀，结节型者密度不均，可见囊变及钙化。②甲状腺增强扫描明显强化，囊变强化不明显。③眼外肌明显增粗，球后间隙及眼睑内脂肪增多。④股骨远端骨小梁稀疏，骨密度减低，皮质变薄
MRI	①甲状腺增大，信号均匀或不均，囊变区呈长 T_1、长 T_2 信号，且 T_2WI 高于甲状腺信号。②眼外肌信号与脂肪相似

二、甲状腺功能减退

是各种原因引起甲状腺不分泌或分泌甲状腺素减少而引起的一种内分泌疾病。胎儿期得病称为呆小病（克丁病），出生后得病则称为黏液水肿；呆小病又分为散发性及地方性两种，散发性者甲状腺往往萎缩、纤维化，地方性者甲状腺呈弥漫性增大，可有结节、囊变、钙化；临床症状常有：发育迟缓、智力低下、五迟（立迟、行迟、齿迟、发迟、语迟）、四肢短小、身体上部量大于下部量，头大而短、囟门闭合延迟，站立时腹前突，走路摇摆，毛发稀疏，特征性面容（鼻梁宽平、眼睑厚、眼裂窄、舌厚而大等）；实验室检查吸碘率明显减低。黏液水肿极少引起骨骼改变。其影像学表现见表 19-8。

表 19-8　甲状腺功能减退影像学表现

影像类别	影像表现
X 线	①二次骨化中心出现晚，化骨核骨化不规则，骨骺愈合延迟。股骨头显著。②长骨干骺端生长障碍线多见于股骨远端及胫骨近端。③长骨干骺端增宽，边缘不整，密度增高。④股骨近端骨骺发育异常致股骨头变扁，颈变短宽，颈干角变小呈髋内翻。⑤颅板增厚，颅底缩短，囟门闭合延迟，可见缝间骨，碟鞍增大，副鼻窦及乳突气化不良。⑥椎体变扁或楔变，椎间隙增宽，可保留小儿期骨骼特征（环状骨骺、Hahn 氏裂长存），胸腰段后凸，骨盆狭窄，髋臼变浅。⑦掌骨粗短，腕部骨骺出现晚（图 19-6 ～图 19-8）
CT	①散发性呆小病甲状腺萎缩、变小。②地方性呆小病甲状腺呈弥漫性肿大，可见结节、钙化（高密度）及囊变（水样低密度）
MRI	①甲状腺萎缩或增大，钙化呈长 T_1、短 T_2 信号，囊变呈长 T_1、长 T_2 信号。②垂体可增大，信号有或无变化

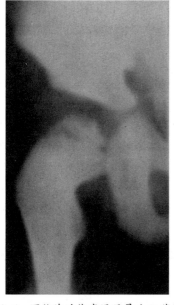

图 19-6　甲状腺功能减退股骨头 X 线影像
右股骨头骨骺核不规则，愈合延迟

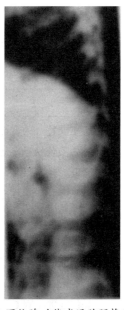

图 19-7　甲状腺功能减退胸腰椎 X 线影像
胸腰段椎体变扁，椎间隙增宽，环状骨骺、
Hahn 氏裂存在

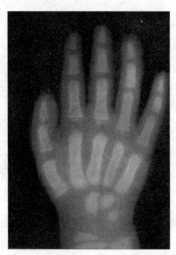

图 19-8   甲状腺功能减退掌骨 X 线影像

掌骨粗短，腕部骨骺出现晚

第四节　肾上腺疾病

一、肾上腺皮质醇增多症（Cushing 综合征）

是因肾上腺皮质分泌过多的皮质激素而引起的疾病，病因说法不一；多见于中青年女性，男女发病率为 1∶5；病人呈向心性肥胖，满月脸，水牛背，皮肤紫纹，高血压，多毛，女性男性化，停经，不育，胸背疼等，多发骨折而疼痛不明显。实验室检查示血糖高，尿 17- 羟固醇、17- 酮固醇增高，尿钙高。其影像学表现见表 19-9。

表 19-9   肾上腺皮质醇增多症影像学表现

影像类别	影像表现
X 线	①主要特征为普遍性骨质疏松，多见于脊柱、颅骨、肋骨，长骨不明显。②颅骨骨质疏松呈不规则、散在的疏松区，边缘不清，多见于额顶部。③脊柱皮质变薄，密度减低，骨小梁稀疏，椎体呈鱼椎样变形。④肋骨骨质疏松较明显，可见多发、对称性的肋骨骨折并假骨痂形成（棉毛样骨痂，类骨质形成障碍所致），此为特征性改变。⑤儿童患病时骨骺可早期愈合
CT	①肾上腺增生呈均匀或结节状增大，等密度或稍低密度，结节状增生一般在 3～5mm 之间。②肾上腺腺瘤呈圆形或卵圆形结节，可有分叶及坏死囊变，大小一般在 6～7mm 之间，增强后无明显强化。③如为垂体源性的肾上腺皮质功能亢进，则 CT 可了解垂体情况
MRI	①肾上腺增生信号强度与正常肾上腺相似。②肾上腺腺瘤信号与肝脏相似，呈长 T_1、等 T_2 信号

二、肾上腺 – 性综合征

因肾上腺增生或肿瘤分泌皮质激素过多而致病；常于胎儿、婴儿期发病，青春期以后极少发病，临床症状多样，包括女孩儿男性化及性早熟，男孩儿第二性征出现早及性早熟，成年女性男性化，成年男性女性化等；患者往往身材矮小；实验室检查示尿 17- 酮固醇增高。其影像学表现见表 19-10。

表 19-10　肾上腺 – 性综合征影像学表现

影像类别	影像表现
X 线	①主要表现为骨骺早期愈合，身材比同龄人矮。②发生于幼儿者骨骼成熟加速，骨龄超过实际年龄。③颅骨板障增厚，牙齿早出，副鼻窦和乳突发育过早
CT/MRI	肾上腺增生或肿瘤影像表现同 Cushing 综合征

第五节　糖尿病性骨关节病

糖尿病性骨关节病是糖尿病后期的并发症，常见病变为骨质疏松及糖尿病性神经炎所致的神经营养性关节病，后者系糖尿病性神经炎造成神经营养不良和反复创伤共同作用所致，好发于足部，故称糖尿病足；临床症状为多饮、多尿、多食、消瘦及皮肤瘙痒等，足跖面常见深穿孔溃疡，痛觉减退或消失，可见眼底改变；体检深肌腱反射减退或消失；本病有间歇性发作的特点；实验室检查空腹血糖升高，尿糖（＋），血钙及碱性磷酸酶增高。其影像学表现见表 19-11。

表 19-11　糖尿病性骨关节病影像学表现

影像类别	影像表现
X 线	①关节及周围软组织改变：足部小关节及踝关节最多见。跖趾关节早期可见关节面侵蚀、破坏，可见轻度半脱位及外伤性骨折；随后可见骨质破坏及碎骨片；周围软组织内见不规则碎骨片及钙化斑；病变进一步发展残留骨干呈"笔尖样"改变（图 19-9）；患趾可脱落或呈病理性半脱位；周围骨质疏松；可见深溃疡。病变静止时，碎骨片修复形成假关节，以适应变形的趾骨头，骨密度逐渐恢复正常；病变再度活动时，上述征象可重新出现。②骨质疏松，骨小梁纤细，数目减少，小梁间隙增宽，皮质变薄，多见于躯干骨，椎体可见病理骨折；长骨受累较晚

续表

影像类别	影像表现
CT	①跖趾关节骨质破坏及关节周围碎骨片及钙化显示清晰。②合并骨髓炎时有明显的骨膜反应，髓腔内见死骨影，周围肿胀或脓肿，或形成窦道。③足部软组织肿胀，密度减低，脓肿呈圆形或椭圆形密度减低区，边缘光滑，增强后脓肿壁强化
MRI	① MR 对软组织及骨髓病变非常敏感，可在骨骼病变前即发现软组织信号变化。②足远端皮下软组织及跖筋膜水肿呈弥漫性长 T_2 高信号。③软组织及关节腔积液呈长 T_1、长 T_2 信号。④脓肿壁、蜂窝织炎、窦道可强化。⑤并发骨髓炎时，骨髓呈长 T_1、长 T_2 信号。⑥慢性神经营养性关节病各种序列骨质均呈低信号，同时可见骨质破坏

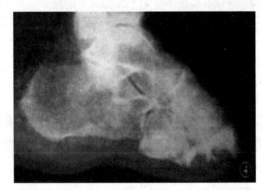

图 19-9　糖尿病性骨关节病 X 线影像

跖骨近端以远骨质破坏、溶解吸收，残留骨干呈"笔尖样"改变

第二十章 骨肿瘤与肿瘤样病

骨肿瘤及肿瘤样病变种类繁多，分类方法不一，本章以1969年世界卫生组织颁布的"骨肿瘤组织学分型"为依据，简要介绍骨肿瘤及骨肿瘤样病变的临床、病理、影像、核医学等特点和特征（线图20-1、线图20-2），X线、CT、MRI、ECT及B超等影像学诊断采用表格形式描述重点征象。

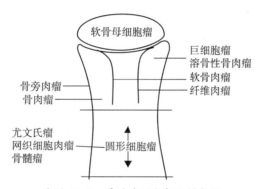

线图 20-1　骨肿瘤好发部位模式图

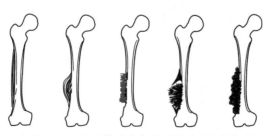

线图 20-2　恶性骨肿瘤各类型骨膜反应模式图

第一节　成骨性肿瘤

一、骨瘤

骨瘤主要发生于膜内化骨的骨骼，为常见的良性骨肿瘤，多见于颅骨和副鼻窦内，少数发生于四肢骨，男女比例为1.4：1，多发于20～40岁人群。按发病部位分为内生型和外生型；病理上根据肿瘤骨质密度不同分为致密型、松质骨型和混合型；镜下所见骨瘤与正常骨结构区别不大，表现为成骨性结缔组织内形成丰富的新骨组织。其影像学表现见表20-1。

表 20-1　骨瘤影像学表现

影像类别	影像表现
X 线	①颅面骨及鼻窦：致密型表现为半球状、分叶状或扁平状突出的边缘光滑的致密影，似象牙质样，与骨板或皮质相连。松质骨型密度较低，肿瘤表面有一薄层密度减低区，即肿瘤生长层。混合型较少见，外部为致密骨、内部为松质骨（图20-1、图20-2）。②四肢骨瘤。内生型骨瘤起于骨髓腔和骨内膜的骨瘤，呈球形，半球形牙质样致密影、其内无骨小梁结构。骨旁骨瘤好发于中年人，多位于四肢邻关节处，分为致密型、松质骨型和混合型（图20-3、图20-4）。③ Gardner's syndrome，即骨瘤合并肠道息肉
CT	与 X 线平片相比，显示复杂解剖部位的骨瘤有明显优势，如显示副鼻窦内的骨瘤清晰，表现为与皮质相连的致密骨影，边界清楚，可有软组织推移（图20-5A）。此外，对骨瘤内部结构的显示亦更清楚
MRI	致密型骨瘤在 T_1WI 和 T_2WI 上均表现为边缘光整的低信号或无信号灶、与母骨皮质相连（图20-5B）
ECT	SPECT/CT 融合显像显示骨瘤多无放射性核素摄取，部分骨瘤呈轻度放射性核素摄取，可能与肿瘤处于进展期有关（彩图20-1）

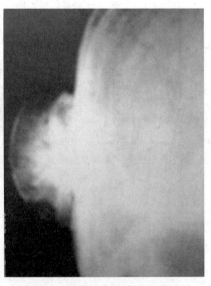

图 20-1　颞骨致密型骨瘤 X 线影像

X 线显示右侧颞骨外板致密骨性高凸影

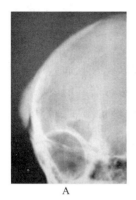
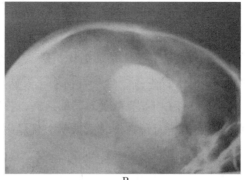

图 20-2　右顶骨扁平样致密型骨瘤 X 线影像

X 线显示右顶骨外板处扁平状致密骨突影

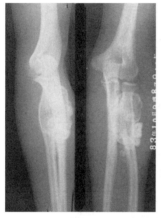
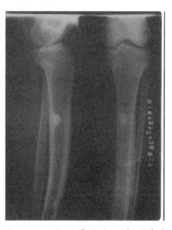

图 20-3　左侧桡骨混合型骨旁骨　　　图 20-4　右胫骨髓内致密型骨瘤
瘤 X 线影像　　　　　　　　　　　　X 线影像

X 线显示左侧桡骨骨性高凸影，边缘　　X 线显示右胫骨骨髓腔内局限性高密
骨质密度高，中央呈松质骨样密度　　　度影，边界清楚

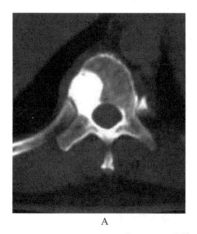
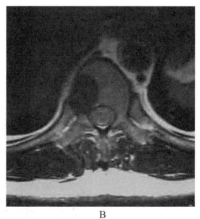

图 20-5　胸椎体致密型骨瘤影像

A：CT 显示椎体右侧团状致密影，边界清楚　　B：MRI 显示 T_2WI 呈团状低信号

二、骨样骨瘤

骨样骨瘤是一种来源于骨性结缔组织特殊类型的良性骨肿瘤。好发于男性，男女比例约为2：1，多见于青少年，全身骨骼均可发病，以股骨、胫骨、肱骨为好发部位（线图20-3、线图20-4），临床表现为局部疼痛，夜间较重，活动按压、饮酒后加剧，服水杨酸类药物疼痛可暂时缓解。其影像学表现见表20-2。

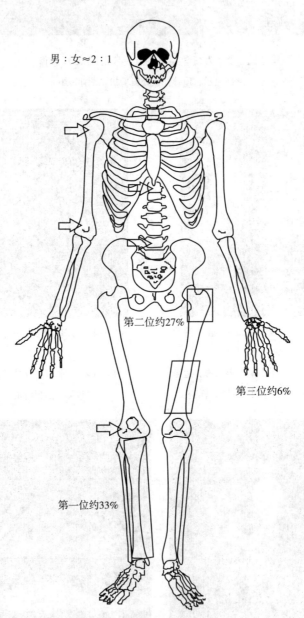

线图20-3　骨样骨瘤的分布模式图

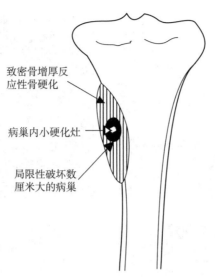

致密骨增厚反应性骨硬化

病巢内小硬化灶

局限性破坏数厘米大的病巢

线图 20-4 骨样骨瘤的影像表现模式图

表 20-2 骨样骨瘤影像学表现

影像类别	影像表现
X 线	①根据瘤巢发生的部位不同，可分为：皮质骨型、松质骨型、骨膜下型和关节囊内骨质型四型。②瘤巢：典型成熟的瘤巢呈"鸟蛋征"或"牛眼征"，直径 0.5～2cm。③反应骨：瘤巢周围骨质广泛性致密硬化，硬化明显者瘤巢不清，可见骨膜反应（图 20-6A，7A，8A，9A；彩图 20-3A）
CT	①是诊断骨样骨瘤最有价值的检查方法；②薄层 CT 扫描，能清晰显示较小的及复杂解剖部位的瘤巢和反应骨（图 20-6B，7B，8B，9B；图 20-10A，11A；彩图 20-2A，彩图 20-3B）；③可开展经皮 CT 导引下瘤巢切除术
MRI	①是 X 线和 CT 检查的补充手段；②瘤巢内钙化呈"鸟蛋"样改变，钙化区于 T_1WI、T_2WI 均呈低信号；③骨样组织 T_1WI 呈低中信号、T_2WI 呈高信号；④增强后骨样组织区明显强化；⑤反应骨区 T_1WI、T_2WI 均呈低信号（图 20-6C～D，图 20-8C，图 20-10C～D，图 20-11B～C）
ECT	SPECT/CT 融合显像显示骨样骨瘤瘤巢及周围骨质硬化区均有明显异常放射性核素摄取，呈"雾中的头灯"现象，尤其瘤巢中央区最为显著，SPECT/CT 融合显像能显著提高该肿瘤的诊断准确性，是骨样骨瘤的敏感检查方法（彩图 20-2B～C，图 20-3C～D）

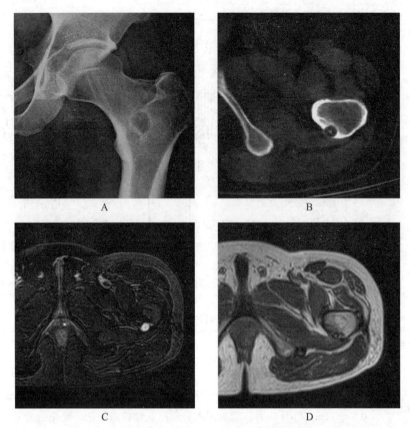

图 20-6　左股骨颈皮质骨型骨样骨瘤影像

A：X 线显示左股骨颈骨皮质内类圆形瘤巢，边缘骨质硬化　B：CT 显示骨皮质内

瘤巢，内有钙化，呈"牛眼征"　C：MRI 脂肪抑制序列 T$_2$WI 上瘤巢呈高信号，

中央钙化区呈低信号　D：MRI 增强扫描瘤巢内骨样组织明显强化

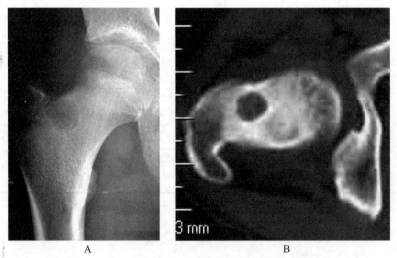

图 20-7　右股骨颈松质骨型骨样骨瘤影像

A：X 线显示右股骨颈松质骨内类圆形瘤巢　B：CT 显示右股骨颈类圆形低密度瘤巢，周围骨质广泛硬化

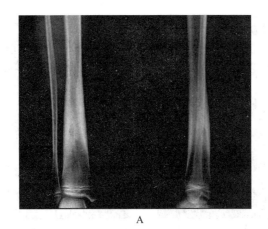

A

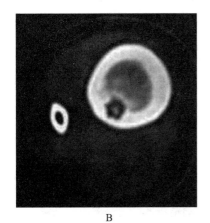

B

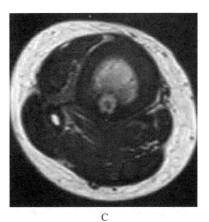

C

图 20-8 右胫骨骨膜下型骨样骨瘤影像

A：X 线显示右胫骨下段广泛性骨质硬化，其内可见片状低密度区　B：CT 显示右胫骨下段外侧骨膜下类圆形瘤巢，内有团状钙化　C：MRI T$_2$WI 瘤巢呈高信号，其内钙化呈低信号

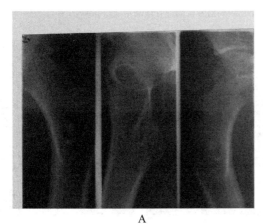

A

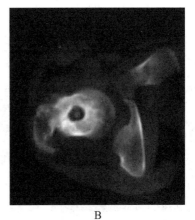

B

图 20-9 右股骨颈关节囊内骨质型骨样骨瘤影像

A：X 线显示右股骨颈类圆形瘤巢，边缘骨质硬化　B：CT 显示右股骨颈类圆形低密度瘤巢，内有团状钙化，周围骨质硬化，关节腔大量积液

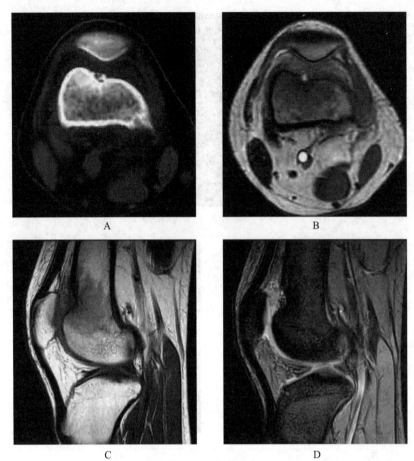

图 20-10　右股骨下端前侧皮质骨型骨样骨瘤影像

A：CT 显示右股骨髁前部骨皮质内瘤巢，内有钙化　B：MRI 横轴位 T₂WI 显示
瘤巢呈高信号　C：MRI 矢状位 T₁WI 瘤巢呈中等信号，周围骨质硬化呈低信号
D：MRI 矢状位 T₂WI 瘤巢呈不均匀高信号，周围骨质硬化区呈低信号

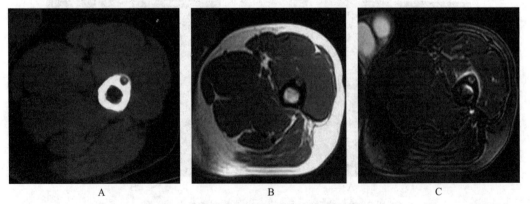

图 20-11　左股骨皮质骨型骨样骨瘤影像

A：CT 显示左股骨骨皮质内类圆形低密度瘤巢，中央伴钙化　B：MRI T₁WI 显示瘤巢呈中等信号，周围骨质硬化
区呈低信号　C：MRI T₂WI 瘤巢呈高信号，中央钙化区及周围骨质硬化呈低信号，周围软组织水肿

三、成骨细胞瘤

（一）成骨细胞瘤

　　成骨细胞瘤又称良性骨母细胞瘤、骨母细胞瘤等，是一种趋向于分化为成骨细胞的良性骨肿瘤。男女比例约为 1.5 ∶ 1，好发年龄为 10 ～ 30 岁，以脊椎的横突和棘突好发，其次可发生于长管状骨，股骨和胫骨多见，其余骨骼相对少见（线图 20-5、线图 20-6）。病理上，肿瘤基本表现为丰实的血管结缔组织间质中，有大量成骨细胞和钙化的骨样组织骨小梁，小梁间充满扩张的毛细血管和腔隙（彩图 20-4G ～ J）。其影像学表现见表 20-3。

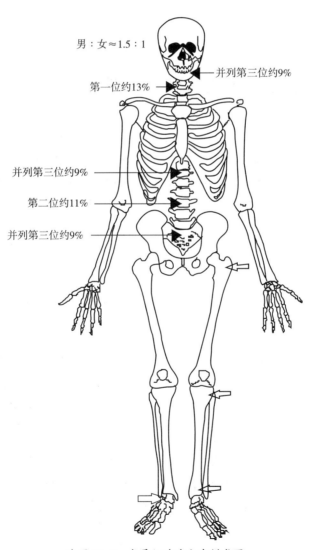

男：女≈1.5∶1

并列第三位约9%

第一位约13%

并列第三位约9%

第二位约11%

并列第三位约9%

线图 20-5　成骨细胞瘤分布模式图

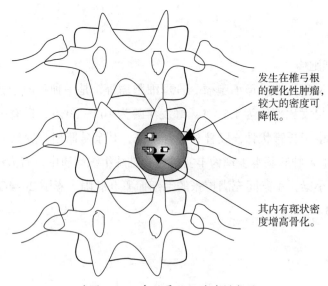

发生在椎弓根的硬化性肿瘤，较大的密度可降低。

其内有斑状密度增高骨化。

线图 20-6　良性骨母细胞瘤模式图

表 20-3　成骨细胞瘤影像学表现

影像类别	影像表现
X 线	①分型：根据发病部位不同分中心型、皮质型、骨膜下型、松质骨型四型。②骨质破坏：常为局限性囊状破坏，边缘轻度硬化，破坏区直径约 2 ~ 10cm（图 20-12A，彩图 20-4A）。③钙化及骨化；肿瘤区可有不同程度的钙化和骨化，对诊断帮助较大。④骨膜反应较少见，少数病例骨膜下型或病理骨折后可出现骨膜反应。⑤软组织改变；如骨皮质断裂可形成软组织肿块，肿块内散在斑点样钙化，如肿块周围有清晰骨化外壳，则诊断意义更大
CT	能清晰显示骨破坏的大小，边界破坏区及软组织内骨化，钙化（图 20-12B，彩图 20-4B，彩图 20-5A ~ B）
MRI	①骨质局限性膨胀病变。②肿瘤基质 T_1WI 呈低或中等信号，T_2WI 呈高信号。③肿瘤内钙化及瘤周骨质硬化为低信号。④瘤周软组织肿块显示清晰。⑤ Gd–DTPA 增强显示不均匀强化。⑥可并发动脉瘤样骨囊肿（图 20-12C ~ D，彩图 20-4C ~ F，图 20-13B ~ D，彩图 20-5C ~ D）
ECT	SPECT/CT 融合显像中，成骨细胞瘤病变区多呈团状明显异常放射性核素摄取，其程度可不均匀，多以骨化区放射性核素摄取程度较重，病变相对稳定时，放射性核素摄取程度较轻（彩图 20-5E ~ G）

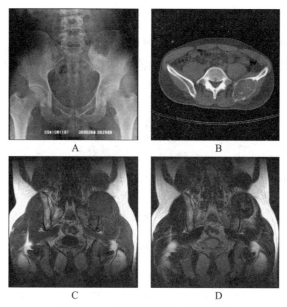

图 20-12　左髂骨成骨细胞瘤影像

A：X 线示左髂骨溶骨性骨质破坏，边缘轻度骨质硬化　　B：CT 示左髂骨膨胀性骨破坏，

破坏区内可见斑片状钙化　　C～D：MRI 图像，T_1WI 上破坏区呈中低信号，

边缘硬化区呈低信号，T_2WI 上呈不均匀高信号，周围软组织水肿

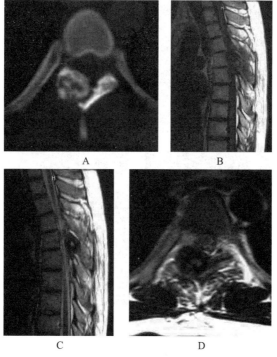

图 20-13　胸 4 椎体成骨细胞瘤影像

A：CT 显示胸 4 椎体右侧椎板膨胀性骨质破坏，病变区团状骨化

B～D：MRI 示胸 4 椎体右侧椎板病变区中央呈略长 T_1、长 T_2 信号，骨化区呈低信号

（二）恶性成骨细胞瘤

恶性成骨细胞瘤，又叫恶性骨母细胞瘤，较罕见，是一种低度恶性的成骨性肿瘤，分为原发性和继发性。继发性是良性骨母细胞瘤多次手术复发而来。其影像学表现见表 20-4。

表 20-4　恶性成骨细胞瘤影像学表现

影像类别	影像表现
X 线	①骨破坏特点：早期破坏较局限，边缘清楚，轻度膨胀，逐渐呈大片溶骨性破坏，浸润性生长。②肿瘤钙化：与良性相比，钙化较模糊。③一般无骨膜反应。④软组织肿胀，肿瘤突破骨皮质时出现（图 20-14A，彩图 20-6A）
CT	CT 表现无特征，主要观察肿瘤大小、边界和钙化（图 20-14B，彩图 20-6B ～ E）
MRI	可清楚显示肿瘤范围和软组织肿块（图 20-14C ～ D，彩图 20-6F ～ H）
ECT	SPECT/CT 融合显像显示恶性成骨细胞瘤病变区多呈不均匀片状明显异常放射性核素摄取，囊变坏死区无放射性核素摄取（彩图 20-6I ～ M）

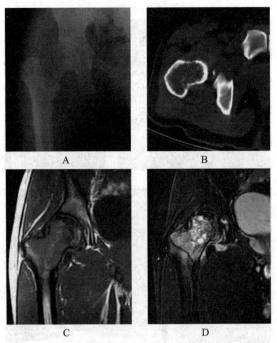

图 20-14　右股骨颈恶性成骨细胞瘤影像

A：X 线显示右股骨颈片状溶骨性骨质破坏，边界模糊　B：CT 显示右股骨颈溶骨性骨质破坏，其内可见斑点状钙化，骨皮质不完整，周围软组织肿胀　C ～ D：MRI 显示病变区呈片状中等 T_1、中等 T_2 信号，中央可见囊状坏死区，周围软组织水肿

四、骨肉瘤

骨肉瘤（Osteosarcoma）又称成骨肉瘤或骨生肉瘤，是一种最常见的原发性恶性骨肿瘤，约占骨原发恶性肿瘤的 1/3。好发年龄 10 ～ 30 岁，男女之比国内约 2∶1，国外统计约 1∶2，多发于长管状骨干骺端，以膝关节周围更常见（线图 20-7）。病理上，镜下主要成分为瘤性成骨细胞、瘤性骨样组织和肿瘤骨。其影像学表现见表 20-5。

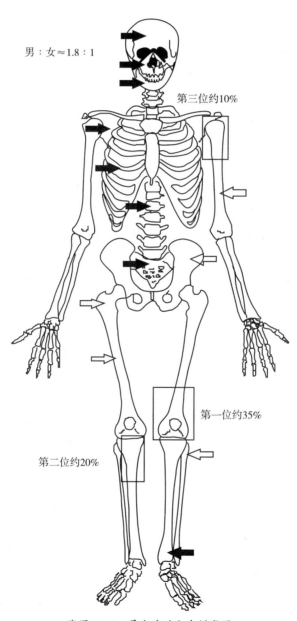

线图 20-7　骨肉瘤的分布模式图

表 20-5　骨肉瘤影像学表现

影像类别	影像表现
X 线	分为成骨型、溶骨型和混合型三种类型。①局限性或弥漫性骨髓腔硬化。②局限性或弥漫性骨质破坏。③肿瘤骨形成，呈象牙质样、棉絮状或针状。④残留骨形成。⑤骨膜反应呈线样、层状、葱皮样或放射状改变，Codman 三角常见。⑥侵犯骨骺、骺板和关节软骨。⑦软组织肿块形成。⑧侵犯临近骨骺。⑨软组织肿胀。⑩可转移到肺部、颅脑等部位（图 20-15A ～ B，图 20-16A，图 20-17A，彩图 20-7A，彩图 20-8A）
CT	①能更清楚的显示骨质破坏的范围、侵犯骨皮质及软组织情况。②能清晰显示肿瘤的坏死及软组织肿块。③增强后肿瘤及软组织肿块明显强化（图 20-15C，图 20-16B，彩图 20-7B，彩图 20-8B）
MRI	①溶骨型肿瘤区呈长 T_1、长 T_2 信号。硬化型骨肉瘤呈长 T_1、短 T_2 信号，混合型呈混杂信号。② T_1WI 及脂肪抑制序列上可观察肿瘤播散的子病灶。③肿瘤坏死液化区呈长 T_1、长 T_2 信号。④软组织肿块于 T_1WI 上呈稍低信号，T_2WI 上呈中高信号。⑤增强扫描，肿瘤明显强化，并能区分肿瘤与水肿边界，对判断肿瘤术后复发有应用价值。早期动态增强扫描对判断肿瘤良恶性有应用价值（图 20-15D ～ F，图 20-16C ～ D，图 20-17B ～ F，彩图 20-7C ～ D）
ECT	①成骨性骨肉瘤原发灶和转移灶均可见异常放射性核素摄取。②溶骨性骨肉瘤和混合性骨肉瘤原发灶及转移灶可呈放射性核素缺损的"冷区"或放射性核素摄取的"热区"与缺损的"冷区"相混杂（彩图 20-7E ～ H，彩图 20-8C ～ E）。肿瘤周围的骨膜反应呈明显异常放射性核素摄取。③骨肉瘤三时相显像可以反映出肿瘤血管化增加（彩图 20-9）
血管造影	①局部血液循环增加。②瘤性血管出现。③新生毛细血管网形成。④肿瘤湖形成。⑤瘤性动静脉瘘出现。⑥瘤栓形成，动静脉中断⑦肿瘤染色
超声	①肿瘤破坏骨质，正常骨组织回声消失，向骨外发展时，骨皮质破坏，回声连续性中断。②肿瘤区内部回声极不均匀可见肿瘤骨形成的斑块状强回声，及由肿瘤性成骨细胞和骨样组织形成的较均匀的低回声区，两者在病灶区相间存在。③以成骨为主的肿瘤，声像图上以强回声为主；以溶骨为主的肿瘤，声像图上则以低回声为主。④肿瘤呈浸润性生长，与正常骨组织界线模糊不清。肿瘤后方回声常衰减。较大肿瘤内发生坏死和出血时，可出现无回声区。⑤肿瘤穿出骨质向骨外生长时，骨膜被掀起、增厚，在骨外形成软组织肿块时，肿块边缘回声不规则，常显示以瘤骨为中心较强的放射状条纹回声。⑥ CDFI 及 PDI：肿瘤边缘及内部可见较粗大的异常血管，分布密集，互相交通，血流极丰富，PDE 显示动静脉频谱共存（彩图 20-10 ～彩图 20-13）

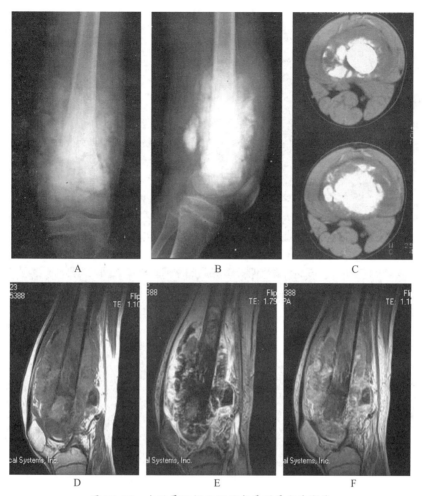

图 20-15 左股骨远侧干骺端成骨型骨肉瘤影像

A～B：X 线示左股骨远侧干骺端骨质破坏，大量放射状骨针、瘤骨及软组织肿块形成 C：CT 示左股骨远侧干骺端骨质破坏，周围软组织肿块，其内可见大量瘤骨 D～F：MRI 左股骨远侧干骺端骨质破坏，破坏区及软组织肿块呈中等 T_1、长 T_2 信号，瘤骨呈低信号

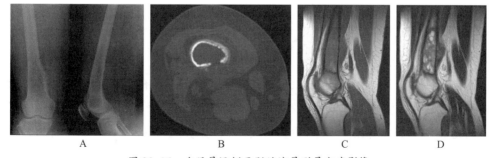

图 20-16 右股骨远侧干骺端溶骨型骨肉瘤影像

A：X 线示右股骨远侧干骺端溶骨性骨质破坏，边缘可见放射状骨膜反应 B：CT 示右股骨远侧干骺端骨质破坏，皮质呈筛孔样改变，边缘可见放射状骨膜反应 C～D：MRI 示病变区呈略长 T_1、长 T_2 信号，其内多发囊性液化坏死区，周围伴有软组织肿块

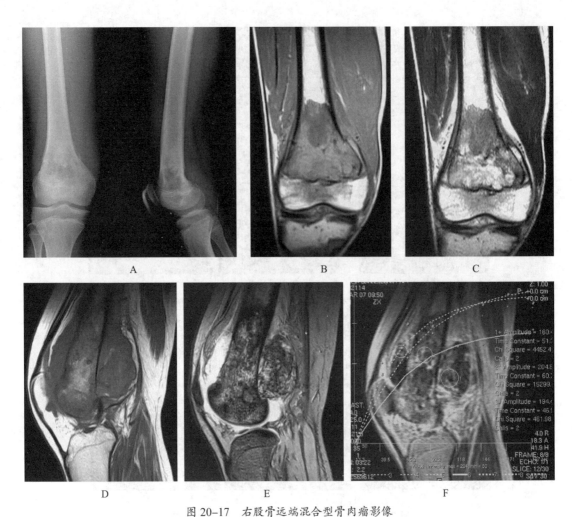

图 20-17　右股骨远端混合型骨肉瘤影像

A：X 线示右股骨远侧干骺端骨质破坏，边缘模糊，可见瘤骨及骨膜反应　B～E：MRI 示病变区呈

高低混杂信号，周围伴有明显软组织肿块　F：MRI 动态增强示病变区及软组织肿块不均匀强化，

早期动态增强曲线呈陡直爬升

五、邻皮质骨肉瘤

（一）皮质旁骨肉瘤

　　皮质旁骨肉瘤（parosteal osteosarcoma）起源于骨膜或骨皮质附近的成骨结缔组织，是一种低度恶性或潜在恶性的肿瘤。好发于长骨端，以股骨下端腘窝部最常见，男女比例约为 2：3，发病年龄 2～60 岁，好发于 30 岁左右。病理上，肿瘤由骨软骨及纤维组织构成。其影像学表现见表 20-6。

表 20-6 皮质旁骨肉瘤影像学表现

影像类别	影像表现
X线	①硬化型：瘤体高度致密呈象牙质样，边缘清楚，与骨皮质间有一透亮间隙。肿瘤表面与软组织间有"月晕"样透亮带，无骨膜反应，本型分化程度好，恶性程度低。②发团型：瘤体致密与透亮相间，大部分致密瘤骨与钙化表现为细条状顺向的梳发状，基底部密度较高，形成典型的"发团"状。肿瘤内钙化较多，与骨皮质联系密切，可压迫侵及骨皮质，无骨膜反应，软组织受压移位。③骨块型：肿瘤呈长型或肾型骨块，孤立于骨皮质之外，纵轴与骨干平行，肿瘤与骨皮质间间隙明显，宽1～5mm，称为游离间隙，部分对应骨皮质受压凹陷并硬化，无骨膜反应。本型及发团型恶性程度介于1～4型之间。④混合型：上述三型表现混合存在、肿瘤边缘密度淡，有的呈羽毛状，可侵及骨皮质、骨髓腔和软组织，本型分化不良，恶性程度高，少数有"卫星灶"（图20-18～图20-22）
CT	①肿瘤常发生于长骨端，位于骨皮质表面，呈分叶状高密度影。②肿瘤与骨皮质间常见较细的低密度带，骨膜反应及软组织肿块少见；③部分肿瘤可侵及骨髓腔
MRI	①主要显示肿瘤与骨皮质的关系，侵犯髓腔的范围；②肿瘤T_1WI上呈低信号，T_2WI上呈混杂信号；③瘤骨边缘可见线样低信号薄膜包绕；④肿瘤轻度强化
ECT	肿瘤病变区多呈明显异常放射性核素摄取，尤以成骨区为著，溶骨性骨质破坏区无或有轻度异常放射性核素摄取

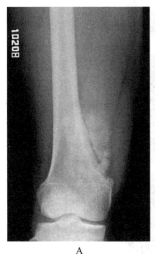 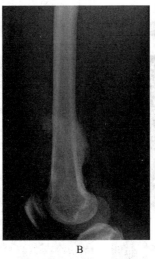 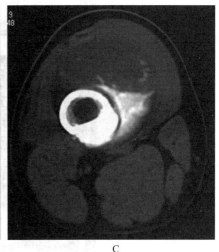

A B C

图 20-18 股骨远端皮质旁骨肉瘤影像

左桡骨远端周围显示云团状象牙质样致密影，骨髓腔受累

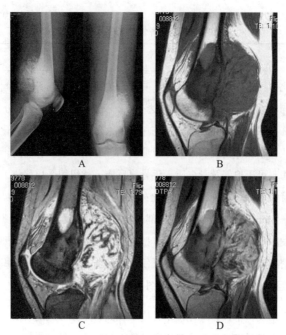

图 20-19　股骨下段皮质旁骨肉瘤 X 线影像

股骨下段内后侧团状象牙质样瘤骨，与股骨干间可见低密度间隙

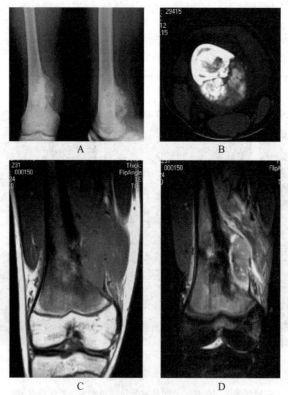

图 20-20　股骨下段皮质旁骨肉瘤 X 线影像

右股骨下段团状高密度瘤骨形成，骨髓腔受侵犯，边界不清楚

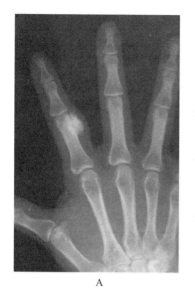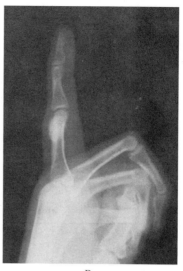

図 20-21　环指近节皮质旁骨肉瘤 X 线影像

环指近节内后侧团块状高密度影，与指骨间可见线样低密度间隙，软组织受推移

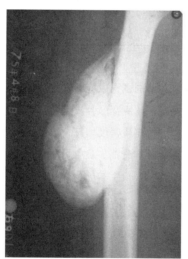

图 20-22　股骨干皮质旁骨肉瘤 X 线影像

右股骨中段皮质旁"水滴"状致密瘤骨影，上端呈"蒂状"与股骨干骨皮质相连，
中下部与股骨干间可见线样低密度间隙

（二）去分化皮质旁骨肉瘤

去分化皮质旁骨肉瘤是发生于皮质外的骨肉瘤，是典型皮质旁骨肉瘤的亚型，一般为典型皮质旁骨肉瘤经多次不彻底手术的刺激，多次复发而演变成恶性程度高的皮质旁骨肉瘤。临床上表现为肿瘤进展快，局部皮肤发红及血管怒张，预后与典型骨肉瘤相同。病理表现细胞分化差，有恶性瘤巨细胞，有成熟组织向原始方向分化趋势。其影像学表现见表 20-7。

表 20-7　去分化皮质旁骨肉瘤影像学表现

影像类别	影像表现
X 线	①如有皮质旁骨肉瘤多次复发史应高度怀疑；②好发部位与皮质旁骨肉瘤相同；③骨皮质常有破坏，骨髓腔可不受侵犯；④肿瘤深部有透亮区，边缘模糊；⑤血管造影示血运丰富
CT	①肿瘤侵及骨皮质；②瘤骨内密度不均匀；③明显骨膜反应及软组织肿块；④增强中等或明显强化
MRI	可了解骨髓腔的破坏范围及软组织肿块大小

（三）皮质内骨肉瘤

皮质内骨肉瘤是起源于哈氏骨原始间充质细胞的低度恶性骨肉瘤，临床极为少见。肿瘤进展缓慢，局部肿胀，碱性磷酸酶比正常人高 3 ～ 4 倍，肿瘤局限于骨皮质内，分化较一般骨肉瘤好。其影像学表现见表 20-8。

表 20-8　皮质内骨肉瘤影像学表现

影像类别	影像表现
X 线	①肿瘤好发于膝关节周围，以胫骨上端多见；②肿瘤多发于骨皮质内；③儿童多见于长骨干骺端；④病变区骨皮质明显增厚，骨皮质内有椭圆形或不规则形骨质破坏区，周围骨皮质密度增高，边缘不清楚；⑤病变一般不侵犯骨髓腔及软组织；⑥常需与骨样骨瘤、良性骨母细胞瘤及非骨化性纤维瘤鉴别（图 20-23A ～ B，图 20-24A）
CT	病变区骨皮质明显增厚，其内出现斑片状骨质破坏，可有团状成骨区，骨皮质边缘不规则，可以放射状或不规则形骨膜反应，周围伴有软组织肿块（图 20-23C，图 20-24B）
MRI	骨肿瘤于 T_1WI 上呈略低信号，T_2WI 上呈高信号，信号常不均匀，成骨区均呈低信号，周围软组织肿块及水肿呈长 T_1、长 T_2 信号，骨髓腔常受侵犯，边界不清楚（图 20-23D ～ G，图 20-24C ～ F）
ECT	肿瘤区呈明显异常放射性核素摄取，尤以成骨区最显著。SPECT/CT 融合显像能清楚显示放射性核素摄取的范围及程度，对肿瘤的鉴别诊断有一定的价值

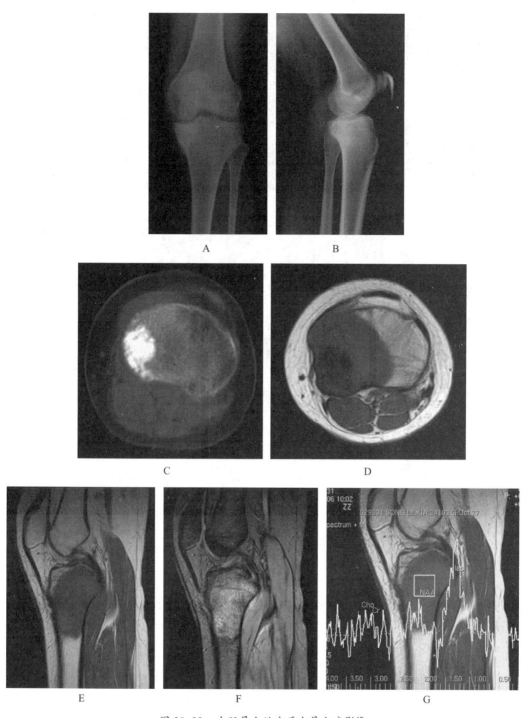

图 20-23　左胫骨上端皮质内骨肉瘤影像

A～B：X线示左胫骨内侧平台斑片状致密影，皮质毛糙不整　C：CT平扫描示胫骨内侧平台骨质内团状高密度影，皮质毛糙不整，周围可见软组织肿块影　D～G：MRI示病变区呈略长 T_1、长 T_2 信号，骨质硬化区均呈低信号，骨髓腔受侵犯，周围可见软组织肿块影；MRS 示 lac（乳酸）峰明显增高

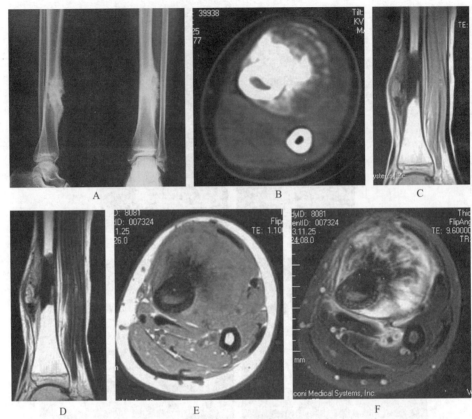

图 20-24　左胫骨下段皮质内骨肉瘤影像

A：X 线示左胫骨下段内前侧骨皮质明显增厚，边缘骨质破坏并可见大量放射状骨膜反应，

部分骨髓腔受侵犯　B：CT 平扫描示胫骨下段内前侧团状高密度影并大量放射状骨膜反应，

周围伴有软组织肿块影　C～F：MRI 示病变区呈略长 T_1、长 T_2 信号，骨质硬化区

均呈低信号，骨髓腔部分受侵犯，周围可见软组织肿块

（四）骨膜骨肉瘤

骨膜骨肉瘤（periosteal osteosarcoma）又称"骨膜肉瘤"，是起源于骨外膜的特殊型骨肉瘤，由分化良好的软骨母型肿瘤细胞组成，好发于 15～20 岁。其预后比典型骨肉瘤好，比皮质旁骨肉瘤差。其影像学表现见表 20-9。

表 20-9　骨膜骨肉瘤影像学表现

影像类别	影像表现
X 线	①肿瘤多位于胫骨近 1/3 段或干骺端；②常沿着骨干前侧生长，贴于骨皮质表面，与骨皮质间可有透亮间隙，骨皮质增厚或呈碟状缺损；③肿瘤长轴与骨干平行，边界清楚；④肿瘤内有条状骨化影，可呈放射状或垂直于骨皮质的平行针状，也可呈不规则的杂草样或篝火状；⑤肿瘤基底部瘤骨密度较高，向周围密度逐渐降低；⑥肿瘤内可有点环状或不规则状软骨样钙化；⑦相邻骨皮质不规则

影像类别	影像表现
X 线	增厚或侵蚀破坏，呈碟状骨质凹陷、表面模糊或向外增厚；⑧一般不侵犯骨髓腔，晚期亦可侵犯骨髓腔；⑨肿瘤上下方可见层状、放射状骨膜反应或形成 Codman 三角（图 20-25A，图 20-26A）
CT	① CT 示围绕骨皮质生长的软组织肿块。②肿块内见与皮质相连的放射状和颗粒状瘤骨。③邻近的骨皮质或骨髓腔密度正常，自外向内的侵蚀破坏，骨髓腔多不受侵犯（图 20-25B）
MRI	①肿瘤软组织成分 T_1WI 呈略低信号，T_2WI 呈高信号。②瘤骨与骨皮质于 T_1WI 及 T_2WI 上均呈低信号。③骨髓腔受侵犯时，呈长 T_1、长 T_2 信号，边界不清楚（图 20-25C ~ F，图 20-26B ~ F）
ECT	肿瘤区呈团状明显异常放射性核素摄取，肿瘤骨及骨膜反应区尤其显著，溶骨性骨质破坏区可无放射性核素摄取

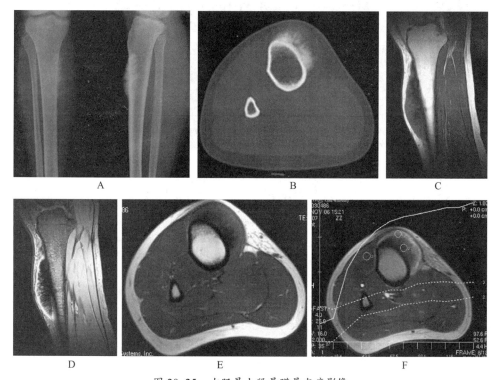

图 20-25　右胫骨上段骨膜骨肉瘤影像

A：X 线示右胫骨上段内前侧骨皮质增厚，边缘可见放射状骨膜反应，近骨皮质处骨质密度致密，向外密度逐渐减低　B：CT 平扫示胫骨上段内前侧放射状骨膜反应，骨皮质完整，骨髓腔未受侵犯　C ~ E：MRI 平扫示肿瘤呈中等 T_1、长 T_2 信号，肿瘤骨呈明显低信号，边界不清楚，骨髓腔未受侵犯　F：MRI 早期动态增强扫描，时间 - 信号强度曲线显示肿瘤软组织区呈陡直爬升的曲线，提示肿瘤血供丰富，对比剂快速灌注，呈"快进"型曲线，而瘤骨区曲线较平缓

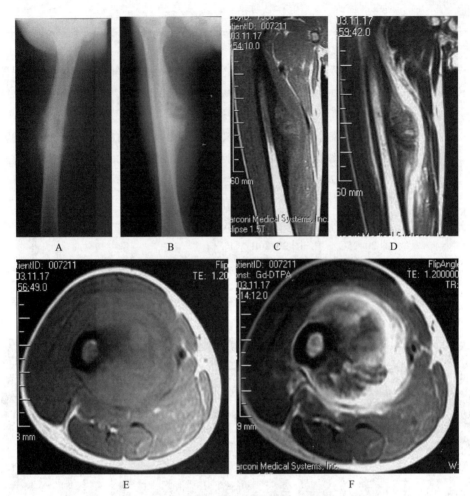

图 20-26　右股骨中段骨膜骨肉瘤影像

A：X 线示右股骨中段内侧骨皮质呈丘形增厚，边缘可见放射状骨膜反应　B～E：MRI 平扫描示
肿瘤软组织区呈中等 T_1、长 T_2 信号，肿瘤骨及骨膜反应呈明显低信号，边界不清楚，骨髓腔
轻度受侵犯，于 T_1WI 上信号降低　F：MRI 增强扫描示肿瘤软组织区呈明显强化，瘤骨区未强化

（五）高度表面型骨肉瘤

高度表面型骨肉瘤又叫骨表面高度恶性骨肉瘤，常见于中青年，多发生于长骨骨干表面，以股骨发病为多。肿瘤瘤体较大，常伴有出血和坏死，组织学表现与典型骨肉瘤相同，肿瘤恶性程度高，预后不良。其影像学表现见表 20-10。

表 20-10　高度表面型骨肉瘤影像学表现

影像类别	影像表现
X 线	①多发生长骨的骨干表面；②瘤体位于皮质旁呈高度致密块影，与骨皮质间无透亮间隙；③瘤体一般不环绕骨生长；④骨皮质破坏较表浅；⑤可有骨髓腔硬化（图 20-27A）

续表

影像类别	影像表现
CT	①病灶内有不规则分布的不同程度的钙化及（或）骨化，呈内有针状或绒毛状的不成熟骨化的肿块，边界不清；②可见不同程度的骨膜反应；③病变部位常见骨皮质破坏、邻近骨皮质增厚；④肿块与其下皮质骨广泛接触，其间无透亮带（图20-27B）
MRI	①瘤骨、钙化、骨化和骨膜增生在 T_1WI 和 T_2WI 上均呈低信号；②非骨化的瘤组织、液化坏死区和瘤周水肿在 T_1WI 上呈等或低信号，在 T_2WI 上呈等或高信号（图20-27C、D）；③瘤体内的亚急性出血在 T_1WI 和 T_2WI 上均呈高信号；④骨质破坏区和周围的瘤体组织信号一致；⑤可清楚显示肿瘤在骨内、外的侵犯情况，评价侵犯范围，可对某些组织成分进行定性，有助于鉴别诊断

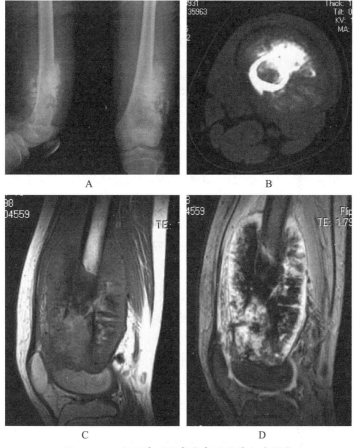

图 20-27　左股骨下段高度表面型骨肉瘤影像

A：X 线示左股骨下段骨皮质表面团状瘤骨形成，骨髓腔硬化，周围伴有较大软组织肿块

B：CT 平扫描示股骨下段外侧骨皮质表面团状瘤骨，伴较大软组织肿块形成

C ~ D：MRI 平扫描示肿瘤软组织区呈中等 T_1、长 T_2 信号，肿瘤骨呈明显低信号

六、少见部位骨肉瘤

其影像学表现见表 20-11。

表 20-11　少见部位骨肉瘤影像学表现

影像类别	影像表现
X 线	颅骨：①颅骨骨肉瘤溶骨型多于成骨型。②溶骨型表现为大小、形态不一，边缘不规则的骨缺损。③成骨型表现为垂直于骨板的放射状骨针。④国外报道，50 岁以上的颅骨肉瘤多继发于畸形性骨炎，少数继发于骨纤维异常增生症 脊柱：①分成骨型和溶骨型。②常单个椎体发病。③成骨型表现为棉絮状，密度不均匀的瘤骨，不侵犯椎间盘，无椎旁软组织影（图 20-28A）。④溶骨型表现为椎体椎弓根溶骨性破坏和楔状变形，并可累及相邻椎体和肋骨 肋骨：①好发于中年男性。②多位于肋骨中段。③骨干增粗，密度增高，骨髓腔消失，骨皮质和骨松质不能分辨。④瘤骨呈火焰状或棉絮状。⑤不规则溶骨性破坏。⑥层状骨膜反应。⑦局部软组织肿块 面骨：可见纤细的放射状骨针 髌骨：溶骨性骨质破坏和放射状骨针 骨干：①硬化型多见。②好发于股骨和胫骨。③早期似骨梗死样改变，表现为骨髓腔内局限性棉絮状致密影，或骨内膜增厚。④有的类似慢性骨髓炎改变，但骨膜模糊，不连续
CT	①少见部位骨肉瘤的 CT 表现与常见部位的病变相似，但能更清楚地观察骨质破坏及软组织肿块的情况，尤其对瘤骨、钙化及周围侵犯情况具有优势（图 20-28B）；②病变区呈斑片状骨质破坏，其内可见不同程度团状高密度瘤骨；③破坏区骨皮质边缘不规则，可见放射状或不规则形骨膜反应；④周围可伴有不同程度软组织肿块
MRI	①少见部位骨肉瘤的 MRI 表现与常见部位的病变相似，但能更清楚地观察病变周围的骨髓浸润情况，尤其对瘤周软组织侵犯情况具有优势，并能清楚观察肿瘤内部的组织成分及坏死、出血等改变；②肿瘤于 T_1WI 上呈略低信号，T_2WI 上呈高信号，信号常不均匀，成骨区均呈低信号；③周围软组织肿块及水肿于 T_1WI 上呈略低信号，T_2WI 上呈高信号；④病变侵犯骨髓腔时，边界常不清楚（图 20-28C～D）。⑤增强扫描，肿瘤呈明显不均匀强化，瘤骨及肿瘤坏死区不强化（图 20-28E）

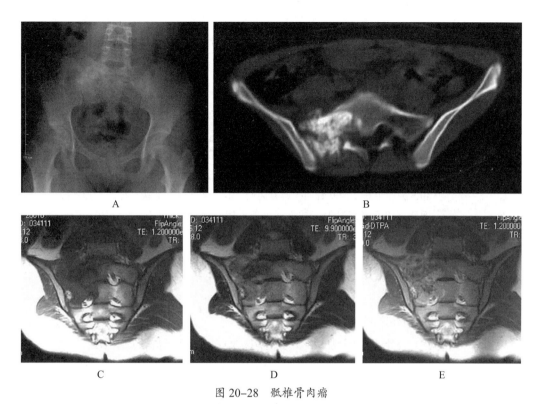

图 20-28　骶椎骨肉瘤

A：X 线示骶椎右侧耳状面不规则骨质破坏，团状高密度瘤骨形成，边界不清楚　　B：CT 平扫描示
骶椎右侧骨质破坏，大量棉絮状瘤骨形成，边界不清　　C ～ D：MRI 平扫描示肿瘤软组织区呈
中等 T_1、略长 T_2 信号，肿瘤骨呈明显低信号　　E：MRI 增强扫描，病变区呈明显不均匀强化，
瘤骨呈斑片状未强化的低信号

第二节　成软骨性肿瘤

一、单发性骨软骨瘤

　　单发性骨软骨瘤（solitary osteochondroma）
又称"外生骨疣"等，好发于 10 ～ 30 岁，多
位于长骨干骺端，也可发生于骨骺（称"骺生
骨软骨瘤"），50% 见于股骨远端和胫骨近端。
肿瘤由骨性基底、软骨帽和纤维包膜三部分组
成，骨性基底由皮质和松质构成，松质骨内
含有骨髓和脂肪（线图 20-8），男女之比约为
3：1。其影像学表现见表 20-12。

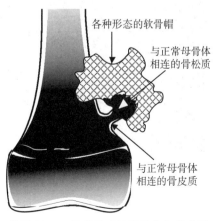

线图 20-8　骨软骨瘤的影像特征模式图

表 20-12　单发性骨软骨瘤影像学表现

影像类别	影像表现
X线	①多见于长骨干骺端。②长骨多垂直于骨干或背向关节生长。③肿瘤与母骨呈"三通征"改变，即骨皮质、骨髓腔、骨小梁相通。④根据骨性基底形态不同，可分为蒂状和广基状两种。⑤透明软骨帽位于骨性基底顶部，儿童较厚，成人较薄，也可完全钙化。⑥较大骨软骨瘤在顶部可形成滑囊。⑦母骨生长停止，肿瘤生长亦停止（图20-29A，图20-30A，图20-31，图20-33A，彩图20-14A）。⑧该肿瘤可恶变成软骨肉瘤或骨肉瘤，其主要表现：a.突然生长加速；b.软骨帽增厚，长骨者超过1cm或突然出现不规则钙化；c.钙化软骨帽模糊；d.母骨邻近骨、肿瘤骨不规则破坏；e.瘤周软组织肿块
CT	①皮质骨和松质骨均与母骨相连的骨性突起，表面软骨帽覆盖，其内可有点环状散在的或密集的钙化（图20-29B，图20-30B，彩图20-14B，彩图20-15，彩图20-16A）。②增强扫描无明显强化。③CT可清晰判定恶变后的微小破坏，钙化、软组织肿块
MRI	①与母骨相连的骨皮质部分于T_1WI、T_2WI上均呈低信号。②与母骨骨髓腔相通的松质骨内含脂肪髓。T_1WI为高信号，T_2WI为中等信号。③未钙化的软骨帽为透明软骨，T_1WI为低信号，T_2WI为高信号。④钙化的软骨帽T_1WI、T_2WI上均表现为低信号。⑤纤维骨膜呈低信号。⑥增强扫描骨性瘤体未强化，软骨部分明显强化（图20-32，图20-33B～C）
ECT	骨软骨瘤瘤体可有或无放射性核素摄取，有放射性核素摄取时提示肿瘤状态不稳定，处于进展期，而成熟、稳定的骨软骨瘤多无放射性核素摄取。当肿瘤由无放射性核素摄取转变为有放射性核素摄取时，应注意肿瘤是否有恶性病变的可能（彩图20-14C～E，彩图20-15，彩图20-16B～D）

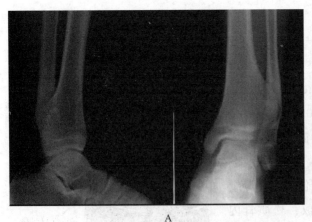 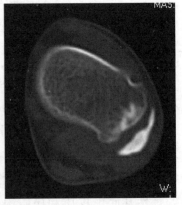

图 20-29　左胫骨下段骨软骨瘤影像

A～B：X线及CT示左胫骨远侧干骺端外侧广基状丘形骨性突起，与胫骨呈

"三通征"改变，边缘骨质硬化，腓骨受压变形

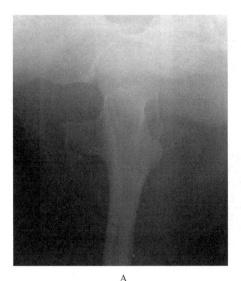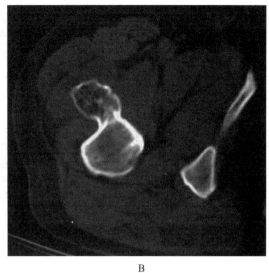

A　　　　　　　　　　　　　　　　　B

图 20-30　右股骨颈骨软骨瘤影像

A～B：X 线及 CT 示右股骨颈丘形骨性突起，有"蒂"与股骨颈相连，并呈

"三通征"改变，周围未见软组织肿块

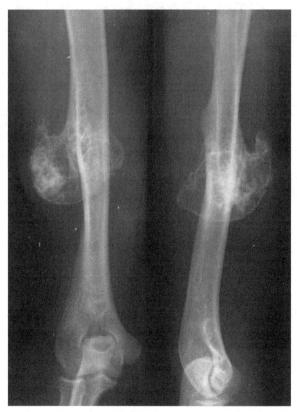

图 20-31　肱骨骨干骨软骨瘤影像

X 线示肱骨干中段"菜花状"骨性突起，其末端可见斑点状钙化影，

与肱骨干"蒂"状相连，呈"三通征"改变

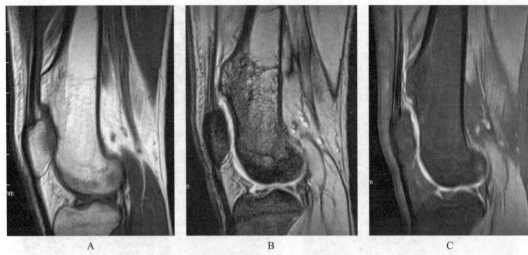

图 20-32　股骨远侧干骺端骨软骨瘤影像

MRI 示股骨远侧干骺端前侧丘形骨性突起，其信号与股骨相同，末端可见被覆的长 T_1、

长 T_2 信号软骨组织

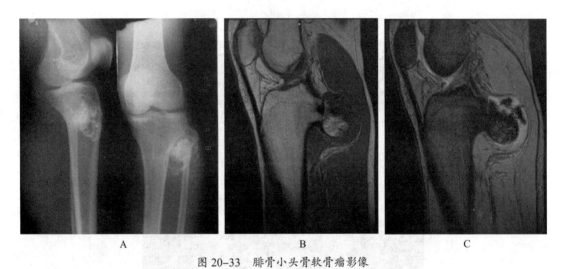

图 20-33　腓骨小头骨软骨瘤影像

A：X 线示腓骨小头"菜花状"骨性突起，可见软骨帽钙化，胫骨受压变形　B ～ C：MRI 示肿块

骨髓腔与正常骨髓腔相同，钙化区呈低信号，末端可见被覆长 T_1、长 T_2 信号的软骨组织

二、多发性骨软骨瘤

多发性骨软骨瘤（hereditary multiple osteochondroma）又称"遗传性多发骨软骨瘤""多发性外生骨疣""骨干连续症""遗传性畸形性软骨发育障碍""软骨发育不良"及"软骨发育异常症"，是一种先天性骨骼发育异常疾病。常有家族遗传史，父系遗传者占 73%，母系遗传者占 27%。本病病理改变与单发骨软骨瘤相似，但为多病变。以长骨干骺端常见，常为双侧对称（线图 20-9），本病可有肢体短缩畸形。其影像学表现见表 20-13。

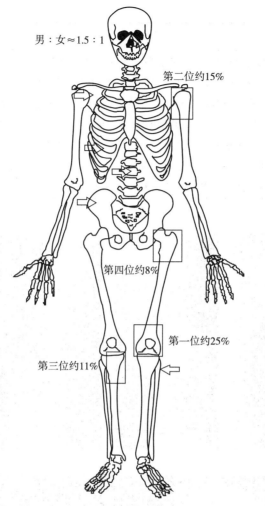

线图 20-9　多发骨软骨瘤的分布模式图

表 20-13　多发性骨软骨瘤影像学表现

影像类别	影像表现
X 线	①瘤体：与单发骨软骨瘤一样，广基或蒂状与母骨相连，多发于长骨干骺端或骨干，同样见有骨皮质、骨髓腔及骨小梁与母骨相通的"三通征"改变，背向关节生长。②受累骨：受累骨干骺端膨胀增粗、变宽，变形可引起肢体萎缩、骨性融合、再生多指畸形。③肿瘤恶变：多发骨软骨瘤比单发骨软骨瘤恶变率高，5% ～ 25%，一般恶变为软骨肉瘤（图 20-34A ～ C，图 20-35，图 20-36A，图 20-37A）
CT 及 MRI	①类似单发性骨软骨瘤。②恶变时可见骨质破坏和软组织肿块。③当瘤体摩擦周围软组织时可形成软组织滑囊，其内可有出血，此时 CT（图 20-34D）及 MRI 较 X 线有优势，尤其 MRI 检查对确定病变性质具有优势（图 20-36B，图 20-37B ～ C）

影像类别	影像表现
ECT	多发骨软骨瘤的 ECT 表现与单发骨软骨瘤相同，但同一患者的不同部位的瘤体可有不同表现，部分瘤体可有放射性核素摄取，另一部分瘤体可无放射性核素摄取，有放射性核素摄取者多提示该病变不稳定，处于进展期，而无放射性核素摄取者，提示该病变相对处于稳定状态，多不需要临床治疗，但若瘤体压迫邻近的血管、神经或伴有功能障碍时需要考虑手术治疗。需要注意的是，若原来无放射性核素摄取的瘤体，出现了放射性核素摄取时，应警惕是否有恶性变的可能（彩图 20-17 ～彩图 20-18）

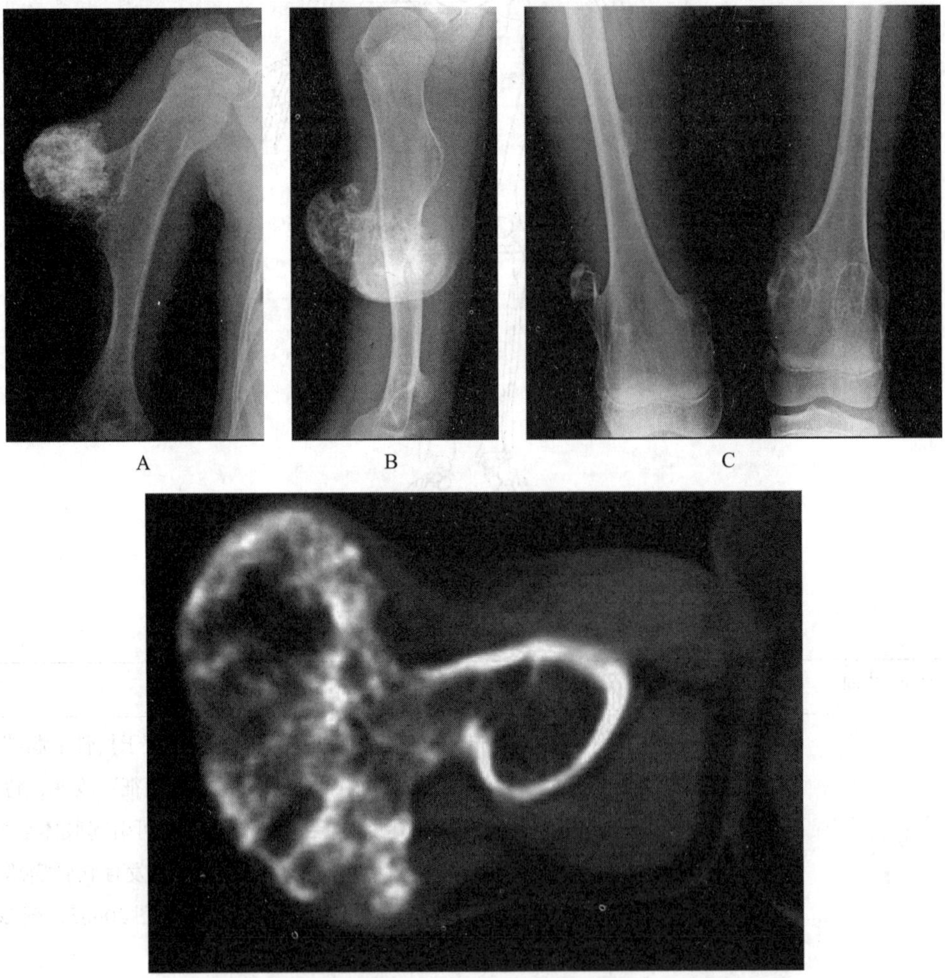

A   B   C

D

图 20-34　多发性骨软骨瘤影像

A ～ C：X 线示右肱骨干及双侧股骨远侧干骺端多发骨软骨瘤，瘤体呈 "菜花状" 或 "棘"

状背向关节生长，瘤体与母骨间可见 "三通征" 改变　D：CT 示右肱骨干 "菜花状"

骨软骨瘤，其内不均匀钙化，周围未见明显软组织肿块

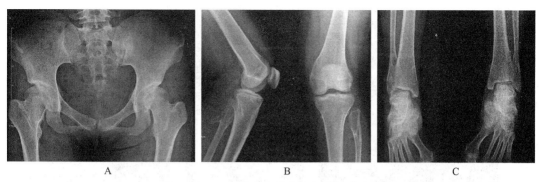

图 20-35　双下肢多发性骨软骨瘤 X 线影像

双股骨近侧干骺端、右股骨远侧干骺端、双胫腓骨近、远侧干骺端多发骨软骨瘤，

瘤体大小不等，呈"树杈"状背向关节生长，瘤体与母骨间可见"三通征"改变

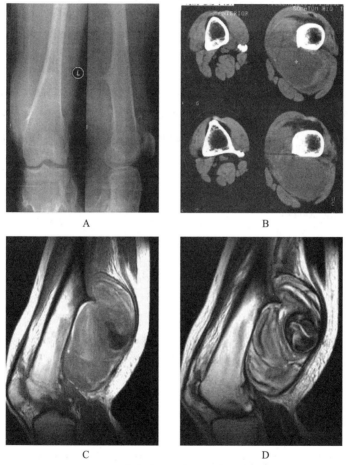

图 20-36　膝关节周围多发性骨软骨瘤影像

A：X 线示左股骨远侧干骺端及胫腓骨近侧干骺端多发骨软骨瘤，瘤体呈"树杈"

状背向关节生长，瘤体与母骨间可见"三通征"改变　B：CT 示左股骨远侧干骺端内后侧

瘤体周围软组织内可见巨大滑囊囊肿，密度均匀　C：MRI 示软组织内滑囊囊肿信号混杂，

可见含铁血黄素沉积，囊肿包绕股骨内后侧瘤体，边界清楚

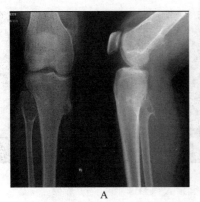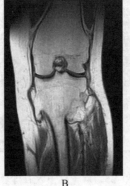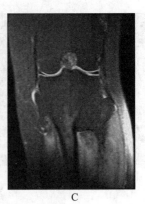

图 20-37　右膝关节周围多发性骨软骨瘤影像

A：X 线示右股骨远侧干骺端及胫腓骨近侧干骺端多发骨软骨瘤，瘤体呈"树杈"
状背向关节生长，瘤体与母骨间可见"三通征"改变　B～C：MRI 示瘤体骨髓腔及骨
皮质信号与母骨相同，软骨帽呈长 T_1、长 T_2 信号

三、骨外骨软骨瘤

　　骨外骨软骨瘤（extraskeletal osteochondroma）又称"软组织骨软骨瘤"。是发生于骨骼、骨膜、滑膜以外器官和软组织内的骨软骨瘤。其病程缓慢，可发生于肩部、前臂、腹部、舌肌、手足、肘、膝、髋和大网膜等处。由来源于肌腱、肌膜的间叶组织或由肌组织间质内的纤维细胞化生而来，肿瘤直径多为 2cm 以上的圆形或不规则形的骨性肿块，切面包膜呈三层结构，包膜层、透明软骨层、中心部（为松质骨及骨髓）。其影像学表现见表 20-14。

表 20-14　骨外骨软骨瘤影像学表现

影像类别	影像表现
X 线	①软组织内肿块 >2cm，中心为骨松质或钙化影，边缘呈不规则钙化影。②肿瘤呈圆形、卵圆形，边界清楚锐利。③晚期，肿瘤呈圆形，有薄层骨壳的松质骨块，伴有少量钙化。④肿块较大，病程较长者，邻近骨压迫性骨吸收（图 20-38A，图 20-39）
CT	①CT 能清楚显示肿瘤边缘及其内部钙化，骨松质影。②与母骨和骨膜不相通。③肿瘤对周围组织可产生压迫（图 20-38B）
MRI	①肿瘤外层纤维包膜于 T_1WI 及 T_2WI 上均呈低信号。②包膜下为厚薄不一的软骨层，T_1WI 上呈低信号，T_2WI 上呈高信号。③中心部松质骨 T_1WI 呈高信号，T_2WI 呈中等信号，且边界不清。④钙化于 T_1WI 及 T_2WI 上均为低信号（图 20-38C～D）
ECT	未分化成熟的骨外软骨瘤伴有异常放射性核素摄取，当病变分化成熟时，与正常骨质相似，多无放射性核素摄取

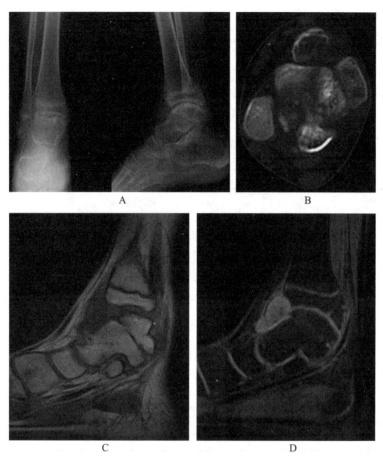

图 20-38 右踝关节骨外骨软骨瘤影像

A：X 线示右距骨后上方骨外骨软骨瘤，边界清楚，边缘光整

B：CT 示距骨后侧骨性肿块，与距骨分界清楚

C～D：MRI 平扫描示距骨后上方骨性肿块，其信号与距骨信号相同

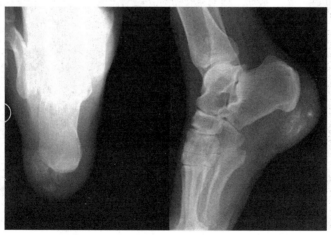

图 20-39 右跟骨骨外骨软骨瘤 X 线影像

右跟骨下方软组织内骨外骨软骨瘤，瘤体形态不规则，边缘光整，与跟骨分界清楚

四、甲下外生骨疣

甲下外生骨疣（inferiora nail exostosis）又称甲下骨瘤、趾／指末端外生骨疣，肿瘤由骨、软骨、纤维软骨，少数为透明软骨组成，平均发病年龄 20 岁，男女之比约为 3∶1。好发于拇指末端内侧，主要表现为疼痛，肿块，局部高凸变形，走路不适。常因摩擦和挤压，形成溃疡和感染，甚至形成骨髓炎。其影像学表现见表 20-15。

表 20-15 甲下外生骨疣影像学表现

影像类别	影像表现
X 线	①肿瘤起自趾、指末端的骨性突起。②骨突为丘状或蘑菇状。③多发于背侧。④基底与母骨相连可宽可窄。⑤骨突与母体骨皮质，骨髓相通。⑥瘤体顶端多较光整。⑦软骨帽一般无"菜花样"钙化。⑧如伴发感染，可有骨质破坏、死骨、软组织肿胀等表现（彩图 20-19A ～ B，图 20-40，图 20-41，图 20-42）
CT	趾／指端向背侧生长的骨性肿块，与母骨相连，表现与骨软骨瘤相似（图 20-43）
MRI	肿瘤骨性部分与母骨信号相同，末端软骨组织呈长 T_1、长 T_2 信号，对病变定性有一定价值（彩图 20-19C）

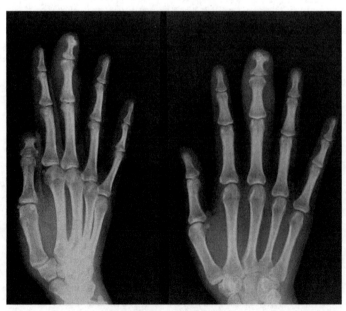

图 20-40 右手中指末节甲下外生骨疣 X 线影像

右手中指末节指骨末端丘形骨性突起，形态不规则

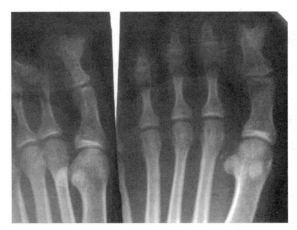

图 20-41　拇趾末节甲下外生骨疣 X 线影像

拇趾末节背侧丘形骨性突起，骨髓腔及骨皮质与母骨相通

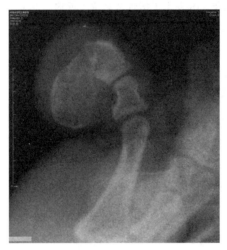

图 20-42　指骨末节甲下外生骨疣 X 线影像

指骨末节远端球形骨性突起

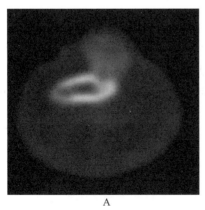 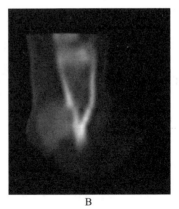

A　　　　　　　　　　　　　　B

图 20-43　指骨末节甲下外生骨疣 CT 影像

CT 平扫描并 MPR 重组示指骨末节远端丘形骨性突起，与指骨分界不清楚

五、单发性内生软骨瘤

单发性内生软骨瘤（solitary enchondroma）是因胚胎性组织错置而引起，多发于软骨内化骨的骨骼，多位于干骺或骨干髓腔，偶然发生于骨骺或骨皮质内，前者称骺生软骨瘤。肿瘤由透明软骨组成，可有钙化，较大肿瘤可发生囊性变。好发年龄为10～50岁，好发部位为手、足短管状骨。其影像学表现见表20-16。

表 20-16　单发性内生软骨瘤影像学表现

影像类别	影像表现
X 线	短骨表现：①肿瘤位于骨髓腔的圆形、椭圆形透亮区。②边界光滑整齐，且有硬化环。③局部骨皮质膨胀、变薄，甚至断裂。④肿瘤区可有沙砾样钙化。⑤发生于指骨者多位于近端，发生于掌骨者多位于远端（图20-44～图20-46） 长骨表现：①肿瘤起于干骺端，随骨的生长发育逐渐移向骨干。②肿瘤呈单房或多房，中心或偏心性生长。③边缘可呈分叶状，且有较宽硬化带。④肿瘤区可有环状或不规则状钙化（图20-47A，图20-48，图20-49） 扁骨表现：椎体等部位肿瘤区钙化明显（图20-50） 骺生型：骨骺钙化带破坏，局部环形钙化（图20-51A） 恶变：恶变率较骨软骨瘤高，表现为母骨侵蚀性破坏，骨膜增生，钙化斑点模糊或消失，软组织肿块等
CT	①肿瘤位于骨髓腔内，略低于肌肉密度影。②其内有斑点状、环状钙化。③边界清晰，膨胀，皮质变薄（图20-47B，图20-48～50，图20-51B）。④增强扫描肿瘤区略有强化
MRI	①肿瘤区软骨组织 T_1WI 呈低信号，T_2WI 呈高信号。②钙化组织于 T_1WI 及 T_2WI 上均呈低信号（图20-47C～D，图20-51C～D）
ECT	病变稳定的内生软骨瘤可无放射性核素摄取，进展期的病变区可见明显异常放射性核素摄取，尤其肿瘤内有钙化时更加明显，肿瘤中央区摄取程度尤其显著，可与其他非成骨性良性囊性肿瘤相鉴别（彩图20-20～彩图20-21）

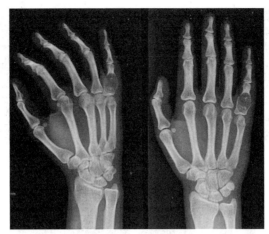

图 20-44　第五指骨内生软骨瘤 X 线影像

右手第五指骨内生软骨瘤，病变区膨胀，骨皮质变薄，其内可见沙砾样钙化

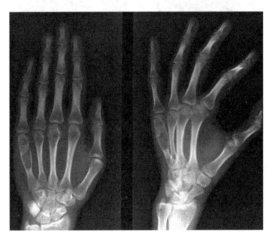

图 20-45　第五掌骨内生软骨瘤 X 线影像

左手第五掌骨内生软骨瘤，病变区椭圆形膨胀性骨质破坏，骨皮质变薄，其内可见小沙砾样钙化

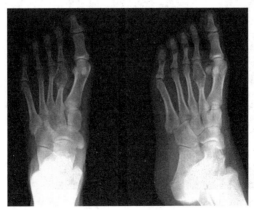

图 20-46　第二跖骨远端内生软骨瘤 X 线影像

左足第二跖骨内生软骨瘤，病变区椭圆形膨胀性骨质破坏，骨皮质变薄，其内可见沙砾样钙化

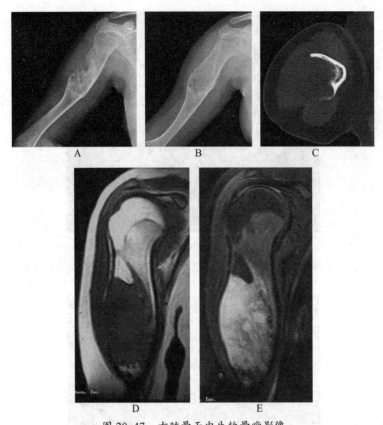

图 20-47　右肱骨干内生软骨瘤影像

A：X 线示右肱骨干中上段内生软骨瘤，病变区呈不规则膨胀性骨质破坏，骨皮质
不完整，边缘骨质硬化，其内密度不均匀　B：CT 平扫描示病变区呈膨胀性骨质破坏，
外侧骨皮质缺损，后侧骨皮质受压变薄，病变区呈肌肉样软组织密度，边缘骨质硬化
C～D：MRI 平扫描显示右肱骨病变区呈略长 T_1、长 T_2 信号，中央可见囊状更长 T_2 信号影，边界清楚

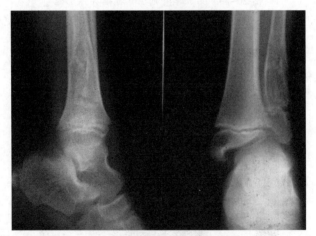

图 20-48　左腓骨远侧干骺端内生软骨瘤 X 线影像

左腓骨远侧干骺端内生软骨瘤，病变区呈椭圆形轻度膨胀性骨质破坏，骨皮质变薄，
病变区边缘骨质轻度硬化，踝关节外翻变形

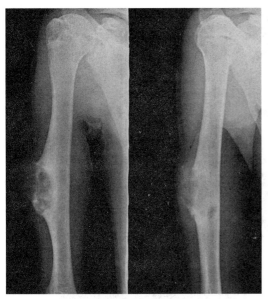

图 20-49　右肱骨干单发内生软骨瘤 X 线影像

右肱骨中段外侧偏心性囊状膨胀性骨质破坏，边缘硬化，
上下端骨皮质增厚，病变区内可见斑点状钙化

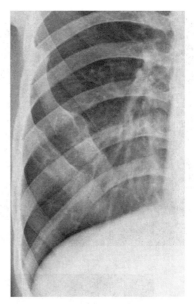

图 20-50　肋骨单发内生软骨瘤 X 线影像

右侧第 5 前肋骨囊状膨胀性骨质破坏，骨皮质变
薄，边缘骨质硬化

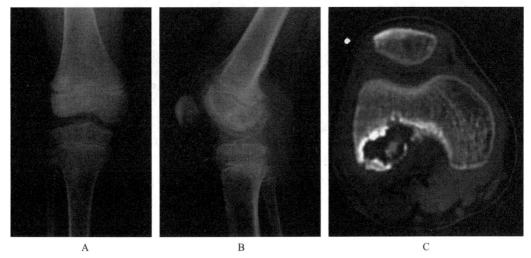

A	B	C

图 20-51　右股骨骨骺内生软骨瘤影像

A ～ B：X 线示右股骨外髁骨骺内囊状骨质破坏，边缘骨质硬化，其内可见斑点状钙化影

C：CT 平扫描示右股骨外髁骨骺后部囊状膨胀性骨质破坏，边缘骨质硬化，其内可见沙砾样钙化

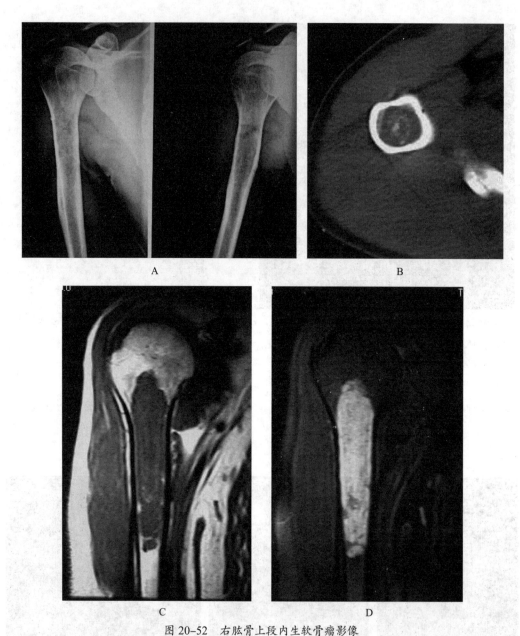

图 20-52　右肱骨上段内生软骨瘤影像

A：X 线示右肱骨上段类椭圆形囊状骨质破坏，边缘骨质硬化，其内可见斑点状钙化影

B：CT 平扫描示右肱骨骨髓腔内囊状膨胀性骨质破坏，其内可见沙砾样钙化　C ～ D：MRI 平扫描

示病变区呈略长 T_1、长 T_2 信号，信号不均匀，中央可见囊状更长 T_2 信号影，边界清楚

六、多发性软骨瘤

（一）多发性内生软骨瘤

多发性内生软骨瘤（multiple chondroma）又称"多发性软骨瘤病"，是软骨内化骨紊乱、延迟或部分断离骨骺板衍变而来，致骨骺软骨不能正常骨化，软骨块聚集于

干骺端逐渐增大而形成。男女之比约为 2：1，好发于青少年，多见于短管状骨和长骨（线图 20-10）。其影像学表现见表 20-17。

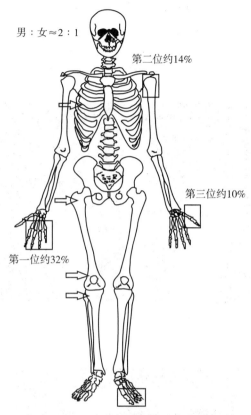

线图 20-10　内生软骨瘤病的分布模式图

表 20-17　多发性内生软骨瘤影像学表现

影像类别	影像表现
X 线	短骨：①单侧或双侧发病。②典型表现为圆形或分叶状透亮区。③边缘硬化，骨皮质变薄，呈花边状压迹样改变。④有的突破骨皮质进入软组织。⑤肿瘤区可见斑点状钙化和粗大骨性间隔。⑥干骺端显著增宽引起骨骼畸形（图 20-53 ～图 20-54） 长骨：①多位于干骺端。②肿瘤小时，形成局限的囊状或条状透亮区，骨不变形。③肿瘤大或病变广泛时，干骺端膨胀变宽，有的呈喇叭口样扩张，扩张的顶部为不规则钙化团块；干骺端变形弯曲。④扩大的干骺端内有粗大骨小梁间隔。⑤肿瘤与正常骨界线清楚或模糊。⑥肿瘤可长入软组织（图 20-55，图 20-56A ～ D） 肋骨：①多位于前端，呈囊状骨膨胀。②条状钙化。③有的呈菜花样钙化 恶变：①肿瘤体积大，病程长，发生于长骨、扁骨、不规则骨。②肿瘤近期内生长迅速，疼痛明显，软组织块明显增大者。③发生侵袭性破坏，骨膜反应，肿瘤内钙化模糊或出现较多棉絮状钙化者

影像类别	影像表现
CT 及 MRI	表现类似单发内生软骨瘤（图 20-56E ~ F）
ECT	与单发性内生软骨瘤表现相同。由于肿瘤所处的病程阶段不同，在同一患者的不同病变区，其放射性核素摄取程度可相同或不同

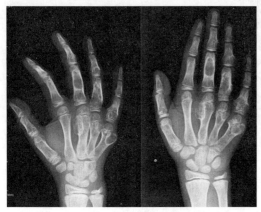

图 20-53　右手多发性内生软骨瘤影像

X 线示右手掌指骨多发内生骨瘤

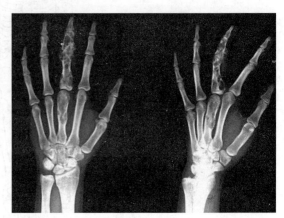

图 20-54　左手多发性内生软骨瘤 X 线影像

左手掌指骨多发内生软骨瘤

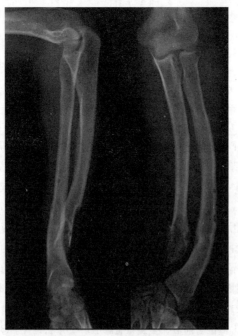

图 20-55　左尺桡骨多发性内生软骨瘤 X 线影像

左尺桡骨多发内生软骨瘤，病变区呈小囊状低密度骨质破坏，
边界清楚，尺骨远端畸形，尺桡骨弯曲变形，下尺桡关节脱位

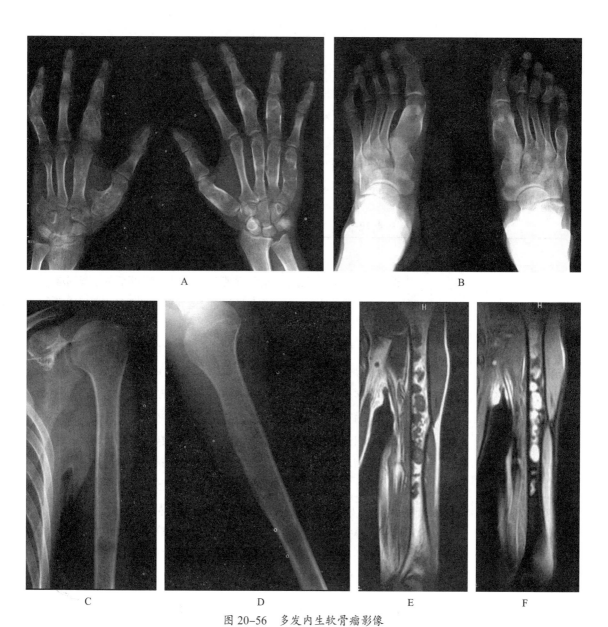

图 20-56　多发内生软骨瘤影像

A ～ D：X 线示双手、双足及左肱骨多发内生软骨瘤，病变区呈膨胀性、囊状骨质破坏，

双手及双足骨质破坏区内可见多发沙砾样钙化，骨皮质变薄，边缘呈"花边状"改变，

肱骨病变区呈囊状骨质破坏，边界清楚　　E ～ F：MRI 平扫描示左肱骨骨髓腔内

多发囊状长 T_1、长 T_2 信号骨质破坏，边界清楚

（二）奥利埃病

奥利埃病（Ollier）又称多发性内生软骨形成症、软骨发育不良症及西门斯（siemen）综合征等，多为常染色体隐性遗传性疾病，患者父母多为近亲结婚，是软骨发育障碍和肢体畸形的多发软骨瘤，严重者可形成侏儒，以四肢矮小，躯干正常为特点，智力较差；外胚层发育障碍，表现为皮脂腺缺如，无汗、少唾液，视力损伤及眼肌麻痹，牙齿生长缓慢，大小不等，排列不整齐，马鞍鼻、口唇外翻形成丑陋面貌，常合并先天性心脏病，免疫功能差，继发感染。其影像学表现见表20-18。

表 20-18　奥利埃病影像学表现

影像类别	影像表现
X 线	①长骨表现：干骺部膨大，骨纹理模糊，骨骺区呈暴风雪样不规则增宽，可见多数囊性变，其间有骨性间隔。囊状区可见圆形或不规则形钙化斑块，软骨向骨干延伸或向软组织侵及干骺部表面，偶有小外生骨疣突出，肢体发育畸形，尺骨缩短时，桡骨弯曲变形。晚期发生退行性关节炎（图20-57A～D，图20-58A～D）。②短骨表现：趾、指骨病变多位于中节和近节，掌、跖骨多偏向骨端，呈圆形、椭圆形透亮区，内有散在沙砾样钙化，边缘硬化，皮质变薄，甚至穿过骨皮质进入软组织，可合并多指、趾畸形。③扁骨表现：肋骨表现多发性内生软骨瘤。髂骨病变多累及髂骨翼，病变为条状密度减低区，以髂骨体为中心呈扇形向髂嵴放射，其中可见散在钙化影。耻骨和坐骨病变呈圆形，椭圆形透亮区，内有羽毛状或斑片状钙化。④恶变表现：可恶变为软骨肉瘤，肿瘤迅速增大，原钙化由清楚变模糊，骨质出现侵袭性破坏，或穿破骨皮质侵入软组织，形成软组织肿块，长骨出现骨膜反应（彩图20-22）
CT	对病变区内的钙化显示敏感（图20-57E）
MRI	骨质破坏区呈长 T_1、长 T_2 信号，边界多较清楚，周围骨质及软组织内无水肿及软组织肿块，病变区内钙化呈低信号（图20-57F～I，图20-58E～H）
ECT	骨质破坏区可有轻度异常放射性核素摄取，钙化区呈明显异常放射性核素摄取，当肿瘤恶变时，异常放射性核素摄取的程度及范围可明显扩大

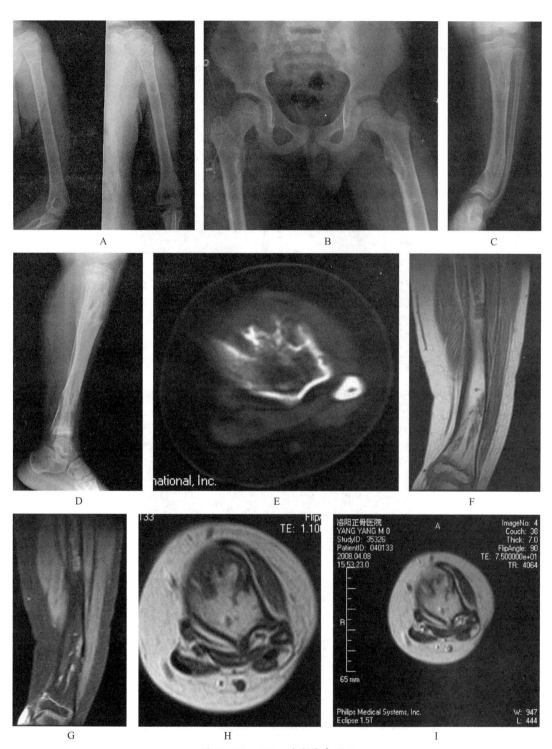

图 20-57　Ollier 病影像表现 1

A ～ D：X 线示左肱骨、双股骨及左胫骨多发内生软骨瘤，胫腓骨骨干弯曲变形，胫骨下端增宽

E：CT 示左胫骨远侧干骺端膨大变形，边缘呈"毛刷"状改变　　F ～ I：MRI 平扫描示病变区

呈片状及条形长 T_1、长 T_2 信号，干骺端病变区向骨骺延伸，干骺端增宽、变形

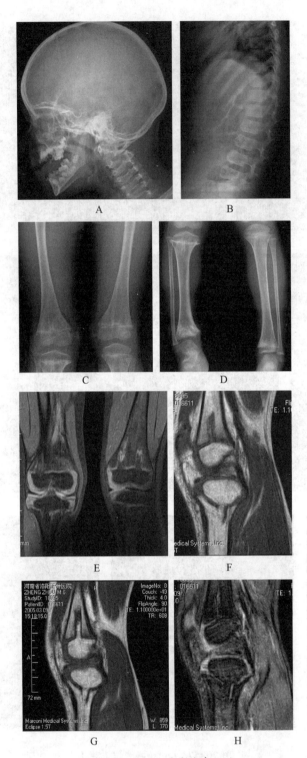

图 20-58 Ollier 病影像表现 2

A ～ D：X 线示牙齿大小不等，排列不整齐，椎体形态不规则，前缘毛糙不整，

双下肢多发内生软骨瘤，股骨及胫骨干骺端增宽，呈"毛刷"状改变

E ～ H：MRI 平扫描示病变区呈条形长 T_1、长 T_2 信号，向骨骺延伸，干骺端增宽

（三）马富西（maffucci）氏综合征

马富西综合征，又称"软骨发育不良并发血管瘤""软骨营养不良血骨瘤""卡斯特综合征（Kast's syndrome）"。为先天性疾患，无遗传性，一般认为属于中胚层发育异常，是多发性内生软骨瘤合并肢体软组织血管瘤，可同时伴发黑色素瘤和白斑病，发病率男＞女，本病多从四肢远端开始，多见于手足，逐渐波及四肢、躯干，呈偏侧性分布（线图 20-11）。其影像学表现见表 20-19。

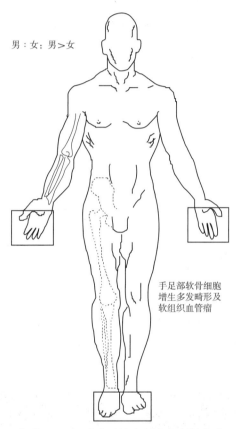

线图 20-11　马富西综合征的分布模式图

表 20-19　马富西综合征影像学表现

影像类别	影像表现
X 线	①骨骼改变：·凡是软骨内成骨的骨骼均可受累，手足指趾骨病变常位于中节和近节，掌跖骨常位于骨端。长骨病变好发于干骺端。病变呈圆形或卵圆形透光区，其内有骨性间隔和沙砾样钙化，边缘可有蛋壳样硬化，受累骨膨胀或短粗畸形，病变可穿破骨皮质进入软组织，可见骨膜反应及骨旁软骨钙化。②软组织改变：软组织病变分布不均匀，或单独存在或与骨软骨瘤发生于同一肢体上，软组织内多发大小不等的静脉石，直径 0.5 ～ 5mm 之间，呈"星群状"分布，但新生血管瘤不出现静脉石。③肿瘤恶变：可恶变为软骨肉瘤，具有软骨瘤恶变征象

续表

影像类别	影像表现
CT 及 MRI	①多发性内生软骨瘤的 CT 及 MRI 表现与单发性的内生软骨瘤相似。② MRI 显示软组织内的血管瘤有明显优势，与单发性软组织血管瘤表现相似，粗大、流速快的血管组织呈流空的低信号，纤细、流速慢的血管组织于 T_1WI 及 T_2WI 上均呈高信号
ECT	多发性内生软骨瘤的骨显像表现与单发性者相似，成熟、稳定的瘤体可无放射性核素摄取，肿瘤钙化区可有放射性核素摄取，当肿瘤性质发生改变时，放射性核素摄取的程度和范围可明显增加

七、骨皮质旁软骨瘤

骨皮质旁软骨瘤起源于骨膜或骨膜下的结缔组织，较少见，好发于手足短管状骨。其影像学表现见表 20-20。

表 20-20　骨皮质旁软骨瘤影像学表现

影像类别	影像表现
X 线	典型表现为骨皮质旁团块状钙化，邻近骨皮质可有受压改变。局部软组织受压推移（图 20-59～图 20-61）
CT	可清楚显示软骨瘤的大小、密度、边界、钙化及邻近骨质、软组织的受累情况
MRI	瘤体内的软组织部分呈略长 T_1、长 T_2 信号，钙化组织呈明显低信号，周围软组织受压可有轻度水肿，邻近骨皮质可有弧形压迹

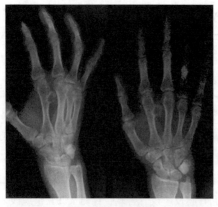

图 20-59　骨皮质旁软骨瘤 X 线影像 1

右手第二掌骨尺侧骨皮质旁软骨瘤，瘤体呈"蛋壳"状，骨皮质受累呈压迹样改变，周围软组织受推移

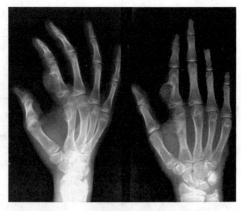

图 20-60　骨皮质旁软骨瘤 X 线影像 2

右手第二掌骨及食指近节桡侧骨皮质旁软骨瘤，瘤体呈"蛋壳"状改变，骨皮质受累呈压迹样改变，瘤体内可见多发沙砾样钙化，周围软组织受推移

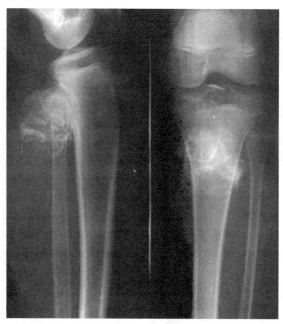

图 20-61　骨皮质旁软骨瘤 X 线影像 3

胫骨近端后侧不均匀团块状钙化，邻近胫骨骨皮质增厚、硬化，可见弧形压迹

八、骨外软骨瘤

骨外软骨瘤多发生于骨以外软组织内的软骨瘤，手足部软组织多见，以 30 ～ 60 岁发病最多，肿瘤表面有完整的纤维包膜，表面凸凹不平，呈分叶状，切面为蓝白色透明软骨，内有沙砾样钙化。其影像学表现见表 20-21。

表 20-21　骨外软骨瘤影像学表现

影像类别	影像表现
X 线	①肿瘤为骨外软组织内肿块，与骨不相连；②瘤体大小一般为 3cm 左右，少数为巨大骨外软骨瘤；③肿瘤常为圆形或椭圆形；④肿瘤内可有环形或不规则形钙化；⑤肿瘤内可发生囊状破坏；⑥瘤体可压迫邻近骨骼导致凹陷性骨缺损，或受压局部骨皮质硬化（图 20-62A、图 20-63、图 20-64）
CT 及 MRI	CT 可清楚显示肿瘤的形态、大小、边界及邻近骨质的情况，对瘤体内钙化的显示具有优势。MRI 对显示肿瘤的软组织情况优势明显，瘤体内的软组织部分呈略长 T_1、长 T_2 信号，钙化呈明显低信号，周围软组织可有轻度水肿，邻近骨皮质可有弧形压迹（图 20-62B ～ E）
ECT	未成熟的、进展期的肿瘤多有放射性核素摄取，而成熟的、稳定的肿瘤可无放射性核素摄取

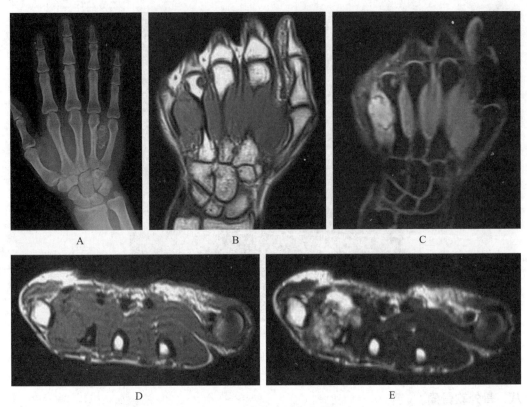

图 20-62　掌骨外软骨瘤影像

A：X 线示右手第 4、5 掌骨间软组织内类椭圆形骨性肿块，密度不均匀，其内可见多发沙砾样钙化，
邻近掌骨皮质可见弧形压迹　B～E：MRI 平扫描显示右手第五掌骨间软组织内团状肿块，边缘呈
环形低信号，中央呈略长 T_1、长 T_2 信号，周围软组织轻度水肿

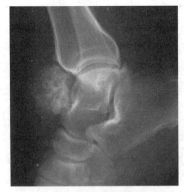

图 20-63　踝关节前部骨外软骨瘤 X 线影像
踝关节前侧团块状钙化肿块，边缘毛糙不整，密
度不均，其内可见斑点状钙化，邻近距骨及胫骨
远端前侧骨皮质受压呈弧形压迹

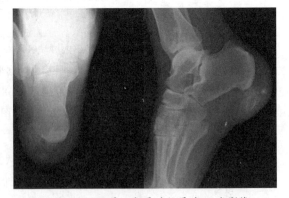

图 20-64　跟骨下部骨外软骨瘤 X 线影像
跟骨下部软组织内团块状钙化，边缘毛糙不整，密度不均，
其内可见斑点状钙化，邻近跟骨骨质结构完整

九、成软骨细胞瘤

（一）良性成软骨细胞瘤

　　成软骨细胞瘤（chondroblastoma）又称"软骨母细胞瘤"，起源于成软骨细胞或成骨结缔组织。肿瘤外观呈灰白色或暗红色，可有出血、坏死与囊变；镜下肿瘤主要由软骨母细胞和其间散在而多量的多核巨细胞及软骨样基质构成，钙化量多少不定。男多于女，常见于 25 岁以下青少年，凡有骺软骨的部位均可发病，好发于四肢长骨的骨骺（线图 20-12），肿瘤可同时侵犯骨骺及干骺端，完全起源于干骺端内者罕见。其影像学表现见表 20-22。

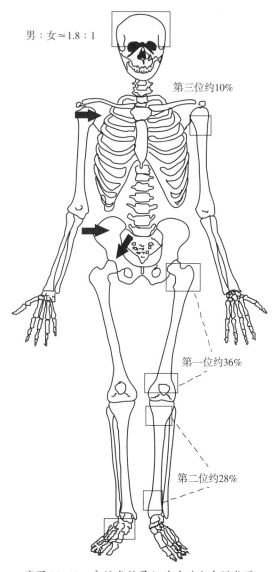

男：女≈1.8：1

第三位约10%

第一位约36%

第二位约28%

线图 20-12　良性成软骨细胞瘤的分布模式图

表 20-22　良性成软骨细胞瘤影像学表现

影像类别	影像表现
X 线	①肿瘤多位于骨骺，亦可累及干骺端，呈偏心性生长；②邻近骨皮质可轻度膨胀；③肿瘤多为圆形或椭圆形透亮区，少数呈分叶状，多房状，房间隔较厚，在 1～3mm 以上；④发生于关节面下者，可突破骨端进入关节；⑤有完整较厚边缘者，一般病灶较小，为静止表现；⑥发展较快，病灶较大者，多无硬化缘；⑦累及干骺端穿破骨皮质者，可有骨膜反应和软组织肿块；⑧钙化：早期钙化少见，晚期呈斑点状，斑片状，团块状钙化；⑨发生在扁骨或不规则骨者，肿瘤多位于骨的边缘部分，钙化不明显；⑩累及关节时，常有关节积液，肿胀，滑膜增厚等滑膜炎表现（图 20-65A，图 20-66A，图 20-67A，图 20-68A）
CT	CT 扫描能更清楚地显示病灶的细微结构，如局限的骨皮质破坏、边缘硬化、骨膜反应及钙化等。对钙化的确认能为肿瘤的诊断提供有力的依据，尤其是少量和散在的细小的斑点状、沙砾样钙化，X 线由于组织重叠容易遗漏，CT 骨窗则能准确显示，检出率明显优于 X 线平片。CT 还能准确评价病灶的膨胀程度、分叶和分房等情况。X 线上的分房改变，在 CT 上可为病灶内的不规则骨嵴及间隔所形成的真正分房，亦可是骨皮质边缘厚薄不均所致的重叠影像，并非真正分房。CT 软组织窗对软组织肿块、肿胀和关节积液的显示优于 X 线，能较好地评价肿瘤对软组织及肿块的侵犯范围（图 20-66B，图 20-67B，图 20-69）
MRI	MRI 很好地显示肿瘤较为特征性的信号变化。病灶于 T_1WI 上一般呈类似肌肉的低信号，囊性区呈更低信号，出血可呈高信号，T_2WI 上可呈均匀高信号，亦可因囊变坏死、出血及钙化、骨嵴等而呈现不同程度的混杂信号，这取决于病灶内软骨样基质、钙化、骨嵴及出血囊变的比例，软骨样基质为较高信号，囊变坏死及出血为更高信号，钙化和骨嵴于所有序列上均为低信号。对于钙化，尤其是较小钙化的显示 MRI 不如 CT，容易遗漏。MRI 对骨髓及软组织水肿、肿块、关节腔积液等的显示，明显优于其他影像检查方法，但缺乏特异性（图 20-65，图 20-68B～D）
ECT	放射性核素骨显像检查，肿瘤区可有或无放射性核素摄取，肿瘤边缘骨质硬化时，放射性核素摄取多较明显，破坏区内无钙化时可无放射性核素摄取，有钙化倾向或钙化形成时多有明显放射性核素摄取，且骨质破坏区内放射性核素摄取的程度亦较显著

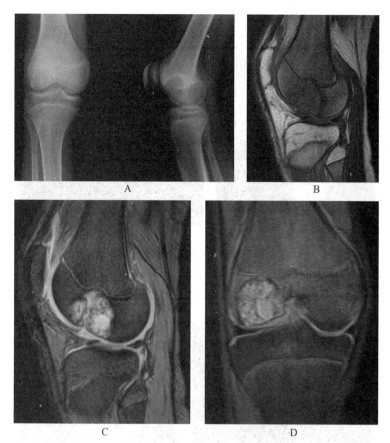

图 20-65　股骨髁成软骨细胞瘤影像

A：X 线示右股骨远端骨骺外侧囊状骨质破坏，边界清楚，边缘硬化

B ～ D：MRI 平扫描示病变区于 T_1WI 上呈低信号，其内可见斑点状更低信号影，T_2WI 上呈不均匀
高信号，其内可见斑点状低信号及囊状更高信号影，边缘骨质硬化环呈明显低信号

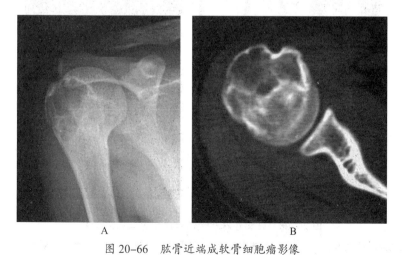

图 20-66　肱骨近端成软骨细胞瘤影像

A：X 线示右肱骨近端大结节处不规则囊状骨质破坏，边界清楚，边缘硬化

B：CT 平扫描示病变呈囊状轻度膨胀性骨质破坏，边界清楚，边缘骨质硬化，其内可见斑点状钙化

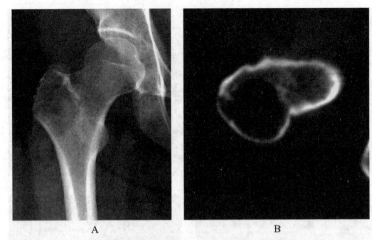

图 20-67　股骨大转子成软骨细胞瘤

A：X 线示右股骨大转子不规则囊状轻度膨胀性骨质破坏，边界清楚，边缘骨质硬化

B：CT 平扫描示病变呈囊状轻度膨胀性骨质破坏，边界清楚，边缘骨质轻度硬化，其内未见明显钙化

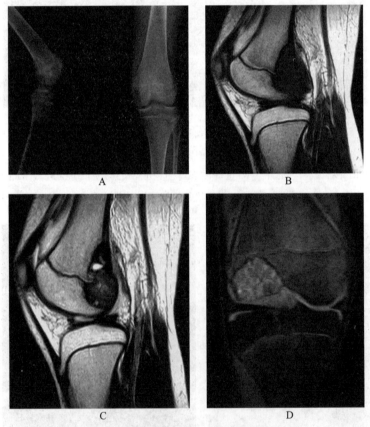

图 20-68　股骨外髁及干骺端成软骨细胞瘤影像

A：X 线示右股骨外髁及干骺端呈不规则囊状轻度膨胀性骨质破坏，边界清楚，边缘轻度骨质硬化

B～D：MRI 平扫描示病变区于 T_1WI 上呈低信号，其内可见斑片状更低信号区，T_2WI 上呈略高信号，其内可见

多发小囊状更高信号，边缘骨质硬化环呈明显低信号

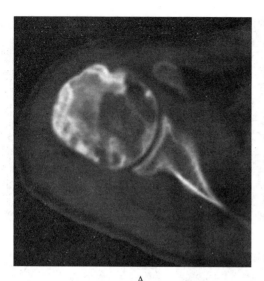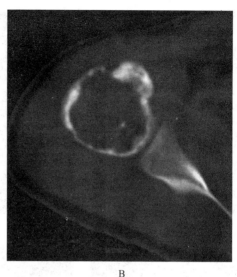

A　　　　　　　　　　　　　　B

图 20-69　肱骨近端成软骨细胞瘤 CT 影像

CT 平扫描示有肱骨近端囊状膨胀性骨质破坏，边缘骨质硬化，骨皮质菲薄、中断，其内可见斑点状钙化

（二）恶性成软骨细胞瘤

恶性成软骨细胞瘤又称"恶性软骨母细胞瘤""成软骨细胞肉瘤"，为一种低度恶性且易复发的肿瘤，组织学由幼稚软骨母细胞和多核巨细胞组成。极为罕见。其影像学表现见表 20-23。

表 20-23　恶性成软骨细胞瘤影像学表现.

影像类别	影像表现
X 线	①好发于长骨的骺板部分；②早期呈局限性骨质疏松，逐渐出现局限性骨破坏；③肿瘤向骨骺和骨干迅速发展可形成较大骨破坏区；④肿瘤多呈类圆形，边界清楚但无硬化缘；⑤肿瘤区条状，网状不规则钙化较为明显；⑥骨膜可有不规则增生；⑦肿瘤可穿过骨皮质形成巨大软组织肿块（图 20-70A）
CT	可清楚显示早期的骨破坏和较小钙化，对观察周围组织的侵犯有一定的价值（图 20-70B）
MRI	①多数病变于 T_1WI 上呈低信号，T_2WI 上呈混杂高信号，呈"大鹅卵石"表现；②信号的高低取决于肿瘤内钙化、出血、软骨样基质的比例；③有时可看到液 – 液平面征象；④可呈轻度或明显强化（图 20-70 C～I）
ECT	放射性核素骨显像病变区多有明显异常放射性核素摄取，且以钙化区为显著

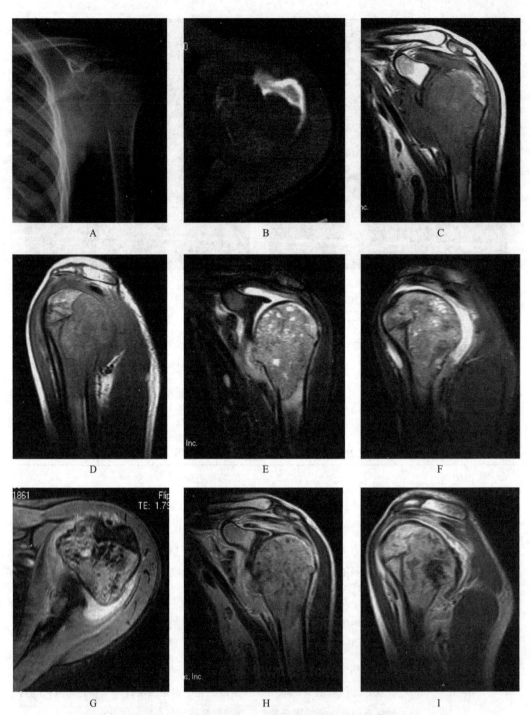

图 20-70　肱骨骨骺及干骺端恶性成软骨细胞瘤影像

A：X 线示左肱骨近侧骨骺及干骺端内侧不规则偏心性囊状膨胀性骨质破坏，其内密度均匀，边界不清楚，边缘骨皮质不完整　B：CT 平扫描示病变区呈偏向性膨胀性溶骨性骨质破坏，边界不清楚，部分骨皮质破坏消失，周围软组织肿胀　C ～ G：MRI 平扫描示病变区于 T_1WI 上呈低信号，T_2WI 上呈高信号，其内可见多发小囊状更高信号区，肿瘤突破骨皮质，周围可见软组织肿块影　H ～ I：MRI 增强扫描病变区呈明显不均匀强化，其内可见多发斑点状未强化区，病变区软组织部分及软组织肿块明显强化，边界不清楚

十、软骨黏液样纤维瘤

软骨黏液样纤维瘤又称"纤维黏液软骨瘤"，发生于纤维黏液样间胚叶细胞，肿瘤呈分叶状，由黏液样组织、软骨和纤维构成。好发年龄为 10 ～ 30 岁。多见于长管状骨，尤以胫骨上段多见（线图 20-13）。年龄越小，复发率越高，少数可恶变为软骨肉瘤或骨肉瘤。其影像学表现见表 20-24。

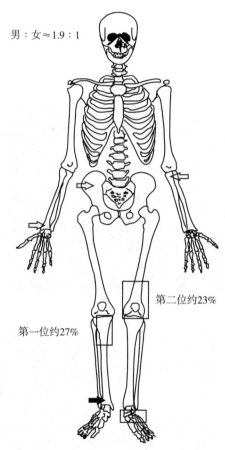

线图 20-13　软骨黏液样纤维瘤的分布模式图

表 20-24　软骨黏液样纤维瘤影像学表现

影像类别	影像表现
X 线	①部位：肿瘤常发生于长骨干骺端，距骺线 2cm 处。②形态：肿瘤呈单囊或多囊膨胀性透亮区，其中有粗细不等的嵴样间隔，单囊型常突破骨皮质形成软组织肿块，多囊型似蜂窝状，呈"单套囊"征；③边缘清晰锐利，较厚的硬化带，近髓腔侧硬化明显；④软组织肿块，肿瘤突破骨皮质时，形成边缘清楚的软组织肿块。⑤钙化：较少，多见于晚期病例。⑥骨膜反应：部分病例可见骨膜增生（图 20-71A，彩图 20-23A）

影像类别	影像表现
CT	①能显示发生于复杂解剖部位病变的边界，钙化和软组织肿块。②增强无明显强化。③周边呈扇形特征，缺少真正分隔（图 20-71B，彩图 20-23B）
MRI	①多数病例 X 线，CT 即可确诊。② MRI 作用是评估肿瘤的侵犯情况，特别是对软组织侵犯的评价。③肿瘤内 T_1WI 呈低或中等信号，T_2WI 信号混杂、不均匀，少数信号均匀。④增强扫描多数肿瘤明显强化（图 20-71C ～ F，彩图 20-23C ～ F）
ECT	放射性核素骨显像扫描，肿瘤骨质硬化及钙化区可有放射性核素摄取，囊性区无放射性核素摄取（彩图 20-23G）。

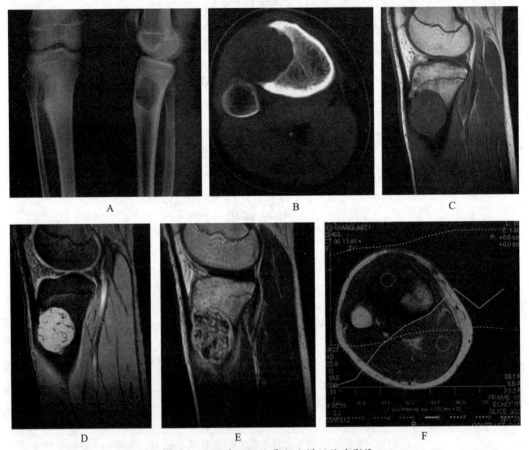

图 20-71　胫骨近端软骨黏液样纤维瘤影像

A：X 线示右胫骨近侧干骺端外侧呈类圆形囊状膨胀性骨质破坏，其内密度均匀，边界清楚，边缘骨质硬化　B：CT 平扫示病变区呈偏向性膨胀性溶骨性骨质破坏，边界清楚，外侧骨皮质菲薄，周围未见软组织肿块　C ～ D：MRI 平扫示病变区于 T_1WI 上呈低信号，T_2WI 上呈高信号，其内可见多发点状低信号，周围软组织未见肿胀及肿块影　E：MRI 增强扫描病变区呈明显不均匀强化，其内可见多发斑点状未强化区　F：MRI 早期动态增强扫描，增强早期病变区血流—信号曲线缓慢爬升

十一、软骨肉瘤

软骨肉瘤是来源于软骨组织的常见恶性肿瘤。原发性者多见于 30 岁以下，继发性 40 岁以上多见。好发于膝关节周围干骺部和骨盆（线图 20-14）。肿瘤体积较大，呈不规则圆形或哑铃形，边缘不清，常分叶，肿瘤内常有钙化，典型的软骨肉瘤是一种以肿瘤细胞形成软骨而很少形成骨为特征的恶性肿瘤。其影像学表现见表 20-25。

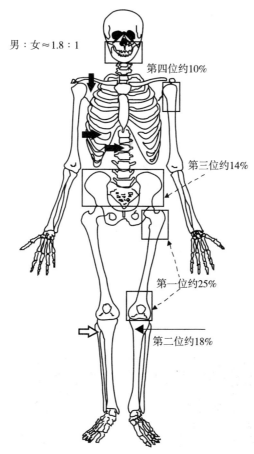

男：女≈1.8：1

第四位约10%

第三位约14%

第一位约25%

第二位约18%

线图 20-14　软骨肉瘤的分布模式图

表 20-25　软骨肉瘤影像学表现

影像类别	影像表现
X 线	①按肿瘤发展过程分为原发性和继发性，按发病部位分周围型和中央型；②早期在长骨干骺端常有局限性破坏区，边缘常硬化，边界清楚似良性表现；③肿瘤缓慢生长，在骨髓腔内出现不同程度的膨胀性破坏，呈梭形或多个囊腔，甚至类似皂泡样表现，其间常有骨性间隔；④约 2/3 病例伴有斑点状或片状钙化，

影像类别	影像表现
X 线	环形钙化具有定性价值；⑤肿瘤生长迅速，骨质呈大片溶骨性破坏；⑥肿瘤穿破骨皮质，形成大小不等的软组织肿块，其中可有钙化；⑦周围型软骨肉瘤，发生于骨外，继发于骨软骨瘤，遗传性多发性骨软骨瘤等，好发于中年，骨盆尤其髂骨为好发部位，X 线表现在骨软骨瘤的基础上发生较大的软组织肿块，其中可见大量钙化和骨化（图 20-72，图 20-73A，图 20-74A）
CT	①中央型表现为骨破坏，软组织肿块，密度混杂，其中有残留骨，钙化和坏死囊变区。②周围型表现为软骨帽增厚，不规则钙化和软组织肿块。③增强扫描肿瘤轻度强化（图 20-73B ～ C，图 20-74B，彩图 20-24A ～ C，彩图 20-25A ～ C）
MRI	①中央型：肿瘤呈分叶状，T_1WI 呈低信号，T_2WI 信号不均，钙化呈低信号，肿瘤呈高信号，透明软骨呈均匀高信号。②周围型：根据原发病变不同，表现各异，继发于骨软骨瘤时，软骨帽厚度大于 2cm，继发于内生软骨瘤时，表现为骨皮质破坏，软组织肿块、骨膜反应等。③增强扫描表现为环状、弓形及隔膜状强化（图 20-73D ～ G，图 20-74C ～ G，彩图 20-25D ～ H）
ECT	放射性核素骨显像时，软骨肉瘤成骨区呈明显异常放射性核素摄取，成熟的钙化区可无放射性核素摄取，未成熟的钙化可有放射性核素摄取，溶骨性破坏区无放射性核素摄取，肿瘤多呈周边环形摄取，放射性核素摄取区一般不超出肿瘤边缘。SPECT/CT 融合显像能更清楚地观察肿瘤放射性摄取的区域及程度，对判断肿瘤的性质及病变进展具有重要价值（彩图 20-24D ～ G，彩图 20-25I ～ L）

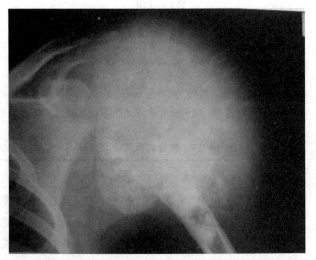

图 20-72 左肱骨近端中央型软骨肉瘤 X 线影像

右肱骨近端软骨肉瘤，可见大量放射状骨针及多发斑片状、卷发状
钙化，邻近骨髓腔斑片状浸润破坏，伴有巨大的软组织肿块

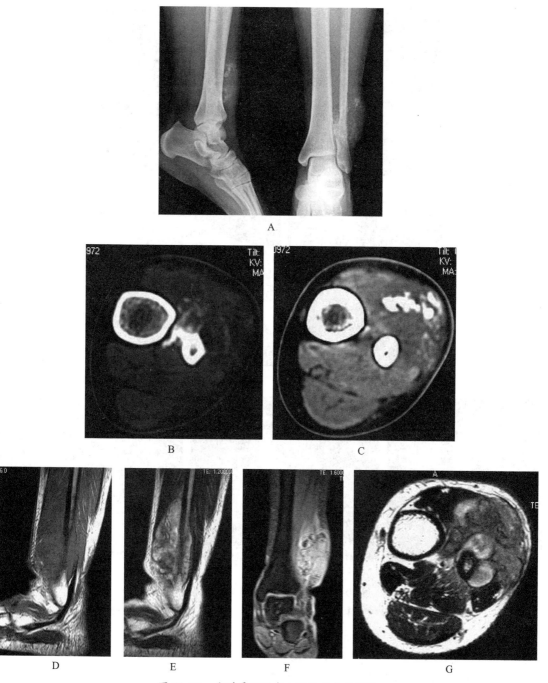

图 20-73　左腓骨下段中央型软骨肉瘤影像

A：X 线示左腓骨下段不规则骨质破坏，破坏区及其周围可见大量斑片状、卷发状钙化伴有明显
软组织肿块　B～C：CT 平扫示左腓骨下段不规则骨质破坏伴明显软组织肿块，肿块内可见
大量斑片状及卷发状钙化，边界不清楚　D～G：MRI 平扫描示左腓骨病变区及周围软组织
肿块呈略长 T_1、长 T_2 信号，信号不均匀，其内可见斑片状低信号

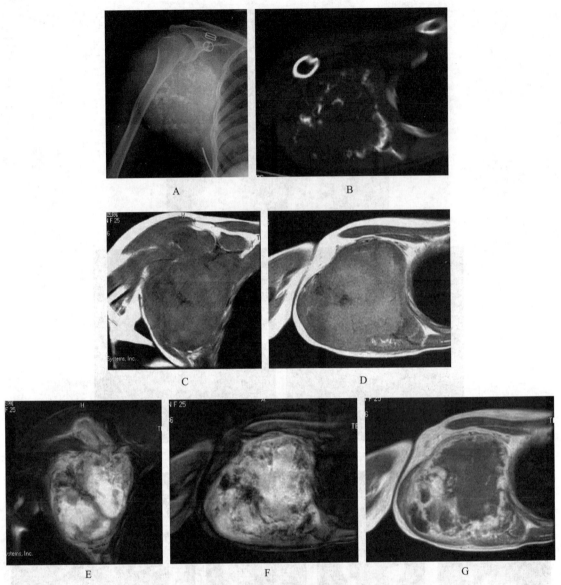

图 20-74　右肩胛骨中央型软骨肉瘤影像

A：X 线示右肩胛骨不规则骨质破坏，破坏区内可见大量斑片状、卷发状钙化，

伴有明显软组织肿块　B：CT 平扫描示右肩胛骨不规则骨质破坏伴明显软组织肿块，

病变区内可见大量斑片状及卷发状钙化，边缘骨皮质不完整　C～F：MRI 平扫描示右肩胛

骨病变区及周围软组织肿块呈略长 T_1、长 T_2 信号，信号不均匀，其内可见斑片状、卷发状低信号

G：增强扫描示病变区呈明显不均匀强化，中央可见大片状未强化区

十二、皮质旁软骨肉瘤

皮质旁软骨肉瘤，即原发周围型软骨肉瘤，又称"皮质旁成软骨细胞肉瘤"，是起源于骨表面的成软骨恶性肿瘤，比较罕见，多位于股骨和胫骨，好发于 30 岁以前。肿

瘤以软组织肿块为主，肿瘤小时很少钙化，肿瘤大时常见沙砾样钙化。其影像学表现见表 20-26。

表 20-26　皮质旁软骨肉瘤影像学表现

影像类别	影像表现
X 线	①肿瘤多位于长骨干骺部或骨骺与骨干交界处；②表现为骨皮质旁半圆形略呈分叶状软组织肿块；③肿块内有斑点状、絮状或团片状钙化为特征性表现；④局部骨皮质浅碟状压迹；⑤晚期病变可侵及骨髓腔（图 20-75A ～ B，图 20-76，彩图 20-26A ～ B）；⑥骨膜反应呈针状，长短不一，粗细不均呈"木梳"状；⑦血管造影示骨针间有伸直的小血管，垂直于骨干
CT	CT 表现为骨旁软组织肿块，内有沙砾样、斑片状钙化，骨皮质受累，可呈弧形压迹或骨质增生、硬化，骨髓腔可受累。CT 能更清楚地显示骨质破坏的范围、边界及周围组织侵犯情况，对病变区钙化的显示有明显优势（图 20-75C ～ D，彩图 20-26C ～ D）
MRI	病变区内的软组织区呈中等 T_1、中等 T_2 信号，钙化区呈明显低信号，病变区可有出血及囊变坏死区，骨皮质骨质破坏，骨髓腔可受侵犯，呈长 T_1、长 T_2 信号
ECT	肿瘤区可见明显团状异常放射性核素摄取，尤以钙化区为著，摄取区一般不超出肿瘤边缘。SPECT/CT 融合显像对放射性核素分布的具体部位、程度等显示的更清楚，对肿瘤的定性具有应用价值（彩图 20-26E ～ F）

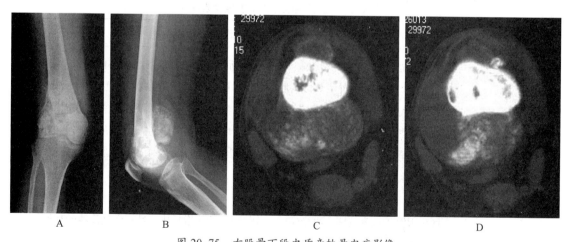

图 20-75　右股骨下段皮质旁软骨肉瘤影像

A ～ B：X 线示右股骨下段不规则骨质破坏，皮质旁可见类椭圆形软组织肿块，
其内大量沙砾样钙化，边界清楚，骨髓腔受累　C ～ D：CT 平扫示右股骨下段不规则骨质破坏，
骨质硬化，周围巨大软组织肿块，其内可见大量斑片状及卷发状钙化

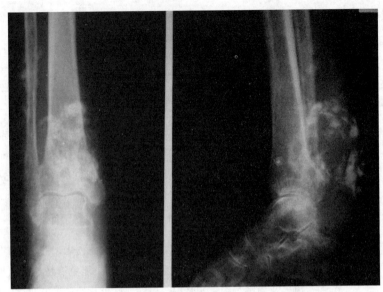

图 20-76 右腓骨下段皮质旁软骨肉瘤 X 线影像

右腓骨下段不规则骨质破坏，皮质旁可见软组织肿块，其内大量棉絮状钙化，腓骨骨皮质受累

十三、其他类型软骨肉瘤

（一）继发性软骨肉瘤

继发性软骨肉瘤是指由其他骨病变转化而来的软骨肉瘤，多为低度恶性，预后较好，病理改变同软骨肉瘤，好发于 30 岁以上，临床表现是在原发病变区出现疼痛加剧，肿块生长加速。其影像学表现见表 20-27。

表 20-27 继发性软骨肉瘤影像学表现

影像类别	影像表现
X 线	骨软骨瘤恶变：①软骨帽增厚、增大。②新出现大量不规则浅淡钙化。③界线不清的软组织肿块。④肿瘤骨性基底部骨侵蚀破坏（图 20-77A）。内生软骨瘤恶变：①肿瘤中心部骨破坏区范围扩大，边缘模糊。②其内不规则钙化增多。③周围出现软组织肿块（图 20-78A）。骨纤维异常增殖症恶变：①在骨纤维的基础上出现更广泛的骨质破坏。②骨壳残缺中断。③骨膜反应出现。④软组织肿块及骨破坏区见钙化和瘤骨 Maffucci 综合征恶变：①一般只一处发生恶变，少数多处同时发生。②在原发病变区出现溶骨性骨破坏，边缘模糊。③软组织肿块增长快，且有密度浅淡的环形、半环形或团块状钙化
CT	表现同中央型软骨肉瘤（图 20-77B ～ C，图 20-78B）

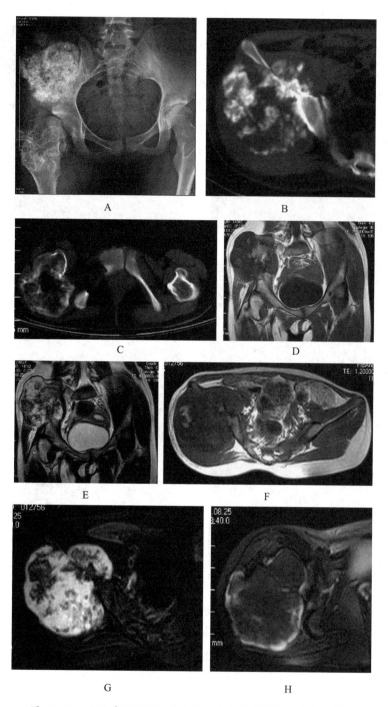

图 20-77　右髂骨继发性软骨肉瘤（多发性骨软骨瘤恶变）影像

A：X 线示右髂骨不规则骨质破坏，其内可见大量斑片状、卷发状钙化，伴有明显软组织肿块，右股骨颈骨软骨瘤　B～C：CT 平扫示右髂骨不规则骨质破坏伴明显软组织肿块，以髂骨外侧为著，病变区内可见大量斑片状及卷发状钙化，骨皮质不完整，右股骨颈"菜花状"骨软骨瘤　D～F：MRI 平扫描示右髂骨病变区及周围软组织肿块呈中等 T_1、长 T_2 信号，信号不均匀，边界不清楚，其内可见斑片状、卷发状低信号钙化。右股骨颈骨软骨瘤骨性部分与正常骨质信号一致，软骨帽呈中等长 T_1、长 T_2 信号，边界清楚

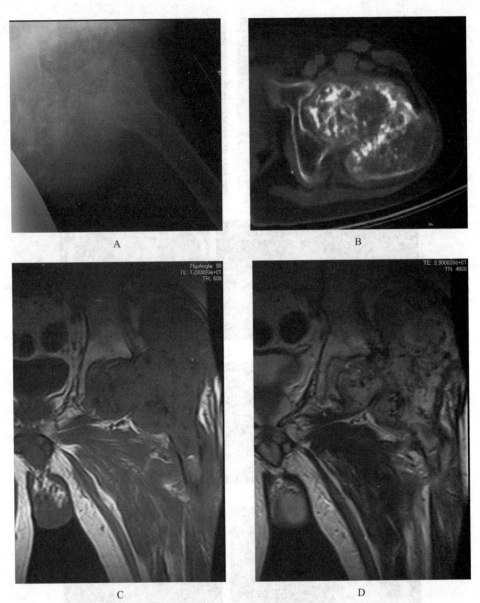

图 20-78　左股骨上端继发性软骨肉瘤（内生软骨瘤恶变）影像

A：X 线示左股骨上端不规则骨质破坏，其内可见大量斑片状、卷发状钙化　B：CT 平扫示左股骨上端不规则骨质破坏，破坏区内可见大量斑片状及卷发状钙化，骨皮质不完整　C ~ D：MRI 平扫描示左股骨病变区呈中等 T_1、中等 T_2 信号，其内可见斑点状、卷发状低信号钙化

（二）软组织软骨肉瘤

软组织软骨肉瘤又称骨外软骨肉瘤，多起源于多功能性间充质组织向软骨方向分化，组织学特征与软骨肉瘤相同，中青年多见，好发于下肢和臀部。其影像学表现见表 20-28。

表 20-28　软组织软骨肉瘤影像学表现

影像类别	影像表现
X 线	①肿瘤呈大小不一的软组织肿块。②肿块长轴与骨干一致。③肿块内棉絮样或不规则样团块状钙化，较为特征。④肿块周围可有骨性包壳。⑤可以侵及邻近骨质（图 20-79 A ～ B）
CT	①软组织肿块内团块状钙化。②肿瘤呈不均匀强化（图 20-79C）
MRI	① T_1WI 呈不均匀性低信号；T_2WI 呈不均匀性高信号。②增强扫描呈不均匀性强化（图 20-79 D ～ H）

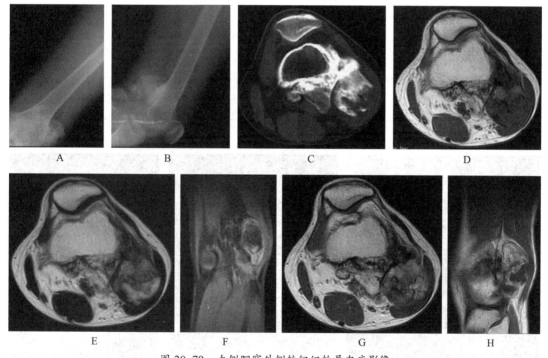

A　　　　　　　B　　　　　　　C　　　　　　　D

E　　　　　　　F　　　　　　　G　　　　　　　H

图 20-79　左侧腘窝外侧软组织软骨肉瘤影像

A ～ B：X 线示左侧腘窝外侧部可见不规则团状钙化影，边界欠清楚，邻近骨皮质不规则增生、硬化　C：CT 平扫示左腘窝外侧部不规则团状钙化影，与股骨外后侧骨皮质分界不清楚，周围软组织受推移　D ～ F：MRI 平扫描示左侧腘窝内肿块信号不均匀，软组织部分呈中等 T_1、略长 T_2 信号，钙化区呈斑点状低信号　G ～ H：MRI 增强扫描肿块呈不均匀明显强化，边界清楚

（三）去分化软骨肉瘤

去分化软骨肉瘤是一种在分化好的软骨肉瘤基础上去分化成骨细胞和成纤维细胞

的恶性肿瘤。肿瘤组织既有分化的软骨肉瘤成分，又有纤维肉瘤和骨肉瘤的特点。发病年龄国外统计平均 52 岁，国内以 10 ～ 19 岁居多。典型的临床表现为在长时间软骨肉瘤的基础上突然出现肿瘤生长加速，肿胀明显和剧痛，易发生其他部位转移。其影像学表现见表 20-29。

表 20-29　去分化软骨肉瘤影像学表现

影像类别	影像表现
X 线	①骨质破坏和软组织肿块；②既有软骨肉瘤的 X 线征象，又混有纤维肉瘤或骨肉瘤的 X 线征象；②骨病变中常有环形、半环形及点状钙化，这是软骨肉瘤特征；③形成巨大软组织肿块，且无钙化为去分化的纤维肉瘤侵入软组织所致；④形成的软组织肿块内有各种形态的钙化和瘤骨，为去分化骨肉瘤特征；⑤可发生病理性骨折（图 20-80A，图 20-81A）
CT	表现为溶骨性骨质破坏，破坏区内无钙化区和钙化区并存，可突破骨皮质，侵犯软组织，形成软组织肿块（图 20-80B ～ C，图 20-81B）
MRI	病变区呈中等 T_1、略长 T_2 信号，边界不清楚，周围软组织肿块呈略长 T_1、中等 T_2 信号。发生病理性骨折时，周围常有明显软组织水肿（图 20-81C ～ E）

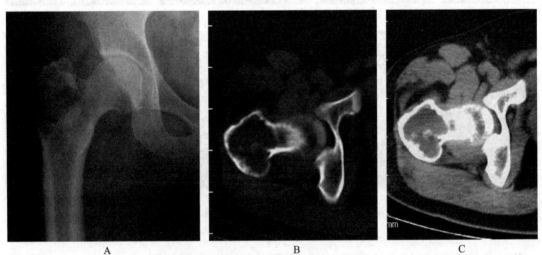

A　　　　　　　　　　　B　　　　　　　　　　　C

图 20-80　右股骨大转子去分化软骨肉瘤影像

A：X 线示右股骨大转子轻度膨胀性骨质破坏，其内密度不均匀，可见斑片状及条形钙化，
骨皮质变薄　B ～ C：CT 平扫描示右股骨大转子区膨胀性溶骨性骨质破坏，骨皮质不完整，
病变内斑片状高密度钙化区和无钙化区并存，周围无软组织肿块

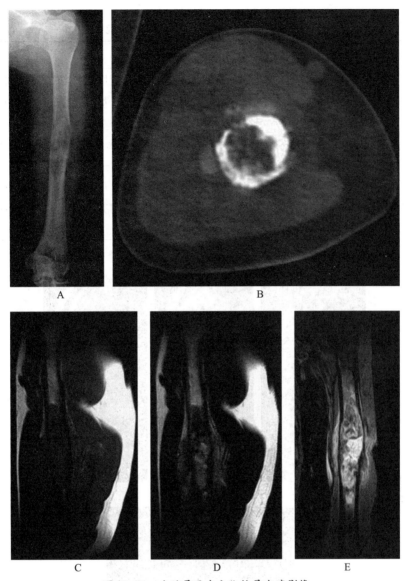

图 20-81　左肱骨干去分化软骨肉瘤影像

A：X 线示左肱骨干中段溶骨性骨质破坏，其内可见斑点状瘤骨和钙化，骨皮质不完整　B：CT 示左肱骨干溶骨性骨质破坏，皮质呈筛孔样破坏改变，其内可见斑点状瘤骨及钙化，伴随局限性软组织肿块　C ～ E：MRI 平扫描骨质破坏区于 T_1WI 上呈略低信号，其内可见斑点状更低信号，T_2WI 上呈混杂信号，斑片状高信号及低信号混杂存在，周围软组织肿块内亦可见斑片状低信号钙化区

（四）间叶性软骨肉瘤

　　间叶性软骨肉瘤又叫"间充质软骨肉瘤"，是起源于原始间充质的一种特殊类型的软骨肉瘤。电镜观察，肿瘤由两种细胞构成，一种是早期的充质细胞，另一种是向软骨分化的瘤细胞。发病年龄多在 11 ～ 20 岁，好发于躯干骨、顶骨、上颌骨等部位。其影像学表现见表 20-30。

表 20-30　间叶性软骨肉瘤影像学表现

影像类别	影像表现
X 线	①广泛的溶骨性破坏，边界模糊；②破坏区有不规则棉絮样、团块钙化；③常有病理性骨折；④早期即可出现软组织肿块，内有环形、半环形钙化；⑤可发生骨膜反应（图 20-82A，图 20-83A）
CT	病变呈不规则溶骨性骨质破坏，可有不同程度膨胀改变，病变区内多见棉絮样、团状钙化，病变突破骨皮质形成软组织肿块（图 20-83B）
MRI	病变区内信号多混杂不均匀，软骨组织呈中等 T_1、中等 T_2 信号，囊性区呈长 T_1、长 T_2 信号，边界多不清楚，周围软组织受侵犯时可有明显水肿（图 20-82B ～ D，图 20-83C ～ F）

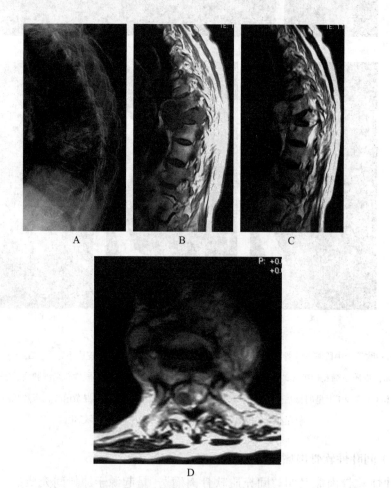

A B C D

图 20-82　胸 9 椎体间叶性软骨肉瘤影像

A：X 线示胸 9 椎体溶骨性骨质破坏，其内可见斑片状钙化，椎体呈楔形改变，T_8 椎体受侵犯，椎间隙正常　B ～ D：MRI 平扫描示胸 9 椎体呈略长 T_1、略长 T_2 信号骨质破坏，椎体呈楔形改变，椎体旁可见明显软组织肿块，信号混杂，伴有多个囊变区，其间可见多发条形低信号间隔

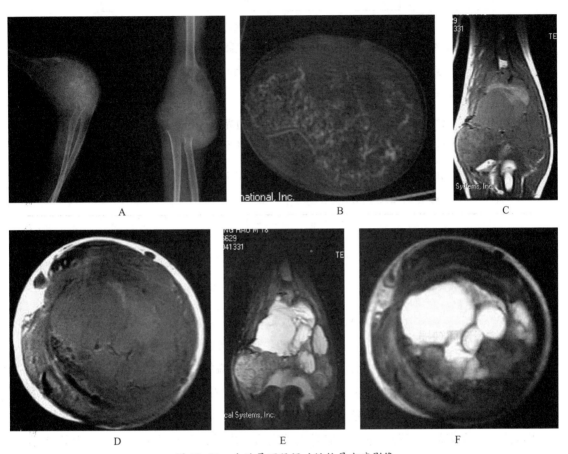

图 20-83　左肱骨下段间叶性软骨肉瘤影像

A：X 线示左肱骨下端膨胀性溶骨性骨质破坏，其内可见大量斑片状、棉絮状钙化，骨皮质

不完整，周围可见软组织肿块　B：CT 平扫描示病变区不规则骨质破坏，突破骨皮质形成软组织

肿块，病变区内大量斑片状及棉絮状钙化　C ～ F：MRI 平扫描示病变区信号混杂，实性部分

呈略长 T_1、略长 T_2 信号，大量囊性区，呈长 T_1、长 T_2 信号，病变区内可见多发条形低信号间隔

（五）透明细胞软骨肉瘤

透明细胞软骨肉瘤是软骨肉瘤的一种亚型，十分罕见，为低度恶性肿瘤，占软骨肉瘤的 2%。肿瘤成分多样，组织学主要有典型的软骨肉瘤区，有显著诊断性的透明细胞区、软骨母细胞区和多核巨细胞。肿瘤病程缓慢，预后较好。发病年龄分布广，多见于 18 ～ 55 岁之间。肿瘤好发于股骨、肱骨近端骨骺等，容易误诊为成软骨细胞瘤。其影像学表现见表 20-31。

表 20-31　透明细胞软骨肉瘤影像学表现

影像类别	影像表现
X 线	①肿瘤多位于骨骺板附近；②肿瘤破坏区边界较清，可有轻度膨胀；③骨皮质多完整，边缘骨质硬化，部分病变可突破骨皮质并形成软组织肿块，多数无骨膜反应；④可发生病理性骨折；⑤其表现可类似动脉瘤样骨囊肿、骨巨细胞瘤、良性成骨细胞瘤等（彩图 20-27A）
CT	CT 表现与 X 线相似，对病变的形态、边界、骨质破坏、骨膜反应及软组织肿块的显示更清楚，有助于对病变的定性（彩图 20-27B）
MRI	肿瘤呈等、长 T_1、长 T_2 信号，边缘骨质硬化呈低信号，周围软组织可有水肿（彩图 20-27C ～ E）

第三节　骨纤维组织肿瘤

一、纤维骨皮质缺损

纤维性骨皮质缺损又称"骨皮质缺损症""干骺端纤维性缺损"，是一种非肿瘤性纤维性病变，现认为本病可能是儿童发育期中的正常变异，大多能自行消失，如不消失继续扩大，进入髓腔，则可能成为非骨化性纤维瘤。主要组织成分为较密集的成纤维细胞，绝大多数位于股骨远端和胫骨近端内后侧皮质，多见于 5 ～ 14 岁。其影像学表现见表 20-32。

表 20-32　纤维性骨皮质缺损影像学表现

影像类别	影像表现
X 线	①病变多位于干骺端；②呈椭圆形或圆形透亮骨缺损；③其纵轴与骨干长轴一致；④病变长约 1 ～ 4cm；⑤骨缺损边缘硬化、清晰（图 20-84A）；⑥病变可一处消失，另一处扩大
CT	①干骺端骨皮质骨缺损，边缘硬化，清晰，无明显膨胀；②周围可有轻度软组织肿胀（图 20-85，彩图 20-28A ～ B）
MRI	①T_1WI 上早期病灶信号呈肌肉样、脂肪样不等，边缘线样低信号；②中期呈多囊性改变，囊间隔呈更低信号，囊内 T_1WI 及 T_2WI 上均为低信号，增强扫描病灶边缘强化；③晚期病灶骨化呈均匀低信号，逐渐转化为正常骨髓信号（图 20-84B ～ D）

续表

影像类别	影像表现
ECT	病变区多无异常放射性核素摄取，部分病变边缘可有轻度异常放射性核素摄取（彩图 20-28C ~ D）

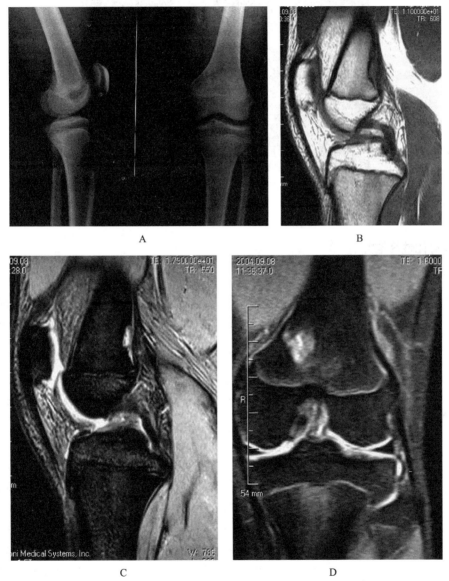

A

B

C

D

图 20-84 左股骨远侧干骺端后侧生理性纤维骨皮质缺损影像

A：X 线示左股骨远侧干骺端内后侧骨皮质呈碟形骨质缺损，边界清楚，边缘骨质硬化

B ~ D：MRI 平扫描示病变区呈略长 T_1、长 T_2 信号，脂肪抑制序列 PDWI 上呈明显高信号

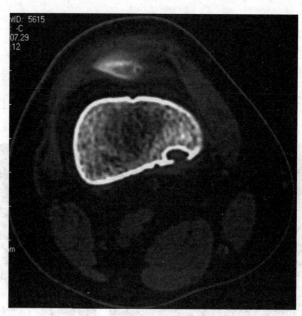

图 20-85　右股骨远侧干骺端内后侧生理性纤维骨皮质缺损 CT 影像

CT 平扫描示右股骨远侧干骺端内后侧骨皮质呈"碟"形骨质缺损，边缘骨质硬化

二、非骨化性纤维瘤

非骨化纤维瘤又叫"单发性黄色瘤""黄色纤维瘤"等，是由成熟的非成骨性结缔组织发生的良性肿瘤。肿瘤的主要成分为梭形结缔组织细胞，无成骨活动。好发于青少年，以四肢长骨多发，尤以胫骨、股骨常见（线图 20-15）。其影像学表现见表 20-33。

表 20-33　非骨化性纤维瘤影像学表现

影像类别	影像表现
X 线	①根据病变部位和扩张方向不同分为皮质型（偏心型）和髓腔型（中心型）。②皮质型：多发于长骨干骺部及骨干，起于骨皮质呈偏心性扩张，单囊或多囊膨胀性改变，无死骨及钙化，边缘呈分叶或呈波浪状，局部皮质膨胀变薄，其内缘突入髓腔，但不累及对侧皮质（图 20-86A，图 20-87A，彩 20-29A）。③髓腔型：多发生于长骨干骺部及骨端，起源于骨髓腔而呈骨内对称性扩展，病变主要侵犯松质骨，呈单囊或多囊，单囊者密度均匀一致，多囊者有不规则骨性间隔或骨嵴，病变边缘轻度硬化，局部骨皮质变薄（彩图 20-29A）
CT	①病灶内密度低于肌肉组织。②增强扫描无强化。③病灶边缘、大小显示较 X 线清晰（图 20-86B，彩图 20-29B，彩图 20-30A ～ C，彩图 20-31A ～ C）

续表

影像类别	影像表现
MRI	①多数病灶 T_1WI 及 T_2WI 均呈低信号。②如细胞成分明显多于胶原纤维，则 T_2WI 表现为高信号。③含铁血黄素于 T2WI 上呈低信号。④病变边缘骨质硬化，与骨皮质信号相似（图 20-86C ～ E，图 20-87B ～ E，彩图 20-29C ～ G）
ECT	病变区多有异常放射性核素摄取，尤以病变区边缘为著，病变区内有骨化倾向时，骨质破坏区亦可有放射性核素摄取，摄取区一般不超出病变区边缘（彩图 20-30D ～ F，彩图 20-31D ～ G）

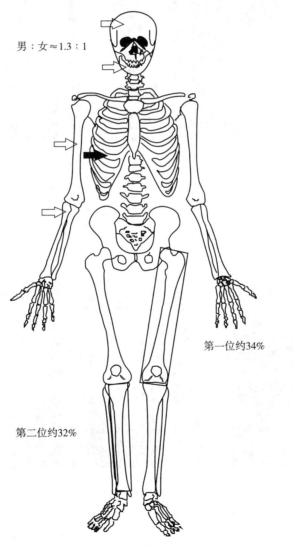

男：女≈1.3：1

第一位约34%

第二位约32%

线图 20-15　非骨化性纤维瘤的分布模式图

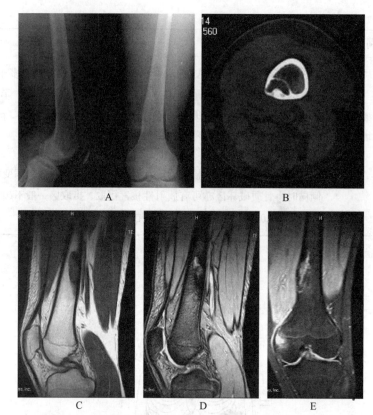

图 20-86　左股骨远侧干骺端内后侧非骨化性纤维瘤影像

A：X 线示左股骨下段内后侧骨皮质内可见偏心性轻度膨胀性骨质破坏，边缘可见骨质硬化环，

边界清楚　B：CT 平扫描示左股骨下段内后侧骨皮质呈不规则囊状骨质破坏，边缘骨质硬化，

并向骨髓腔内膨隆　C ～ E：MRI 平扫描示左股骨远侧干骺端内后侧病变区呈等 T_1、

长 T_2 信号，于 T_2WI 上信号欠均匀，边界清楚

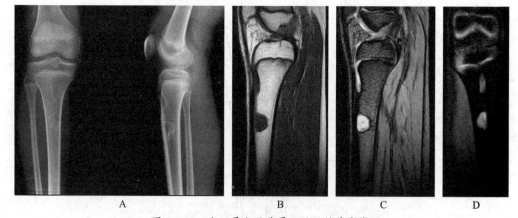

图 20-87　右胫骨上段非骨化性纤维瘤影像

A：X 线示右胫骨股骨下段骨皮质内可见偏心性轻度膨胀性囊状骨质破坏，边缘可见骨质

硬化环，病变区向骨髓腔内膨隆，边界清楚　B ～ E：MRI 平扫描示病变区呈长 T_1、

长 T_2 信号，于脂肪抑制序列 PDWI 上呈明显高信号

三、骨化性纤维瘤

骨化性纤维瘤又称"成骨性纤维瘤""纤维性肉瘤"。由纤维组织和骨组织构成，肿瘤发生于髓腔，具有向骨质及纤维组织双向发展的特点，一方面有纤维组织瘤性增生，另一方面又有瘤骨形成，好发于 20～30 岁女性，多累及颌骨、颅骨及长骨，胫骨多见（线图 20-16）。其影像学表现见表 20-34。

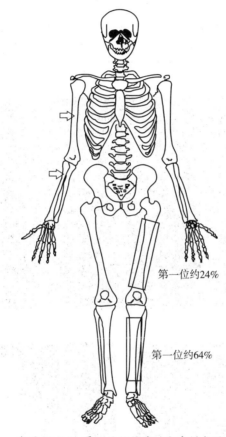

第一位约24%

第一位约64%

线图 20-16　骨化性纤维瘤的分布模式图

表 20-34　骨化性纤维瘤影像学表现

影像类别	影像表现
X 线	①累及颌面骨及颅骨者，临床表现：类圆形或不规则形破坏区，单房或多房，膨胀较明显，瘤灶边缘硬化清晰。其病变内以纤维组织为主，透亮明显，后期以瘤骨为主，密度较高。②累及长骨者表现为病变多累及骨干，并向骨端蔓延，以向骨干近端蔓延较明显，病变不超越骨骺线，病灶大小 2.5～15cm 不等，病变呈单囊或多囊改变。早期囊内密度较低，后期密度较高，骨皮质膨胀变薄，有的皮质增厚，病变范围广泛者，可致患者畸形（图 20-88A，图 20-89A～B，图 20-90A，图 20-91A）

续表

影像类别	影像表现
CT	①肿瘤呈卵圆形骨缺损。②硬化缘多厚薄不一。③囊内可见骨化程度不一的高密度影和致密的骨性间隔（图 20-88B ～ C，图 20-89C，图 20-90B，图 20-91B，彩图 20-32A）
MRI	病变区的囊性部分于 T_1WI 上呈低信号，T_2WI 上呈高信号，纤维成分及骨化区均呈等低信号，增强扫描明显强化（图 20-89D ～ G，图 20-91C ～ D）
ECT	病变区呈明显片状异常放射性核素摄取，骨化区尤为显著，囊性区无放射性核素摄取，当纤维性成分具有骨化倾向时可有放射性核素摄取（彩图 20-32B ～ C）

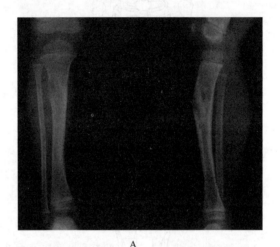

A

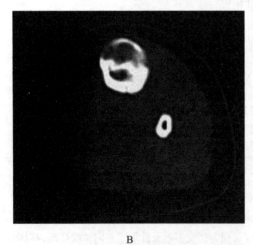

B

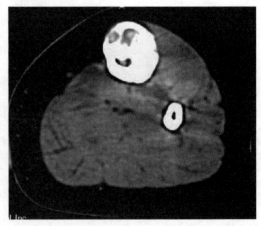

C

图 20-88　右胫骨上段骨化性纤维瘤影像

A：X 线示右胫骨上段多发囊状低密度区，边缘骨质硬化，病变区轻度膨胀并向

骨髓腔内扩展　B ～ C：CT 示骨皮质内多发卵圆形骨质破坏，边缘骨质硬化，

向骨髓腔内扩展，破坏区内可见小斑片状高密度影，未见明显软组织肿块

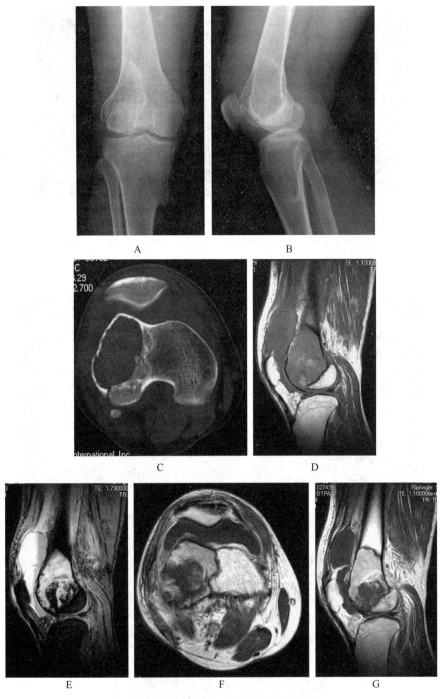

图 20-89 右股骨外髁骨化性纤维瘤

A ~ B：X 线示右股骨外髁偏心性轻度膨胀性囊状骨质破坏，其内可见条形骨性间隔，边缘骨质硬化；右胫骨近侧干骺端内侧骨软骨瘤 C：CT 平扫描示右股骨外髁偏心性囊状骨质破坏，轻度膨胀，骨皮质断裂，其内可见斑片状略高密度影，关节腔内积液 D ~ E：MRI 平扫描示股骨外髁病变区呈略长 T_1、长 T_2 信号，信号不均匀，其内可见斑片状低信号，关节腔内大量积液，并可见液 – 液平面 F ~ G：MRI 增强平扫描示病变区呈明显不均匀强化，病变区近关节面未见明显强化

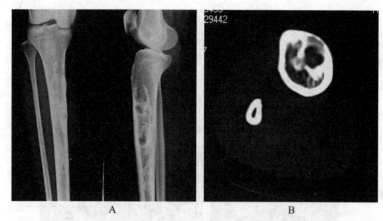

图 20-90　右胫骨中上段骨化性纤维瘤影像

A：X 线示右胫骨中上段多发囊状轻度膨胀性骨质破坏，边缘骨质硬化　B：CT 平扫描示
右胫骨囊状骨质破坏，其内斑片状钙化，边缘骨质硬化，病变区向骨髓腔内扩展

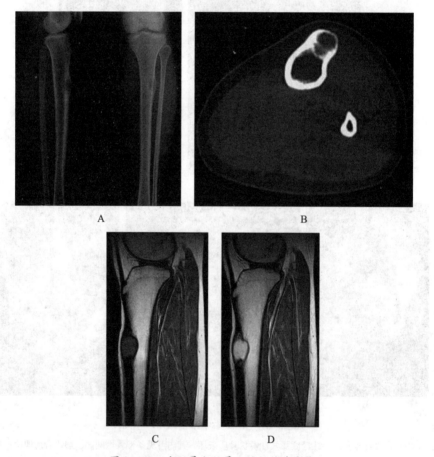

图 20-91　左胫骨上段骨化性纤维瘤影像

A：X 线示左胫骨外前侧骨皮质内膨胀性囊状骨质破坏，边缘骨质硬化，骨皮质变薄，其内密度均匀

B：CT 平扫描示左胫骨外前侧骨皮质内囊性膨胀性骨质破坏，似"戒指"状，破坏区内未见明显骨化

C～D：MRI 平扫描示病变区呈均匀长 T_1、长 T_2 信号，周围骨质硬化缘呈明显低信号

四、骨硬纤维瘤

骨硬纤维瘤又叫"成纤维性纤维瘤""骨韧带样纤维瘤"，是一种以肿瘤细胞产生丰实胶原纤维为特征的良性肿瘤，好发于 11 ~ 30 岁，多累及股骨、胫骨等（线图 20-17），部分病人碱性磷酸酶轻度增高。其影像学表现见表 20-35。

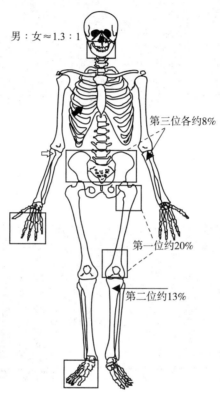

男：女≈1.3：1

第三位各约8%

第一位约20%

第二位约13%

线图 20-17　骨硬纤维瘤的分布模式图

表 20-35　骨硬纤维瘤影像学表现

影像类别	影像表现
X 线	①肿瘤多位于长骨干骺端，并有向骨干发展趋势。②病灶呈囊状改变，其内可见粗大骨嵴形成间隔。③骨皮质膨胀变薄。④边缘可有硬化缘。⑤少数呈弥漫性溶骨性破坏，骨皮质吸收，似恶性肿瘤。⑥不少病例突出骨皮质形成软组织肿块。⑦少数可伴有骨膜反应。⑧肿瘤发展至骨化阶段可形成树枝状骨质增生（图 20-92A ~ B，图 20-93A）
CT	①肿瘤呈膨胀性或溶骨性骨质破坏。②可有分房状改变，骨皮质变薄、硬化，边缘清楚。③无明显骨膜反应。④偶可突破骨皮质侵犯软组织，可发生病理性骨折（图 20-93B ~ C）
MRI	病变区于 T_1WI 上的信号强度与周围肌肉对比呈等信号或略低信号；T_2WI 上呈显著低信号，该表现具有诊断和鉴别诊断意义（图 20-92C ~ D，图 20-93D ~ G）

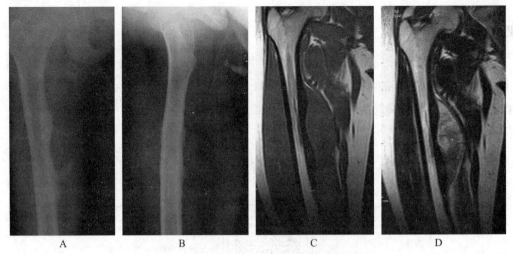

图 20-92　右股骨中段骨硬纤维瘤影像

A～B：X 线示右股骨中段内侧软组织肿块，骨皮质受压呈浅碟样改变，周围骨质硬化，骨膜呈树枝

样增生　C～D：MRI 平扫描，T_1WI 上软组织肿块呈等低信号，股骨内侧皮质可见压迹，骨膜

增生呈低信号，骨髓腔内骨破坏呈线条样低信号，T_2WI 上软组织肿块呈混杂高信号，边界清楚

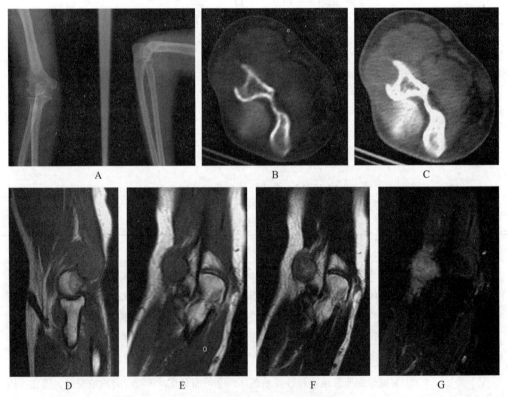

图 20-93　右肘关节硬纤维瘤影像

A：X 线示右肱骨外髁局限性弧形压迹样改变，边缘骨质硬化，外侧可见软组织肿块　B～C：CT 平扫描示右肱

骨外髁弧形骨质缺损，其外侧可见类圆形软组织肿块，与肌肉密度相似　D～G：MRI 平扫描示肱骨外髁病变区

软组织肿块呈等 T_1、略长 T_2 信号，于脂肪抑制序列 T_2WI 上呈高信号，周围软组织片状水肿

五、骨膜硬纤维瘤

骨膜硬纤维性纤维瘤又称骨膜成纤维瘤，为发生于骨膜的硬纤维瘤。组织学表现与骨的硬纤维瘤相同，多见于儿童和青少年，可能与反复劳损有关，易累及股骨下端和骨近端。其影像学表现见表 20-36。

表 20-36　骨膜硬纤维瘤影像学表现

影像类别	影像表现
X 线	①肿瘤起自骨旁。②早期在长骨干骺端，软组织肿块骨侵蚀或有不规则骨膜反应。③以后骨皮质可出现表浅的凹陷性压迹，亦可破坏骨皮质（图 20-94A）
CT	显示软组织肿块及骨侵蚀情况更清晰（图 20-94B）
MRI	①病变区于 T_1WI 上呈低信号，T_2WI 上呈高信号。②增强扫描明显强化，早期动态增强扫描时间 – 信号强度曲线为快速爬升型（图 20-94C ～ E）

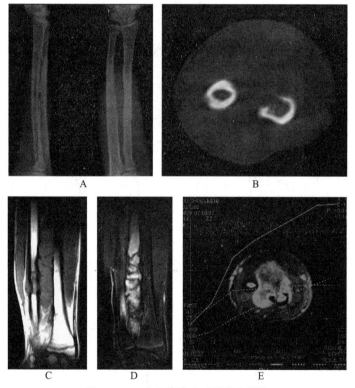

图 20-94　右尺骨骨膜硬纤维瘤影像

A：X 线示右尺骨中下段广泛性骨质破坏，骨干变形，皮质不规则，周围巨大软组织肿块，桡骨受压，骨膜增生　B：CT 平扫描示右尺骨中下段不规则骨质破坏，其外侧可见类圆形软组织肿块，与肌肉密度相似　C ～ D：MRI 平扫描示骨质破坏区及其周围软组织肿块呈等 T_1、略长 T_2 信号，其内见线样低信号间隔　E：MRI 早期动态增强扫描，病变区的时间 – 信号强度曲线呈速升型

六、骨纤维肉瘤

　　骨纤维肉瘤是起源于成间叶性纤维组织的恶性肿瘤，分为原发性和继发性两种，原发性者又分为中央型和周围型。中央型起自髓腔骨内膜，周围型起自骨外膜；继发性纤维肉瘤多继发于畸形性骨炎、骨纤维异常增殖症、骨巨细胞瘤、骨髓炎和造釉细胞瘤等。本病可单发、亦可多发，亦可同时伴有内脏及软组织多发病灶（线图 20-18）。病理改变大致可分为分化良好与分化不良两种。其影像学表现见表 20-37。

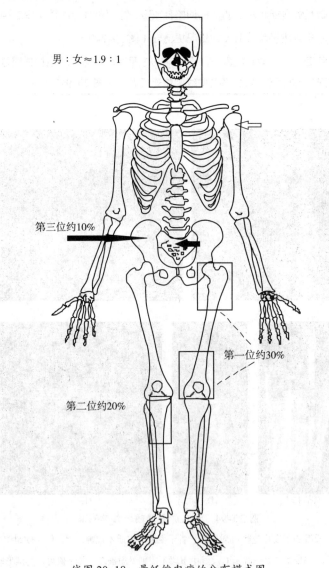

男：女≈1.9：1

第三位约10%

第一位约30%

第二位约20%

线图 20-18　骨纤维肉瘤的分布模式图

表 20-37 骨纤维肉瘤影像学表现

影像类别	影像表现
X 线	中央型：①肿瘤好发于股骨及胫骨。②骨破坏：分化较好者，表现为髓腔内中心性或偏心性轻度膨胀性骨质破坏，呈虫蚀状、地图样或弥漫性骨破坏。分化不良者，呈斑片状溶骨性破坏，边缘模糊，境界不清，严重者骨干完全溶解消失。③破坏区偶见絮状瘤骨和钙化斑点。④肿瘤穿破骨皮质形成软组织肿块，但很少见到钙化及瘤骨。⑤骨质破坏区周围多无骨膜反应，少数病变可有少量骨膜反应。⑥病理性骨折常见。⑦血管造影，多数可见来自病变周围软组织的异常血管，表现为血管增多、不规则，粗细不均（图 20-95，图 20-96，图 20-97，图 20-98A～B，图 20-100A，图 20-101A～B） 周围型：①皮质旁软组织肿块；②邻近骨受压迫或侵蚀；③少量骨膜增生 继发型：较罕见，在原发良性病变的基础上，出现骨质溶解破坏、软组织肿块及骨膜反应等恶性表现（图 20-99A～B）
CT	能更清楚的显示骨质破坏及软组织肿块的情况。①中央型：髓腔内溶骨性破坏，穿破骨皮质时形成软组织肿块，少有钙化。②周围型：皮质旁软组织肿块，肿块内可有坏死灶和钙化（图 20-98C～D，图 20-99C，图 20-100B）
MRI	肿瘤于 T_1WI 上多呈低信号，T_2WI 上呈高信号，信号强度与瘤内纤维成分比例及肿瘤细胞分化程度有关，分化良好者呈低信号，分化较差者呈高信号，且信号不均（图 20-99D～F，图 20-100C～E，图 20-101C～F）
ECT	肿瘤破坏区内多无异常放射性核素摄取，破坏区边缘骨质内可见少量斑片状异常放射性核素摄取，发生病理性骨折时，骨折端放射性核素分布增加

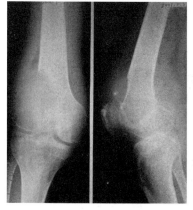

图 20-95 右股骨外髁纤维肉瘤 X 线影像

右股骨外髁溶骨性骨质破坏，边界不清晰，其内未见明显瘤骨及钙化，未见明显骨膜反应，可见软组织肿块

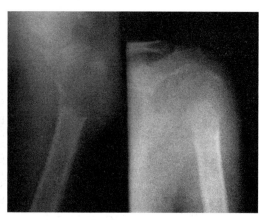

图 20-96 左肱骨近端纤维肉瘤 X 线影像

左肱骨近端溶骨性骨质破坏，边界不清楚，外侧可见软组织肿块，破坏区内未见成骨及骨膜反应

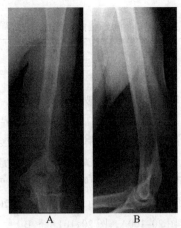

图 20-97　左肱骨下段纤维肉瘤 X 线影像

A ～ B：左肱骨下段大范围偏心性溶骨性骨质破坏，边界模糊，

周围见软组织肿块，未见成骨及骨膜反应

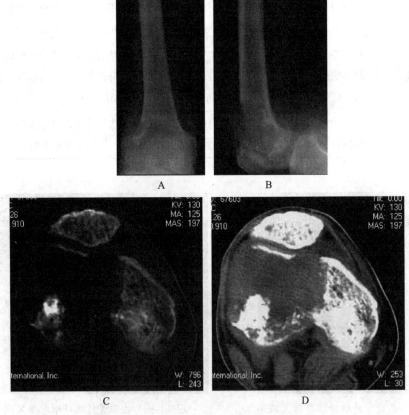

图 20-98　右股骨下段纤维肉瘤影像

A ～ B：X 线示右股骨下段偏心性溶骨性骨质破坏，边界不清，周围可见软组织肿块，

未见明显成骨及骨膜反应　C ～ D：CT 平扫描示右股骨外髁溶骨性骨质破坏，

突破骨皮质形成软组织肿块，未见明显骨膜反应

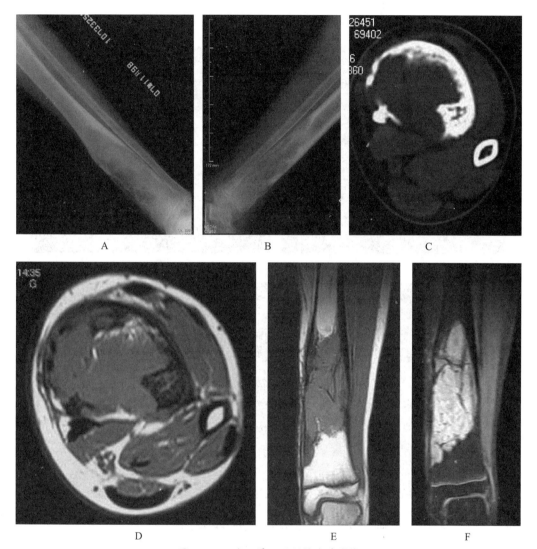

图 20-99　左胫骨下段纤维肉瘤影像

A～B：X 线示左胫骨下段膨胀性囊状骨质破坏，边界不清，其内可见条形骨性间隔，骨皮质不完整

C：CT 平扫描示左胫骨下段偏心性溶骨性骨质破坏，边缘骨质轻度硬化，骨皮质不完整，未见

明显软组织肿块　D～F：MRI 平扫描示左胫骨下段膨胀性溶骨性骨质破坏，破坏区内呈略长 T_1、

长 T_2 信号，边界不清楚，其内可见多发条形低信号间隔，未见明显软组织肿块及骨膜反应

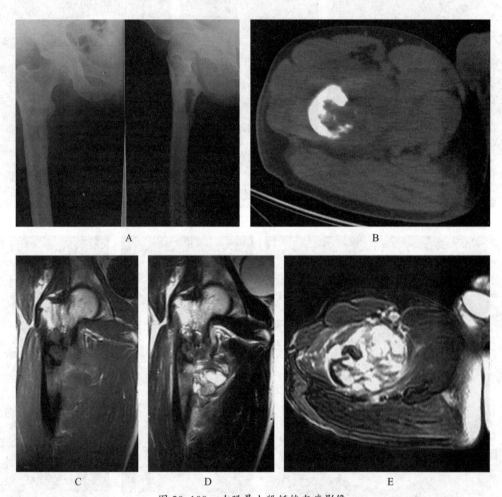

图 20-100　右股骨上段纤维肉瘤影像

A：X 线示右股骨上段溶骨性骨质破坏，边界模糊，边缘可见少量骨膜反应

B：CT 平扫描示右股骨上段偏心性溶骨性骨质破坏，骨皮质不完整，可见较大的软组织肿块

C ～ E：MRI 平扫描示病变区呈略长 T_1、略长 T_2 信号，边界不清楚，信号不均匀，其内可见
斑片状低信号，软组织肿块于 T_1WI 上可见斑片状高信号，T_2WI 上可见多发囊状高信号

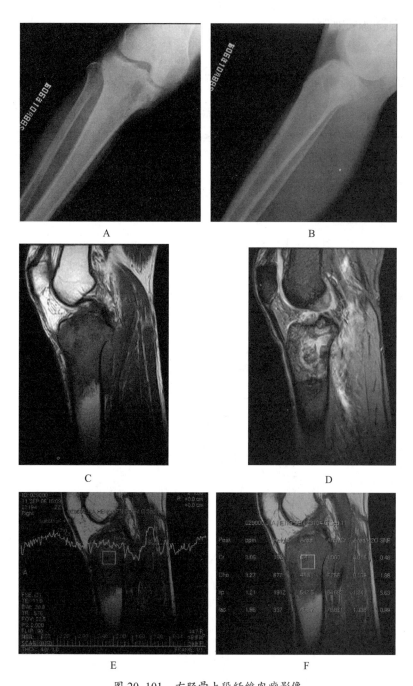

图 20-101　右胫骨上段纤维肉瘤影像

A ～ B：X 线示右胫骨上段内侧溶骨性骨质破坏，边界模糊，未见明显骨膜反应

C ～ D：MRI 平扫描示病变区呈略长 T_1、略长 T_2 信号，边界不清楚，信号不均匀，周围软组织水肿

E ～ F：MRS 示 NAA 峰降低，LAC 峰略显增高

第四节　骨髓源性肿瘤

一、尤文瘤

尤文瘤是一种起源于骨髓间充质性结缔组织的恶性肿瘤，以四肢长骨多见（线图20-19），好发于 5～30 岁。患者多有患肢疼痛、局部软组织肿胀，部分有乏力、低热、白细胞增高、血沉增快及贫血等全身症状，酷似骨髓炎表现。肿瘤早期即可发生血行转移，对放疗非常敏感。其影像学表现见表 20-38。

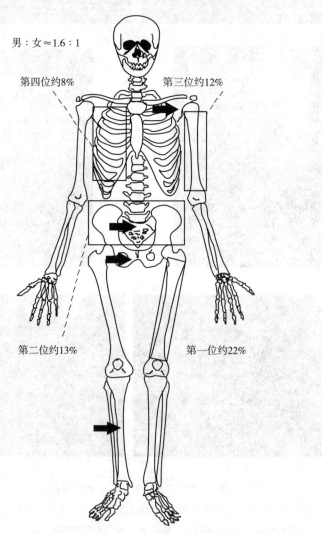

男：女≈1.6∶1

第四位约8%　　　　　第三位约12%

第二位约13%　　　　　第一位约22%

线图 20-19　尤文瘤的分布模式图

表 20-38　尤文瘤影像学表现

影像类别	影像表现
X 线	长骨：①骨干中心型：较多见。早期髓腔中心呈斑点状、斑片状溶骨性骨质破坏，呈虫蚀状或鼠咬状，或出现少量平行骨膜反应，伴发软组织肿块。中期髓腔破坏明显扩大，产生大量葱皮样骨膜反应；部分可见放射样骨针和 Codman 三角。晚期如治疗不及时，病变沿骨干迅速广泛蔓延。②骨干皮质型：骨皮质外层有不同程度的破坏，骨皮质内层常保持完整，软组织肿块常很大，层状或放射状骨膜反应。③干骺端中心型：较少见，X 线表现与骨干中心型相似。不同点：一是部位不同，二是在骨破坏区有骨质硬化现象。④干骺边缘型：表现类似骨肉瘤（图 20-102 ～图 20-103，图 20-104A，图 20-105A）脊椎：①椎体广泛骨质破坏；②椎体楔形变，脊柱成角畸形。③椎间隙常保持正常；④椎旁软组织肿块；⑤常累及多个椎体及附件。骨盆、肩胛骨：①骨质破坏呈圆形或卵圆形，表现为斑片状或泡沫状；②破坏区可有絮状瘤骨；③部分有钙化、层状或针状骨膜反应；④常伴有软组织肿块，如肋骨骨质破坏、胸腔内形成肿块、伴发胸腔积液
CT	①骨髓腔内弥漫性骨质破坏，尤其对早期骨质破坏显示较好；②葱皮样或日光样骨膜反应；③软组织肿块（图 20-104B，图 20-105B ～ C）。④增强扫描肿瘤呈不均匀强化。⑤肺部可早期检出细小的转移结节灶
MRI	①骨髓腔内的异常信号，在 T_1WI 上呈低信号，T_2WI 呈高信号，可伴有出血，于 T_1WI 及 T_2WI 上均呈高信号，瘤周水肿呈长 T_1、长 T_2 信号；②增强扫描肿瘤多不均匀强化，出血及坏死区无强化；③ MRI 能在尚未骨质破坏及骨膜反应时发现病灶，并能清晰的显示肿瘤的范围、边界及周围软组织侵犯情况（图 20-104C ～ I，图 20-105D ～ F）
ECT	①病变区及周围软组织内可有明显异常放射性摄取，尤以骨膜反应区为著；②全身骨显像能早期发现远处骨骼的转移；③ SPECT/CT 融合显像能从解剖和功能两方面观察肿瘤的成骨反应及血供情况，依据放射性摄取的具体部位及形态可帮助肿瘤的定性诊断

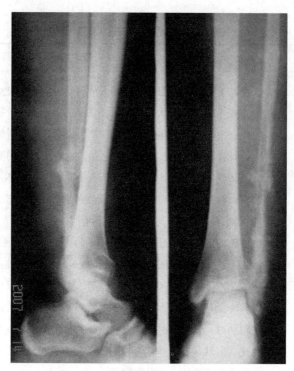

图 20-102　左腓骨下段尤文瘤 X 线影像

左胫腓骨中下段可见虫蚀状骨质破坏，骨髓腔不规则，
周围可见短毛刷样骨膜反应，并可见病理性骨折，周围软组织肿块形成

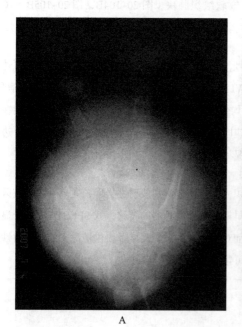

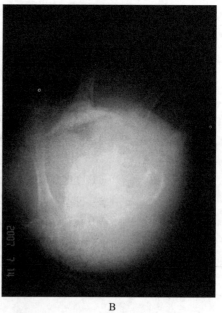

A　　　　　　　　　　　　　　　　B

图 20-103　左手第三掌骨尤文瘤 X 线影像

左手第三掌骨虫蚀状溶骨性骨质破坏，边界模糊，部分骨质溶解消失，
邻近掌骨受波及，可见巨大软组织肿块

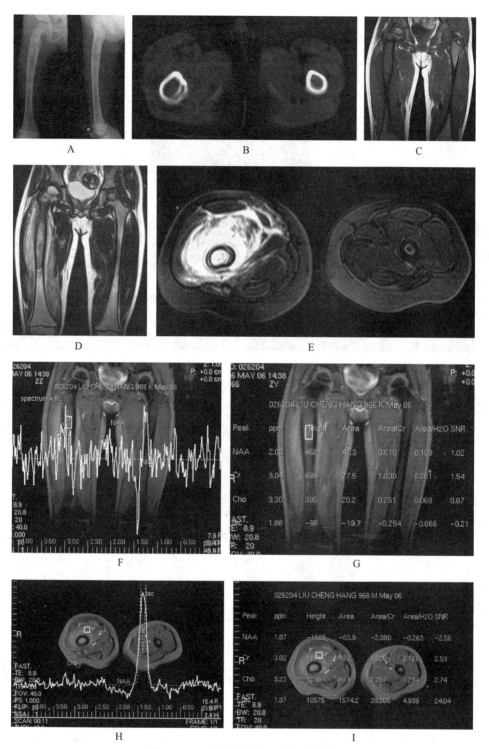

图 20-104 右股骨中上段尤文瘤影像

A：X 线示右股骨中上段溶骨性破坏，髓腔扩大，内缘不规则，软组织肿胀 B：CT 平扫描示右股骨髓腔扩大，后内侧皮质可见骨质破坏 C ～ E：MRI 平扫描示病变区呈长 T_1、长 T_2 信号，边界不清楚，髓腔扩大，周围软组织呈弥漫性长 T_1、长 T_2 信号水肿 F ～ I：MRS 显示 Lac 峰明显增高

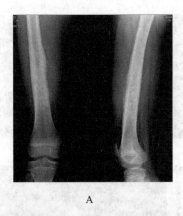

A

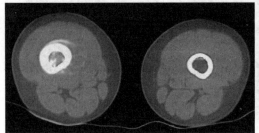

B

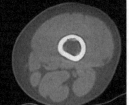

C

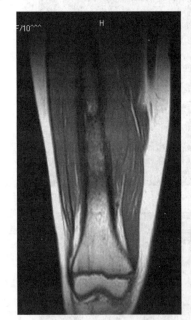

D

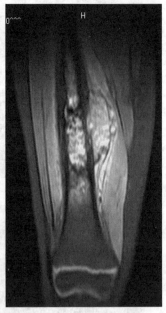

E

F

图 20-105　右股骨中段尤文瘤影像

A：X线示右股骨中段溶骨性骨质破坏，骨皮质不完整，骨髓腔密度增高，可见葱皮样

骨膜反应及 Codman 三角，伴有软组织肿块形成　　B～C：CT平扫描示右股骨中段骨髓腔密度

增高，内侧骨皮质破坏，周围可见层状骨膜反应，连续性中断，并伴软组织肿块形成

D～F：MRI平扫描示病变区呈长 T_1、混杂 T_2 信号，边界模糊，内侧可见丘形骨膜反应，

并可见中等 T_1、混杂 T_2 信号软组织肿块影，于脂肪抑制序列 PDWI 上病灶呈明显高信号，边界模糊

二、髓外尤文瘤

髓外尤文瘤又称"骨外尤文瘤",临床比较少见。病理上肿瘤呈不规则分叶状,有假包膜,可有钙化,出血及坏死。发病年龄平均为 20 岁左右,较骨尤文瘤大。全身症状同骨尤文瘤。多见于脊柱旁、腹膜后及四肢软组织。其影像学表现见表 20-39。

表 20-39 髓外尤文瘤影像学表现

影像类别	影像表现
X 线	①病变区示大小不等的软组织肿块,边界不清;②大多不累及骨;③少数出现邻近骨压迫性硬化;④无骨膜破坏及葱皮样骨膜反应

三、单发性骨髓瘤

单发性骨髓瘤又叫"孤立性骨髓瘤""单发性浆细胞瘤",好发于中老年,可累及全身各个骨骼(线图 20-20)。其诊断标准为:①单骨,单病灶,活检证实为骨髓瘤;②全身症状、体征不明显;③尿本周氏蛋白阴性;④多次骨髓检查常为阴性结果;⑤其他骨骼无异常 X 线改变;⑥三年随访病灶无扩散。其影像学表现见表 20-40。

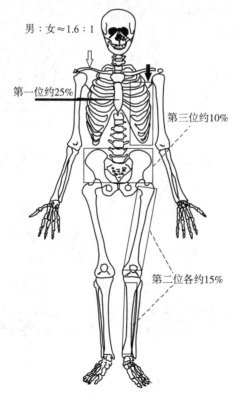

男:女≈1.6:1

第一位约25%

第三位约10%

第二位各约15%

线图 20-20 单发性骨髓瘤的分布模式图

表 20-40　单发性骨髓瘤影像学表现

影像类别	影像表现
X线	①早期呈范围较小的松质骨破坏；②随病变进展，肿瘤可呈单房型、多房型、溶骨型和硬化型表现；③单房型和多房型边界清楚，轻度膨胀，且多房内有明显骨性间隔，呈皂泡状；④溶骨型表现为虫蚀样或大片状骨质破坏；⑤硬化型表现为全病灶硬化或溶骨性骨质破坏伴硬化；⑥可伴有软组织肿块（图 20-106A，图 20-107A～B）
CT	CT扫描对显示病变的形态、范围、内部结构及周围软组织侵犯情况更有优势，尤其对复杂解剖部位病变的显示更清楚，其表现与X线相似（图 20-106B～E，图 20-107C，图 20-108）
MRI	MRI能直接显示骨髓的情况，对发生骨髓瘤的骨骼能更清楚的显示病变，病变区的信号多较均匀，T_1WI 上呈略低信号，T_2WI 上信号略高，周围软组织肿块呈类似信号表现（图 20-108D～F）
ECT	骨髓瘤所引起的骨质破坏多无放射性核素摄取，少数病变周围骨质有修复反应时可有放射性核素摄取。由于多数病变并无放射性核素摄取。因此，进行核素扫描时常导致假阴性结果，容易漏诊，应引起注意

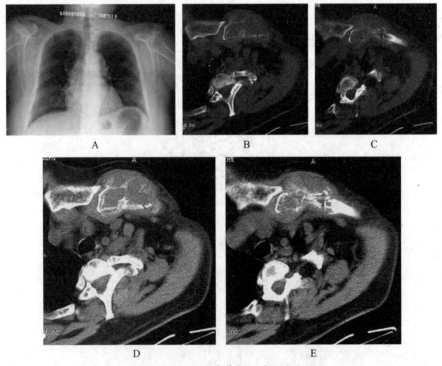

图 20-106　左锁骨单发性骨髓瘤影像

A：X线示左锁骨胸骨端溶骨性骨质破坏，边界不清楚　B～E：CT平扫描示左锁骨胸骨端膨胀性溶骨性骨质破坏，呈多房状，其内有骨性间隔，似皂泡状，周围伴有明显软组织肿块

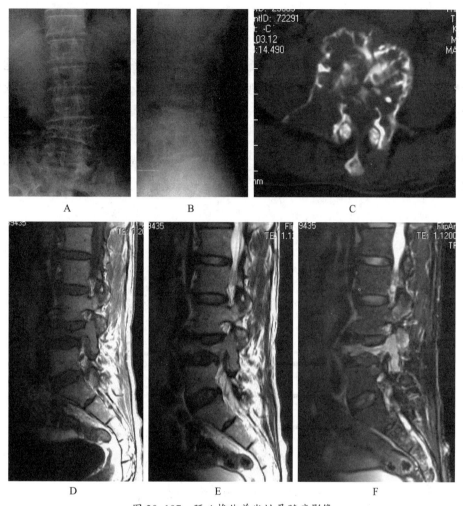

图 20-107　腰 4 椎体单发性骨髓瘤影像

A～B：X 线示腰 4 溶骨性骨质破坏，椎体压缩骨折、变扁，椎间隙正常　C：CT 平扫描示
腰 4 椎体及附件膨胀性溶骨性骨质破坏，呈多房状改变，其内可见骨性间隔，骨皮质不完整，
周围未见明显软组织肿块，椎管受压变窄　D～F：MRI 平扫描示腰 4 椎体病变区呈均匀
略长 T_1、略长 T_2 信号，于脂肪抑制序列 T_2WI 上呈高信号

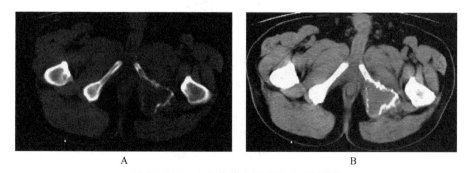

图 20-108　左坐骨单发性骨髓瘤 CT 影像

A～B：CT 平扫描示左坐骨膨胀性溶骨性骨质破坏，呈单房状，骨皮质不完整，周围伴有软组织肿块

四、多发性骨髓瘤

　　多发性骨髓瘤又称"骨髓瘤病"，通常称"骨髓瘤"，系起源于骨髓网状细胞的恶性肿瘤，组织学分为浆细胞型（小细胞型）和网状细胞型（大细胞型）。好发于含红骨髓的骨骼中，扁骨以头颅、脊椎、骨盆、胸椎多见，长骨以肱骨和股骨近端多见（线图 20-21）。典型临床表现有疼痛、贫血、软组织肿块、慢性肾功能衰竭、肺及泌尿系感染等，实验室检查红细胞减少、血沉增快、尿中出现本周氏蛋白，球蛋白增加，白球比倒置，骨髓相对诊断有决定性意义。其影像学表现见表 20-41。

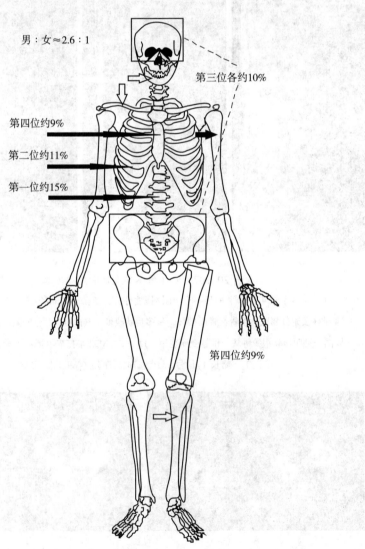

线图 20-21　多发性骨髓瘤的分布模式图

表 20-41　多发性骨髓瘤影像学表现

影像类别	影像表现
X 线	骨髓瘤的 X 线表现多种多样，可分为骨质正常型、骨质疏松型和骨质破坏型。①骨质正常型：10%～15% 的病变骨质无明显变化。②骨质疏松型：骨质疏松伴骨小梁破坏。③骨质破坏型：颅骨：较多见，破坏大小不一，呈多发穿凿状，边界清楚或模糊。脊柱：以下胸椎和腰椎多见，受累椎体早期骨质疏松，呈网眼状，随后出现椎体压缩骨折，极少数呈皂泡样改变。骨盆：骨盆诸骨多发圆形或椭圆形穿凿状或鼠咬状骨质破坏（图 20-109，图 20-110A，图 20-111A～C，图 20-112A～B，彩图 20-33A～B）。肋骨：表现为骨质疏松合并局限性或广泛性骨质破坏，易发生病理性骨折。长骨：多发生于股骨、肱骨骨髓腔，呈囊状破坏或大片溶骨性破坏。④少数病例呈骨质硬化型：表现为单纯骨质硬化，或囊状破坏区周围弥漫性骨质硬化（图 20-113）。⑤骨质破坏区周围可有不同程度的软组织肿块。⑥血管造影：表现为异常血管增多、供血动脉增粗、动静脉瘘等
CT	CT 表现与 X 线并无明显区别，CT 可显示 X 线平片中显示不清楚的骨质破坏，对骨质破坏的形态、边界、内部结构及周围骨质、软组织侵犯情况具有明显优势（图 20-110C～D，图 20-111D～F，彩图 20-33C～E，图 20-113）
MRI	MRI 对骨髓瘤的检出具有较高的敏感性，可在骨质破坏之前显示骨髓内病变的浸润破坏情况。①骨髓内异型浆细胞较少时，骨髓的信号可正常。②骨髓内大量肿瘤细胞浸润时，骨质破坏区于 T_1WI 上呈低信号，T_2WI 上呈均匀的高信号。③骨髓瘤的肿瘤细胞聚集成团或结节时，骨髓瘤表现为多发性骨质破坏，不对称分布，病灶大小不一，形态不等，破坏程度可不同，于 T_1WI 上呈低信号，T_2WI 上呈均匀高信号。④"盐和胡椒征"：骨髓瘤浸润程度较轻时，于 T_1WI 上呈弥漫性点状或小颗粒状高低混杂信号，呈"盐和胡椒征"，高信号为未受侵犯的正常黄骨髓，低信号为瘤细胞或逆转换的红骨髓，T_2WI 上呈不均匀的高信号。⑤增强扫描，骨髓瘤病变呈弥漫性、多发性、不均匀灶性强化，强化多可较明显。⑥病变区周围可有不同程度软组织肿块，与骨质破坏区信号相同，增强扫描多见明显强化（图 20-111G～L，图 20-112C～E，彩图 20-33F～G）
ECT	骨髓瘤的核素扫描阳性率较低，多数骨髓瘤骨质破坏区并无放射性核素异常摄取，仅部分病变区周围有骨质修复时方表现为放射性核素的异常摄取，其形态多发、不规则，摄取程度较轻（彩图 20-33H～J）

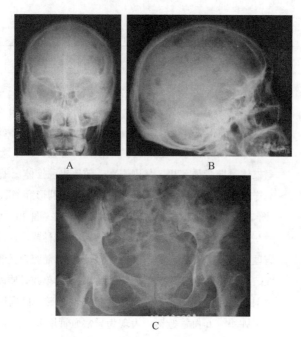

图 20-109　多发性骨髓瘤 X 线影像

颅骨及骨盆大小不一穿凿状骨质破坏，边界较清楚，周围骨质硬化不明显

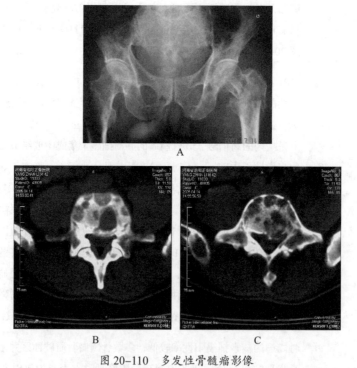

图 20-110　多发性骨髓瘤影像

A：X 线示左股骨转子间及坐耻骨均可见多发溶骨性骨质破坏，边界模糊，

左股骨转子间病理性骨折　C ～ D：CT 平扫描示腰椎椎体及附件、右侧髂骨内

多发穿凿样溶骨性骨质破坏区，边界不清楚，周围伴有软组织肿块

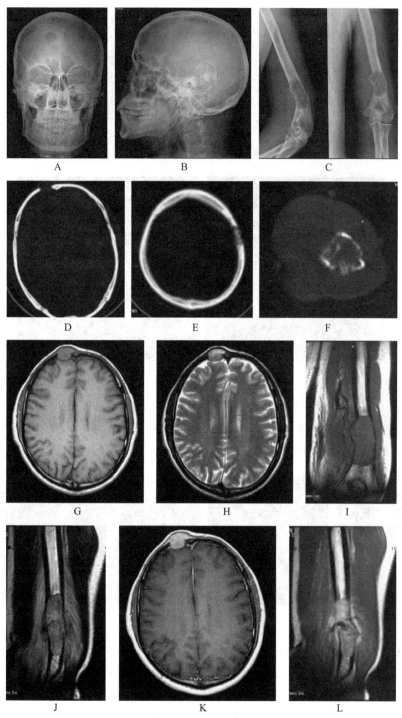

图 20-111 多发性骨髓瘤影像

A～C：X线示颅骨及左肱骨下段多发穿凿样溶骨性骨质破坏，边界欠清楚　D～F：CT平扫描示额骨、顶骨及左肱骨下段多发穿凿样溶骨性骨质破坏，边界不清楚，骨皮质不完整，周围伴有明显软组织肿块　G～J：MRI平扫描示颅骨及左肱骨下段骨质破坏区呈均匀略长 T_1、略长 T_2 信号，边界不清楚，周围软组织肿块与骨质破坏区信号相似　K～L：MRI增强扫描骨质破坏区及周围软组织肿块呈较均匀的明显强化

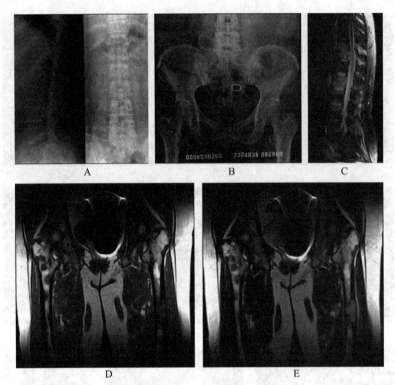

图 20-112　多发性骨髓瘤影像

A～B：X线示腰椎及骨盆多发穿凿样溶骨性骨质破坏，边界不清，T_{12}椎体压缩性骨折

C～E：MRI平扫描示腰椎椎体、附件及双侧髂骨、股骨多发溶骨性骨质破坏，破坏区呈长 T_1、

略长 T_2 信号，椎体破坏区于脂肪抑制序列 T_2WI 上呈高信号，未见明显软组织肿块

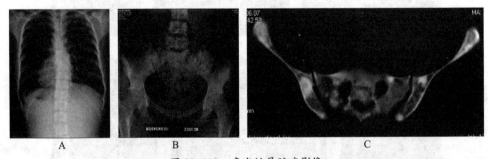

图 20-113　多发性骨髓瘤影像

A～B：双侧肋骨、胸椎、腰椎、骶椎及骨盆、股骨上段可见多发大小不等团状高密度影，

边界欠清楚，形态不规则。右肱骨上段及左锁骨胸骨端多发穿凿样溶骨性骨质破坏，边界不清，

右肱骨上段病理性骨折　C：双侧髂骨及骶椎椎体内多发大小不等团状骨质硬化区，部分骨质

硬化区边缘可见轻度骨质破坏，未见明显软组织肿块

五、骨恶性淋巴瘤

　　骨恶性淋巴瘤分为霍奇金病和非霍奇金淋巴瘤两大类，较少见，约占骨恶性骨肿瘤的1%，男多于女，好发年龄为25～40岁，发生于下肢者占50%以上，好发于脊

柱、股骨、骨盆、头颅、肋骨、胸骨等，以股骨及骨盆最常见（线图 20-22）。其影像学表现见表 20-42。

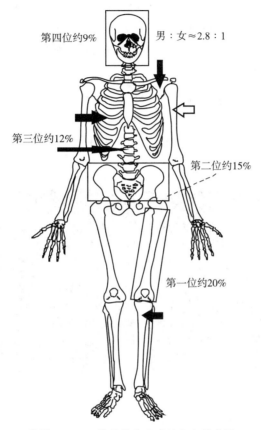

第四位约9%　　男：女≈2.8：1

第三位约12%

第二位约15%

第一位约20%

线图 20-22　骨恶性淋巴瘤的分布模式图

表 20-42　骨恶性淋巴瘤影像学表现

影像类别	影像表现
X 线	非霍奇金淋巴瘤分为溶骨型、成骨型及混合型。①溶骨型：约占非霍奇金淋巴瘤的 77%，骨质呈虫蚀样、斑片状、鼠咬状破坏，范围广泛，边缘模糊，骨膜反应呈层状或线状，较少见，可形成 Codman 三角，突破骨皮质形成局限性软组织肿块，可发生病理性骨折，偶见膨胀性改变（图 20-114A，图 20-115A，彩图 20-34A～B）。②成骨型：约占 4%，表现为骨髓腔内骨质密度增高，骨膜反应呈葱皮样、垂直状或放射状骨针。③混合型：约占 16%，骨质破坏与骨质硬化同时存在。④霍奇金淋巴瘤以溶骨型为主，软组织肿块明显
CT	①非霍奇金淋巴瘤受累骨可呈溶骨性、成骨性或混合性表现，肿瘤常无钙化及瘤骨，早期的淋巴瘤 X 线容易漏诊，CT 对骨皮质的细微破坏及软组织肿块显示清楚，有利于早期诊断（图 20-114B，彩图 20-34C～D）。②霍奇金淋巴瘤主要表现为溶骨性破坏，伴少量成骨表现；病灶周围常有较大的软组织肿块。③增强扫描肿瘤有强化

续表

影像类别	影像表现
MRI	MRI 表现无特征性，肿瘤于 T_1WI 上呈中低信号，T_2WI 上常呈中高信号，成骨型呈低信号，MRI 显示肿瘤周围软组织的侵犯情况及肿瘤边界方面优于 CT 扫描。经治疗后的肿瘤在 T_2WI 上信号逐渐降低（图 20-114C～D，图 20-115B～E，图 20-116）
ECT	放射性核素骨扫描显示肿瘤部位可有放射性核素摄取，部分溶骨性骨质破坏者病变区可无放射性核素摄取，SPECT/CT 融合显像能清楚的显示病变区内放射性核素的分布情况，对病变的诊断及鉴别诊断有重要价值（彩图 20-34E～G）

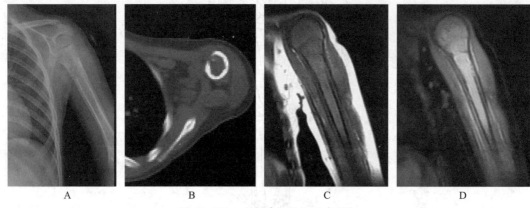

图 20-114　左肱骨恶性淋巴瘤影像

A：X 线示左肱骨上段斑片状溶骨性骨质破坏，边界模糊，边缘有葱皮样骨膜反应　B：CT 示左肱骨上段溶骨性骨质破坏，前内侧骨皮质不连续，边缘可见软组织肿块，骨髓腔扩大　C～D：MRI 示左肱骨上段髓腔骨质破坏，破坏区于 T_1WI 上呈中低信号，于脂肪抑制 T_2WI 上呈明显高信号，边界模糊，皮质破坏，周围层状骨膜反应

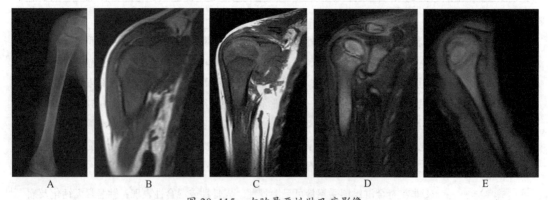

图 20-115　右肱骨恶性淋巴瘤影像

A：X 线示右肱骨近端溶骨性骨质破坏，骨皮质不完整，边界不清楚

B～E：MRI 平扫描示右肱骨上端骨质破坏，于 T_1WI 上呈中低信号，T_2WI 上呈中高信号，于脂肪抑制序列 T_2WI 上呈高信号，边界不清楚，周围软组织轻度肿胀

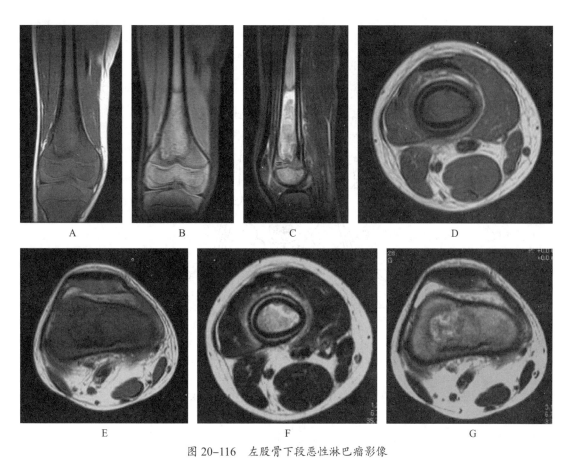

A　　　　　　　B　　　　　　　C　　　　　　　D

E　　　　　　　F　　　　　　　G

图 20-116　左股骨下段恶性淋巴瘤影像

MRI 平扫描示左股骨下段溶骨性骨质破坏，破坏区于 T_1WI 上呈中低信号，T_2WI 上呈中高信号，于脂肪抑制序列 T_2WI 上呈明显高信号，边界不清楚，骨皮质边缘可见层状骨膜反应，周围软组织轻度肿胀

第五节　骨脉管组织肿瘤

一、骨血管瘤

　　骨血管瘤为起源于血管的良性骨肿瘤，由来自中胚层异常增生的毛细血管型或海绵状型的新生血管组成。前者由极度扩张的细小毛细血管构成，以长骨干骺端和扁骨常见，后者由大量薄壁血管及血窦构成，常发生于颅骨及脊椎。骨血管瘤可发生于任何年龄，以中年人居多，女多于男。发生部位以椎骨和颅面骨居多，亦可见于长骨和其他扁骨（线图 20-23）。可单发或多发，以单发者多见，生长缓慢，预后良好；多发者一骨或多骨受累，多伴有其他部位的血管瘤，称为"血管瘤病"，预后较差。其影像学表现见表 20-43。

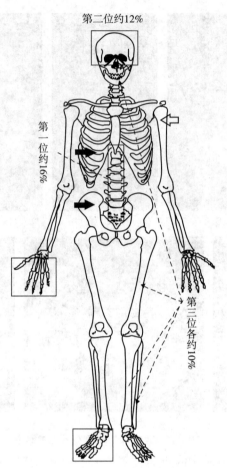

线图 20-23　骨血管瘤的分布模式图

表 20-43　骨血管瘤影像学表现

影像类别	影像表现
X 线	因发病部位不同，可有不同表现（线图 20-24） 脊椎血管瘤：①多见于胸椎。②残存骨小梁纵行排列呈栅栏状或网格状，小梁间隙增宽，密度减低，有时似蜂窝状骨质破坏。③椎体外形可保持正常，亦可合并压缩性骨折（图 20-117A） 颅骨血管瘤：①囊状膨胀性骨质破坏，于圆形或类圆形骨质破坏区内可见自中央向周围日光放射状排列的骨小梁，边缘硬化或双边征，外缘膨胀变薄。②有的破坏区内呈骨质硬化表现。③有的骨质破坏明显，形成巨大的软组织肿块，边缘可呈蛋壳样钙化（图 20-118A） 长骨血管瘤：①起自髓腔的单囊或多囊状骨质缺损区。②多有皮质膨胀和边缘硬化。③囊内骨嵴呈泡沫状、网眼状、栅栏状或放射状改变。④发病迅速者，呈虫噬样骨破坏和软组织肿块。⑤少数为单纯增生硬化改变，呈羽毛状。⑥血管造影示病灶内粗大扭曲的瘤血管充盈或瘤染（图 20-119A，图 20-120A ～ B）

续表

影像类别	影像表现
CT	脊椎血管瘤：①病变区骨小梁呈粗大网眼状改变，残留被压骨小梁呈多发粗点状改变。②冠矢状位 MPR 重组示病变区骨小梁呈栅栏样改变（彩图 20-35A ～ B）。③少数有软组织肿块。④增强扫描明显强化（图 20-117B） 颅骨血管瘤：①起自板障的膨胀性低密度骨质破坏，内有点线样高密度骨纹影。②病灶边缘可见骨质硬化环（图 20-118B ～ C）。③增强扫描可有不均匀强化 长骨血管瘤：骨内膨胀性囊状骨质破坏，其内伴有粗大骨嵴，偶见血管组织钙化，若侵犯软组织可形成软组织肿块（图 20-119B）
MRI	①脊椎血管瘤：表现为短 T_1、长 T_2 信号，高信号区内有栅栏状或粗点状低信号骨小梁，增强扫描明显强化。②颅骨血管瘤：在短 T_1、长 T_2 信号区内有放射状低信号骨小梁。③长骨血管瘤：呈囊状膨胀性骨质破坏，其内为大量出血或液化坏死区，MRI上信号混杂，陈旧性出血或血栓于 T_1WI 及 T_2WI 上均呈高信号，液化坏死区呈长 T_1、长 T_2 信号，可有低信号流空血管影（图 20-119C ～ F，图 20-120）
ECT	①脊椎血管瘤：病变区多无异常放射性核素摄取，当发生病理性骨折时，骨折端骨质修复，可有明显异常放射性核素摄取。②颅骨血管瘤及长骨血管瘤：成骨、钙化或骨膜反应区可有明显异常放射性核素摄取，骨质破坏区多无异常放射性核素摄取。③ SPECT/CT 融合显像能清楚的显示放射性核素摄取的具体部位及程度，有利于病变的定性诊断（彩图 20-35C ～ E）

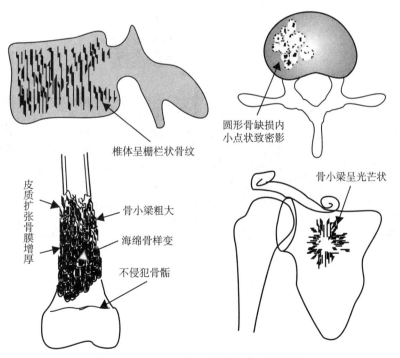

线图 20-24　骨血管瘤的影像表现模式图

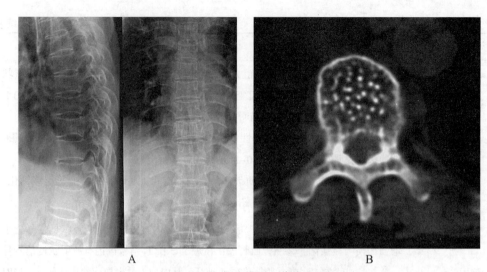

图 20-117 胸椎体血管瘤影像

A：X 线示胸 9 椎体低密度骨质破坏，其可见残余骨小梁纵行排列，呈栅栏状，椎体压缩骨折

B：CT 平扫描示椎体内残余点状增粗的骨小梁，呈雪花状，周围骨质密度减低

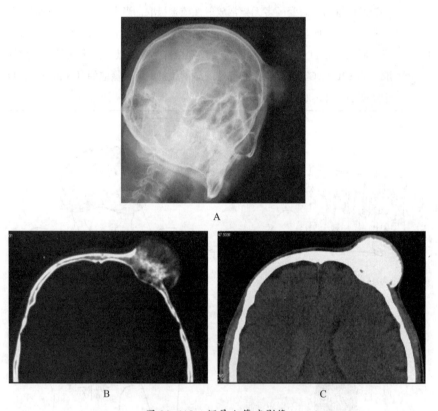

图 20-118 颅骨血管瘤影像

A：X 线示左侧顶骨外板骨质破坏，自病变向周围多发放射状排列的骨小梁，呈日光放射状改变，破坏区内骨质硬化   B～C：左顶骨局限性骨质破坏，破坏区内骨质硬化，向颅骨外呈丘形高凸，其内可见多发日光放射状骨小梁，周围未见明显软组织肿块

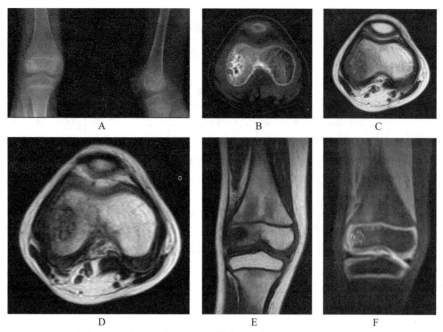

图 20-119　右股骨外髁血管瘤影像

A：X 线示右股骨外髁囊状虫蚀样骨质破坏，密度减低，边缘不规则硬化　B：CT 平扫描示右股骨外髁虫蚀样骨质破坏，周围骨质硬化，边缘骨皮质部分中断，周围软组织肿胀　C～F：MRI 平扫描示右股骨外髁呈类圆形长 T_1、稍长 T_2 信号骨质破坏，边缘清楚，其内可见点、条状低信号分隔，脂肪抑制序列 PDWI 上呈明显高信号，信号欠均匀

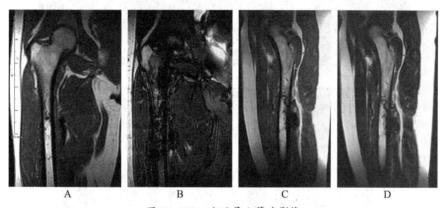

图 20-120　右股骨血管瘤影像

A～D：MRI 示右股骨中段稍长 T_1、长 T_2 信号，边界欠清，于脂肪抑制呈明显高信号，其内可见迁曲血管影，邻近软组织内呈团状混杂信号

二、骨血管瘤病

　　骨血管瘤病是一种先天性骨的多发性血管瘤病变，约半数合并内脏血管瘤。多见于 10～15 岁男孩，好发于躯干及四肢长骨。若软组织血管瘤合并多发性软骨瘤，称为 "Maffucci 综合征"。颅 - 面血管瘤病称为 "Sturge-weber 综合征"。其影像学表现见表 20-44。

表 20-44　骨血管瘤病影像学表现

影像类别	影像表现
X 线	骨骼改变：①与单发骨血管瘤相似，表现为多发性圆形或椭圆形溶骨性骨质破坏，边缘清晰，有的呈蜂窝状改变，边缘 可硬化。②发生于长骨者，累及骨的全部或大部分，骨干略膨胀、增粗（图 20-121A，图 20-122A）。③发生于椎体者，呈溶骨性破坏，常无典型"栅栏"样改变。④因血管丰实，受累骨过度生长，患肢长于健肢。⑤病变可越过关节累及同一肢体的多个骨 软组织表现：①软组织肿胀。②软组织内多发大小不等圆形的致密静脉石，有时可见血管壁钙化
CT	①溶骨性骨质破坏。②长骨受累时，骨干粗大变形（图 20-121B）。③可清晰显示静脉石和血管钙化。④增强扫描肿瘤明显不均匀强化
MRI	肿瘤于 T_1WI 上呈不均匀等、低信号，T_2WI 上呈不均匀高信号。增强扫描肿瘤明显不均匀强化（图 20-121C ～ F，图 20-122B ～ G）

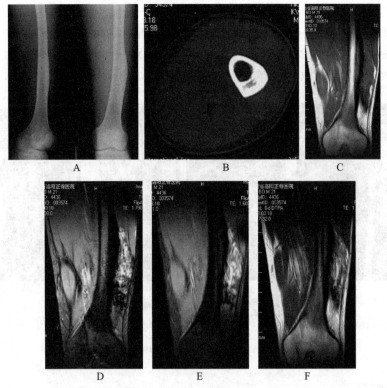

图 20-121　左股骨血管瘤病影像

A：X 线示左股骨中下段外侧骨皮质呈梭形增厚，密度增高，周围软组织肿胀　B：CT 平扫描示左股骨中下段外后侧骨皮质肥厚，边界清楚，周围软组织肿胀　C ～ E：MRI 平扫描，股骨外侧骨皮质内病变呈中等信号，其外侧可见条形低信号；股骨病变区外侧软组织血管瘤于 T_1WI 上呈中等信号，T_2WI 上呈片状高低混杂信号，脂肪抑制序列 PDWI 上信号明显增高　F：MRI 增强扫描股骨外侧骨皮质内病变呈均匀强化，软组织血管瘤呈明显不均匀强化

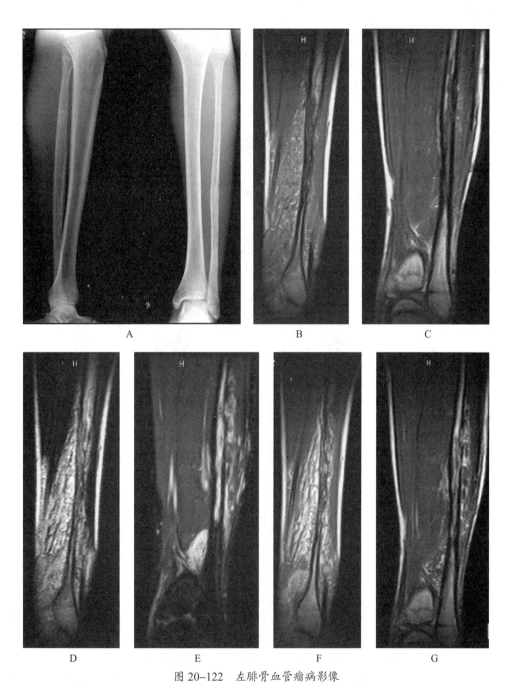

图 20-122　左腓骨血管瘤病影像

A：X 线示左腓骨中下段虫蚀样骨质破坏，边缘骨皮质不完整，周围软组织肿胀　　B ~ E：CT 平
扫描示腓骨病变区及其周围软组织内呈大片中等 T_1、混杂 T_2 信号，T_2WI 上异常高信号区内
可见纵横交错的线样低信号，边界不清楚　　F ~ G：MRI 增强扫描示腓骨及周围软组织病变区
呈明显不均匀强化，其内低信号间隔未强化

三、骨血管球瘤

　　骨血管球瘤又称"血管神经瘤"或"波波夫瘤（PoPoff's tumor）"。血管球瘤多发

生于皮肤和皮下组织，骨侵蚀多为继发性改变。好发于成年人的指骨末端，多位于甲下（线图 20-25）。血管球瘤生长缓慢，病程较长，临床典型表现为间歇性疼痛、触痛和冷敏感。其影像学表现见表 20-45。

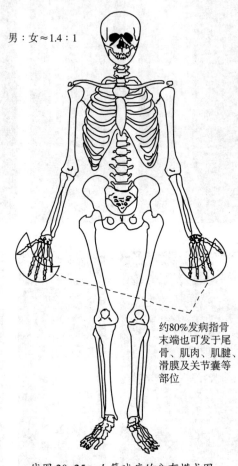

男：女 ≈ 1.4 : 1

约80%发病指骨末端也可发于尾骨、肌肉、肌腱、滑膜及关节囊等部位

线图 20-25　血管球瘤的分布模式图

表 20-45　骨血管球瘤影像学表现

影像类别	影像表现
X 线	①表现为末节指骨内圆形密度减低区。②边缘光滑锐利。③病灶多位于甲下。④少数骨皮质变薄。⑤来源于软组织者，肿瘤侵及末节指骨出现边缘性骨吸收或皮质增厚（图 20-123A）
CT	肿瘤轮廓清晰，呈均匀性等密度结节肿块，增强扫描肿瘤可均匀性强化（图 20-123B）
MRI	病变部位肿胀，T_1WI 呈均匀低信号，T_2WI 呈高信号，肿瘤边缘清晰，有占位效应。增强扫描肿瘤多均匀强化，其内可有囊性未强化区（图 20-124）

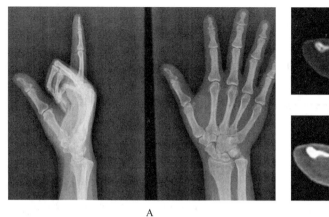 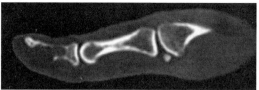 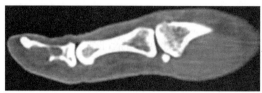

図 20-123　右手拇指末节血管球瘤影像

A：X 线示右手拇指末节虫蚀样骨质破坏，边界不清楚，周围软组织肿胀　B：CT 平扫描示右手拇指末节囊状骨质破坏，边缘骨质轻度硬化，骨皮质不完整，其掌侧可见软组织肿块影，边界清楚

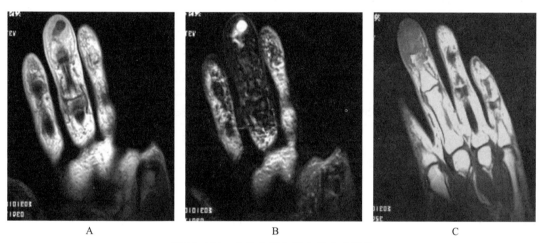

図 20-124　左手中指末节血管球瘤影像

A～B：MRI 平扫描示左手中指末节骨质破坏，破坏区呈中等 T_1、略长 T_2 信号，其内可见小囊状长 T_1、长 T_2 信号　C：MRI 增强扫描示病变区呈明显强化，其内囊性区未见明显强化

四、骨动静脉瘘

　　骨动静脉瘘又称巨大先天性血管瘤，后天获得者多与外伤有关，多由骨或软组织的动静脉畸形，两者互为影响。其影像学表现见表 20-46。

表 20-46　骨动静脉瘘影像学表现

影像类别	影像表现
X 线	①单骨或多骨小囊状破坏。②患骨增长。③软组织内可见粗大血管和静脉石。④骨与软组织动静脉瘘同时发生时，局部骨皮质常有溶骨性缺损

续表

影像类别	影像表现
CT	病变区骨质破坏，偶示静脉石，增强扫描呈明显不规则强化
MRI	病变部位血管成像（MRA、MRV）有助于诊断

五、骨肥大性静脉曲张性痣

骨肥大性静脉曲张性痣又称先天性血管骨畸形、血管骨肥大综合征、Klippel-Trenaunay-Weber 综合征等。系由肢体静脉或动静脉先天性异常所致。根据病理和 X 线特点，将其分为：Klippel-Trenaunay 型、Weber 型、Servell-Martorell 型和混合型。Klippel-Trenaunay 型仅有骨肥大和静脉畸形；Weber 型表现为骨肥大、骨小梁结构异常、静脉迂曲扩张和其他血管畸形；Servell-Martorell 型表现为骨萎缩变短、骨小梁结构异常和动静脉畸形。临床表现为出生时即发现一侧患肢远端皮肤血管瘤，静脉曲张和肢体肥大，随年龄增长，病变向肢体近侧蔓延、患肢延长、软组织肥厚。部分病人合并巨指（趾）畸形和内脏发育异常。其影像学表现见表 20-47。

表 20-47　骨肥大性静脉曲张性痣影像学表现

影像类别	影像表现
X 线	①患肢骨增粗延长；②骨质普遍性疏松，骨皮质变薄或分层；③干骺端多个小囊状或蜂窝状透光区；④二次骨化中心常提前出现并较正常为大，干骺骨骺早期闭合；⑤偶见骨萎缩改变，严重者可发生溶解吸收或缺如；⑥脊柱侧弯、骨盆倾斜；⑦关节受累呈肥大性骨关节病样改变；⑧病变区软组织多呈均匀性增厚，偶见静脉石，近侧软组织萎缩变细，与远段病变区形成明显分界线；⑨确诊的主要手段是静脉造影，表现为深静脉瓣膜先天性发育不全或缺如，浅静脉广泛曲张、排空延迟以及交通静脉增粗
CT	可确定静脉石，有利于病变诊断
MRI	病变部位动静脉血管成像（MRA、MRV）有助于诊断

六、骨淋巴管瘤

骨淋巴管瘤是一种由新生淋巴管组成的良性病变，多发生于软组织，很少见。病因不明，可能与先天性发育异常、炎症、肿瘤及淋巴回流受阻等有关。病理上肿瘤呈浸润性生长，多同时位于骨内或骨旁软组织。10～15 岁儿童多见。临床上常有疼痛，发生于四肢者，因淋巴水肿而肢体肥大。其影像学表现见表 20-48。

表 20-48　骨淋巴管瘤影像学表现

影像类别	影像表现
X 线	①单骨或多骨发病；②单骨型表现：骨质疏松或呈泡沫状骨破坏，皮质膨胀变薄或消失，皮质外亦可有垂直的稀疏骨嵴，溶骨性骨破坏，边界清楚锐利；③多骨型表现为多发的广泛溶骨性扩张改变，可有层状骨膜增生或放射状粗大骨针；④发生于骨膜者，早期仅有压迫性骨萎缩，晚期亦可引起骨皮质广泛性侵噬破坏；⑤淋巴造影示淋巴管部分或完全阻塞，淋巴回流时间延长
CT	①肿瘤边界清晰或不清晰；②肿瘤内部呈囊状、实性混合密度区；③ CT 增强呈不均匀强化或边缘强化
MRI	①囊性病变部分 T_1WI 呈低信号，如淋巴液内蛋白成分多时，T_1WI 呈高信号；② T_2WI 呈高信号；③ MRI 增强扫描呈不均匀强化或边缘强化

七、骨血管内皮细胞瘤

骨血管内皮细胞瘤占所有恶性骨肿瘤的 1%，起源于血管内皮细胞，其特征为实性细胞条索和血管内皮细胞。可发生于各年龄组，30～40 岁高发，男女比约为 2∶1，多位于长骨的干骺端，骨盆、颅骨、肋骨、脊柱等均可发病。可发生肿瘤转移。其影像学表现见表 20-49。

表 20-49　骨血管内皮细胞瘤影像学表现

影像类别	影像表现
X 线	①肿瘤单发或多发；②早期示骨内小囊状或条状透亮区，逐渐发展为大片状或不规则形地图样溶骨性骨质破坏，其内可见残存散在的骨小梁结构，周围无或有轻度的骨质硬化；③少数呈皂泡状，破坏区边界清楚或模糊（图 20-125A）；④侵犯皮质后可出现明显的软组织肿块；⑤少数出现放射状、层状骨膜反应或形成 Codman 三角；⑥部分病变伴发于慢性骨髓炎、骨梗死等
CT	①穿凿样、虫蚀样或地图状骨质破坏；②放射状或层状骨膜反应；③软组织肿块（图 20-125B ～ C）
MRI	肿瘤于 T_1WI 上呈低信号，T_2WI 上呈高信号，其内有出血时信号不均匀。增强扫描肿瘤明显强化（图 20-126）

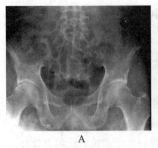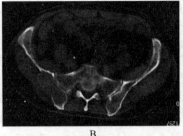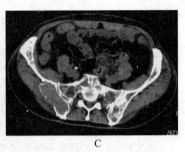

A　　　　　　　　　　　　　　　B　　　　　　　　　　　　　　C

图 20-125　右髂骨血管内皮细胞瘤影像

A：X 线示右髂骨体部不规则溶骨性骨质破坏，边界欠清楚　B、C：CT 平扫描示右髂骨体部轻度膨胀性溶骨性骨质破坏，边缘骨质无明显硬化，骨皮质不完整，周围未见明显软组织肿块

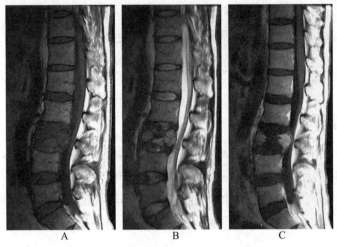

A　　　　　　　　　　　B　　　　　　　　　　　C

图 20-126　腰 3 椎体血管内皮细胞瘤影像

A、B：MRI 平扫描示腰 3 椎体弥漫性长 T_1 长 T_2 信号，椎体压缩性骨折，呈"鱼椎"样改变，后缘呈丘形隆突　C：MRI 增强扫描示腰 3 椎体病变区明显强化，边界不清楚

八、骨血管外皮细胞瘤

　　骨血管外皮细胞瘤是良恶性的中间型或未定型，极为罕见。病理上肿瘤由围绕血管腔的增生细胞构成，肿瘤细胞与血管外皮细胞相似。多发生于 21～30 岁或 50～60 岁，术后可复发。其影像学表现见表 20-50。

表 20-50　骨血管外皮细胞瘤影像学表现

影像类别	影像表现
X 线	①早期示多数小的虫噬状、斑点状骨质破坏区，逐渐融合成大片状或泡沫状；②其内可有粗细不均的残留骨嵴；③累及骨皮质后可出现皮质变薄或轻度膨胀；④穿破骨皮质时可形成软组织肿块；⑤少数可有骨膜反应，病理骨折或远处转移（图 20-127A）

续表

影像类别	影像表现
CT	①CT 表现与 X 线表现相同，更利于观察骨质破坏情况，尤其对较小的骨质破坏可清楚显示，表现为虫蚀样低密度破坏，边界不清楚（图 20-127B）；②病变内残留骨嵴表现为短条状或不规则形骨质样高密度影；③病变穿破骨皮质，可见软组织肿块，呈肌肉样中等密度；④可清楚显示病理骨折及远处转移
MRI	①MRI 更利于观察病变范围及周围骨质、软组织侵犯情况，骨质破坏区及软组织肿块呈中等 T_1、中等 T2 信号，边界不清（图 20-127C～E）；②增强扫描，肿瘤多呈中等程度均匀强化，有坏死时，坏死区不强化（图 20-127F～G）

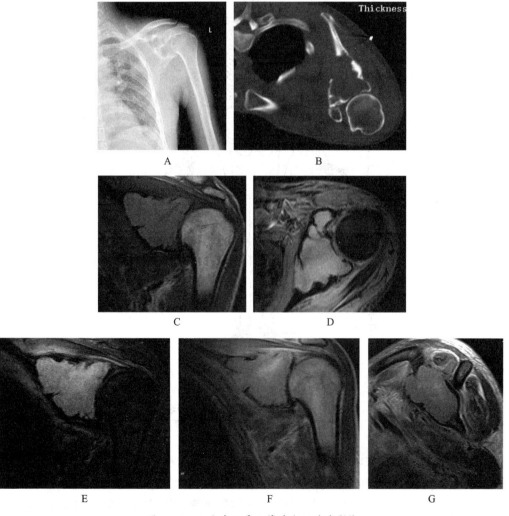

图 20-127 左肩胛骨血管外皮细胞瘤影像

A：X 线示左肩胛骨膨胀性溶骨性骨质破坏，呈泡沫状，边界清楚 B：CT 平扫描示左肩胛骨膨胀性溶骨性骨质破坏，骨皮质不完整，边缘骨质硬化，周围可见软组织肿块 C～E：MRI 平扫描示左肩胛骨病变区于 T_1WI 上呈中高信号，T_2WI 上呈高信号 F～G：MRI 增强扫描病变区呈中等程度均匀强化

九、骨血管肉瘤

骨血管肉瘤又称"脉管肉瘤""恶性骨血管瘤""恶性血管内皮瘤""血管内皮肉瘤"，是起源于血管组织的恶性骨肿瘤。从症状出现到就诊时间一般为 2 ～ 8 个月，少数可达 3 年，局部可触到血管搏动及听到血管杂音，有时血管内皮肉瘤与血管外皮肉瘤共存于同一肿瘤内，称为"混合型血管肉瘤（线图 20-26 ）"。其影像学表现见表20-51。

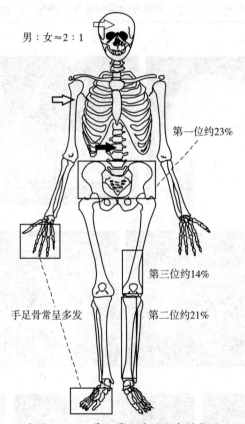

男：女≈2：1

第一位约23%

第三位约14%

手足骨常呈多发

第二位约21%

线图 20-26　骨血管肉瘤的分布模式图

表 20-51　骨血管肉瘤影像学表现

影像类别	影像表现
X 线	①骨质破坏：单发者多见于股骨干骺部，多发者可为一骨多灶或多骨受累。病变呈不规则的斑片状、泡沫状或大片状溶骨性破坏，边缘模糊、不规则。②骨膜反应：少见，呈放射状骨针，长短不等，粗细不均，与骨干垂直。或呈线条样或蛋壳样。④软组织肿块十分显著（图 20-128A ～ B，图 20-129A）。⑤血管造影：出现大量不规则迂曲的肿瘤血管、动静脉瘘。⑥转移：早期即可有肺、肝、脑或骨的转移

续表

影像类别	影像表现
CT	①肿瘤呈不规则斑片状、溶骨型骨质破坏；②放射状骨针；③较大的软组织肿块（图 20-128C ～ D，图 20-129B ～ C）。④ CT 增强扫描呈不均匀强化
MRI	①显示肿瘤范围及软组织肿块很有价值；②肿瘤于 T_1WI 上呈斑片状、溶冰状或膨胀性骨质破坏，中等信号强度；T_2WI 上呈不均匀的高信号。增强扫描明显强化（图 20-129D ～ I）

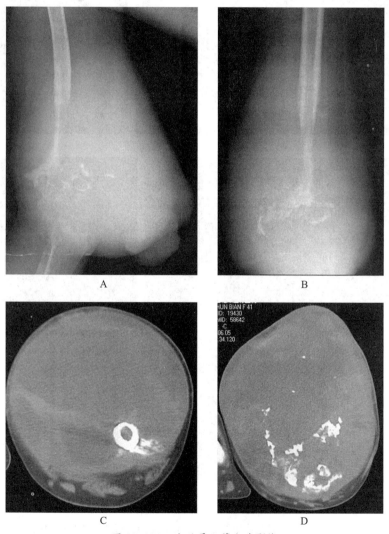

图 20-128　左肱骨血管肉瘤影像

A ～ B：X 线示左肱骨下段大片溶骨性骨质破坏，边界模糊，周围伴有巨大软组织肿块

C ～ D：CT 平扫描示左肱骨下段大片溶骨性骨质破坏，边界不清，周围伴有巨大软组织肿块，其内密度不均匀，可见多发斑片状高密度瘤骨形成

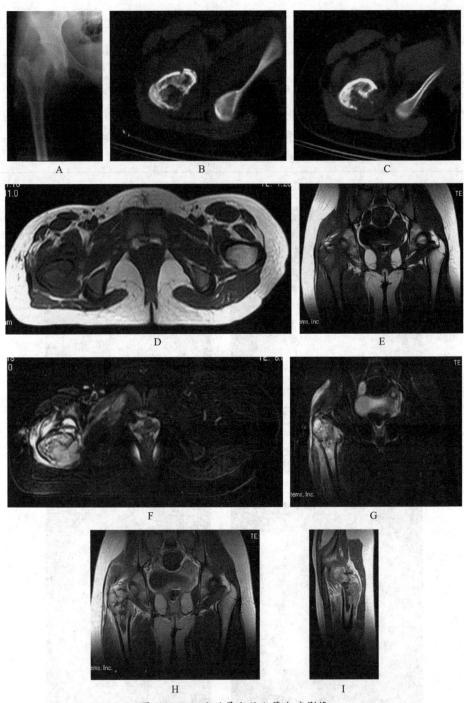

图 20-129　右股骨上段血管肉瘤影像

A：X 线示右股骨上段大片状溶骨性骨质破坏，边界不清，股骨颈病理性骨折　B～C：CT 平
扫描示右股骨上段溶骨性骨质破坏，股骨颈病理性骨折，内后侧缘骨皮质溶解消失，周围伴有软
组织肿块　D～G：MRI 平扫描示右股骨上段病变区呈略长 T_1、略长 T_2 信号骨质破坏，边界不清，
骨皮质连续性中断，软组织肿块呈中等 T_1、长 T_2 信号，周围伴有大片状软组织水肿　H～I：MRI
增强扫描病变区呈明显不均匀强化，其内可见斑片状低信号未强化区，软组织肿块明显强化

第六节　骨神经性肿瘤

一、骨神经纤维瘤

　　骨神经纤维瘤又称"骨单发性神经纤维瘤"，较少见。病理上根据以纤维成分为主或以细胞成分为主分为两型。各年龄组均可发病，以青壮年最多见。多发于脊椎、股骨、胫骨、颅骨、肱骨和骨盆等（线图 20-27）。其影像学表现见表 20-52。

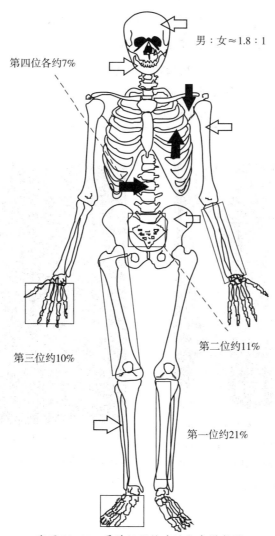

线图 20-27　骨神经纤维瘤的分布模式图

表 20-52　骨神经纤维瘤影像学表现

影像类别	影像表现
X 线	①长骨的肿瘤多位于骨端髓腔内，表现为大小不等的多发性小透亮区或呈泡沫状骨质破坏，其内有条状高密度影，边缘不清；②发生于骨膜下者，骨膜与皮质呈泡沫状骨质破坏，周围有薄的骨壳形成，骨皮质受侵破坏；③发生于骶骨者，骶孔扩大，可形成骶前软组织肿块；④发生于脊柱者，脊柱两侧有梭形软组织肿块；⑤发生于软组织内者，表现为显著的软组织肿块，骨内破坏较轻（图 20-130～图 20-131，彩图 20-36A）
CT	表现为骨内囊状膨胀性低密度骨质破坏区，边缘光整，骨壳多不完整。增强扫描多呈明显强化（图 20-132A～B，彩图 20-36B）
MRI	显示肿瘤范围及周围软组织肿块较敏感，病变区及周围软组织肿块呈中等 T_1、略长 T_2 信号，边界多较清楚（图 20-132C～E，彩图 20-36C～E）
ECT	放射性核素骨显像骨质破坏区内常无放射性核素摄取，其边缘骨质可有明显异常放射性核素摄取，多较局限，SPECT/CT 融合显像对放射性核素摄取的情况显示更清楚，有利于病变的诊断（彩图 20-36F～I）

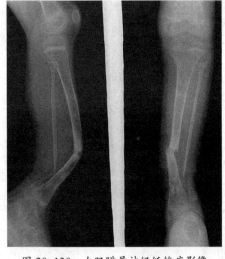

图 20-130　左胫腓骨神经纤维瘤影像

X 线示左胫腓骨骨髓腔内多发大小不等囊状透亮区，呈泡沫状改变，边缘不清，伴有病理性骨折，周围未见明显软组织肿块

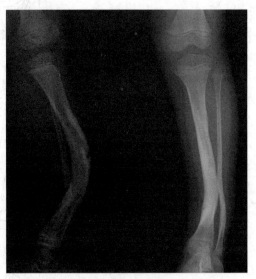

图 20-131　左胫腓骨神经纤维瘤影像

X 线示左胫腓骨骨髓腔及骨皮质内多发小囊状透亮区，骨皮质不规则增厚，密度增高，骨干弯曲变形，周围未见明显软组织肿块

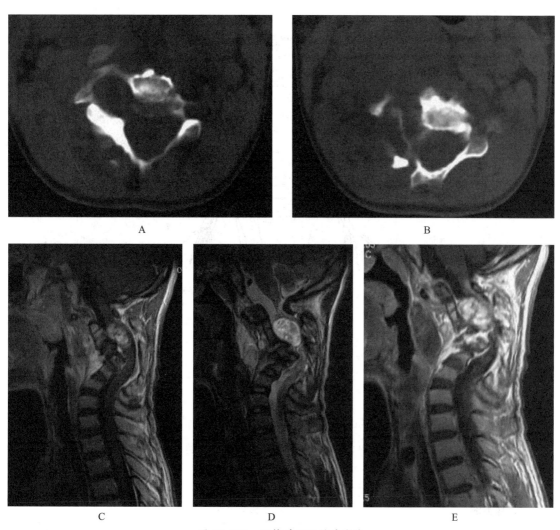

A　　　　　　　　　　　　　　　　B

C　　　　　　　　　D　　　　　　　　　E

图 20-132　颈椎神经纤维瘤影像

A ～ B：CT 平扫描示颈椎椎体及附件不规则骨质破坏，椎管及右侧椎间孔明显扩大，椎板
受压变薄硬化，附件右前侧可见团状略低密度软组织肿块，边界清楚　C ～ D：MRI 平扫描示 C_2、
C_3 节段脊髓外硬膜下类圆形稍长 T_1、长 T_2 信号软组织肿块，边界清楚，相应节段颈椎弯曲变形，
脊髓受压移位，椎体内骨质破坏　E：MRI 增强扫描软组织肿块呈明显强化，其内信号欠均匀

二、骨神经鞘瘤

　　骨神经鞘瘤亦称"神经鞘膜瘤""神经膜瘤""许旺瘤"，为起源于神经鞘细胞或来
自骨内无鞘神经的良性肿瘤。发生于骨骼者罕见，好发于 40 ～ 50 岁的中年人，全身
骨骼均可发病（线图 20-28）。病理上分为 Antoni A 型和 Antoni B 型两型。其影像学表
现见表 20-53。

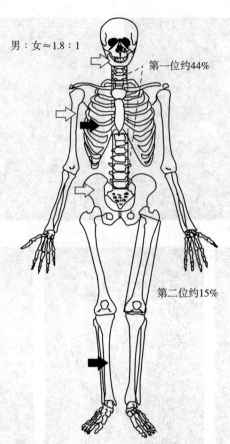

男：女≈1.8：1

第一位约44%

第二位约15%

线图 20-28   骨神经鞘瘤的分布模式图

表 20-53   骨神经鞘瘤影像学表现

影像类别	影像表现
X 线	①根据肿瘤发生部位分为髓腔型和周围型；根据肿瘤破坏形态分为单囊型、多房型和骨质疏松型。②髓腔型表现为边缘清晰的单囊或多囊状透亮区，常偏心性生长，伴有硬化缘，或骨皮质膨胀、断裂。③周围型起始于骨膜和骨营养血管入口处。肿瘤在骨膜处时，可见软组织肿块，骨皮质外伤性缺损或为泡沫状透亮区，继续发展可侵入髓腔；发生于骨营养血管入口处者，多表现为压迫性半圆形骨缺损，有的骨外部分肿瘤生长明显，而呈哑铃状（图 20-133A～B）
CT	无特征性表现，能更清楚的显示肿瘤大小、形态、边缘和范围，对骨质破坏区边缘的骨质硬化显示更清楚，可对病变的诊断有一定帮助（图 20-133C～E）
MRI	骨质破坏，破坏区及软组织肿块于 T_1WI 上呈中等信号，T_2WI 上呈高信号，信号常不均匀，其内可见囊状长 T_1、长 T_2 信号区，边界清楚（图 20-133F～H）

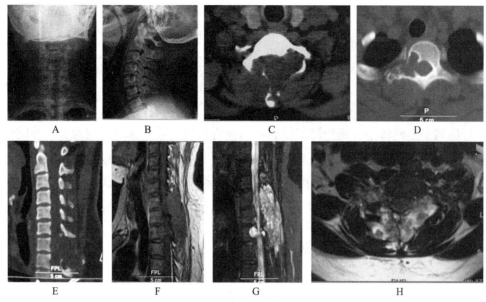

图 20-133　颈 7 胸 1 椎体神经鞘瘤影像

A ～ B：X 线示颈 7 胸 1 椎体棘突及部分椎板骨质缺如，边界不清楚　C ～ E：CT 平扫描
颈 7 胸 1 椎体及附件多房型囊状骨质破坏，边界清楚，边缘可见骨质硬化环，周围伴有软组织
肿块，椎管受压变形　F ～ H：MRI 平扫描示颈 7 胸 1 椎体及附件骨质破坏，破坏区呈
中等 T_1、稍长 T_2 信号，于脂肪抑制序列 T_2WI 上信号增高，其内可见多发小囊状更信号

三、骨神经纤维肉瘤

骨神经纤维肉瘤又称"骨恶性神经鞘瘤"，是由神经鞘及神经支持组织发生的恶性
肿瘤。多数继发于神经纤维瘤，少数为神经鞘瘤。极为罕见，以 30 ～ 40 岁最多见，
常发生于股骨、胫骨、尺骨和肱骨等处。其影像学表现见表 20-54。

表 20-54　骨神经纤维肉瘤影像学表现

影像类别	影像表现
X 线	①X 线表现与骨纤维肉瘤相似；②溶骨性骨质破坏，破坏区无成骨、钙化及骨膜反应；③骨皮质破坏形成软组织肿块；④易产生病理骨折；⑤确诊靠病理学检查
CT	①不规则溶骨性骨质破坏；②肿瘤组织向周围浸润生长；③肿瘤区密度低于或等于肌肉密度；④增强扫描呈均匀或不均匀强化
MRI	①能更清楚的显示肿瘤的大小、形态、位置、肿瘤子灶及肿瘤与周围组织的关系；②肿瘤于 T_1WI 上呈中等信号，T_2WI 上呈混杂高信号；③少数肿瘤 T_1WI 呈低信号，T_2WI 呈高信号；④增强扫描明显强化

第七节 骨脂肪组织肿瘤

一、骨脂肪瘤

骨脂肪瘤是起源于骨髓脂肪组织，可因伴有其他间叶成分而分别称为"纤维性脂肪瘤""血管性脂肪瘤""肌脂肪瘤"等，脂肪瘤通过组织化生而成骨，称为"骨化性脂肪瘤"，好发于中年人，多位于胫骨、腓骨和桡骨等（线图 20-29）。其影像学表现见表 20-55。

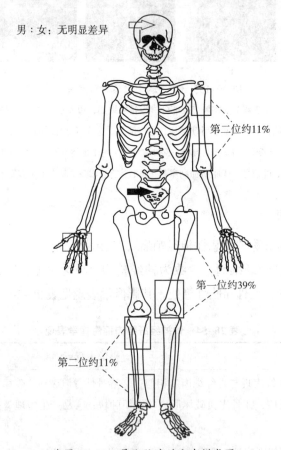

男：女：无明显差异

第二位约11%

第一位约39%

第二位约11%

线图 20-29 骨脂肪瘤的分布模式图

表 20-55 骨脂肪瘤影像学表现

影像类别	影像表现
X 线	①肿瘤常发生于干骺端；②表现为髓腔内单囊或多囊透亮区；③单囊一般密度均匀，边缘清晰，有或无硬化缘；④多囊内常有粗细不一的骨嵴样间隔；⑤多数肿瘤不膨胀；⑥骨化性脂肪瘤可见条状骨化，呈放射状与母骨相连（图 20-134A）

续表

影像类别	影像表现
CT	病灶为脂肪密度，CT 值 –100Hu 左右，边界清晰，有的肿瘤内可见骨化影。增强扫描强化不明显（图 20-134B～C，图 20-135）
MRI	肿瘤于 T_1WI 及 T_2WI 上均为高信号，脂肪抑制序列上呈明显低信号，其内骨性间隔呈条状低信号（图 20-136）

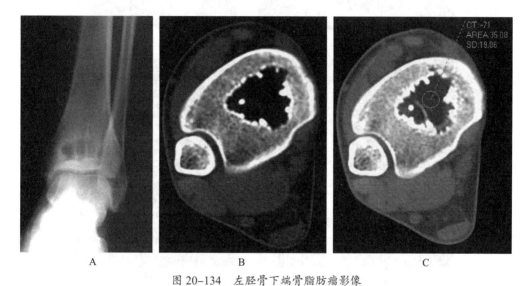

图 20-134 左胫骨下端骨脂肪瘤影像

A：X 线示左胫骨下端局限性囊状骨质破坏，边界清楚，边缘轻度骨质硬化，破坏区内可见多个条形高密度骨性间隔 B～C：CT 平扫示左胫骨下端不规则骨质破坏，其内呈脂肪密度，边界清楚，边缘可见骨质硬化缘及点状骨小梁结构

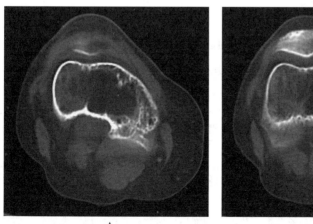
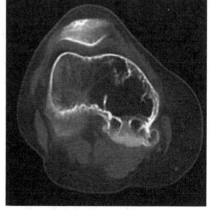

图 20-135 右股骨下端骨脂肪瘤 CT 影像

A～B：CT 平扫示右股骨下端不规则多囊状骨质破坏，其内呈脂肪密度，边界清楚，边缘骨质硬化缘，周围未见骨膜反应及软组织肿块

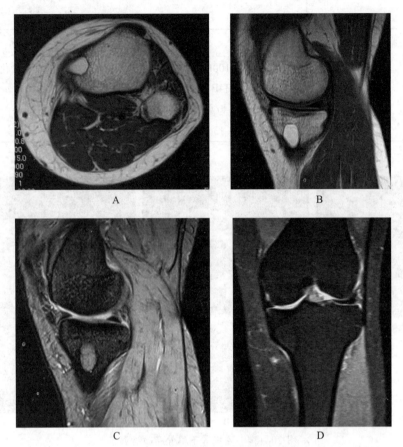

图 20-136　左胫骨上端骨脂肪瘤 MRI 影像

A～D：MRI 平扫描示左胫骨上端骨髓腔内类椭圆形短 T_1、长 T_2 信号影，

脂肪抑制序列 PDWI 上呈低信号，边界清楚，周围未见骨膜反应及软组织肿块

二、骨旁脂肪瘤

骨旁脂肪瘤亦称"骨膜性脂肪瘤"，为起源于骨膜或骨膜外软组织的良性肿瘤。肿瘤由脂肪组织构成，好发于成年人，多累及股骨、胫骨和肱骨。其影像学表现见表 20-56。

表 20-56　骨旁脂肪瘤影像学表现

影像类别	影像表现
X线	①软组织改变：患肢软组织明显肿胀变性，其内可见密度较低的透亮影，为本病的特征，边界清，边缘光整，在透亮区内可见致密的线样钙化。②骨骼改变：骨变形移位，多见于小儿，因肿瘤压迫所致；骨突形成，类似外生骨疣，位于骨干，突向肿瘤内，可能为肿瘤对骨刺激形成骨质增生所致，有的骨突呈胡须状或树枝状；骨干变化，肿瘤局部骨干变细、硬化、增厚、粗糙，有的骨质破坏缺损（图 20-137A）。③恶变：软组织透亮肿块边界模糊，相邻骨质破坏显著

续表

影像类别	影像表现
CT	①骨旁脂肪样密度影，边界清晰，可作定性诊断；②肿瘤刺激邻近骨质，形成骨质变形、骨突、硬化或侵蚀样骨破坏
MRI	肿瘤于 T_1WI 及 T_2WI 上均呈高信号，脂肪抑制序列上呈明显低信号，骨质改变为肿瘤压迫继发改变。（图 20-137B ～ D，图 20-138）

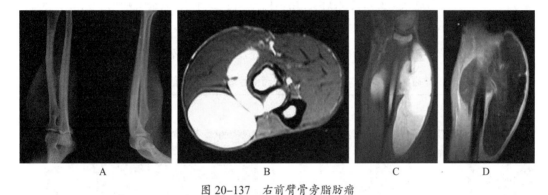

图 20-137　右前臂骨旁脂肪瘤

A：X 线示右前臂上段明显肿胀增粗，其内可见片状低密度区，边界清楚　B ～ C：MRI 平扫描示

右侧桡骨上段周围软组织内可见不规则团状短 T_1、长 T_2 信号影，于脂肪抑制序列上呈低信号，

边界清楚，邻近桡骨边缘骨质增生、硬化

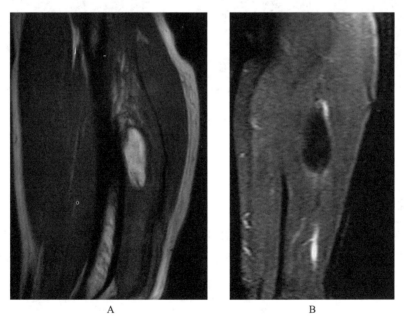

图 20-138　左肱骨骨旁脂肪瘤 MRI 影像

A ～ B：MRI 平扫描示左肱骨中段软组织内可见类椭圆形高信号影，于脂肪抑制

序列上呈明显低信号，边界清楚，邻近骨质结构未见明显异常

三、骨血管脂肪瘤

骨血管脂肪瘤系含有脂肪和血管组织的良性肿瘤。极为罕见。常发生于脊椎和肋骨等。其影像学表现见表 20-57。

表 20-57　骨血管脂肪瘤影像学表现

影像类别	影像表现
X 线	①表现为蜂窝状或栅栏状膨胀性骨破坏；②可形成软组织肿块；③皮质旁血管脂肪瘤可出现"树根"样钙化
CT	在脂肪密度区内出现条网状软组织密度影和钙化，软组织强化明显
MRI	肿瘤在 T_1WI、T_2WI 上呈不均匀高信号影，其内低信号为钙化（图 20-139）

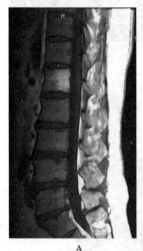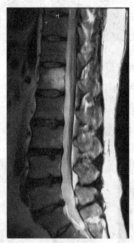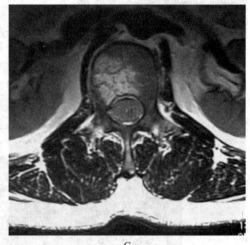

图 20-139　腰 1 椎体血管脂肪瘤 MRI 影像

A ～ C：MRI 平扫描示腰 1 椎体内片状短 T_1、长 T_2 信号，边界欠清楚，
其内可见细条形低信号，周围未见明显软组织肿块

四、骨脂肪瘤病

骨骼内多发性脂肪瘤病变或脂肪瘤同时发生于软组织及骨内者，称为"骨脂肪瘤病"，原因不明，可能为先天性发育畸形，极为罕见。病理示肿瘤组织内常见稀疏的残存骨小梁。常发病于儿童和青少年，多位于下肢。其影像学表现见表 20-58。

表 20-58　骨脂肪瘤病影像学表现

影像类别	影像表现
X 线	①常为多骨发病；②患骨不规则增粗、失去正常轮廓，骨皮质膨胀变薄；③肿瘤可形成大小不等的囊状透光区；④其内有纵横交错的细小骨嵴；⑤骨壳连续或中断；⑥肿瘤与正常骨之间无明显界限；⑦少有硬化缘和骨膜反应；⑧软组织内肿瘤呈低密度肿块，其内可见斑片状钙化；⑨病灶周围可有骨质受压吸收或变形
CT 及 MRI	骨或软组织内多发的脂肪密度或信号病变

五、骨脂肪肉瘤

　　骨脂肪肉瘤为起源于骨髓脂肪组织的原发性恶性骨肿瘤。病理上分为四型：①黏液瘤型；②脂肪瘤型；③低分化型；④未分化型，以黏液瘤型最常见。本病临床少见，发病年龄 15 ～ 53 岁不等，多累及股骨及胫骨（线图 20-30），预后与瘤细胞分化程度有关。其影像学表现见表 20-59。

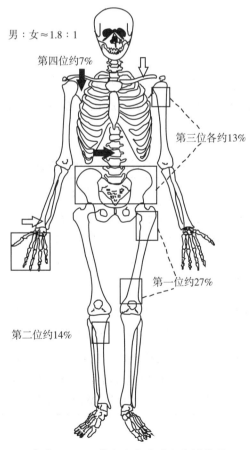

线图 20-30　骨脂肪肉瘤的分布模式图

表 20-59　骨脂肪肉瘤影像学表现

影像类别	影像表现
X 线	①肿瘤多发生于长骨干骺端，一般不超越骨骺线，偶尔发生于骨干；②分化较好者表现为偏心性溶骨性破坏；③分化较差者肿瘤边界模糊，呈大片状溶骨性破坏；④肿瘤区脂肪成分较多时形成"瘤区脂肪征"；⑤肿瘤内有散在的钙化及残存骨小梁；⑥少数有线样骨膜反应和 Codman 三角；⑦软组织肿块较局限，其内有钙化或脂肪透亮影；⑧可合并病理性骨折（彩图 20-37AB）
CT	肿瘤呈脂肪和不规则软组织密度影，边缘模糊，有时可出现斑片状钙化，增强扫描表现为软组织区不均匀强化
ECT	肿瘤 T_1WI 呈不均匀低中或高信号强度，T_2WI 呈不均匀高信号强度，脂肪抑制序列脂肪组织呈低信号。增强扫描呈不均匀强化（彩图 20-37C～K）

第八节　骨间叶组织瘤

一、骨良性间叶瘤

骨良性间叶瘤亦称"良性间充质瘤""间叶错构瘤"，是由分化成熟的多种间充质成分构成罕见的良性骨肿瘤。瘤内有脂肪、肌肉、血管、骨和软骨等成分，多单发，亦可多发。其影像学表现见表 20-60。

表 20-60　骨良性间叶瘤影像学表现

影像类别	影像表现
X 线	依肿瘤内组织成分不同而有不同的 X 线表现。其主要 X 线表现：①多发性骨破坏；②软组织内有脂肪样密度减低区；③斑点状钙化，提示含有软骨成分；④骨密度增高的骨化区，提示含有骨的成分；⑤如脂肪、软骨、骨等成分混合存在，应考虑本病
CT	可显示 X 线平片难以显示的少量脂肪组织、钙化和软组织结构。若脂肪组织和软骨钙化或脂肪组织和骨化混合存在，即可诊断
MRI	①当骨破坏区内同时有脂肪组织和软组织存在时，应考虑良性间叶瘤；②脂肪组织 T_1WI 呈高信号，T_2WI 呈等信号；③软组织 T_1WI 呈等或略低信号，T_2WI 为高信号；④钙化和骨化 T_1WI 及 T_2WI 均呈低信号

二、骨恶性间叶瘤

骨恶性间叶瘤亦称"间叶肉瘤""骨恶性间充质瘤"。本病为起源于骨内间充质组织的恶性肿瘤，其特征是一个肿瘤内由多种类型的分化和不同的组织结构，可同时含有脂肪肉瘤、平滑肌肉瘤、骨肉瘤、软骨肉瘤、横纹肌肉瘤、血管肉瘤等成分。常发病于 10 ～ 29 岁，以骨盆、股骨、胫骨为好发部位。其影像学表现见表 20-61。

表 20-61　骨恶性间叶瘤影像学表现

影像类别	影像表现
X 线	①肿瘤多发生于长骨干骺端；②由于含有多种组织成分，故 X 线表现复杂；③通常表现为局限或弥漫的溶骨性破坏，边界清楚、模糊或硬化，有的呈膨胀性生长；④软组织肿块巨大；⑤少有骨膜反应；⑥破坏区常有瘤骨或钙化；⑦确诊有赖于病理检查（彩图 20-38A）
CT	能更清楚的显示肿瘤骨破坏、软组织肿块及瘤骨等情况（彩图 20-38B ～ C）
MRI	显示病变范围、肿瘤内脂肪成分、软组织肿块较敏感，对肿瘤的定性诊断有重要价值（彩图 20-38D ～ L）
ECT	骨质破坏区边缘骨质内可有不同程度异常放射性核素摄取，骨质破坏区内多无异常放射性核素摄取（彩图 20-38M）

第九节　脊索瘤

脊索瘤发生于残余或异位的脊索组织，是一种生长缓慢，较少发生转移的低度恶性肿瘤。好发于脊柱两端，骶尾部及颅底蝶枕软骨结合处多见（线图 20-31），发生于骶尾部者多见于 50 ～ 60 岁，发病于颅底者，多见于 30 ～ 60 岁，男性多于女性。发生转移者少见，若发生远处转移常为淋巴结、肝脏和肺部转移。脊索瘤术后较易复发。病理上，肿瘤膨胀性生长，边界清楚，切面呈灰白色或蓝白色，肿瘤内可见纤维分隔，肿瘤细胞分叶状排列，胞质丰富，内有空泡，间质呈黏液状。其影像学表现见表 20-62。

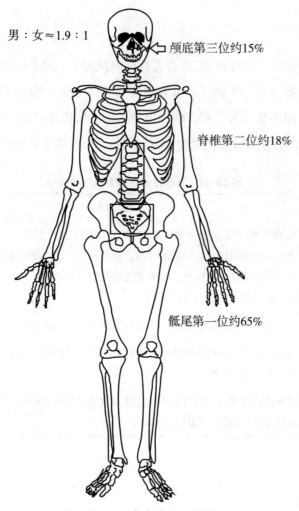

男：女≈1.9：1

颅底第三位约15%

脊椎第二位约18%

骶尾第一位约65%

线图 20-31 　脊索瘤的分布模式图

表 20-62 　脊索瘤影像学表现

影像类别	影像表现
X 线	①骶尾部：骨破坏形态多种多样，呈膨胀性骨破坏、溶骨性骨破坏，有的骶孔扩大或沿髓腔蔓延。有人认为轻度膨胀性骨破坏的同时，有髓腔的侵蚀蔓延破坏是脊索瘤的典型 X 线征象之一。骨破坏区或软组织肿块中有不规则的斑点状或斑片状钙化。部分病变破坏区见残留骨片。破坏区或骶前软组织中可见"横征"，可能为残留椎间盘钙化或骨板结构。常见软组织肿块。周围骨质增生、硬化，呈线样或斑片状。血管造影血管丰实，血供丰富（图 20-140A）。②头颅部：多发于斜坡并向四周伸展破坏蝶骨大翼、筛窦和枕骨，呈溶骨性破坏伴片状或斑点状钙化，并形成软组织肿块（图 20-141A）。③脊椎部：表现为局限性溶骨性破坏，多累及 2 ～ 3 个椎体，椎旁软组织肿块，肿块内有钙化或残留骨片（图 20-142A）

续表

影像类别	影像表现
CT	①骶尾部：表现为膨胀性或溶骨性骨质破坏，甚至形成骶尾骨大部骨质缺损，破坏区有多条状或斑点状钙化。骶前形成巨大软组织肿块；②发生于颅底者呈大片溶冰状骨质破坏，可伴有边缘硬化，软组织肿块伴有斑点状钙化（图 20-140B，图 20-141B，图 20-142B，图 20-143A）；③增强扫描呈不均匀强化
MRI	① T_1WI 肿瘤信号不均匀，多为低、等信号，有出血时可呈高信号；T_2WI 肿瘤多为高信号；②肿瘤钙化、流空血管及残留骨，可呈低信号；③骶前软组织肿块呈半圆形，显示清晰；④增强扫描肿瘤轻度强化（图 20-140C～F，图 20-141C～G，图 20-142C～I，图 20-143B～F）
ECT	骨质破坏区周围骨质硬化区及其内钙化区可见明显异常放射性核素摄取，溶骨性骨质破坏区常无异常放射性核素摄取

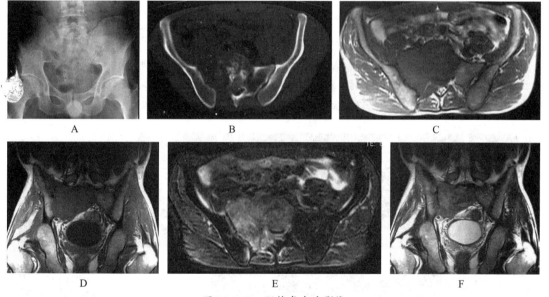

图 20-140　骶椎脊索瘤影像

A：X 线示骶椎右侧耳状面不规则骨质破坏，边缘骨皮质模糊　B：CT 平扫描示骶椎右侧部不规则溶骨性骨质破坏，边界欠清楚，边缘骨质硬化，周围可见软组织肿块，破坏区及软组织肿块内可见斑片状高密度钙化，右侧骶孔及骶管变形　C～F：MRI 平扫描示骶椎右侧部大片溶骨性骨质破坏，周围伴有软组织肿块，破坏区及软组织肿块呈略长 T_1、略长 T_2 信号，于脂肪抑制序列 T_2WI 上呈不均匀高信号，边界不清楚

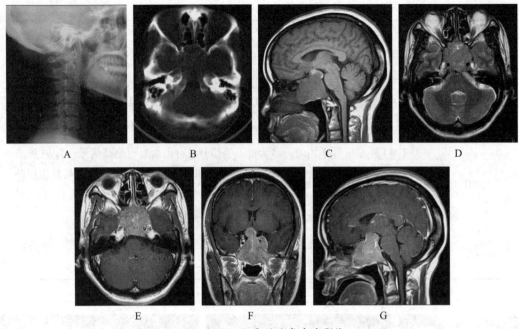

图 20-141　颅底斜坡脊索瘤影像

A：X 线示颅底蝶鞍区及斜坡溶骨性骨质破坏，边界模糊　B：CT 平扫描示颅底鞍区不规则溶骨性骨质破坏，边
界不清楚，边缘骨质轻度硬化，周围可见软组织肿块　C～D：MRI 平扫描示鞍区骨质破坏，伴有明显软组织肿
块，双侧椎动脉被肿块包绕，周围组织受推移变形，破坏区及软组织肿块呈略长 T_1、略长 T_2 信号　E～G：MRI
增强扫描骨质破坏区及周围软组织肿块呈中等程度均匀强化，边界欠清楚

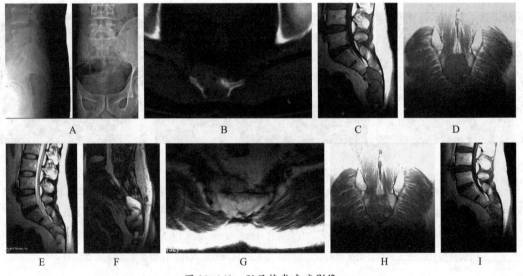

图 20-142　骶尾椎脊索瘤影像

A：X 线示骶尾椎结合部溶骨性骨质破坏，边界模糊　B：CT 平扫描示骶尾椎结合部不规则溶骨性骨质破坏，边
界不清楚，边缘骨质轻度硬化，其前侧可见软组织肿块　C～G：MRI 平扫描示骶尾椎结合部骨质破坏，伴有明
显软组织肿块，骨质破坏区及软组织肿块呈略长 T_1、略长 T_2 信号，于脂肪抑制序列 T_2WI 上呈高信号，边界清楚

H～I：MRI 增强扫描骨质破坏区及周围软组织肿块呈中等程度均匀强化，边界欠清楚

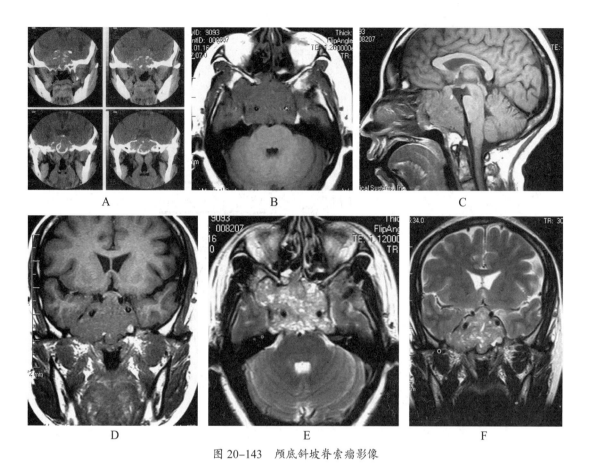

图 20-143　颅底斜坡脊索瘤影像

A：CT 平扫描示颅底鞍区不规则溶骨性骨质破坏，边界不清楚，边缘骨质轻度硬化，
周围可见软组织肿块，其内可见斑片状钙化及残留骨　　B～F：MRI 平扫描示鞍区骨质破坏，
伴有明显软组织肿块，双侧椎动脉被肿块包绕，周围组织受推移变形，破坏区及软组织肿块
呈略长 T_1、略长 T_2 信号，T_2WI 上病变区内可见多发小囊状高信号影

第十节　转移性骨肿瘤

转移性骨肿瘤是指癌、肉瘤或其他恶性病变转移至骨骼的恶性骨肿瘤。骨转移瘤好发于红骨髓区或松质骨内，如脊椎、颅骨、骨盆和长骨骨干骺区（线图 20-32，线图 20-33）。其发生率高于原发恶性骨肿瘤，以癌发生骨转移多见，60% 的骨转移瘤为多发性骨转移，单发者相对少见，转移途径为直接转移、血行转移、淋巴转移。其影像学表现见表 20-63。

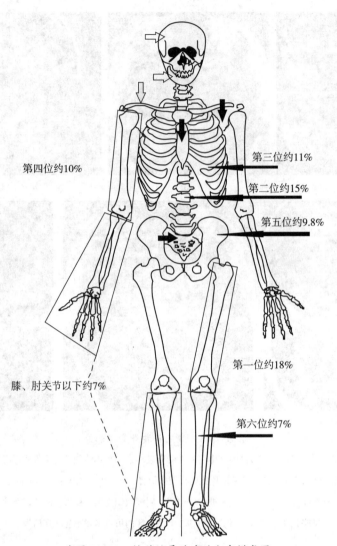

第四位约10%

第三位约11%

第二位约15%

第五位约9.8%

膝、肘关节以下约7%

第一位约18%

第六位约7%

线图 20-32 转移性骨肿瘤的分布模式图

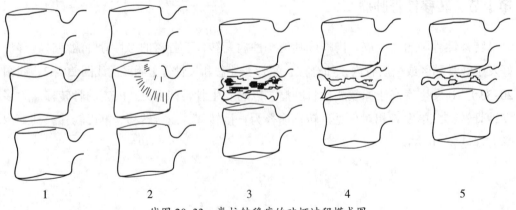

1   2   3   4   5

线图 20-33 脊柱转移瘤的破坏过程模式图

表 20-63 转移性骨肿瘤影像学表现

影像类别	影像表现
X 线	分型：按肿瘤的密度通常可分为溶骨型、成骨型、混合型和囊状扩张型。溶骨型：最为多见，常为肺癌、乳腺癌、肾癌及甲状腺癌发生的转移，表现为骨质疏松或虫蚀样、斑点状骨质破坏，逐渐发展，破坏区融合成片、骨质缺损，发生病理性骨折，周围较少形成软组织肿块，其内死骨或残留骨少见，骨膜反应较少，少数源自结肠癌、甲状腺癌及肾上腺癌的转移瘤可出现 Codman 三角。骨皮质可受侵犯、缺损，少数肿瘤可呈膨胀性改变（图 20-144A，彩图 20-39A～B）。成骨型：相对少见，以前列腺癌、胃肠道的黏液癌、鼻咽癌及膀胱癌多见，大多来源于前列腺癌，表现为象牙质样、斑片状或棉球样高密度影，亦可融合成较大面积的骨质硬化（图 20-145A～C，图 20-146A）。混合型：兼有溶骨型和成骨型两种改变，同时出现骨质破坏和骨质硬化，以乳腺癌和前列腺癌多见（图 20-147A～D）。单发性转移瘤：较少见，多来自肾癌、甲状腺癌等，表现为局限性骨质破坏，可呈膨胀性生长，其内可有骨性间隔或呈多房状，周围可有骨膜反应。少数转移瘤亦可发生于手、足部的骨骼内，以肺癌最常见（图 20-148A）
CT	①CT 检查的目的是明确有无骨破坏以及破坏的大小、范围、显示周围软组织肿块的大小以及与脏器的关系，尤其对中轴骨等解剖结构复杂部位的病变，具有重要应用价值（图 20-144B～D）。②溶骨型转移瘤可多发或单发，病变呈斑点状、大片状或膨胀性囊状破坏，边缘清楚，无硬化缘，伴有软组织肿块，增强扫描呈不均匀强化，囊变坏死区不强化（彩图 20-39C～D，图 20-147D，图 20-148B，彩图 20-40A～D）。③成骨型常表现为多发性斑点状、斑片状、棉絮状或结节状高密度灶，晚期多发病灶相互融合呈弥漫性硬化（图 20-146B～E）
MRI	①MRI 评价骨转移瘤病变有很高的敏感性。②溶骨性病变大多于 T_1WI 上呈局限性或弥漫性低信号，T_2WI 上呈高信号（彩图 20-39E～G）。③成骨性病变于 T_1WI 及 T_2WI 上均呈低信号（图 20-145D～F）。④混合型转移瘤表现为高低混杂信号（彩图 20-40B～H）。⑤增强扫描病变区多有明显强化，少数轻度强化或不强化（图 20-148C～H）

影像类别	影像表现
ECT	放射性核素骨显像对转移性骨肿瘤的诊断具有很高的敏感性，能检测到早期的骨转移瘤，但其特异性较差，而 SPECT/CT 融合显像从解剖和核素代谢两个方面提供病变的诊断信息，明显提高了骨转移瘤的诊断准确性。放射性核素骨扫描时，转移性骨肿瘤的常见影像学征象为：①骨质内类圆形、椭圆形、局灶形、巨块形甚至呈大片状等不对称性的放射性核素摄取或缺损区，放射性核素的分布常常杂乱无章、形态大小不一、程度轻重不同。②溶骨型骨转移瘤当破坏区周围无骨质修复反应时，骨质破坏区呈放射性核素稀疏或"冷区"改变，常导致假阴性结果，造成漏诊；成骨型骨转移瘤多呈明显团状异常放射性核素摄取。③典型征象：全身骨骼呈形态、大小和密度表现各异的多发性、广泛性的不规则、不对称的异常放射性核素分布（彩图 20-39H，彩图 20-40I～J）

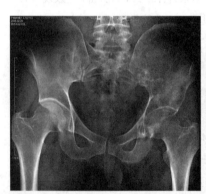
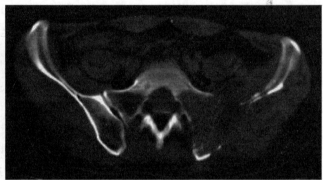

A

B

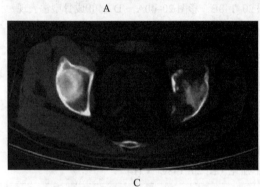
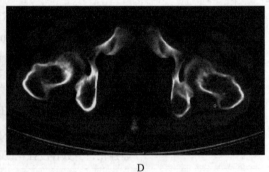

C

D

图 20-144　骨盆多发转移瘤影像

A：X 线示双侧髂骨多发片状溶骨性骨质破坏，边界不清楚　B～D：CT 平扫描示骶椎、双侧髂骨、左侧髋臼、坐骨多发溶骨性骨质破坏，边界不清楚，边缘骨皮质不完整，周围伴有明显软组织肿块

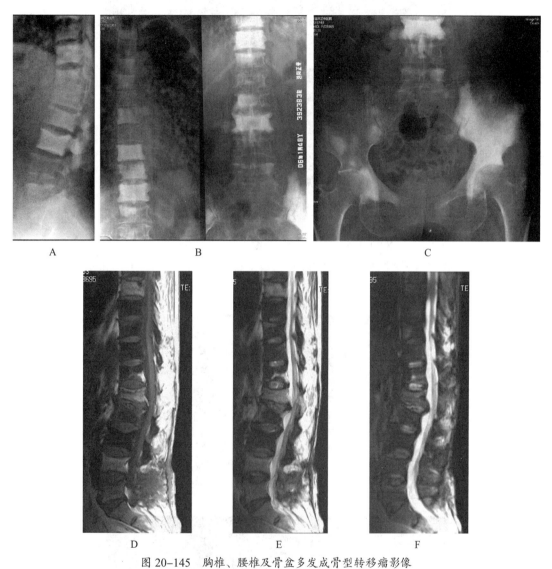

图 20-145　胸椎、腰椎及骨盆多发成骨型转移瘤影像

A ～ C：X 线示胸椎、腰椎及骨盆骨质内可见多发棉絮状、弥漫性高密度影，边界欠清楚

D ～ F：MRI 平扫描示病变区于 T_1WI 及 T_2WI 上均呈低信号，脂肪抑制序列 T_2WI 上部分病变区信号增高

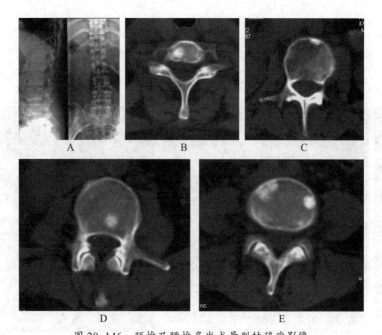

图 20-146　颈椎及腰椎多发成骨型转移瘤影像

A～C：X 线示腰椎体内多发小斑片状高密度影，边界欠清楚　D～E：CT 平扫描示
颈椎及腰椎椎体内多发小团状高密度影，边界清楚，骨皮质完整，周围未见明显软组织肿块

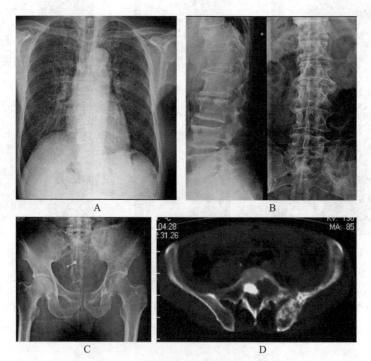

图 20-147　腰椎及左髂骨混合型转移瘤影像

A～C：X 线示双肺弥漫性转移，L_5 椎体及左侧髂骨多发骨质破坏伴斑片状高密度影，
边界不清楚　D：CT 平扫描示腰 5 椎体及左侧髂骨多发骨质破坏，边界不清楚，
骨皮质不完整，破坏区内可见斑片状高密度影，周围未见明显软组织肿块

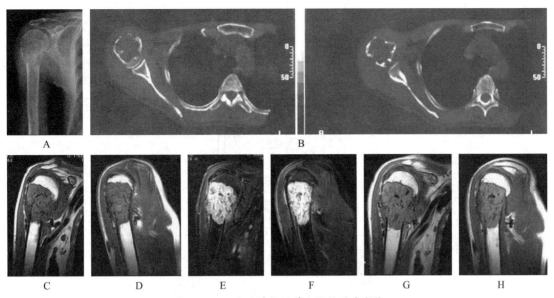

图 20-148　右肱骨上段单发性转移瘤影像

A：X 线示右肱骨外科颈不规则溶骨性骨质破坏，边界不清楚，骨皮质不完整，病变区轻度膨胀

B：CT 平扫描示右肱骨外科颈溶骨性骨质破坏，骨皮质不完整，病变区轻度膨胀，周围未见

明显软组织肿块　C ～ F：MRI 平扫描示右肱骨轻度膨胀性骨质破坏，破坏区呈略长 T_1、略长 T_2

信号，脂肪抑制序列 T_2WI 上呈高信号，信号不均匀，其内可见多发细条形低信号　G ～ H：MRI

增强扫描示右肱骨病变区呈中等程度强化，其内条形低信号未强化

第十一节　分类不明确的骨肿瘤

一、骨巨细胞瘤

骨巨细胞瘤又称"破骨细胞瘤""髓样瘤""出血性骨髓炎"，恶性者称为"恶性巨细胞瘤"或"巨细胞瘤"。本病起源于非成骨性间叶组织，占原发性骨肿瘤的 5%。病理上肿瘤分为囊性和实性两种，肿瘤的主要成分为多核巨细胞和单核细胞。根据细胞组织学特点可分为Ⅰ、Ⅱ、Ⅲ级。Ⅰ级为良性，Ⅲ级为恶性，Ⅱ级介于Ⅰ～Ⅲ级之间。恶性骨巨细胞瘤分原发性和继发性。该肿瘤绝大多数发生于 20 ～ 40 岁成年人，女性发病率稍高于男性。肿瘤可发生于所有长管状骨，好发于股骨下端、胫骨上端和桡骨下端（线图 20-34 ～线图 20-35）。肿瘤术后易复发并可转移到肺部。其影像学表现见表 20-64。

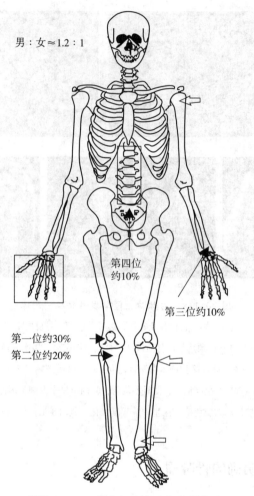

线图 20-34　骨巨细胞瘤的分布模式图

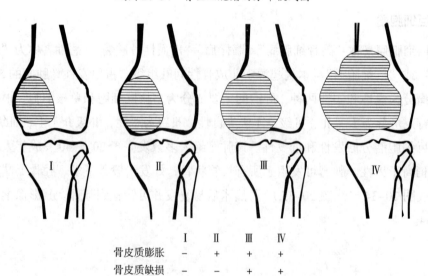

	I	II	III	IV
骨皮质膨胀	−	+	+	+
骨皮质缺损	−	−	+	+

线图 20-35　骨巨细胞瘤的表现分类模式图

表 20-64　骨巨细胞瘤影像学表现

影像类别	影像表现
X线	①肿瘤多位于骨端，紧邻骨性关节面，干骺骨骺闭合前多位于干骺端。②肿瘤多呈偏心性膨胀生长，其形态特点为横径大于或等于纵径，包绕关节并向骨突方向生长。③肿瘤典型表现呈囊状皂泡样改变，并可呈密度均匀囊状改变。④肿瘤边缘多呈波浪状，边界清或不清。⑤骨皮质穿破时，可形成软组织肿块。⑥病理骨折时可有骨膜反应（图20-149A，图20-150A）。⑦恶性骨巨细胞瘤表现为较广泛的侵袭性骨破坏，骨膜增生显著，软组织肿块巨大、瘤体钙化吸收或出现肿瘤骨。⑧根据肿瘤破坏程度分为三度：Ⅰ度：骨破坏呈囊状或皂泡状，边缘清楚，无软组织肿块和骨膜反应。Ⅱ度：病灶部分边界模糊，部分骨性间隔模糊、融解和中断，软组织边界清晰。Ⅲ度：病灶大部分边界模糊，呈大块状溶骨性破坏，可有骨膜三角，软组织肿块（图20-151A～B，图20-152A～B，彩图20-41A～B）。⑨血管造影：能反应肿瘤的活跃程度，Ⅰ～Ⅱ级轻度、中度血运增加，Ⅲ级出现血湖、瘤性血管和动静脉瘘等现象
CT	①平扫描肿瘤呈囊状膨胀性偏心性骨质破坏。②骨壳光整和残缺。③病灶内软组织密度和/或液性囊腔。④多数因出血可形成液—液平面。⑤软组织肿块影清晰（图20-149B，图20-150B，图20-151C，图20-152C，彩图20-41C～F）。⑥增强扫描肿瘤组织明显强化，CT值上升约50Hu
MRI	①MRI诊断必须结合X线和CT。②肿瘤 T_1WI 表现为低或等信号，T_2WI 表现为高信号，亚急性期出血 T_1WI 呈高信号，慢性出血可见低信号含铁血黄素沉着。囊内可见液—液平面。肿瘤边缘可见薄层硬化边，T_1WI 及 T_2WI 均呈低信号。③增强扫描肿瘤表现多变，呈轻度强化、明显不规则强化等形式。动态增强扫描呈"快进快出"强化方式（图20-149C～G，图20-150C～F，图20-151D～G，图20-152D～J）
ECT	放射性核素骨显像时，骨巨细胞瘤骨质破坏区放射性核素缺失，周围骨质内可见不同程度放射性核素摄取，SPECT/CT融合显像有利于观察放射性核素摄取的详细情况，有助于病变的诊断（彩图20-41H～J）

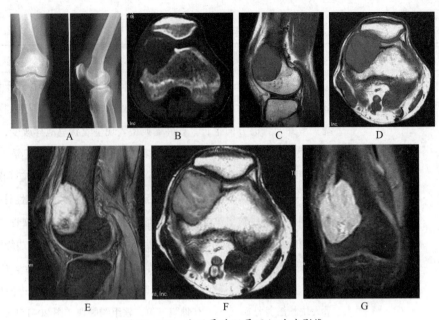

图 20-149　左股骨外髁骨巨细胞瘤影像

A：X 线示左股骨外髁轻度膨胀性溶骨性骨质破坏，边界欠清楚，前侧骨皮质变薄、不完整　B：CT 平扫描示右股骨外髁膨胀性溶骨性骨质破坏，前侧骨皮质内多发"筛孔"状改变，骨皮质不完整，未见明显骨膜反应

C～G：MRI 平扫描示右股骨外髁病变区呈略长 T_1、略长 T_2 信号，脂肪抑制序列 T_2WI 上呈明显高信号，信号欠均匀。其内信号不均，边界较清，皮质膨胀变薄

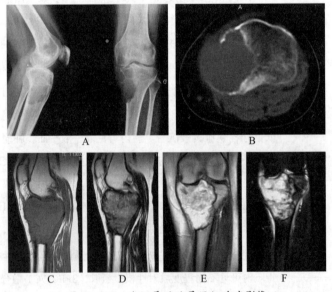

图 20-150　左胫骨近端骨巨细胞瘤影像

A：X 线示左胫骨近端内侧膨胀性溶骨性骨质破坏，呈皂泡状改变，其内可见条形骨性间隔，边界欠清楚，内侧骨皮质不完整　B：CT 平扫描示右胫骨近端内侧膨胀性溶骨性骨质破坏，骨皮质内多发"筛孔"状改变，周围可见软组织肿块影　C～G：MRI 平扫描示右胫骨近端病变区呈略长 T_1、略长 T_2 信号，脂肪抑制序列 T_2WI 上呈明显高信号，信号欠均匀

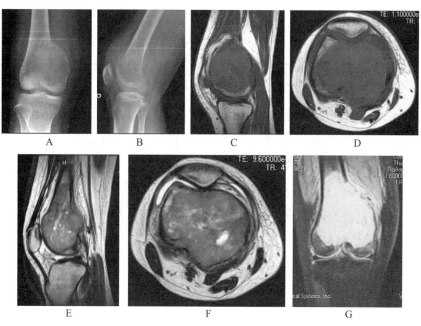

图 20-151　右股骨远端骨巨细胞瘤影像

A～B：X 线示左胫骨近端内侧膨胀性溶骨性骨质破坏，呈皂泡状改变，其内可见条形骨性间隔，边界欠清楚，内侧骨皮质不完整　C：CT 平扫描示右胫骨近端内侧膨胀性溶骨性骨质破坏，骨皮质内多发"筛孔"状改变，周围可见软组织肿块影　D～G：MRI 平扫描示右胫骨近端病变区呈略长 T_1、略长 T_2 信号，脂肪抑制序列 T_2WI 上呈明显高信号，信号欠均匀

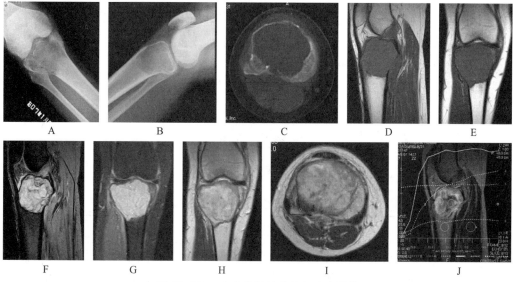

图 20-152　右胫骨近端骨巨细胞瘤影像

A～B：X 线示右胫骨近端膨胀性溶骨性骨质破坏，其内可见细条形骨性间隔，边界欠清楚，外侧骨皮质不完整　C：CT 平扫描示右胫骨近端膨胀性溶骨性骨质破坏，骨皮质不完整，周围未见明显软组织肿块影　D～G：MRI 平扫描示右胫骨近端病变区呈略长 T_1、长 T_2 信号，脂肪抑制序列 T_2WI 上信号明显增高　H～J：MRI 增强平扫描示右胫骨近端病变区呈明显强化，早期动态增强曲线：增强早期呈陡直爬升型曲线

二、长骨造釉细胞瘤

长骨造釉细胞瘤又称"长骨牙釉质瘤"，其组织来源尚未定论，可能来源于残留的造釉上皮。造釉细胞瘤占全部恶性骨肿瘤的 0.1%，组织学上肿瘤细胞形态与颌骨的造釉细胞相似，其结构有基底细胞型、梭形细胞型、磷状细胞型、腺样结构型四种形式。好发于年轻人，以 10 ～ 40 岁居多，好发于胫骨骨干，其次为腓骨、尺骨等（线图 20-36）。其影像学表现见表 20-65。

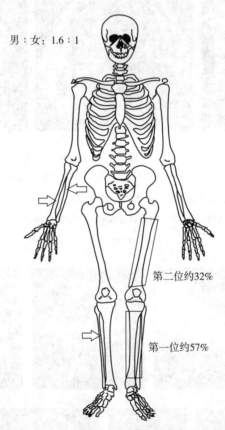

男：女：1.6：1

第二位约32%

第一位约57%

线图 20-36 　长骨造釉细胞瘤的分布模式图

表 20-65 　长骨造釉细胞瘤影像学表现

影像类别	影像表现
X 线	①肿瘤位于长骨骨干皮质内；②呈单囊或分叶状偏心膨胀性骨质破坏，有的呈皂泡样改变；③边缘清楚，伴有广泛的骨质增生、硬化；④部分病变可见线状或层状骨膜反应；⑤皮质膨胀变薄、发生中断或形成软组织肿块，骨皮质消失是本瘤的特征性表现；⑥晚期肿瘤累及患骨大部导致患骨增粗变形；⑦肿瘤可复发和转移，转移可导致自发性气胸（图 20-153A ～ B，图 20-154A ～ B，彩图 20-42A ～ D）

续表

影像类别	影像表现
CT	①骨皮质单囊或分叶状膨胀性骨质破坏，骨皮质变薄、中断；②骨髓腔增粗、骨干变形；③侵犯周围软组织时可形成软组织肿块（图 20-153C ～ D，图 20-154C ～ D）
MRI	表现为溶骨性骨质破坏，可有膨胀性改变，骨质破坏区呈略长 T_1、略长 T_2 信号，脂肪抑制序列 T_2WI 上信号增高，周围可伴有软组织肿块，信号与破坏区相似（图 20-154E ～ G，彩图 20-42E ～ I）
ECT	骨质破坏区内放射性核素缺失，破坏区边缘骨质内可有斑片状异常放射性核素摄取（彩图 20-42J ～ K）

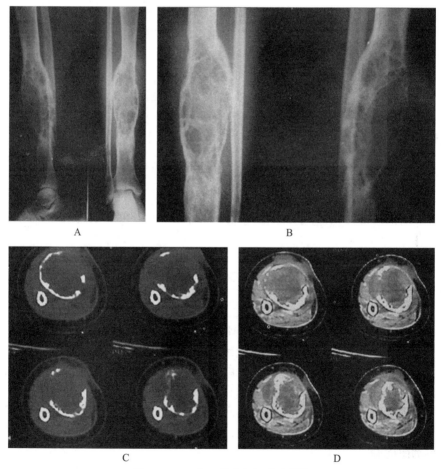

A

B

C

D

图 20-153 右胫骨造釉细胞瘤影像

A ～ B：X 线示右胫骨中段膨胀性溶骨性骨质破坏，皮质膨胀变薄，其内可见网格状
骨性间隔，边界清楚 C ～ D：CT 平扫示右胫骨中段膨胀性溶骨性骨质破坏，
骨皮质溶解消失，连续性中断，外侧可见软组织肿块

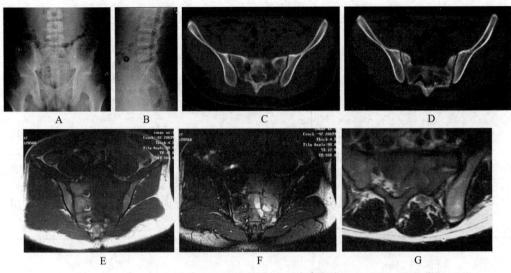

图 20-154 骶椎造釉细胞瘤影像

A～B：X 线示骶椎左侧部不规则溶骨性骨质破坏，边界不清楚　C～D：CT 平扫描示骶椎
左侧部不规则溶骨性骨质破坏，边界欠清楚，破坏区内可见条形骨性间隔，骨皮质不完整，
周围可见软组织肿块影　E～G：骨质破坏区呈略长 T_1、略长 T_2 信号，脂肪抑制序列 T_2WI
上呈明显高信号，左侧骶孔受侵犯，周围可见软组织肿块影

三、长骨牙骨质瘤

长骨牙骨质瘤又叫"颌外牙源性瘤"，颌骨牙骨质瘤是来源于结缔组织的颌骨肿瘤。长骨牙骨质瘤来源不详，有人认为与胚胎因素和组织异常分化有关。病理上表现为纤维结缔组织基质中散布着数量不等的牙骨质小体和钙化。其影像学表现见表20-66。

表 20-66　长骨牙骨质瘤影像学表现

影像类别	影像表现
X线	①常发生于长骨骨干和干骺端骨髓腔内；②呈圆形或卵圆形低密度骨质破坏区，边界清楚，其内可有不规则骨性间隔；③肿瘤长轴与骨干长轴一致；④骨髓腔膨胀、皮质变薄、骨干增粗；⑤病灶内可有单个或多个致密钙化团块，钙化斑块与骨性囊壁之间有少许低密度间隙较为重要

四、骨平滑肌肉瘤

骨平滑肌肉瘤是起源于血管中层的罕见的恶性肿瘤。肿瘤呈浸润性生长，边界不清，约半数的患者为 60 岁以上老年人。好发于四肢长管状骨，尤以股骨下端和胫骨上端最常见。实验室检查碱性磷酸酶可升高。其影像学表现见表 20-67。

表 20-67　骨平滑肌肉瘤影像学表现

影像类别	影像表现
X 线	①骨破坏：干骺端或骨干溶骨性破坏，呈圆形、卵圆形或不规则形，边缘模糊，骨皮质膨胀、变薄、部分缺损，严重者一段骨干可完全消失；②骨膜增生：少数出现骨膜反应，甚至出现放射状骨针或 Codman 三角；③软组织肿块：肿瘤可突破骨皮质形成软组织肿胀或肿块；④瘤骨：软组织肿块内可有瘤骨；⑤骨梗死：在肿瘤周边可出现囊状透亮区，边缘硬化，并夹杂有小斑点状或条纹状钙化影，为骨梗死表现，具有一定诊断意义
CT	①病变呈圆形、类圆形、囊状、大片不规则溶骨破坏；②内有斑点状高密度影；③骨皮质破坏，可形成软组织肿块
ECT	能清楚的显示病变范围及软组织肿块情况

五、骨横纹肌肉瘤

骨横纹肌肉瘤极为罕见，为骨内原始间叶细胞衍化而成，原发于软组织内的横纹肌肉瘤常见，可累及骨骼引起骨质破坏。病理上分为葡萄样型、胎儿型、腺泡型和多形性型。以 10～40 岁多见，好发于股骨和胫骨。其影像学表现见表 20-68。

表 20-68　骨横纹肌肉瘤影像学表现

影像类别	影像表现
X 线	①骨质破坏呈虫蚀样或不规则形，边界不清；②邻近骨皮质轻度膨胀或中断缺失；③肿瘤穿破骨皮质后常形成软组织肿块；④有时可有骨膜反应，呈层状、放射状或 Codman 三角；⑤可有病理性骨折；⑥软组织肿块内可见致密瘤骨；⑦发生于脊椎的病变，可同时累及多个椎体，椎体可有压缩
CT	①病变呈不规则溶骨性骨质破坏；②边缘可见较薄的骨质硬化；③软组织肿块内可见瘤骨
MRI	①T_1WI 肿瘤呈虫蚀样、不规则性大的溶骨型性破坏，呈低信号，边界不清；②软组织肿块较大；③T_2WI 上肿瘤信号呈不均匀性增高

六、骨化学感受器瘤

化学感受器瘤亦称"非嗜铬细胞瘤""非嗜铬性细胞瘤副神经节瘤"，多发于人体化学感受器的肿瘤。发生于骨内者称"骨化学感受器瘤"，极为罕见。好发于青壮年，胫骨受累最多见。预后相对较好。其影像学表现见表 20-69。

表 20-69　骨化学感受器瘤影像学表现

影像类别	影像表现
X 线	①骨质破坏：溶骨性，边缘锐利但不规则，破坏区可有残留骨，有的破坏似骨囊肿或骨巨细胞瘤；②骨质增生硬化：破坏区周围大多有骨质增生硬化；③骨膨胀明显，骨皮质变薄；④骨膜反应较少见；⑤多有软组织肿块，可伴有不规则钙化；⑥血管造影：肿瘤血管丰富，肿瘤湖明显，静脉期可见瘤染现象
MRI	① T_1WI 呈低或等信号， T_2WI 呈不均匀稍高信号，脂肪抑制序列 T_2WI 上呈不均匀高信号；②增强扫描肿瘤呈中等程度强化（图 20-155）

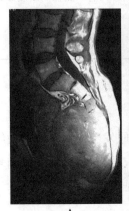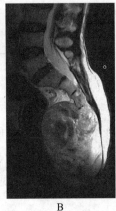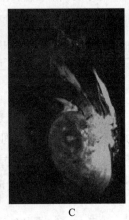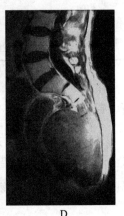

A　B　C　D

图 20-155　骶椎骨化学感受器瘤 MRI 影像

A ~ D：MRI 平扫描示骶尾骨不规则溶骨性骨质破坏，其前部可见巨大软组织肿块向盆腔内突入，破坏区及软组织肿块呈略长 T_1 、略长 T_2 信号，信号不均匀，中央可见斑点状短 T_1 、长 T_2 信号，脂肪抑制序列 T_2WI 上呈混杂信号，边界尚清楚，增强扫描，肿瘤呈不均匀中等程度强化

七、骨腺泡状肉瘤

腺泡状肉瘤多发生于软组织，亦可发生于骨内，称"骨腺泡状肉瘤"。其来源不明，可能与非嗜铬性副神经节瘤是同源关系，但并非同一肿瘤。光镜下瘤细胞排列成大小不等的腺泡状或巢状结构为其特征。好发于 21 ~ 40 岁青壮年，股骨为好发部位。其影像学表现见表 20-70。

表 20-70　骨腺泡状肉瘤影像学表现

影像类别	影像表现
X 线	①溶骨性骨破坏，呈圆形、地图形或虫蚀状，边界模糊，周围可有骨包壳，破坏区有小条状残留骨（图 20-156）；②部分病变可有骨膜反应甚至形成 Codman 三角；③软组织肿块巨大，可伴有絮状瘤骨；④较少见，确诊需依靠病理
CT	①溶骨性骨质破坏；②破坏区内可见瘤骨或钙化；③形成软组织肿块（图 20-157）

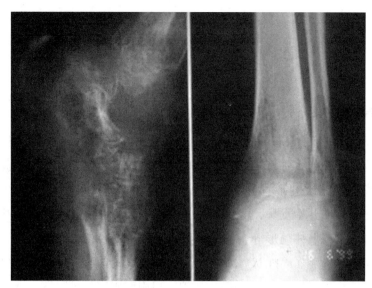

图 20-156 左踝关节及足腺泡状肉瘤 X 线影像

左踝关节及足跗骨多发溶骨性骨质破坏，边界不清，周围骨质疏松明显

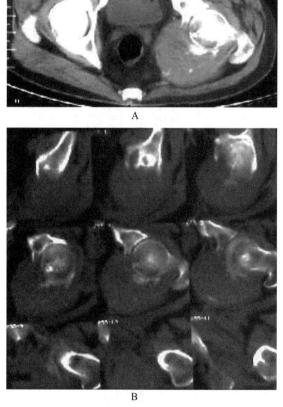

图 20-157 左髋臼腺泡状肉瘤 CT 影像

A ～ B：CT 平扫描示左侧髋臼、耻骨不规则溶骨性骨质破坏，边界模糊，
内后侧可见巨大软组织肿块，其内可见散在高密度影，闭孔内肌、臀肌受压变形

第十二节　骨肿瘤样病变

一、骨纤维异常增殖症

骨纤维异常增殖症（fibrous dysplasia of bone）又称"骨纤维结构不良"。按受累范围可将其分为单骨型或多骨型。如合并骨骼以外的临床症状，如皮肤色素沉着及性早熟等内分泌紊乱表现者，则称为"Albright 综合征"。本病病因不明，男性发病多于女性。一般于儿童时期开始发病，但多数病人到青年时期或外伤检查时被发现。最初症状多为病理性骨折或肢体畸形等。如发生于下肢者，常因肢体的增长或弯曲缩短而引起跛行或行走困难、疼痛等症状。如发生于头颅或颌面骨者，则出现两侧不对称及突眼，故称为"骨性狮面"。由于骨质膨大压迫，可引起眼突、鼻阻塞、视力减退、听力下降等症状。病理变化主要为纤维组织代替了正常骨组织。由于纤维组织组成比例不同，所以病灶可软可硬，其内夹杂着软骨、骨样组织和一些新骨成分（线图 20-37）。其影像学表现见表 20-71。

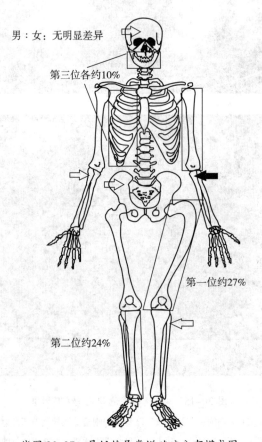

线图 20-37　骨纤维异常增殖症分布模式图

表 20-71　骨纤维异常增殖症影像学表现

影像类别	影像表现
X 线	全身骨骼均可发病，多为多骨发病，单骨发病较少。多骨型好发于同侧肢体、有单侧发病趋势。双侧发病者较少见，病变广泛但不对称。病变好发于长管状骨，最常侵犯股骨，尤好发于股骨颈，其次为胫骨、肱骨及桡骨。颅面骨以下颌骨、颞骨及枕骨好发。病变发生于干骺端及骨干部，而以近端发病早且显著，并逐渐向远端扩展。在干骺愈合前常为骺板所限，较少累及骨骺。病变边缘清楚，常无骨膜反应。按照病变形态及结构不同，其 X 线表现各异，可归纳为以下四种：①囊状改变：表现为囊状膨胀性透亮区，可单囊或多囊，皮质变薄，边缘清楚，有硬化缘，囊壁外缘光滑，内缘较厚且毛糙不平。由于囊腔的膨胀，于囊腔上下端形成一夹角，酷似骨皮质分叉样改变。囊内可有散在索条样骨纹和斑点状致密影。②磨砂玻璃样改变：多见于长管状骨及肋骨，为本病的特征性改变。表现为膨胀性囊状区内密度均匀增高，呈磨砂玻璃状，有时也可见到有粗大的条索状骨纹，和钙化斑点贯穿其中，犹如大理石或粉笔样骨纹。③丝瓜络样改变：患骨明显膨胀增粗，骨皮质变薄甚至消失，骨小梁粗大扭曲，互相交织，酷似丝瓜络样。粗大的骨纹常呈纵轴方向分布，横向分布较少。多见于股骨，肱骨及肋骨。④虫蚀样改变：表现为单发或多发的溶骨性破坏，边缘锐利如虫蚀样，有时很难与溶骨性转移性破坏区分。以上四种主要病变形态变化很少单独存在，多数为同一病变中有几种不同形态表现。各种形态变化又可互相转化。不同部位的病变，又有其特异性 X 线征象（图 20-158 ～图 20-160）
CT	可以明确病变的范围，CT 值在 70 ～ 400Hu 之间，可以在异常组织中发现有无钙化和细小的骨化。主要有两种表现类型，即囊状型及硬化型。①囊状型：主要见于四肢骨，表现为囊状透亮区，骨皮质变薄，骨干膨胀，囊内有磨砂玻璃样钙化。病变发展，囊状透亮区可形成多囊状，囊内有粗大的小梁或骨嵴，囊状区周围可见有硬化带。股骨和胫骨的病变常因负重而引起弯曲变形。②硬化型：多见于颅面骨，也可侵犯颅底骨。骨硬化的特点是非一致性骨密度增高，在硬化区内有散在的颗粒状透亮区（图 20-161 ～图 20-166）
MRI	病变膨胀，多数情况下纤维组织较有特征，在 T_1WI、T_2WI 上均为中等信号，病变边缘清楚。如病灶内有囊性变、出血、软骨岛及残存的骨髓脂肪时，则有散在的高信号或低信号，当病灶内全部囊变时，则表现为 T_1WI 低信号，T_2WI 高信号（图 20-167）
ECT	骨显像显示四肢长管状或和头颅骨盆等不规则骨大片状异常放射性摄取增加（彩图 20-43）

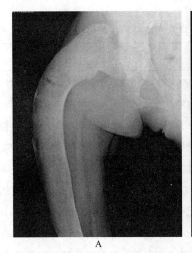
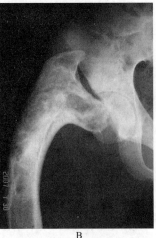

A   B

图 20-158　股骨及髂骨骨纤维异常增殖症 X 线影像

A：股骨及髂骨骨质明显破坏，轻度膨胀，骨干弯曲畸形。骨皮质明显变菲薄，

病变呈磨砂玻璃样，并病理骨折　B：囊状病变，其内显示多样分

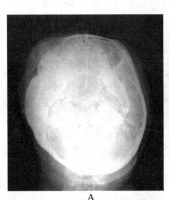
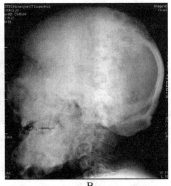

A   B

图 20-159　颧骨、颅骨及颌面骨骨纤维异常增殖症 X 线影像

颧骨、右侧颅骨及颌面骨呈多囊状骨质破坏，头颅明显不对称

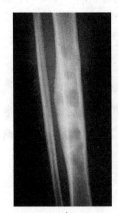
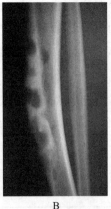
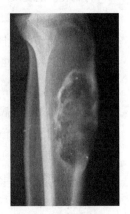

A   B

图 20-160　骨纤维异常增殖症 X 线影像 1

病变呈多囊状骨质破坏，其边缘硬化、清楚

图 20-261　骨纤维异常增殖症 X 线影像 2

病变呈多囊状破坏，边缘波浪样，波及骨皮质，

边缘清楚，硬化明显

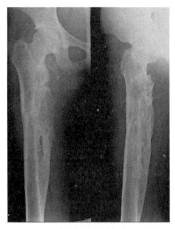

图 20-162　骨纤维异常增殖症 X 线影像 3
病变呈磨砂玻璃样及囊状骨破坏，病变下方骨皮质分叉

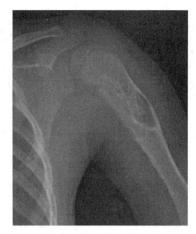

图 20-163　骨纤维异常增殖症 X 线影像 4
肱骨近端囊状不规则破坏

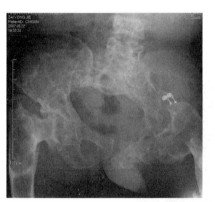

图 20-164　骨纤维异常增殖症 X 线影像 5
骨盆变形，骨盆骨质膨胀，呈多囊状分房骨质破坏，
其内显示粗大骨嵴及骨皮质分叉，呈丝瓜络样改变

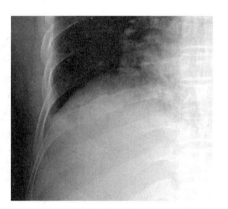

图 20-165　骨纤维异常增殖症 X 线影像 6
肋骨呈囊状膨胀性破坏，其内呈磨砂玻璃样

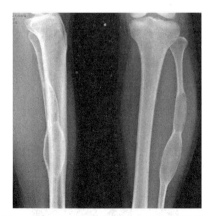

图 20-166　骨纤维异常增殖症 X 线影像 7
腓骨明显膨胀呈气囊状，骨皮质菲薄，其内呈磨砂玻璃
样改变

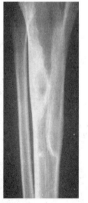

图 20-167　骨纤维异常增殖症 X 线影像 8
病变呈囊状磨砂玻璃样改变，骨皮质分叉

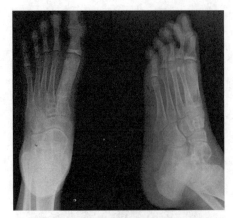

图 20-168　骨纤维异常增殖症 X 线影像 9
第 1 跖骨及跗骨呈囊状及磨砂玻璃样骨质破坏

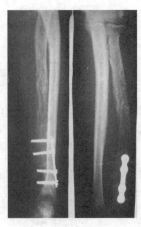

图 20-169　骨纤维异常增殖症 X 线影像 10
桡骨骨质明显呈溶骨性破坏，难与恶性肿瘤区分，病
理为骨纤

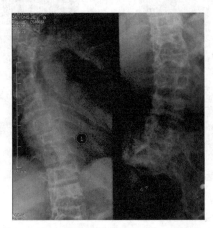

图 20-170　骨纤维异常增殖症 X 线影像 11
脊柱多椎体及肋骨呈多囊状骨质破坏，脊柱弯曲畸形

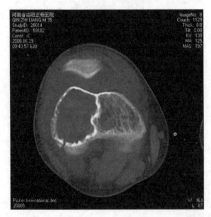

图 20-171　股骨骨纤维异常增殖症 CT 影像
股骨远端骨质呈囊状破坏，轻度膨胀，囊内密度均匀

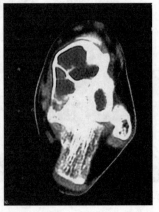

图 20-172　距骨骨纤维异常增殖症 CT 影像
距骨呈多囊状骨质破边界清楚，囊内有明显骨嵴分隔

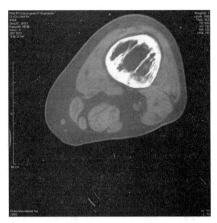

图 20-173 骨纤维异常增殖症 CT 影像

多囊状透亮区

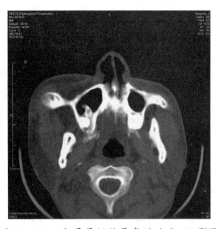

图 20-174 颧骨骨纤维异常增殖症 CT 影像

右侧颧骨明显膨胀破坏其内显示多囊状透亮区

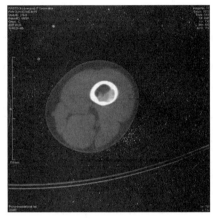

图 20-175 股骨骨纤维异常增殖症 CT 影像

股骨干偏心性破坏，病变密度高呈磨玻璃影

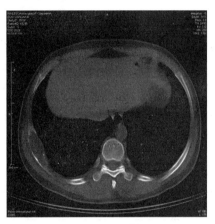

图 20-176 肋骨骨纤维异常增殖症 CT 影像

肋骨呈囊状梭形膨胀性破坏，骨皮质变薄，囊内密度均匀

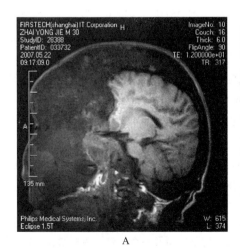

A

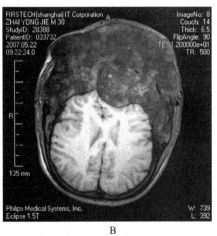

B

图 20-177 骨纤维异常增殖症 MRI 影像

A ~ B：颌面骨及颅骨明显呈膨胀性骨破坏，颅板明显受压变薄，病变区信号混杂不均匀

二、畸形性骨炎

畸形性骨炎（Osteitis deformans），亦称"佩吉特（Paget）病"，是一种原因不明的进行性慢性疾病。其特点是受累骨既有破坏吸收，又有新骨形成。但新骨结构紊乱，不能适应生理力线。骨小梁骨化不全，因而骨质松软，无耐受力，易发生畸形或病理性骨折。通常本病在早期骨质吸收破坏明显，晚期则以增生为主，骨质由松软变为脆硬。本病可单骨发病，但一般为多骨发病。除手足指（趾）骨外，周身骨骼均可受累。最好发于骨盆、脊柱、颅骨、股骨及胫骨等，其他部位骨质发病较少见。

畸形骨炎多见于 40 岁以上的中老年人，40 岁以下者较少发病。男性发病高于女性。发病初期，常为单骨发病，不易显出症状。病变发展，则症状明显。当颅骨受累时，由于头颅不断增大，而需逐年更换更大的帽子；当下肢受累时，可出现肢体的弯曲及短缩，而需逐年剪短裤腿；当脊柱受累时，则出现腰痛及驼背畸形。按不同部位的病变，又可引起不同部位的各种症状。最常见的合并症为病理骨折，少数可恶变为骨肉瘤。病理见患骨血循环增加，破骨细胞增生，骨质疏松破坏，继之为纤维组织和分化不良的骨组织代替，最后发生骨质增生硬化。病骨表面粗糙不平，皮质被骨松质代替，并呈分层状增厚。髓腔内由血管丰富的纤维组织充填，故髓腔变宽。由于骨质松软及重力负荷结果，长骨易发生弯曲畸形。其影像学表现见表 20-72。

表 20-72　畸形性骨炎影像学表现

影像类别	影像表现
X 线	早期常发生于一骨，然后逐渐波及多骨。早期 X 线表现主要以骨质疏松破坏为主，继之出现骨质修复增生。但往往为破坏与修复同时出现，二型互相转化，反复进行。依据本病的不同阶段分为以下三型：①海绵型：亦称骨质变形或疏松型。病变主要出现在早期骨质以吸收破坏为主，表现为患骨增大，髓腔的骨小梁增粗，距离加宽呈索条状。骨皮质失去正常均匀的密度，部分或全部为与髓腔相同的骨质所代替，其中有散在的不规则形囊状区（图 20-178）。②硬化型：病变以修复为主，正常骨结构消失，由粉笔样、均匀致密的骨质所代替。有时有散在的小囊状透亮区，小囊状区内可能有少数粗糙的骨小梁，患骨直径增粗大（图 20-179）。③混合型：骨质破坏与修复同时存在。骨小梁增粗，骨皮质增厚，患骨直径增大，病变边缘清楚（图 20-180 ～图 20-182）
CT	早期以骨质疏松破坏为主，随后出现修复，有大量新骨沉积。后期主要以硬化改变为主，累及范围大，甚至可累及整个骨骼，体积增大，病骨被异常的皮质和骨小梁所取代。骨皮质增厚，表面不规则，骨小梁增粗紊乱

续表

影像类别	影像表现
MRI	病骨粗大畸形，皮质增厚不规则。T_1WI、T_2WI 均显示为一较厚的信号缺损区，与高信号的骨髓区相比特别明显。也可表现为厚的线样信号减低区，相当于平片粗大增厚的骨小梁。骨髓腔变宽，T_1WI、T_2WI 显示为髓腔内有多个圆形或卵圆形信号减低或缺失病灶。与 X 线平片骨硬化区相一致
ECT	典型征象是受损骨的高度放射性药物摄取呈均匀一致性分布，病变通常从关节端面向骨干发展，常出现边缘清晰锐利 V 型形态的征象；在单纯的溶骨时期，为低度放射性药物摄取而在边缘为比较高的摄取（彩图 20-44、彩图 20-45）

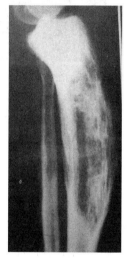

图 20-178　胫骨畸形性骨炎（海绵型）
胫骨中上段弥漫性膨胀性骨质破坏，患骨增粗、弯曲，骨小梁增粗、距离加宽呈索条状。骨皮质密度不均匀，其中多发散在不规则形低密度区

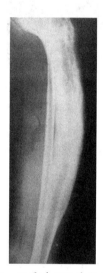

图 20-179　胫骨畸形性骨炎（硬化型）
胫骨中上段正常骨结构消失，呈大理石样均匀致密的高密度改变，病变上部可见散在的小囊状透亮区，患骨增粗、弯曲变形

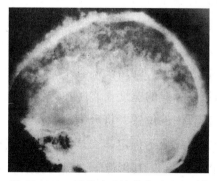

图 20-180　颅骨畸形性骨炎（混合型）
颅骨病变区低密度骨质破坏与高密度骨质修复同时存在，颅骨内外板增厚，板障密度增高，分界不清楚

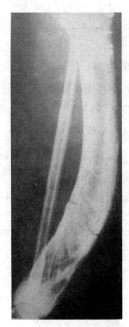

图 20-181　胫骨畸形性骨炎（混合型）
胫骨增粗、弯曲变形伴病理性骨折，病变区骨皮质
弥漫性增厚、密度增高、骨小梁增粗，膨胀的骨皮
质内可见斑片状低密度骨质破坏

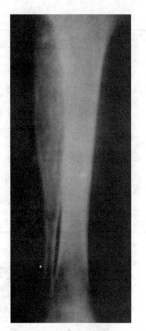

图 20-182　腓骨畸形性骨炎（混合型）
腓骨中上段弥漫性增粗、密度减低，骨皮质明
显变薄，骨小梁粗细不均

三、骨囊肿

骨囊肿（simple bone cyst）为一生长缓慢的良性破坏性骨病，病因不明，大多认为
与外伤有关，可能是由于骨内出血（髓腔内或皮质下出血），伴有进行性骨吸收及液化
而形成。又因囊内液体增加，内压增大，故使囊腔逐渐膨胀扩大。

骨囊肿多发生于青少年，4～40岁均可发生。80%发生在20岁以下的少年儿童。
其他年龄发病较少。男性发病高于女性，男女比例为（2～3）：1。好发部位是长管状
骨的干骺端松质骨内，以肱骨近端最为常见，次为股骨近端、胫腓骨近端、桡骨远端
及跟骨。少数发生于扁骨及短管状骨。患者一般无自觉症状，多因外伤后骨折或正常
X线检查时发现。少数病人在劳累后有轻度酸痛或隐痛不适感觉。因为骨骼在生长过
程中不断地向两端生长。囊肿随年龄的增长向骨干方向移行延伸。囊肿可占据骨端达
数厘米，但宽度一般不超过骨骺线的宽度。囊肿在骨骺闭合前一般不侵及骨骺，骨骺
生长不受影响。根据囊肿在骨内的位置，将分为两期。一是活动期，该期囊肿紧邻骨
骺板，具有潜在的生长能力，病变不稳定。二是潜伏期，该期囊肿远离骨骺板，移行
于骨干，病变较稳定（线图 20-38）。其影像学表现见表 20-73。

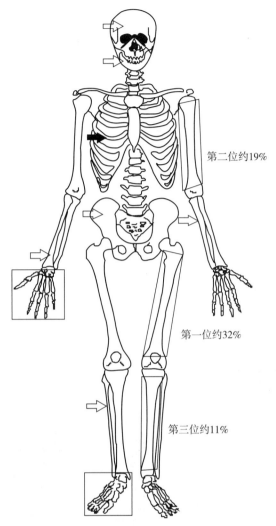

线图 20-38　骨囊肿分布模式图

表 20-73　骨囊肿影像表现

影像类别	影像表现
X 线	① 部位：病变多发生于干骺端松质骨或髓腔内，有 2/3 的骨囊肿发生于肱骨外科颈及股骨粗隆间区域，病变多为中心性，偶有皮质下性。②囊性扩张性破坏：多为单囊性，位于长骨干骺端髓腔内，一般不超越骨骺板，不累及关节，囊肿呈卵圆形，纵轴与骨干平行。囊肿呈膨胀性生长，骨皮质变薄，边缘光滑，囊壁有较薄的硬化边缘。囊肿膨胀程度一般不超过干骺端的宽度。③囊内改变：单房性骨囊肿，髓腔膨胀，囊壁光滑，透光度较强，囊内可见少许纤细的条状间隔。多房性骨囊肿，因囊肿壁骨嵴的互相重叠，结构较粗糙，囊壁较厚，囊内有粗细不等的骨嵴分隔呈多房性。不管是单房或多房性

影像类别	影像表现
X 线	囊肿多位于干骺或骨干的中心，很少有偏心性生长，一般无骨膜反应。④ 病理骨折：为常见的合并症，可见骨皮质断裂，折端错位不明显。当单房性骨囊肿发生骨折时，因囊内液体流出，致使骨折片向囊内移位，呈"骨片陷落"征。其他类似囊肿样病变，因囊内有实质性内容物，骨折时不会出现"骨片陷落征"现象（图 20-183 ～图 20-188）
CT	① 病变呈圆形或卵圆形骨质缺损区，边缘清晰，无硬化，骨皮质轻度膨胀变薄；② 病变内部为均匀一致的低密度影，偶可见到骨间隔，使囊肿呈多房状；③ 囊内 CT 值变化较大，一般为接近水的密度，如有出血则 CT 值升高，增强扫描时囊内无强化（图 20-189）
MRI	病变为圆形或卵圆形，边缘清楚，T_1WI 为中等信号，T_2WI 为高信号。如合并病理性骨折，可以观察到典型的骨膜下出血和囊内出血的 MRI 信号变化，即亚急性期 T_1WI、T_2WI 和 PDWI 上均呈高信号（图 20-190）

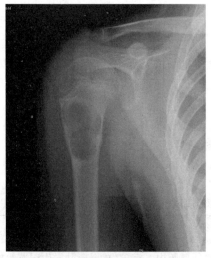

图 20-183　肱骨近段骨囊肿（多囊）X
线影像

肱骨近侧干骺端呈囊状膨胀性骨质破坏，呈
卵圆形，其纵轴与骨干平行，骨皮质变薄，
边缘光滑，囊壁可见较薄的硬化边缘，囊内
可见细条状间隔，内侧骨皮质可见病理骨折，
周围未见明显骨膜反应及软组织肿块

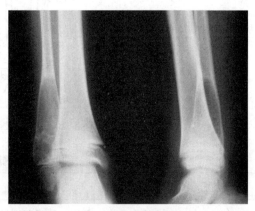

图 20-184　腓骨下端骨囊肿（单囊）X 线影像
腓骨远侧干骺端呈囊状膨胀性骨质破坏，其纵轴与骨
干平行，囊内可见细条状间隔，骨皮质变薄，边缘光
滑，周围未见明显骨膜反应及软组织肿块

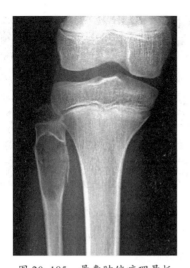

图 20-185 骨囊肿伴病理骨折
X 线影像（骨片陷落征）

腓骨近侧干骺端呈囊状膨胀性骨质破坏，
其纵轴与骨干平行，囊壁可见光滑的硬化
边，骨皮质变薄伴病理性骨折，骨折片内
陷，呈"骨片陷落征"改变，周围未见明
显骨膜反应及软组织肿块

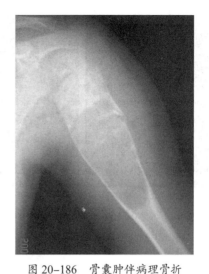

图 20-186 骨囊肿伴病理骨折
X 线影像（骨片陷落征）

肱骨近侧干骺端呈囊状膨胀性骨质破坏，
其纵轴与骨干平行，骨皮质变薄伴病理性
骨折，骨折片内陷，呈"骨片陷落征"改
变，周围未见明显骨膜反应及软组织肿块

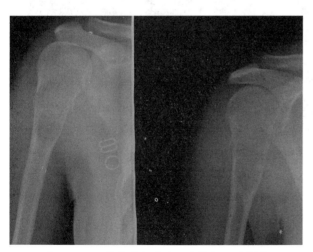

图 20-187 骨囊肿合并病理性骨折 X 线影像
（骨片陷落征）

肱骨近侧干骺端呈囊状膨胀性骨质破坏，其纵轴与骨干平行，囊
内可见细条形骨性间隔，骨皮质变薄伴病理性骨折，骨折片内
陷，呈"骨片陷落征"改变

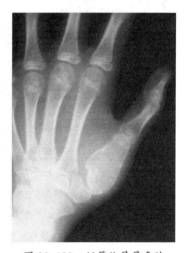

图 20-188 短管状骨骨囊肿

第 1 掌骨明显膨胀性骨质破坏，其纵轴与
骨干平行，骨皮质变薄，囊内密度不均
匀，可见细条形骨性间隔，周围未见明显
骨膜反应及软组织肿块

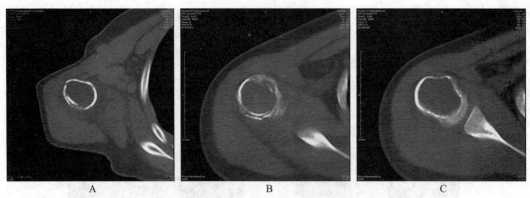

图 20-189 骨囊肿合并病理性骨折（骨片陷落征）CT 影像

CT 平扫描显示肱骨近侧干骺端呈囊状膨胀性骨质破坏，骨皮质变薄伴病理性骨折，

骨折片内陷，呈"骨片陷落征"改变

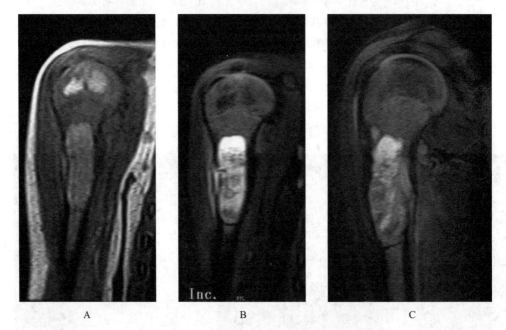

图 20-190 骨囊肿合并骨折 MRI 影像

MRI 平扫描显示肱骨上段膨胀性骨质破坏，T$_1$WI（图 A）病变呈等信号，T$_2$WI（图 B、C）

上呈等或高信号影，信号不均匀，骨皮质断裂，周围软组织轻度肿胀

四、动脉瘤样骨囊肿

　　动脉瘤样骨囊肿（aneurysmal bone cysts）亦称"骨膜下巨细胞瘤""骨化性骨膜下血肿"等，为一含血性囊肿。因外形类似动脉瘤样囊状膨胀，故定名"动脉瘤样骨囊肿"。病因尚未明了，有人认为是因为局部持久性血液动力障碍，引起静脉压持续增高，血管床扩张，受累部骨质被吸收，并发生反应性修复形成。还有人认为是在继发于原有骨病的基础上，如巨细胞瘤、骨囊肿、软骨黏液性纤维瘤、软骨母细胞瘤等。

外伤是最大的诱因。病理可见囊肿外为一薄层骨壳，囊内为海绵状血管窦构成，囊内充满不凝固的血液，血液有含铁血黄素沉着，呈黄棕色液体。临床好发于青少年，10～20岁者最多见，30岁以上者较少发病。全身骨骼均可受累，以股骨上段、脊柱、骨盆为好发部位，病变进展缓慢，病程数月至数年不等（线图20-39）。主要症状为局部轻度胀痛、压痛、骨质膨胀、质硬、不能移动。如病变邻近关节可影响关节活动。脊柱病变可压迫或侵及脊髓神经根，引起相应神经症状。如：腰疼、截瘫、大小便失禁等。如囊肿破裂，血液可流入软组织内形成肿块（线图20-40）。其影像学表现见表20-74。

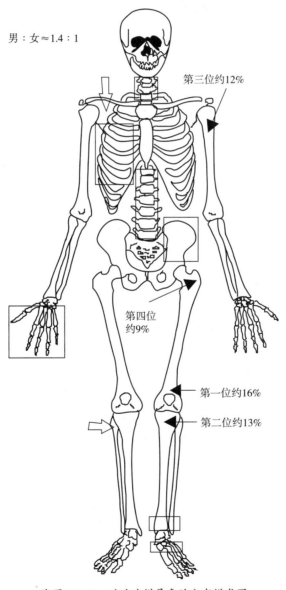

线图 20-39　动脉瘤样骨囊肿分布模式图

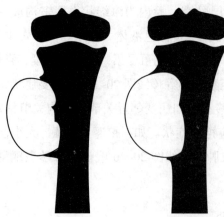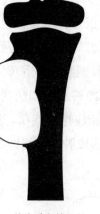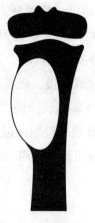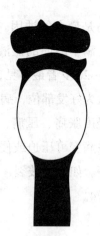

从皮质向外生长	从皮质向外生长 同时侵犯骨质	发生于骨内偏心 性生长	中心性生长使骨 干膨大

线图 20-40　动脉瘤性骨囊肿模式图

表 20-74　动脉瘤样骨囊肿影像表现

影像类别	影像表现
X 线	（1）骨：本病好发于长骨干骺端，但不累及骨骺。成人因骺线闭合，病变可扩张至骨端，但关节软骨总保持正常。因肿瘤发生部位不同，本病将其分为偏心型、骨旁型及中心型三种：①偏心型：病变不论位于骨干还是干骺端，均表现为偏心型囊状透亮区。一面膨出于邻近软组织中，典型者呈气球样膨出骨外，囊壁极薄呈蛋壳状，骨壳通常完整无缺。另一面侵蚀骨组织，亦有光滑锐利的边缘，甚至可显示边缘硬化带。病变内显示有粗细不等的小梁状房隔或骨嵴。将病变分隔成不太清楚的皂泡状或蜂窝状小房或嵴。此种房隔在病变边缘部较少且粗（图 20-191）。②骨旁型：亦称为"骨膜下型"，除皮质显示极度破坏外，病变几乎完全突出于软组织中，形成软组织肿块。肿块可压迫骨皮质，使其显示为一弧形硬化压迹缘。囊肿纵轴与长骨一致，好似气囊贴于骨皮质上（图 20-192，图 20-196）。③中心型：病变位于骨内，表现为一小气球状的局部透亮区。囊内还有粗细不等的骨小梁，将病变分隔成皂泡状外观。病变呈对称性膨胀，梭形扩张。如发生于骨干，则几乎累及骨干全长（图 20-194，图 20-197，图 20-199，图 20-201）。发生于手足短管状骨者，病变呈对称性梭形膨大的蜂窝状结构，很难与骨囊肿区分（图 20-198） （2）脊柱：脊柱病变多发生于椎体、附件及肋骨头部位。发生于附件时，病变常向前扩展，可累及椎体。X 线显示为膨胀性囊状透亮影，囊内可见淡而粗的骨小梁。如发生椎体塌陷，往往失去典型的 X 线表现。此时应注意附件的膨胀性改变，有助于诊断 （3）其他的骨骼改变：发生于其他骨骼的病变，主要以膨胀性透亮区为主，血管造影有助于诊断（图 20-193～图 20-195）

续表

影像类别	影像表现
CT	①变成囊状膨胀性骨质缺损：其内充满液体，密度均匀，典型者可见液 – 液平面，无异常钙化，可见骨间隔、骨皮质变薄，骨骼膨大。②增强：可见有粗大供血血管，囊肿内可显示斑片状明显强化形。囊肿内常显示液 – 液平面，上方为水样低密度，下方为略高密度的血液（图 20-200、图 20-201）
MRI	病骨呈膨胀性，溶骨性破坏。其内部由许多大小不一，信号强度不等的囊组成。其间围以低信号纤维间隔。囊腔在 T_1 加权像呈低信号，T_2 加权像呈高信号。部分病人的囊腔在 T_2 加权像上有液 – 液平面，液面上部呈高信号，下部呈低信号，分别反映了以液体为主，以及含铁血红素为主要成分的液面上下部分（图 20-201）

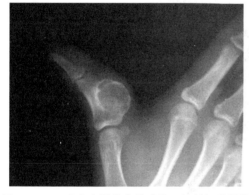

图 20-191　动脉瘤样骨囊肿（偏心性）X 线影像
拇指近节骨皮质内可见明显偏心性、膨胀性骨质破坏，
呈"气球样"改变，内壁较厚，外壁较薄

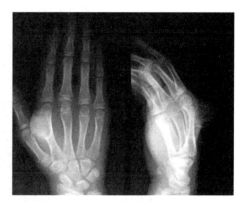

图 20-192　动脉瘤样骨囊肿（骨旁型）X 线影像
第二掌骨远侧干骺端可见膨胀性、偏心性骨质破坏，
向背侧突出于软组织内，边缘骨质菲薄

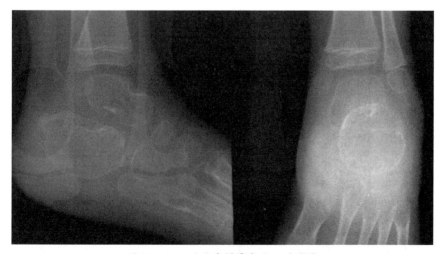

图 20-193　动脉瘤样骨囊肿 X 线影像
跟骨呈弥漫性、膨胀性骨质破坏，边缘骨皮质变薄，其内可见条形骨性间隔

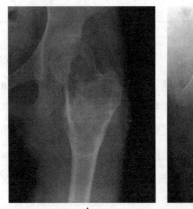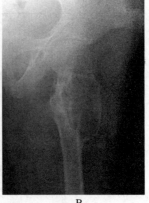

A   B

图 20-194　动脉瘤样骨囊肿 X 线影像

股骨转子间可见不规则囊状、膨胀性骨质破坏，边缘骨皮质变薄，
其内可见粗大的条形骨性间隔，呈多囊状改变

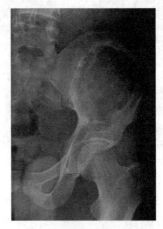

图 20-195　动脉瘤样骨囊肿 X 线影像

左髂骨呈类圆形囊状、膨胀性骨质破坏，边缘可见明显骨质硬化缘，
其内可见粗大的条形骨性间隔，边界清楚

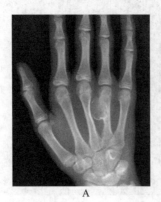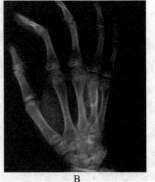

A   B

图 20-196　动脉瘤样骨囊肿（皮质旁型）X 线影像

第四掌骨远侧干骺端可见膨胀性、偏心性骨质破坏，边缘骨质变薄，第三掌骨受压变形

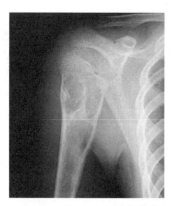 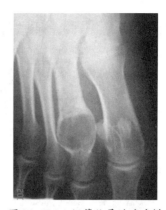

图 20-197　动脉瘤样骨囊肿
（多囊型）X 线影像

肱骨近侧干骺端可见不规则囊状、膨胀性
骨质破坏，边缘骨皮质变薄，其内可见粗
大的条形骨性间隔，呈多囊状改变

图 20-198　短管状骨动脉瘤样
骨囊肿（中心型）X 线影像

第二跖骨远端呈类圆形囊状、膨胀
性骨质破坏，边缘骨质变薄、硬化，
边界清楚

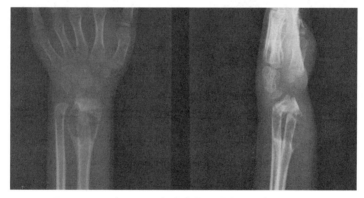

图 20-199　骨干动脉瘤样骨囊肿（中心型）X 线影像

桡骨远端呈类圆形囊状、膨胀性骨质破坏，边缘骨皮质变薄，
掌侧病变边缘骨质不完整，病变边界清楚

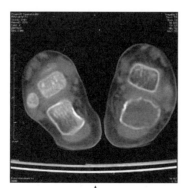 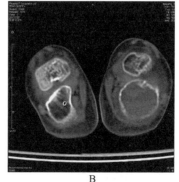

A　　　　　　　　　　　B

图 20-200　动脉瘤样骨囊肿 CT 影像

CT 图像显示跟骨囊状、膨胀性骨质破坏，骨皮质变薄，破坏区内见液 – 液平面

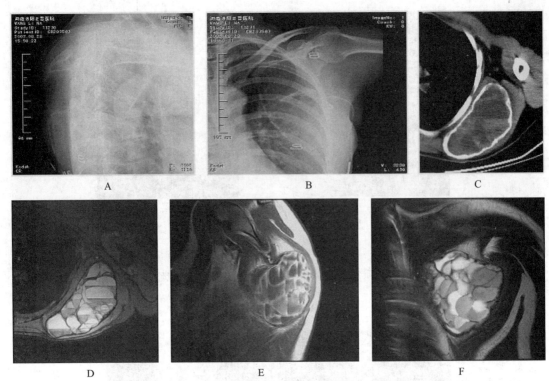

图 20-201　肩胛骨动脉瘤样骨囊肿 MRI 影像

肩胛骨呈囊状、膨胀性骨质破坏，骨皮质变薄，其内密度不均匀，可见多发液 – 液平面影；

MRI 增强扫描，囊壁及其内纤维间隔呈明显花环样强化

五、关节软骨下骨囊肿

关节软骨下骨囊肿（Subchondral bone cyst of jont）是一种发生于紧靠关节软骨下的骨囊肿，原因不明。一般认为系血运障碍所致，或为骨囊肿的一种变异。多发生于 26 ～ 51 岁。多位于长骨骨端，偶见于髋臼，有局部疼痛症状。囊肿可为单房性或多房性，其内含有胶样液体，囊壁有纤维包膜。其影像学表现见表 20-75。

表 20-75　关节软骨下骨囊肿

影像类别	影像表现
X 线	病变位于骨端关节面下，呈偏心型或中心型的圆形或类圆形透亮区，边缘清晰，常有一硬化缘，关节间隙正常（图 20-202 ～图 20-203）
CT	病变紧邻关节面下方，为一圆形或类圆形缺损区，边缘清晰，有硬化边缘，囊内为低密度影
MRI	病变位于关节面下圆形或类圆形 T_1 加权像低信号，T_2 加权像为高信号（图 20-204）

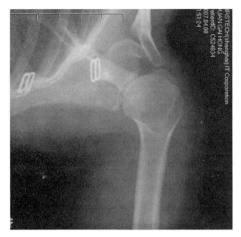

图 20-202 肱骨头关节软骨下骨囊肿
X 线影像

肱骨头关节面下骨质内可见小囊状低密度影，
边缘可见骨质硬化环，边界清楚

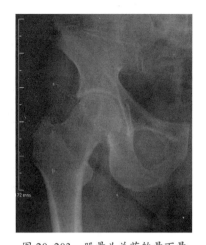

图 20-203 股骨头关节软骨下骨
囊肿 X 线影像

股骨头关节面下骨质内可见囊状低密度影，
边缘可见骨质硬化环，边界清楚

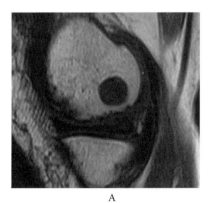

A

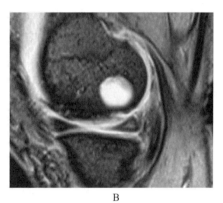

B

图 20-204 关节软骨下骨囊肿 MRI 影像

MR I 平扫描示股骨髁关节软骨下骨质内囊状骨质破坏，于 T_1WI 上呈均匀低信号，

T_2WI 上呈均匀高信号，边界清楚

六、骨内腱鞘囊肿

骨内腱鞘囊肿，又称"邻关节骨囊肿"，为一种发生于关节附近的囊性病变，发病原因不明。目前大多支持结缔组织增殖化生学说，即结缔组织化生，腱鞘细胞增殖并分泌黏液，压迫骨质形成囊肿。病理标本与软组织的腱鞘囊肿相同。囊壁有纤维组织构成，囊内有胶冻样液体，其中含有高浓度的透明质酸和黏多糖。临床主要表现为患关节钝痛，劳累后加重。病史数月至数年不等。查体可以完全正常或患肢有局限性压痛等（线图 20-41）。其影像学表现见表 20-76。

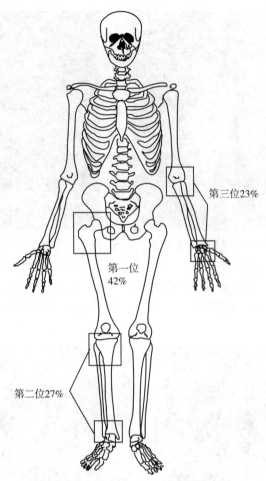

第三位23%

第一位
42%

第二位27%

线图 20-41　邻关节骨囊肿分布模式图

表 20-76　骨内腱鞘囊肿影像表现

影像类别	影像表现
X 线	①骨内腱鞘囊肿好发于下肢，股骨头及颈部最多见，其次为髋臼附近、胫骨下端及上端，发生于上肢者较少见；②骨内腱鞘囊肿多位于骨骺，但亦可发生于干骺端。表现为圆形或卵圆形透亮区，多为偏心性发病，大小 2 ~ 7mm 不等。囊肿为一纯溶骨性、无侵蚀病变。囊壁多有一硬化边缘。③关节造影时偶能证实囊肿与关节相通（图 20-205A，图 20-206A，图 20-207A）
CT	病变好发于骨端关节面下，为一圆形或类圆形骨质缺损区，边缘清楚，有轻度硬化缘，囊内为低密度，部分与关节内相通（图 20-205B，图 20-206B，图 20-207B）
MRI	病变好发于骨端关节面下，为一圆形或类圆形骨质缺损区，边缘清楚，T_1WT 为低信号，T_2WT 为高信号（图 20-208）

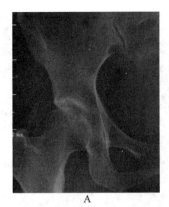
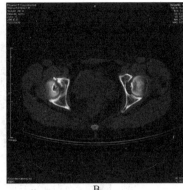

A   B

图 20-205 股骨头骨内腱鞘囊肿 X 线、CT 影像

股骨头内囊状低密度影，边缘骨质硬化，边界清楚，与关节腔相通

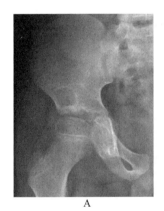
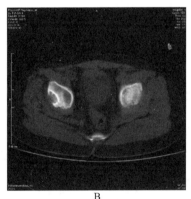

A   B

图 20-206 髋臼上缘骨内腱鞘囊肿 X 线、CT 影像

髋臼顶骨质内囊状低密度影，边缘骨质硬化，边界清楚，与关节腔相通

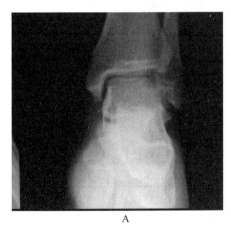
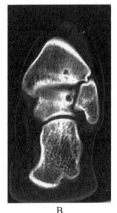

A   B

图 20-207 胫骨、距骨骨内腱鞘囊肿 X 线、CT 影像

胫骨远端及距骨关节面下骨质内均可见小囊状低密度影，边缘骨质硬化，边界清楚

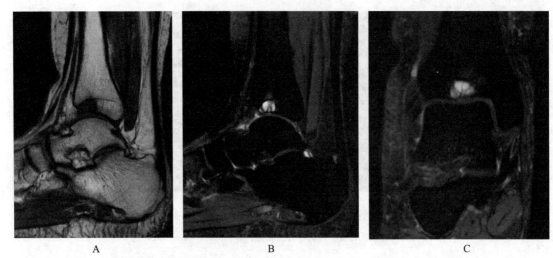

图 20-208　胫骨下端骨内腱鞘囊肿 MRI 影像

胫骨远端关节面下骨质内可见囊状骨质破坏，于 T_1WI 上呈均匀低信号，T_2WI 上呈均匀高信号，

其内可见条形骨性间隔，边缘骨质硬化，边界清楚

七、上皮样骨囊肿

上皮样骨囊肿，又称"上皮植入性骨囊肿"。通常发生于末节指（趾）骨，大多
与外伤有关。若上皮组织被埋于深部靠近骨骼的软组织内，则经增殖生长，可导致压
迫骨组织，引起压迫性骨质缺损；若部分上皮组织植入骨内，则可形成骨囊肿样病变
（线图 20-42）。病理检查时，有完整的包膜，囊内含有豆渣样物质；若继发感染，囊内
则含有脓液。其影像学表现见表 20-77。

表 20-77　上皮样骨囊肿影像表现

影像类别	影像表现
X 线	多发生于指（趾）骨末节靠近骨骼深部软组织内，囊肿压迫邻近骨质可形成边缘锐利的弧形凹陷，伴有清晰硬化边缘。若发生于骨内，则呈囊状骨质缺损透亮区，长轴与骨干长轴一致，并有不同程度的膨胀，边缘清晰，无骨膜反应。若囊壁被破坏吸收，则称"张口状半囊状影"（图 20-209）
CT	表现为边缘锐利的圆形或卵圆形骨质缺损区，囊内呈均匀的密度改变。无骨膜反应。增强扫描时无强化

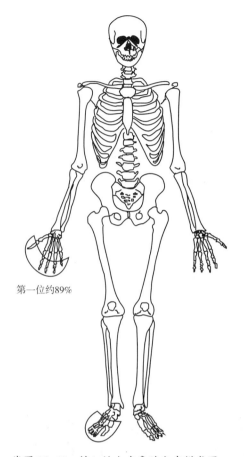

线图 20-42　植入性上皮囊肿分布模式图

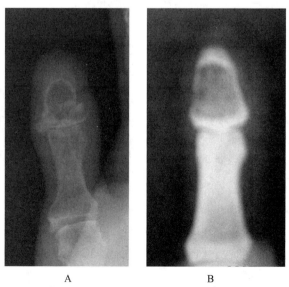

图 20-209　拇指末节上皮样囊肿 X 线影像

拇指末节呈囊状骨质破坏伴病理骨折，骨皮质变薄，边缘骨质硬化，边界清楚

第十三节　滑膜肿瘤

一、良性滑膜瘤

　　良性滑膜瘤又称"腱鞘巨细胞瘤""黄色瘤""局限性结节样腱鞘炎"，是一种发生于滑膜组织的良性肿瘤，肿瘤主要由滑膜细胞组成，大多数发生于 20 ～ 40 岁，肿瘤多位于关节附近。其影像学表现见表 20-78。

表 20-78　良性滑膜瘤影像表现

影像类别	影像表现
X 线	①绝大多数发生于骨外，多见于手部，屈面多于伸面，上肢多于下肢；②肿瘤呈圆形或椭圆形致密的软组织肿块，压迫邻近骨骼产生凹陷性压迹，并有骨硬化缘，亦可产生大小不等的囊状破坏；③病变发生于骨内者罕见，呈局限性骨破坏或膨胀性骨破坏（图 20-210）
CT 及 MRI	主要显示软组织肿块及骨质和血管受压情况（图 20-211）

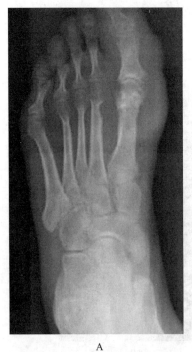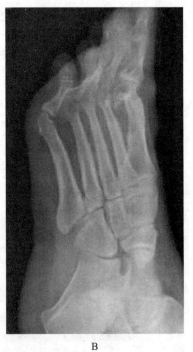

A　　　　　　　　　　　　　B

图 20-210　左足第 1 跖趾关节周围腱鞘巨细胞瘤 X 线影像
左足第 1 跖骨、近节指骨近端骨质可见囊变，皮质缺如，周围软组织肿胀

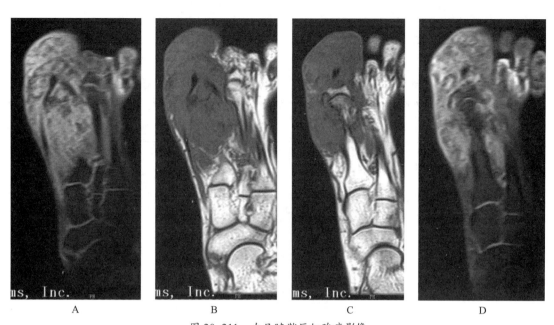

图 20-211　左足腱鞘巨细胞瘤影像

左足第 1 跖趾关节周围可见等 T_1 混杂 T_2 信号肿块阴影，骨质受侵蚀

二、滑膜肉瘤

　　滑膜肉瘤是一种起源于滑膜、滑囊或腱鞘的恶性肿瘤，亦可发生于肌肉内、骨内，广泛侵犯关节囊、关节腔及附近骨组织。根据分化程度，可分为分化型和未分化型。分化型根据分化方向分为上皮型、纤维型或混合型。发病年龄以 20 ～ 30 岁最多，以四肢关节受累多见（线图 20-43）。其影像学表现见表 20-79。

表 20-79　滑膜肉瘤影像表现

影像类别	影像表现
X 线	①表现软组织肿块或肿胀。②瘤内钙化，呈不规则斑点状或不定形态。③多累及关节。④骨骼改变：a. 软组织肿块引起邻近骨的压迫性骨萎缩，骨干变细及边缘硬化；b. 组织肿块附近局限性骨质侵蚀，常累及数骨，有的呈大量溶骨性破坏；c. 骨膜增生多呈层状、放射状；d. 发生于骨旁的软组织内，如钙化沿骨干发生，类似皮质旁骨肉瘤表现。⑤发生于脊柱的肿瘤，椎体附件椎间盘均可破坏，导致压缩性骨折，椎间隙变窄，破坏区有栗粒状、小斑点状钙化影，须与结核鉴别。⑥分为骨内型、骨旁型、关节内型和关节旁型四种（图 20-212A ～ B，图 20-213A，图 20-214A）
CT	①多发生于关节周围，表现为圆形或分叶状的软组织肿块；②部分内有钙化，钙化越少，恶性程度越高；③少数见肿瘤内出血或坏死；④增强可见肿瘤强化（图 20-212C ～ F，图 20-213B ～ E）

影像类别	影像表现
MRI	肿瘤在 T_1WI 上呈中等信号，在 T_2WI 上呈稍高信号。对肿瘤出血和坏死敏感。邻近肌肉水肿（图 20-212G ～ N，图 20-213F ～ M，图 20-214B ～ G，图 20-215）

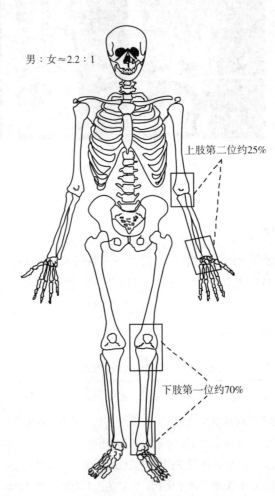

男：女≈2.2：1

上肢第二位约25%

下肢第一位约70%

线图 20-43　滑膜肉瘤分布模式图

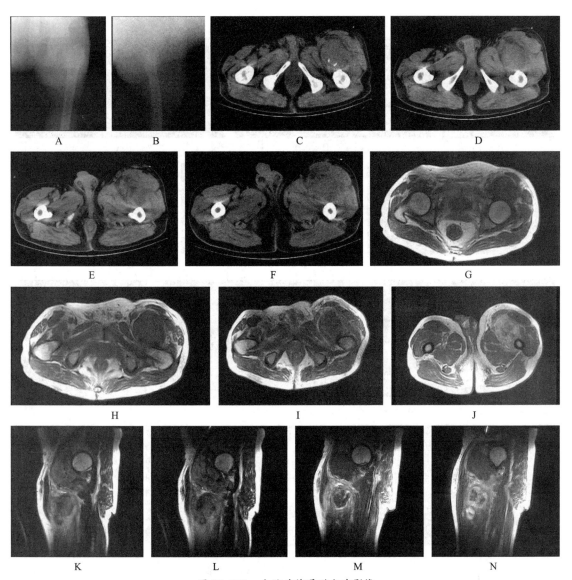

图 20-212　左髋关节滑膜肉瘤影像

A～B：左髋前内侧可见软组织肿胀，密度增高，左髋关节骨质结构完整　　C～F：CT 示左侧髋关节前侧较大软组织肿块影，其内密度不均匀，可见点状钙化影，左髋关节骨质结构未见明显破坏　　G～N：MRI 示左髋关节前侧稍长 T₁、混杂 T₂ 信号巨大软组织肿块，边界较清楚，周围骨质结构未见明显破坏，增强扫描病灶明显强化，其内信号欠均匀，可见片状未强化影

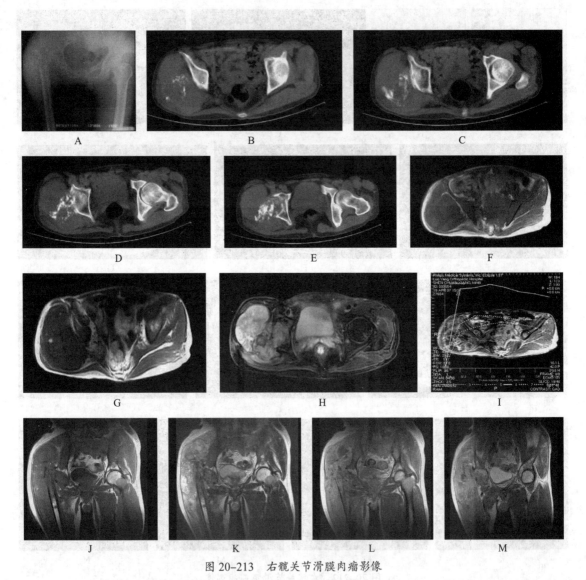

图 20-213　右髋关节滑膜肉瘤影像

A～E：X 线及 CT 显示右股骨上段见溶骨性骨质破坏，股骨头及股骨颈溶解，形态失常，右髋关节对应关系失常，股骨明显上移，右侧髋臼受累及，周围可见较大软组织肿块　F～M：MRI 示右髋关节呈弥漫性混杂 T_1、长 T_2 信号溶骨性破坏，边界欠清楚，周围伴巨大软组织肿块，增强扫描病灶呈明显强化，其内有斑片、点状未强化区

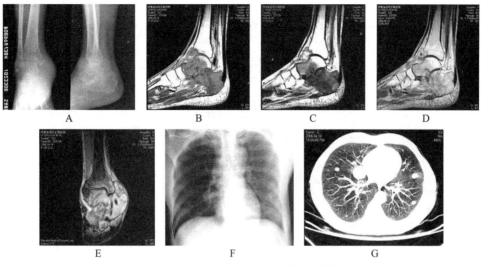

图 20-214　右足滑膜肉瘤并肺转移影像

A：右跟骨、距骨、胫骨前唇可见溶骨性破坏，边界模糊，偏内侧可见较大软组织肿块影，

局部皮肤明显隆起　B～E：MRI 示右跟骨、距骨、胫骨前唇病变区呈混杂 T_1、稍长 T_2 信号

骨质破坏，边界模糊，周围可见巨大软组织肿块，增强扫描病灶明显强化，信号

不均匀，可见片状未强化区　F～G：双侧肺野内显示多发类圆形、棉团状高密度转移灶

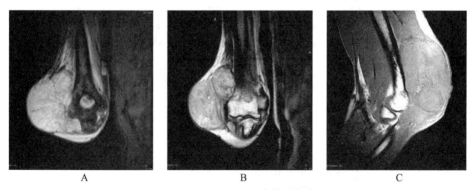

图 20-215　右肘关节滑膜肉瘤

右肱骨下端外侧可见较大软组织肿块影，呈混杂 T_1、稍长 T_2 信号，

其内可见线样低信号间隔，边界清楚，邻近骨质未见明显破坏

三、滑膜骨软骨瘤病

滑膜骨软骨瘤病主要发生于滑膜，亦可发生于具有滑膜组织的滑囊和腱鞘，病因不明。病理上滑膜增生肥厚，表面分布有大小不等的软骨或骨软骨体，与滑膜带状相连时，称"悬垂体"，游离于关节囊内称"游离体""骨软骨体"，中心为骨组织，外层为软骨，周围是纤维性结缔组织包膜。本病以 30～50 岁多见，好发部位依次是膝、肘、髋、踝、肩等关节（线图 20-44～线图 20-45）。其影像学表现见表 20-80。

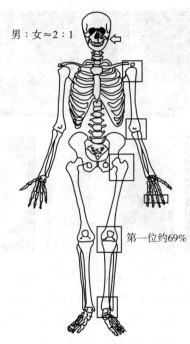

男：女≈2：1

第一位约69%

线图 20-44　滑膜骨软骨瘤病分布模式图

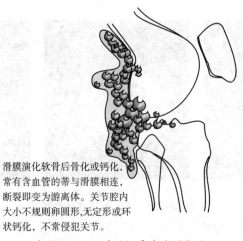

滑膜演化软骨后骨化或钙化，
常有含血管的蒂与滑膜相连，
断裂即变为游离体。关节腔内
大小不规则卵圆形、无定形或环
状钙化，不常侵犯关节。

线图 20-45　滑膜软骨瘤病模式图

表 20-80　滑膜骨软骨瘤病影像表现

影像类别	影像表现
X 线	①游离体：部位，位于关节腔的隐凹部位。大小，大小不一，小的如栗粒，大的如鸡蛋。数目，少则数个，多则千余。形态，圆形或卵圆形，亦有的呈桑葚状、花瓣状和子母扣状，密度，中心浅淡由松质骨构成，周围似浓密的增白环，软骨钙化所致。②悬垂体：X 线片显示同游离体，手术时可见是与滑膜相连，顶端钙化或骨化。③软骨体：少数病人游离体为软骨性，未钙化，关节充气造影方能显示。④关节改变，关节囊肿胀，滑膜肥厚，晚期关节增生、退变（图 20-216A～B）

续表

影像类别	影像表现
CT	显示游离体、悬垂体、软骨体更加清晰可靠
MRI	典型的游离体中央表现：T_1WI、T_2WI 呈高信号，周围绕以低信号环（图20-216C ～ E）

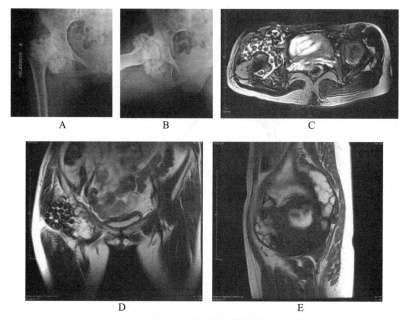

图 20-216　右髋关节滑膜骨软骨瘤病影像

A ～ B：右髋关节周围可见多发团簇样、桑葚状高密度影，其内可见点状低密度影，右髋关节间隙变窄，股骨头变形　　C ～ E：MRI示右髋关节腔内可见多发团簇样、桑葚状混杂 T_1、稍长 T_2 信号，病灶内可见稍长 T_1、长 T_2 信号，右股骨头轮廓欠规整，关节面粗糙

四、滑膜软骨肉瘤

滑膜软骨肉瘤是一种罕见的起始于关节滑膜的软骨肉瘤。其组织学特点于起始于骨的软骨肉瘤相似，可为原发性，亦可继发于骨膜骨软骨瘤病的恶变，常发生于膝关节和髋关节，病人多在中年以上。其影像学表现见表20-81。

表 20-81　滑膜软骨肉瘤影像表现

影像类别	影像表现
X 线	①关节周围软组织明显肿块或肿胀；②其中散在不规则的钙化和骨化结节；③可侵犯关节囊外软组织肌肉和邻近骨骼
CT	①肿瘤内可见钙化或骨化灶，边界可不清晰；②增强见不均匀强化
MRI	T_1WI 呈不均匀低信号，T_2WI 上呈不均匀稍高信号。增强呈不均匀强化

第十四节　着色性绒毛结节性滑膜炎

　　着色性绒毛结节性滑膜炎是以滑膜呈绒毛结节状增生，伴有含铁血红素沉着为其特点的少见关节疾病。其病因不清，好发于 30 ～ 50 岁青壮年，以膝关节多见，可单关节或多关节受累，病理上分局限性和弥漫性（线图 20-46）。其影像学表现见表20-82。

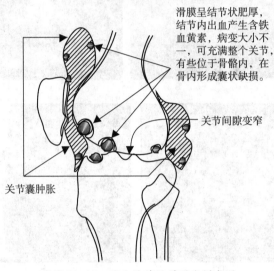

滑膜呈结节状肥厚，结节内出血产生含铁血黄素，病变大小不一，可充满整个关节，有些位于骨骼内，在骨内形成囊状缺损。

关节间隙变窄

关节囊肿胀

线图 20-46　绒毛结节性滑膜炎模式图

表 20-82　着色性绒毛结节性滑膜炎影像表现

影像类别	影像表现
X 线	①期表现为关节滑膜增厚，关节软组织肿胀；②病变侵入骨组织，表现为单个或多个不规则囊状骨质缺损，其边缘光整，边界清晰；③部分病人出现关节间隙变窄，骨质增生等退行性关节病改变；④空气造影，可见大小不等，密度不均，边缘清楚的分叶状或多个结节状软组织影突出关节囊内（图 20-217A ～ B）
CT	①关节面下骨质压迹缺损；②滑膜增厚及软组织肿块；③增强有强化（图 20-218A ～ B）
MRI	①滑膜增厚，关节积液；②滑膜组织内含铁血黄素沉积，T_1WI、T_2WI 均呈低信号，为特征性表现；③关节面下骨质缺损性滑膜结节侵入骨内（图 20-217C ～ F、218C ～ F）；④本病需与结节性滑膜炎鉴别，两者表现相似，后者于 MRI 上不见低信号含铁血黄素沉着

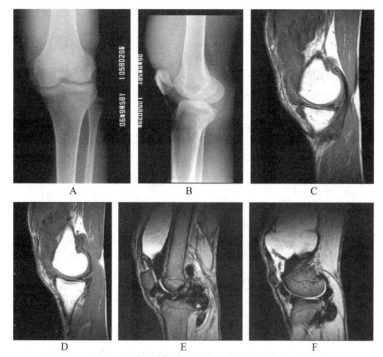

图 20-217　左膝关节着色性绒毛结节性滑膜炎影像

A ～ B：左膝关节囊明显肿胀，髌骨向前下推移，关节面下骨质略受侵蚀，

关节面略显毛粗不整　C ～ F：MRI 示左膝关节腔内可见稍长 T_1、短 T_2 信号影，

呈 "卷毛发" 样改变，关节腔内可见大量长 T_1、长 T_2 信号

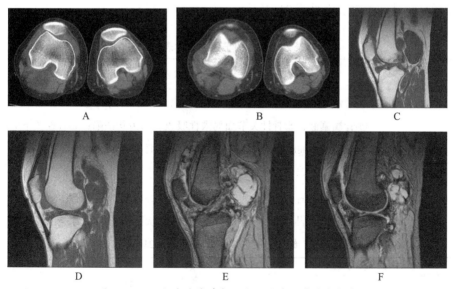

图 20-218　右膝关节着色性绒毛结节性滑膜炎影像

A ～ B：右膝关节腔内及腘窝内可见近水样密度影，边界较清楚，髌骨外移　C ～ F：MRI 示右膝关节内不规则

混杂 T_1、短 T_2 信号影，边界清楚，关节腔内积液，后侧腘窝亦可见长 T_1、长 T_2 信号，边界较清楚，其内信号混

杂，亦可见稍长 T_1、短 T_2 信号，边界较清楚

第二十一章　地方病

第一节　大骨节病

大骨节病（osteoarthrosis deforms endemica）是一种以关节软骨和骺板软骨变性与坏死为基本病变的地方性骨关节病，俗称"柳拐子病"，又称"Kaschin-beck病"。我国主要分布于东北的东北部、陕西、河南、山东和西北的山岳地带。该病病因不明，目前有三种学说：生物地球化学学说、饮水有机物中毒学说及粮食镰刀菌中毒学说。基本病理改变为儿童期软骨内成骨的骨骼发生软骨变性与坏死，继而发生一系列的软骨坏死后的修复性变化。大多在儿童期发病，3～16岁好发。临床主要以侏儒、四肢关节对称发病，骨端肿大、关节变形、疼痛及运动障碍为特点，发病时血清碱性磷酸酶含量增高。其影像学表现见表21-1。

表 21-1　大骨节病影像学表现

影像类别	影像表现
X线	①骨骺线呈锯齿样改变，干骺端凹陷；②干骺端硬化；③骨骺中心愈合；④骨骺镶嵌；⑤骨性关节面局限性吸收，锯齿状凹陷；⑥骨性关节面硬化；⑦骨性关节面凹凸不平；⑧骨端囊变；⑨骨端增大，骨关节肥大畸形；⑩骨端缺损（图21-1A～B）
CT	①干骺端凹陷、硬化，骺线呈锯齿状改变，骨骺干骺早期中心性愈合；②骨性关节面凹凸不平、局限性吸收、锯齿状凹陷、不均匀硬化或边缘增生；③骨端囊变、缺损、肥大增生或畸形（图21-1C）

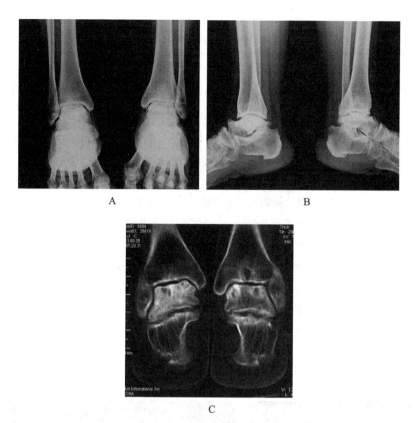

图 21-1　双踝关节大骨节病影像

A～B：双侧踝关节骨端增大，关节间隙变窄，关节面凹凸不平，骨质增生、硬化

C：双侧踝关节面凹凸不平、不均匀硬化，关节面下囊变

第二节　地方性氟中毒

地方性氟中毒（endemic fluorosis）常发生于长期食用氟含量高的水或食物的地区，我国绝大多数省、市、自治区都有分布，也可发生在矿区工人和周围人群。其主要损害在牙齿及骨骼，由于过量的氟或氟化物经消化道吸收后与钙结合形成不溶解的氟化钙而沉积于骨和软组织内，发生骨硬化和结缔组织硬化，骨皮质增厚、骨髓腔变窄或消失，骨表面有广泛骨膜赘生和韧带骨化。由于血钙减少可引起继发性甲状旁腺机能亢进，导致骨质疏松和软化。临床上轻度氟中毒常无特异性症状，可有氟斑牙、腰背及四肢关节疼痛等，重症患者出现驼背、手抽搐、四肢麻木、胸廓塌陷、脊柱僵硬及关节活动受限，甚至偏瘫或截瘫。其影像学表现见表 21-2。

表 21-2　地方性氟中毒影像学表现

影像类别	影像表现
X 线	①骨质硬化：骨骼密度增高，骨纹增粗，交叉呈纱布样网眼，或骨小梁相互融合成骨斑，严重者呈象牙质样硬化，为骨量增多的表现。以中轴骨受累最早且显著，向四周的长骨递次减弱，晚期可见颅骨和手足骨的硬化（图 21-2）。②骨质疏松：骨量减少及骨密度减低，可表现为一致性的骨密度减低或骨纹粗疏、小梁稀少但粗大成束，甚至骨小梁粗大紊乱。③骨质软化：全身骨密度减低，皮质变薄，骨纹模糊呈"毛玻璃样"，骨骼变形，椎体变扁及双凹变形，脊柱后突、驼背。严重者骨盆后倾、髋臼内陷及坐耻骨支出现假骨折线（Looser 带）。④骨间断性生长痕：指骨发育期因氟中毒造成多次一时性软骨内成骨停顿，骨的生长呈间歇性。表现为骨结构疏密相间带，在长管状骨与骺端平行，在扁骨及不规则骨则呈同心圆形。⑤骨周（骨间膜、肌腱、韧带）钙（骨）化（图 21-2）。⑥关节改变：主要表现为关节退行性改变，关节软骨下囊变，骨性关节面硬化、模糊、中断或消失，骨端增大、变形，关节间隙变窄和关节囊增厚及关节游离体形成等。多见于晚期，主要累及大关节，尤以肘关节常见

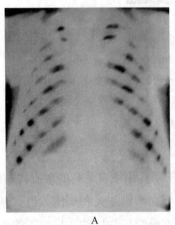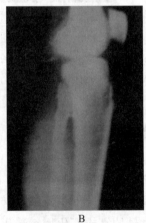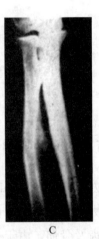

A　　　　　　　　B　　　　　　　C

图 21-2　氟中毒 X 线影像

A：双侧肋骨骨质硬化，密度增高，呈象牙质样硬化　B：右侧股骨下端及胫骨中上段骨质硬化，骨质密度增高，呈象牙质样改变　C：右侧尺桡骨骨质密度，骨间膜钙化

第三节　地方性克汀病

地方性克汀病（endemic cretinism）系甲状腺机能减退的一种类型，是由于患儿先天性甲状腺发育不全所引起的一种疾病，又称为"先天性地方性呆小病"。主要见于地方性甲状腺肿流行区，我国主要分布于云贵高原、河北、内蒙古、黑龙江、山东等地

的丘陵地带。临床上主要为甲状腺机能减退的表现，代谢低下，体格发育迟缓及智力发育障碍。特殊面貌，眼距增宽、鼻梁扁塌、眼睑水肿、唇厚舌大，皮肤粗糙且干燥，性腺发育不全，身躯为小儿型，头相对增大，四肢长度较身躯比例短。实验室检查可见血清甲状腺素降低，而促甲状腺素升高。其影像学表现见表 21-3。

表 21-3　地方性克汀病影像学表现

影像类别	影像表现
X 线	①骨龄延迟：是本症早期诊断的重要指标，延迟范围一般在 1～6 年，平均 3 年左右。②骨骺发育不全：为特征性表现，常有骨骺碎裂及"泡沫"状骨骺两种改变。前者表现为斑点状骨骺或点彩状骨骺；后者表现为骨化中心边缘模糊，呈环状，而中央部骨质疏松呈"泡沫"状。还可见骨盆狭窄、髋臼变浅、髋内（外）翻、扁平足或"O"形腿等改变（图 21-3A～B）。③干骺端改变：骨骺未愈合者，先期钙化带致密增厚，边缘毛糙，干骺端增宽，接近骺线的骨干常可见到多条生长障碍线（图 21-3C）。④二次骨化中心愈合延迟。⑤颅骨发育不全、致密，前额扁平，囟门大，颅缝宽，闭合迟缓，常有缝间骨，颅底骨与面骨短小。⑥脊椎骨化迟缓，椎体前缘的血管沟不闭合，个别椎体呈"鸟嘴"状改变（图 21-3D）

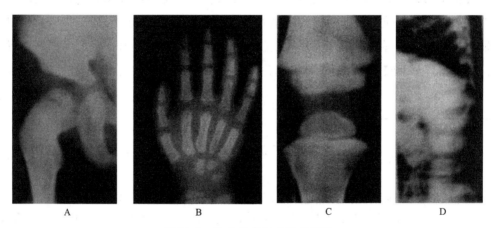

图 21-3　地方性克汀病 X 线影像

A：右侧骨骺发育不全，骨化中心边缘模糊，中央部骨质疏松呈"泡沫"状，髋关节内翻畸形　B：右侧掌骨粗短，腕骨骨骺发育延迟　C：右侧股骨下段及胫骨上端干骺端改变，先期钙化带致密增厚，干骺端增宽　D：椎体骨化迟缓，椎体前缘的血管沟不闭合，椎体呈"鸟嘴"状改变

第二十二章　职业性骨关节病

第一节　潜水减压病

潜水减压病（caisson disease）系潜水员的职业病，是由于潜水员在不同气压变化的环境下，组织和血液内溶解的氮气大量而迅速释放，这些氮气来不及从肺脏排出时便呈气泡状存留于血液和组织中，造成对血管的直接压迫和血管内的栓塞，构成了各个系统发病的基础。本病可见于任何部位，但以长骨两端的松质骨内最多见，常呈多发、对称性分布，以股骨上端最多见，次为肱骨上端、股骨下端及胫骨两端。四肢长管状骨的骨髓具有丰富的脂肪组织，髓腔内的营养血管细小，分枝稀少，侧支循环障碍，脱氮困难，因而气泡形成较多，加上骨皮质坚硬，血管的栓塞和血管外受压均缺乏缓冲余地，更加重了气栓压迫和阻塞的作用，较易引起缺血性坏死。临床症状以含脂肪多的组织最明显，急性期表现为皮肤瘙痒、骨关节和肌肉酸痛或剧痛，严重者发生运动障碍甚至下肢截瘫，慢性期引起关节破坏和运动障碍。其影像学表现见表 22-1。

表 22-1　潜水减压病影像学表现

影像类别	影像表现
X线	①囊状及分叶状透亮区，单发或多发，均见于长骨上端，大多有硬化边，厚 1 ~ 3mm，孤立或多囊毗邻相聚，有的囊壁开放呈马蹄状，严重者囊内混有致密斑块影，边界不整。②硬化斑块影和旋涡乱纹影，呈圆形、椭圆形、星芒状或不规则形，以股骨和肱骨颈部常见。③半月形硬化区，仅见于肱骨头关节软骨下方，为特征性表现。早期呈新月状，晚期增大呈半月状，其内可见不规则透亮区，边缘不整齐。④骨髓带状钙化和骨内膜硬化（图 22-1）。⑤绒毛状骨纹，骨小梁增粗，边缘模糊而呈绒毛状，小梁间隙增宽，骨纹交叉呈网状。多见于病变较重的长骨骨干。⑥关节改变，骨关节面凹陷、碎裂，关节间隙变窄，边缘增生，关节周围韧带可钙化或骨化

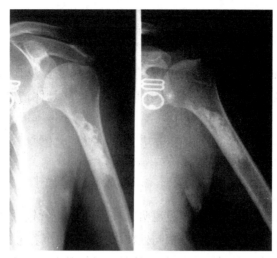

图 22-1　潜水减压病 X 线影像
左肱骨上段骨髓腔内呈带状硬化斑块影，边界清楚

第二节　震动病

震动病（vibration disease）是人体长期接受有害的震动而引起的局部或全身病理改变或生理机能变化的疾病，是最常见的物理性职业危害之一。震动对人体的危害与震动的频率及振幅的大小呈正比，一般引起该病的频率均在 35Hz 以上，频率高而振幅小的震动主要作用于组织的神经末梢，频率较低而振幅大的震动，则主要刺激前庭器官。震动引起骨关节发病是由于震动使手及臂长期处于血管神经紊乱和组织营养障碍状态所致。临床上震动病分为局部性和全身性两种：前者主要发生于操作震动工具的手和前臂，以发生雷诺现象和骨关节病为主；后者因开动机器所发生的地板震动而作用于全身，以足部周围神经与血管改变为常见，有明显的中枢神经受损，特别是自主神经功能紊乱。此外，尚可影响内分泌、代谢、消化、前庭和听觉等器官的功能。其影像学表现见表 22-2。

表 22-2　震动病影像学表现

影像类别	影像表现
X线	①常见部位为手、腕及前臂，腕骨表现为一或多骨出现骨质疏松，严重者可出现缺血性坏死、骨质致密、萎缩或碎裂；②肘关节的肱骨下端可发生内、外上髁炎，晚期出现骨关节病表现；③双手指末节顶端甲丛呈鸡冠状膨大增生，尤以拇指、食指和中指显著；④手部指骨常出现多发性囊变，直径在3mm 以上，周围骨质疏松，严重者指关节呈增生性改变，边缘锐利或出现游离体

第三节　氟中毒

氟中毒（industrial fluorosis）见于含氟工矿企业的工人及其周围人群，其发病机理、临床症状及影像学表现与地方性氟中毒大致相同。具体请参阅"地方性氟中毒"章节内容。

第四节　铅中毒

铅中毒（lead poisoning）是由呼吸道吸入或经口食进含铅的物质或铅化物微粒所造成的中毒现象。铅在体内代谢与钙相同，在化骨矿物质沉着过程中铅离子代替了钙，是铅中毒症骨骼X线改变的基础。铅中毒可引起多数脏器的病理变化，在骨骼系统的改变是铅在骨质内形成磷酸铅并沉积于骨小梁和骨皮质内，儿童则沉积于干骺端，影响骨的发育。铅中毒的临床表现以消化系统和神经系统为主，如食欲不振、呕吐、便秘、腹绞痛、末梢神经炎或麻痹等。典型表现有铅色及铅线，也可影响骨发育成熟，生长迟缓及肾脏病变等。实验室检查提示血象及尿可出现贫血及尿铅升高等。其影像学表现见表22-3。

表 22-3　铅中毒影像学表现

影像类别	影像表现
X线	①长骨干骺端密度增高，呈边缘规则的线状或带状影（铅线），宽约0.5cm，多见于膝、腕关节（图22-2）；②随骨骼生长，铅线逐渐移向骨干，若铅间断进入人体则铅线平行排列，宛如阶梯状；③铅线的宽度和致密度与中毒时间、铅吸收量成正比；④铅摄入停止，铅线可于4年内逐渐消失；⑤成人铅中毒主要改变在颅骨，表现为内、外板密度增高，颅缝处可见宽致密带；⑥小儿铅中毒还可表现为管状骨塑型异常，干骺端增宽、颅缝增宽、牙齿和骨发育延迟等；⑦铅中毒无骨皮质增厚或骨膜炎改变

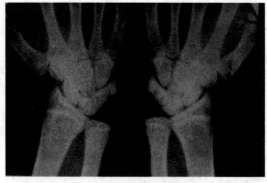

图 22-2　铅中毒X线影像

尺桡骨远侧干骺端密度增高，呈边缘规则的线状影（铅线）

第五节 磷中毒

磷中毒（phosphorus poisoning）是由磷长期进入人体或接触皮肤所引起的急性或慢性中毒现象。急性者以胃肠炎及肝脏损害为主，慢性者主要见于骨骼系统，以颌骨坏疽及营养障碍为主。骨组织增生而成多层致密的组织，起初钙盐沉着，继而钙盐被吸收而导致骨质萎缩，变成疏松而脆弱的病骨。其影像学表现见表22-4。

表 22-4 磷中毒影像学表现

影像类别	影像表现
X线	①轻者常见下颌骨轻度骨膜炎，牙周骨质疏松；②重者常呈大范围坏死及骨包壳形成，牙齿脱落，齿槽破坏；③上或下颌骨的化脓性骨髓炎常见；④儿童期，生长迅速的长骨干骺端出现横行致密带，即"磷线"（图22-3），髂骨的"磷线"呈平行的多弧形致密影；⑤"磷线"也见于成人长骨骨端

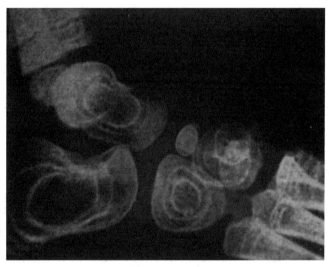

图 22-3 磷中毒X线影像

足跗骨骨质内可见多发环状线样高密度影，即"磷线"

第六节 铋中毒

铋中毒（bismuth poisoning）多见于接受铋剂治疗的梅毒儿童。患梅毒的孕妇接受铋剂驱梅治疗时，部分铋剂经胎盘进入胎儿血液循环，再转入胎儿骨骼而发病。其影像学表现见表22-5。

表 22-5　铋中毒影像学表现

影像类别	影像表现
X 线	①成长期小儿铋中毒的骨骼 X 线表现和铅中毒相同；②长骨干骺端出现横行致密带，即"铋线"，尤其常见于胎儿的长骨；③"铋线""铅线"和"磷线"在 X 线上无法区分

第七节　镉中毒

镉中毒（cadmjum poisoning）中的金属镉本身无毒，镉化物则毒性很大。职业性急性镉中毒多发生于吸入高浓度的镉烟雾和蒸气后，临床表现为口干、口有金属甜味、流涕、干咳、胸闷和胸痛。重者出现典型中毒性肺水肿和化学性肺炎症状。慢性镉中毒是由于长期（5～8 年以上）接触低浓度的镉化物，主要病变是肺气肿和肾脏损害。其影像学表现见表 22-6。

表 22-6　镉中毒影像学表现

影像类别	影像表现
X 线	主要改变为骨质疏松、骨质软化、骨萎缩及多发性病理骨折和骨骼变形。骨的弯曲和骨质改变是慢性镉中毒的特征性表现

第八节　氯乙烯肢端溶解症

氯乙烯肢端溶解症（chloroethylene acro-osteolysis）是近年新发现的一种职业病，常见于制造聚氯乙烯工厂中接触大量氯乙烯的清釜工。氯乙烯单体是有害气体，工人长期吸入，除能长期引起其他系统的中毒症状外，还能导致肢端溶解症。其发病机制有人认为是物理和化学的联合作用，以及个体对氯乙烯的特异性反应所致。临床上，早期有指尖麻木感、酸痛或刺痛、压痛，后期出现杵状指。其影像学表现见表 22-7。

表 22-7　氯乙烯肢端溶解症影像学表现

影像类别	影像表现
X 线	①早期指骨末节顶端骨质吸收，随后指骨边缘出现半月状缺损，重者仅指骨基底部残存，可累及关节；②患者早期脱离接触氯乙烯后，大部分可于 1～2 年内逐渐恢复，但指骨较以前变短、宽

第二十三章　其他类型骨关节病

第一节　肥大性骨关节病

肥大性骨关节病（hypertrophic osteoarthropathy），又称"马 – 斑综合征（Marie-Bamberger）"，可分为特发性和继发性两种。

一、特发性肥大性骨关节病

特发性肥大性骨关节病又称"家族性特发性骨关节病"或"厚皮骨膜病"，有家族史，病因不明，占 3% ～ 5%。多发病于 10 ～ 20 岁，幼年发病较少。临床表现为头面部皮肤增厚、粗糙，有皱褶，四肢皮肤呈坚实性水肿，可伴有湿疹。全身症状有季节性变化，表现为无力、多汗。第二性征紊乱，有杵状指（趾），关节僵硬、肿痛，有时可有积液。碱性磷酸酶可有增高。其影像学表现见表 23-1。

表 23-1　特发性肥大性骨关节病影像学表现

影像类别	影像表现
X 线	①婴幼儿颅缝增宽，有较多缝间骨，头颅大小正常；②四肢长骨和短管状骨有多发性对称性层状骨膜增生，骨干增粗，结构粗糙；③指（趾）远端软组织呈杵状增粗，末节指骨骨质疏松，可呈囊状或栅格状；④韧带钙化，韧带附着处有骨刺形成，可致关节或脊柱强直

二、继发性肥大性骨关节病

本症病因大致为毒素、缺氧、骨膜血液供应充沛和内分泌失调等，尚无定论。多合并肺或胸膜、心、肝、血液、纵隔等的病变，故又称为"肺性肥大性骨关节病"。临床表现典型，病程缓慢，以骨症状为主者，可见到骨骼增大及自觉有沉重感。以关节症状为主者，可出现运动障碍及关节疼痛、积液、肿大、僵直，常为两侧对称。以皮肤症状为主者，可出现皮肤粗糙、皱纹加深，尤以颜面皮肤为著。所有患者皆可出现杵状指及指甲弯曲现象。其影像学表现见表 23-2。

表 23-2   继发性肥大性骨关节病影像学表现

影像类别	影像表现
X 线	①早期只显杵状指，无明显骨质改变；②四肢骨外膜增生，常呈花边状或葱皮样（分层状），厚度 1～10mm 不等，常见于肘、膝关节以下诸骨，以胫、腓、尺、桡骨以及手足短管状骨最常见，但末节指（趾）骨常不受累（图 23-1～图 23-2）；③对称性骨膜增生，一般均由骨干远端开始向近端蔓延，并逐渐减轻或累及全部骨干；④骨皮质和髓腔多不受累
ECT	四肢骨干和干骺端的骨皮质呈对称性和弥漫性的放射性增高，关节周围区域由于继发性骨膜炎而有放射性增高，长管状骨变化的影像学特点是骨皮质周围摄取增强，呈"轨道征"（彩图 23-3）

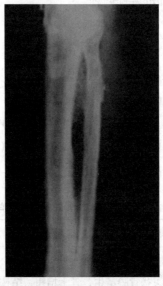

图 23-1   胫腓骨肥大性骨关节病 X 线影像

肺性肥大性骨关节病，胫腓骨骨外膜增生，呈花边状

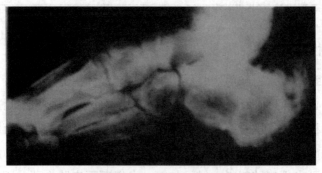

图 23-2   足部骨肥大性骨关节病 X 线影像

肺性肥大性骨关节病，足部骨外膜增生，呈花边状样，以跟骨为重

第二节　激素关节病

激素关节病（steroid arthropathy）是由关节内注入激素而引起的关节疾病，发病机制不明。Chandler 和 Wright 认为骨关节损害的机制与神经营养性骨关节病相似，故又称为"假夏柯关节"，一般认为与关节软骨代谢障碍有关。该病多见于负重关节，尤其是膝关节。临床上局部关节注入激素后，原有症状可暂时缓解或反而加重，有时关节积液，关节功能受限，休息后可逐渐好转（线图 23-1）。其影像学表现见表 23-3。

表 23-3　激素关节病影像学表现

影像类别	影像表现
MRI	①关节周围软组织略肿胀，滑膜增厚；②关节面粗糙不整，可有边缘较模糊的骨缺损，又称"咬去征"（bite sign），多见于关节的侧缘，即相当于注药部位，缺损边缘有硬化；③休息后，骨质缺损区修复较快，逐渐缩小、消失和硬化，关节面逐渐平整，滑膜增厚和关节周围软组织肿胀亦可消退

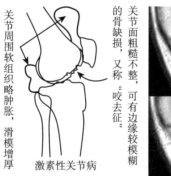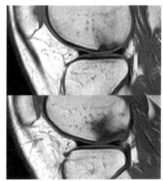

线图 23-1　激素关节病模式图

第三节　脂质性风湿病

脂质性风湿病（lipoid rheumatism）又称"多发性网状组织细胞瘤病（multicentric reticulohistiocytosis）""脂质性皮肤病关节炎（lipoid dermatoarthritis）"和"巨细胞组织细胞病（giant cell histiocytosis）"。本病为充满脂质的多核组织细胞浸润滑膜、皮肤、皮下组织、腱鞘、肾周脂肪、胃、喉黏膜、骨骼肌、支气管周围淋巴结、骨和心血管内膜，并同时形成含多核巨细胞的结节。纤维母细胞样梭形细胞呈同心圆样层状排列于毛细血管壁内，呈葱皮样改变。自青少年至老年人均可发生，男女之比约为 1∶2。

临床症状多较轻微，并有此起彼伏的特点。皮肤及皮下组织内散在多发结节，关节受累表现为不适、结节样肿胀和半脱位。本病有自愈性，但多遗留手足畸形和狮性面容。其影像学表现见表23-4。

表 23-4　脂质性风湿病影像学表现

影像类别	影像表现
X 线	①大部分出现双侧指间关节对称性受累，足部受侵较常见，亦可发于其他关节；②骨侵犯起自骨性关节面和邻近骨端边缘并迅速进展形成较大的骨破坏区，边缘光整锐利，可有硬化边；③残留骨端骨质呈尖角状，关节面变窄或消失，部分病灶可延伸至邻近的骨干，表现为骨干变细，髓腔变窄，酷似神经性关节病；④指骨骨干可出现孤立的压迫性皮质缺损；⑤关节间隙因关节内大量水肿增厚滑膜充填而增宽；⑥晚期可出现软组织肿块，常见于上肢皮肤、皮下组织和腱鞘部位

第二十四章 物理损伤

第一节 冻伤

冻伤（cold injury）为严重受冻（意外事故）或长期工作、生活在寒冷、潮湿环境中所致，分为全身性和局部性两种，也可分为急性和慢性两类。慢性冻伤见于冷藏工人和室外低温工作者及战士。临床上冻伤主要见于人体末梢部位，分四度，骨与关节X线改变可见于任何一度，但常见于Ⅱ～Ⅳ度。常于冻伤后2～3周见到骨骼改变。骨骼改变的病理基础为神经 – 血管功能失调的局部表现。首先出现皮肤改变，逐渐出现软组织、骨骼改变，主要为血管痉挛、血管内膜增生、管腔狭窄、闭塞及血栓形成导致血液供应中断、破坏，继而出现软骨细胞或骨细胞死亡、骨质疏松和坏死。坏死骨与正常骨分离、脱落，易继发感染而形成化脓性骨髓炎或关节炎。恢复期主要表现为废用性或退行性骨关节病。其影像学表现见表24-1。

表24-1　冻伤影像学表现

影像类别	影像表现
X线	①不同程度和不同形态的骨质疏松为冻伤的主要X线特征。②逐渐产生软骨下营养性骨溶解，无菌性坏死及病理骨折。坏死骨与软组织可呈套状脱落，其残端骨质萎缩，骨密度增高，骨皮质及骨小梁模糊。③并发感染时可有化脓性骨关节炎改变，表现为骨破坏、增生硬化或死骨形成。④恢复期可见周围软组织萎缩，邻近骨骼废用性骨萎缩和骨质疏松。⑤儿童期冻伤可造成骨的发育障碍或畸形（图24-1）

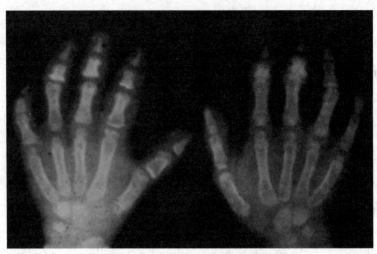

图 24-1　双手冻伤 X 线影像

双手指骨冻伤，近侧指间关节软骨下骨溶解、坏死，

邻近骨骼废用性骨萎缩和骨质疏松，病变指骨畸形

第二节　电击伤

电击伤（electric injury）是由于各种原因触电而造成的人体组织、器官的损伤。常见于电气工人、五金工人、司机和电工学徒工等。骨骼损伤机制可能为肌肉高强度痉挛收缩引起的机械损伤、电弧作用热损伤和混合性损伤。其影像学表现见表 24-2。

表 24-2　电击伤影像学表现

影像类别	影像表现
X 线	①手部骨骼损伤占首位，表现为接触导电体的指骨发生裂隙样骨折，松质骨内可见被电流击伤的小圆形骨质缺损；②骨折和脱位，受害者由于急剧冲击或肌肉强烈收缩所引起；③轻者出现轻度骨膜反应和骨质增生或骨质疏松、致密及骨纹改变，重者骨溶解、骨自截和骨变形；④可导致神经营养性骨关节病及骨缺血性坏死

第三节　烧伤

烧伤（buining）是热力引起的皮肤或其他组织的损伤，可由物理性或化学性因素造成。常分为直接烧伤和继发性改变，以后者常见。骨烧伤多发生于Ⅲ度烧伤时，常见于较浅表的骨骼，深部骨骼有时也可受累。其影像学表现见表 24-3。

表 24-3　烧伤影像学表现

影像类别	影像表现
X 线	①严重者出现肢体末端骨质坏死、炭化，骨结构消失，体积缩小，甚至肢体末端脱落，软组织挛缩，关节强直或畸形；②普遍性或局限性骨质疏松，可发生病理骨折；③骨与关节溶解，关节脱位、畸形或强直，常见于手足骨关节；④儿童及青少年，烧伤累及骨骺板附近时，可导致骨骺软骨细胞生长障碍，骨骺骨化不规则，骺早闭，肢体短缩；⑤烧伤瘢痕收缩导致骨关节畸形、半脱位或脱位；⑥可发生化脓性骨髓炎；⑦关节周围软组织内出现点状、线状、条索状钙化或骨化

第四节　放射性骨损伤

放射性骨损伤（radiation injury of bone）是人体长期、大量接触放射线或肿瘤放射治疗后所致的骨损害。当放射剂量达 20 ~ 30Gy 时，可导致软骨细胞生存能力减低；当放射剂量达 50Gy 时，细胞开始坏死。其坏死基础为骨骼终末血管的坏死，病理改变可见骨膜增厚、骨质硬化、脂肪组织替代骨髓组织或表现为骨质疏松，晚期发生骨缺血性坏死。

一、股骨及骨盆放射性损伤

股骨及骨盆放射性损伤（radiation injury of femur pelvis）较少见，主要发生于宫颈癌放射治疗后，临床症状主要是腰部疼痛。其影像学表现见表 24-4。

表 24-4　放射性损伤影像学表现

影像类别	影像表现
X 线	主要表现为股骨头缺血性坏死及骨盆、股骨上端的骨质吸收、疏松及破坏，有时可见病理性骨折
CT	同"下颌骨放射性损伤"内容
MRI	同"下颌骨放射性损伤"内容

二、下颌骨放射性损伤

下颌骨放射性损伤（radiation injury of low jaw）是颌面部肿瘤放射治疗后的严重合并症。常发生于治疗后 2 个月至 3 年之间，多在治疗后一年内发生，常并发骨髓炎。

临床上表现为下颌骨持续性疼痛、牙痛、牙齿松动、周围组织肿胀、张口或咀嚼困难、瘘管形成、白细胞增多等症。其影像学表现见表 24-5。

表 24-5　下颌骨放射性损伤影像学表现

影像类别	影像表现
X 线	①早期表现为下颌骨齿槽处出现骨质硬化、吸收及骨质疏松。②后期可见缺血性坏死、病理性骨折及感染等
CT	骨髓组织被脂肪组织代替，骨缺血性坏死处骨质硬化及吸收被破坏，边缘不规则，可见病理性骨折及感染征象
MRI	正常骨髓信号被脂肪信号取代，可见不规则形骨质吸收及低信号骨质硬化，提示骨的缺血性坏死

三、肋骨放射性损伤

肋骨放射性损伤（radiation injury of rib）主要见于乳腺癌及肺癌放射治疗后。X 线表现为骨质疏松及病理性骨折。

四、脊柱放射性损伤

脊柱放射性损伤（radiation injury of vertebrae）的 X 线表现为椎体骨质疏松、破坏，可造成椎体压缩性骨折，亦能造成生长期椎体骨骺发育障碍、坏死，继发脊柱侧弯畸形等。

五、镭中毒

镭进入人体后多蓄积于骨骼，即使是较小剂量镭辐射，也可引起明显骨骼反应。主要表现为广泛性的炎性反应、骨质坏死及纤维化。其潜伏期长短不一，大多较长。其影像学表现见表 24-6。

表 24-6　镭中毒影像学表现

影像类别	影像表现
X 线	主要表现为全身骨骼普遍性散在骨质疏松、硬化及坏死病灶，甚或形成死骨。病变以颅骨颅缝最重，其次为股骨、肱骨等。骨髓腔和骨皮质因纤维变可见不规则形条状低密度区及骨膜下新生骨。如恶变或继发感染则可见骨肉瘤或化脓性骨髓炎改变

第二十五章　脊柱病变

第一节　脊椎退行性变

脊椎退行性变（degenerative spinal diseases）多为生理性老化过程，一般不引起明显症状。急性创伤或慢性劳损等其他原因也可能导致脊椎发生退行性改变，包括椎间盘、椎体、椎间关节和韧带的退变及继发性改变。临床上表现为颈、腰部疼痛不适、活动受限，压迫脊髓、神经根及血管时可引起相应的神经症状和体征（线图 25-1）。其影像学表现见表 25-1。

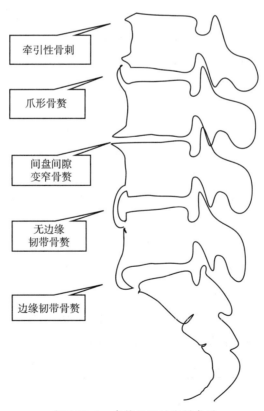

牵引性骨刺

爪形骨赘

间盘间隙
变窄骨赘

无边缘
韧带骨赘

边缘韧带骨赘

线图 25-1　脊椎退行性变模式图

表 25-1　脊椎退行性变影像学表现

影像类别	影像表现
X 线	①脊柱生理弯曲变直、侧弯等；②椎体边缘唇样骨质增生，甚至骨桥形成；③椎体终板骨质增生、硬化、囊变，Schmorl 结节形成；④椎间隙变窄，椎间盘变性形成"真空现象"，髓核可钙化；⑤椎间小关节骨质增生、硬化，关节间隙变窄或关节结构紊乱甚至半脱位或脱位，脊椎不稳；⑥脊椎韧带肥厚、钙化或骨化、椎管变形、狭窄（图 25-1）
CT	①椎体表现为边缘高密度唇样骨质增生、硬化；②椎间盘向周围呈环形膨出于椎体边缘或呈丘形突出，其边缘可有钙化及椎间盘内"真空现象"，髓核钙化，硬脊膜囊前缘、神经根及椎间孔内脂肪可受压变形、移位，椎间隙变窄，脊髓可有或无受压、移位；③脊柱前、后纵韧带及黄韧带肥厚、钙化或骨化，硬膜囊受压变形，椎管受压狭窄，可单椎体发生亦可多椎体受累；④椎间小关节骨质增生、硬化，关节间隙变窄，关节面硬化，关节面下骨质囊变，关节结构可紊乱、半脱位或脱位从而导致椎体不稳或滑脱（图 25-2）
MRI	①椎体边缘骨质增生、硬化及骨赘形成，表现为唇样外突的长 T_1、短 T_2 信号，边界清楚；②椎体内可有散在斑片状短 T_1、中等 T_2 骨髓脂肪浸润信号，提示椎体的退行性改变；③椎体终板软骨下骨质内可表现为三种异常信号改变：a. 长 T_1、长 T_2 信号是由于椎体终板软骨破裂，富血管的肉芽组织侵入邻近骨髓导致 T_1、T_2 时间的延长，增强扫描可有明显强化，b. 短 T_1、中等 T_2 信号为椎体终板软骨下骨髓内脂肪浸润所致，c. 长 T_1、短 T_2 信号，为椎体终板软骨下的骨质增生、硬化的表现；④椎间隙变窄，椎间盘呈长 T_1、短 T_2 信号，代表其变性改变，椎间盘内的积气和钙化均表现为低信号或无信号区，椎间盘膨出和突出表现为纤维环低信号影向周围膨隆和局部丘形突出，髓核可脱出甚至游离于椎管内，硬膜囊、神经根及硬膜外脂肪受压变形、移位；⑤脊柱前、后纵韧带及黄韧带肥厚、钙化及骨化均呈长 T_1、短 T_2 信号，相应椎管及神经孔受压狭窄（图 25-3）
ECT	脊柱退行性改变的各个时期骨显像均显示为放射性核素摄取增高，在骨显像图像上，仅少数患者骨显像完全正常，绝大部分病人骨显像显示有一处或多处关节呈不对称放射性核素异常明显浓聚（彩图 25-1）

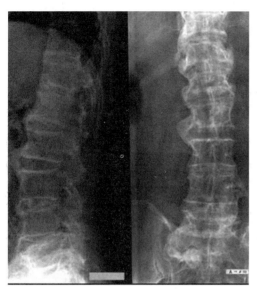

图 25-1　胸腰椎退行性变 X 线影像

胸腰椎椎体边缘唇样骨质增生，骨桥形成，椎体终板骨

质增生、硬化、囊变，椎间隙变窄，椎间小关节骨质增

生、硬化，脊椎不稳，脊椎韧带骨化

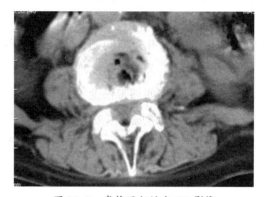

图 25-2　脊椎退行性变 CT 影像

椎体边缘唇样骨质增生、硬化，椎间盘内"真空现象"，

椎间隙变窄

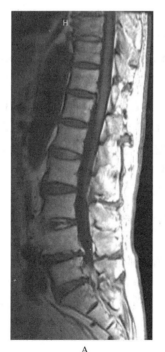　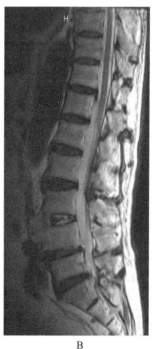

A　　　　　　　　　　　　B

图 25-3　脊椎退行性变 MRI 影像

A～B：椎体边缘骨质增生、硬化及骨赘形成，呈唇样外突的长 T_1、短 T_2 信号，

椎间隙变窄，椎间盘呈长 T_1、短 T_2 信号，代表其变性

第二节 退行性脊椎滑脱

退行性脊椎滑脱（degenerative spondylolesthesis）又称"假性滑脱"，指不伴有峡部裂的脊椎滑脱，是由于椎体、椎旁韧带和/或肌肉等组织生理功能失调，在正常负荷下椎体不能保持相互之间的正常位置关系而发生的病理改变。脊椎后柱部分的异常如椎间关节退变、关节面角度增大近矢状位、脊椎稳定性下降、椎间盘病变、腰骶角增大或全身性疾病如韧带松弛、骨质疏松等均可成为脊椎滑脱的病因。退行性脊椎滑脱分为前滑脱、后滑脱及侧方滑脱，多见于 45 岁以上的女性，主要发生于腰 4～5 椎体，80% 为单发，80% 以上为前滑脱，侧方滑脱罕见。临床上主要症状为脊柱失稳所致的下腰痛及坐骨神经痛，可伴有神经根性症状。其影像学表现见表 25-2。

表 25-2 退行性脊椎滑脱影像学表现

影像类别	影像表现
X 线	①滑脱的椎体边缘骨赘形成，椎体相邻面硬化，椎间隙变窄，棘突排列不对称；②滑脱水平的椎间小关节面硬化、囊变，关节间隙增宽或变窄，关节突肥大或骨赘形成，椎小关节可半脱位或脱位，关节内可见"真空现象"（图 25-4）；③ Nachemson 认为椎体后缘连线与滑脱椎体下缘连线的交点至滑脱椎体后缘的距离 ≥ 3mm，可诊断为腰椎滑脱。Posner 提出的测量标准是腰椎屈、伸时水平位移分别大于 2.3mm 和 2.8mm 为腰椎不稳
CT	①滑脱的椎体边缘骨质增生，骨赘形成，椎间隙变窄，椎间盘退变，可见"真空现象"，椎管狭窄，椎体相对面骨质硬化；②滑脱水平的椎间小关节骨质增生、硬化，关节突肥大，关节面硬化、囊变，关节间隙变窄，可有半脱位或脱位及"真空现象"；③邻近的椎体面骨质增生、硬化；④椎管狭窄，硬膜囊及脊髓、马尾神经受压变形、移位
MRI	①矢状位及横轴位显示椎间隙变窄，椎间小关节上、下关节面走向垂直，小关节退行性改变，关节突骨质增生。关节间隙变窄，呈半脱位或脱位改变，关节面硬化、囊变，有时还伴有小关节滑膜囊肿，于 T_2WI 上呈长 T_2 高信号；②椎弓峡部完整，椎体移位呈"双终板征"，椎体前后缘呈"台阶样"改变；③椎间盘变性、突出，椎管受压狭窄，硬膜囊及神经根受压变形、移位（图 25-5）

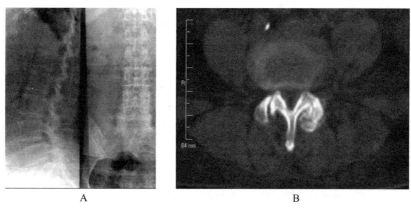

A　　　　　　　　　　　　B

图 25-4　退行性脊椎滑脱 X 线、CT 影像

A～B：腰 4～5 椎体滑脱，椎体边缘骨赘形成，椎间隙变窄，椎小关节面硬化，

关节间隙变窄，关节突肥大形成骨赘，椎小关节半脱位

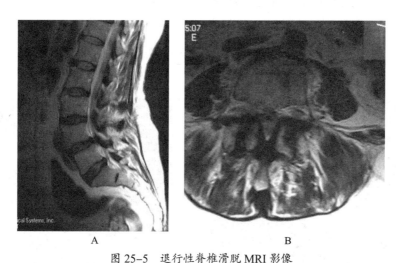

A　　　　　　　　　　　　B

图 25-5　退行性脊椎滑脱 MRI 影像

A～B：矢状位显示椎间隙变窄，椎体前后缘呈"台阶样"改变。横轴位示椎间小关节上、

下关节面走向垂直，小关节退行性改变，关节突增生，关节间隙变窄，关节面硬化，

椎管受压狭窄，硬膜囊及神经根受压变形、移位

第三节　腰椎小关节面综合征

腰椎小关节面综合征（lumbar facet syndrome）是指由各种原因引起的腰椎小关节退行性改变，导致腰部疼痛、活动障碍，常伴发脊椎序列异常及椎间盘退变。病理改变初期为关节滑膜炎表现，小关节囊及滑膜充血、水肿、炎性细胞浸润，之后关节囊松弛，关节软骨及骨性关节面退变，关节突边缘骨质增生，关节间隙变窄，从而导致椎管、侧隐窝及椎间孔的狭窄。临床症状主要为下腰部疼痛，活动时加重，多见于 30～40 岁。其影像学表现见表 25-3。

表 25-3　腰椎小关节面综合征影像学表现

影像类别	影像表现
X 线	腰椎小关节间隙变窄，关节面硬化、增生，关节边缘骨赘形成及关节面下骨质囊变
CT	除能清楚地显示 X 线平片的表现，还可以显示：①椎小关节面粗糙不光整，关节面下囊变，关节囊钙化；②关节腔内"真空现象"；③椎管、侧隐窝及椎间孔变形、狭窄；④椎间小关节半脱位或脱位（图 25-6）；⑤部分伴有椎间盘变性、膨出及突出，椎体滑脱，脊柱侧弯等表现
MRI	①椎间小关节面增生、硬化，关节边缘骨赘及关节囊的钙化，呈长 T_1、短 T_2 信号，关节面下囊变呈长 T_1、长 T_2 信号；②小关节腔内可见"真空现象"，于所有序列上均呈低信号；③能直接显示椎管受压、变形，侧隐窝及神经管狭窄，硬膜囊及神经根受压、变形移位（图 25-7）
ECT	椎间小关节异常放射性核素浓聚（彩图 25-2）

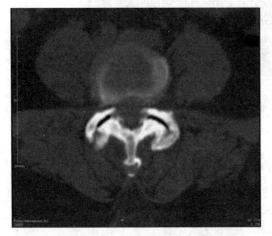

图 25-6　腰椎小关节面综合征 CT 影像

椎小关节面粗糙不光整，关节面下囊变，关节腔内"真空现象"，椎管侧隐窝及椎间孔变形、狭窄

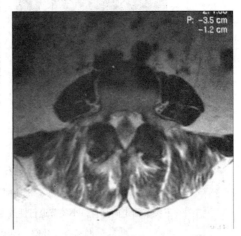

图 25-7　椎小关节面综合征 MRI 影像

椎间小关节面增生、硬化，关节边缘骨赘均呈长 T_1、长 T_2 信号，小关节腔内"真空现象"亦呈低信号

第四节　椎管狭窄

椎管狭窄（spinal stenosis）系指骨性椎管狭窄或椎管内软组织肥厚或两者兼有，导致椎管有效容积减小，压迫脊髓、神经根所引起的一系列临床症状和体征。椎管狭窄

依病因分为先天性和获得性两类，依狭窄部位分为中央型狭窄、侧隐窝狭窄和神经孔狭窄。

先天性狭窄又称短椎弓综合征，包括伴有其他骨骼发育异常的椎管狭窄和不伴有其他骨骼发育异常的特发性狭窄。主要表现为椎体后缘后凸，椎弓根变短、增粗，椎板增厚，椎管径线变小。获得性椎管狭窄系由各种原因包括退行性改变、创伤、炎症、肿瘤、肿瘤样变、手术、后纵韧带骨化及特发性、弥漫性骨质增生等引起的椎骨肥大、增生和软组织肥厚所致。临床上起病隐匿，发展缓慢，病程长，多于 30 ～ 40 岁以后出现症状，依狭窄部位不同可表现为压迫性脊髓病症状、马尾综合征及神经根性症状，颈段狭窄还可引起椎基底动脉供血不足的症状等。

一、中央椎管狭窄

中央椎管狭窄指构成椎管中央部分的骨性结构及软组织成分由增生、肥厚所导致的狭窄。其影像学表现见表 25-4。

表 25-4　椎管狭窄影像学表现

影像类别	影像表现
X 线	主要是脊椎退行性改变的表现：①椎体边缘及椎间小关节骨质增生、硬化并突入椎管内，椎管受压变形，前后径变小；②脊柱失稳，椎体移位、滑脱及旋转；③后纵韧带及黄韧带钙化或骨化；④侧位平片测量椎管前后径，一般颈椎管前后径小于 10mm 为狭窄，10 ～ 13mm 为相对狭窄；腰椎管前后径小于 15mm 为狭窄，15 ～ 18mm 为相对狭窄
CT	①椎体边缘及椎间小关节骨质增生、硬化，椎管受压变形；②脊柱失稳、滑脱；③椎间盘膨出及突出，硬膜囊受压变形；④后纵韧带及黄韧带肥厚、钙化或骨化等（图 25-8）；⑤ CT 测量椎管径线较 X 线平片更准确，参考值同 X 线平片；⑥椎管横断面硬脊膜囊面积减小，小于 100 mm^2
MRI	①椎体及椎间小关节骨质增生，骨赘形成，表现为长 T_1、短 T_2 信号；②椎间盘膨出或突出，硬膜囊及硬膜外脂肪受压变形、移位；③后纵韧带及黄韧带肥厚、钙化或骨化，呈条形或片状长 T_1、短 T_2 低信号（图 25-9）；④脊髓及马尾神经受压变形、移位、扭曲，重者脊髓出现缺血性坏死、囊变，呈单或多节段等或长 T_1、长 T_2 信号，边界不清楚，马尾神经相互拥挤形成中等信号的"假团块"

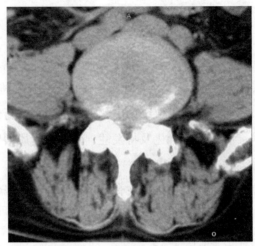

图 25-8　中央椎管狭窄 CT 影像

椎间小关节骨质增生、硬化，椎间盘膨出，椎管受压狭窄

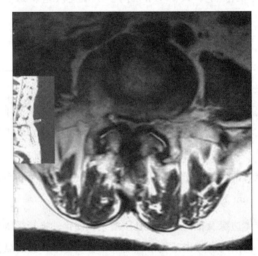

图 25-9　中央椎管狭窄 MRI 影像

椎体边缘及椎间小关节骨质增生、硬化，黄韧带肥厚，椎管狭窄

二、侧隐窝狭窄

　　侧隐窝狭窄（lateral recess syndrome）指构成侧隐窝部分的骨性结构及软组织成分由退变、肥厚所致的狭窄。侧隐窝也被称为"神经管"，其前壁是椎体和椎间盘，外侧壁是椎弓根，后壁是上关节突，由于上关节突前倾，因此椎弓根上缘处即侧隐窝入口处的前后径最窄，此处也是神经根容易受压的地方。侧隐窝狭窄多由椎间小关节增生、肥大，椎体后外缘增生或椎间盘膨出所致，侧隐窝前后径正常应大于 3mm，小于 2mm肯定狭窄，2 ～ 3mm 为可疑狭窄。临床上以神经根受压所致的根性疼痛为主。其影像学表现见表 25-5。

表 25-5　侧隐窝狭窄影像学表现

影像类别	影像表现
X 线	①椎体后外缘骨质增生、硬化；②椎间小关节上关节突、增生肥大；③后纵韧带和 / 或黄韧带肥厚钙化或骨化
CT	除同 X 线表现外，还可见椎间盘膨出或向侧后方突出、钙化，硬膜囊及神经根受压变形、移位（图 25-10）；于 CT 横断位上测量侧隐窝前后径更准确
MRI	①椎体外后缘及椎间小关节骨质增生、肥大、硬化，呈长 T_1、短 T_2 信号；②椎间盘膨出或向侧后方突出，侧隐窝受压；③黄韧带和 / 或后纵韧带肥厚钙化或骨化，呈长 T_1、短 T_2 信号；④硬膜囊及蛛网膜下腔受压变形，神经根鞘周围脂肪间隙变窄或消失，可伴有或不伴有马尾神经和 / 或神经根的受压移位（图 25-11）

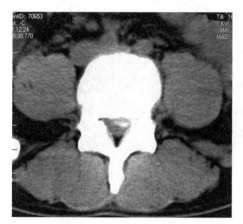

图 25-10　侧隐窝狭窄 CT 影像

椎间盘向左旁中央突出、钙化，左侧隐窝狭窄

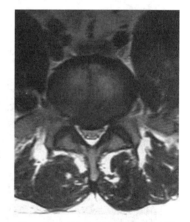

图 25-11　侧隐窝狭窄 MRI 影像

椎间盘向后中央呈丘形突出，双侧隐窝受压狭窄

三、神经孔狭窄

神经孔狭窄指构成神经孔部分的骨性结构及软组织成分由退变、增生肥厚所致的狭窄。神经孔的上下壁是椎弓根，前壁是椎体和椎间盘，后壁是椎间小关节。当神经孔狭窄时，对神经根压迫而产生神经根性症状。其影像学表现见表 25-6。

表 25-6　神经孔狭窄影像学表现

影像类别	影像表现
X 线	①椎体后外侧骨赘形成及椎间小关节增生、肥大；②正常神经孔受压变形
CT	除同 X 线表现外，还可见椎间盘膨出或向外后方突出伴或不伴钙化（图 25-12）。其他情况如神经纤维瘤、脊椎滑脱症及手术后瘢痕组织增生亦能导致神经孔狭窄

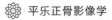

续表

影像类别	影像表现
MRI	①椎体后缘骨赘形成及椎间小关节增生、肥大，呈长 T_1、短 T_2 信号；②椎间盘膨出或向外后方突出、钙化，压迫神经孔；③椎弓根短小及横裂伴 Gill 小体等亦能造成神经孔狭窄

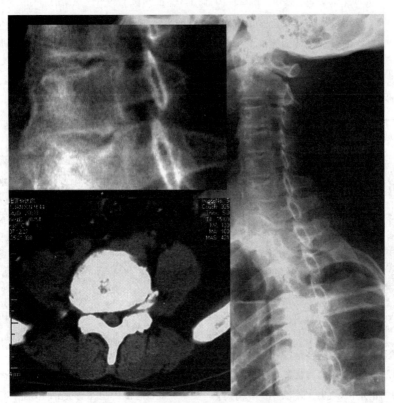

图 25-12　神经孔狭窄 X 线、CT 影像

X 线显示椎体后外侧骨赘形成及椎间小关节增生、肥大；

CT 显示椎间盘向左侧椎间孔突出、钙化，左侧椎间经孔受压狭窄

第五节　腰椎后缘软骨结节

　　腰椎后缘软骨结节（lumbar posterior marginal cartilage node，LPMN）系腰椎后缘的局限性骨质缺损，后方有一骨块突向椎管并压迫脊髓神经的一种病变。该病曾被误为椎体后缘撕脱骨折、后缘椎骨、腰椎骨突环脱位等，手术病理证明其发病与构成和椎缘骨类似，实际为边缘性软骨结节的一种特殊类型。病变主要由疝入的髓核及软骨成分、骨质缺损区和掀起的骨块所构成。腰椎后缘软骨结节好发于腰椎后上、下缘，

后下缘多发（91.7%），后上缘较少（8.3%），尤以腰4椎体后下缘常见，一般单椎体发病，亦可多椎体发病或与椎缘骨并发。临床上发病缓慢，少数有外伤史，20～30岁多发，均有明显的腰腿痛症状。其影像学表现见表25-7。

表 25-7　腰椎后缘软骨结节影像学表现

影像类别	影像表现
X线	①侧位片上显示椎体后上、下缘有弧形或切迹状骨质缺损区，边缘硬化或毛糙不整；②与椎体缺损区相对应有类圆形、锥形或不规则形骨块翘起并突入椎管内，骨块可部分或全部与椎体分离
CT	①腰椎后缘软骨结节的局限性骨缺损区位于椎体后1/3～1/2，呈类圆形或分叶状，大小不一，与同层面椎间盘等密度，CT值为70～90Hu，边界清楚，常伴有厚薄不一的硬化带；②椎体骨缺损区后方骨块突入椎管内，全部或部分与椎体分离，可导致椎管狭窄，硬膜囊受压变形，大多合并同层面椎间盘突出（图25-13）
MRI	①腰椎后缘软骨结节的骨缺损区与同层面椎间盘呈等信号，周围硬化带呈长 T_1、短 T_2 信号，游离的骨块亦呈长 T_1、短 T_2 信号；②骨块突入椎管内致椎管狭窄，前后径变短，硬脊膜囊或脊髓受压变形、移位（图25-14）；③大多伴有椎间盘突出或钙化

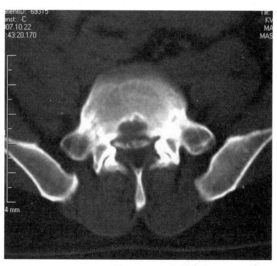

图 25-13　腰椎后缘软骨结节 CT 影像

局限性骨缺损区位于椎体后1/3，呈类圆形，边界清楚，常伴有环形硬化带，
骨缺损区后方骨块与椎体分离，突入椎管内致椎管狭窄，硬膜囊受压变形

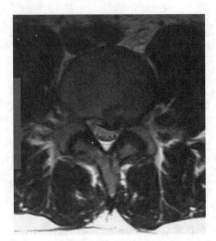

图 25-14　腰椎后缘软骨结节 MRI 影像

骨缺损区与同层面椎间盘呈等信号，周围硬化带呈低信号，骨块亦呈长 T_1、

短 T_2 信号，骨块突入椎管内致椎管狭窄，硬脊膜囊受压变形

第六节　椎缘骨

椎缘骨（anterior marginal cartilage node，AMCN）又称"边缘骨""椎体边缘游离体""永存骨骺和椎角离断体"等。发病机制倾向于椎间盘突出学说，即椎体软骨板和（或）椎体骨骺交界处存在薄弱区，在异常外力的作用下诱发椎间盘髓核突出，使椎体骨骺与椎体分离形成三角形骨块。多发生于椎体的前上或下缘，以腰椎多见，约 94% 发生于腰 4 椎体前上或下角，多单椎体发病，少数为单椎体多发或多椎体多发，亦可合并 Schmorl 结节及椎间盘突出。临床上发病年龄和性别无差异，病程长短不等，约半数无症状，有症状者多为腰腿痛。其影像学表现见表 25-8。

表 25-8　椎缘骨影像学表现

影像类别	影像表现
X 线	①侧位片上，椎体前上、下角可见大小不一的三角形骨块，周边硬如骨皮质，内为松质，后缘为一斜面，与椎体缺损区相对应；②骨与椎体间夹有一条厚薄不一致的透亮带（图 25-15A）
CT	①椎体前部半圆形或梭形骨质缺损，位于椎体前 1/3，边缘硬化，缺损区 CT 值约为 70～90Hu，与同层面椎间盘等密度；②游离骨块位于缺损区前方，呈长条状或节段状，周围无软组织肿块（图 25-15B）
MRI	①椎体前上或下缘骨缺损区与同层面椎间盘呈等信号，周围硬化带呈长 T_1、短 T_2 信号；②游离的骨块亦呈长 T_1、短 T_2 信号，边界清楚，周围软组织无明显异常改变

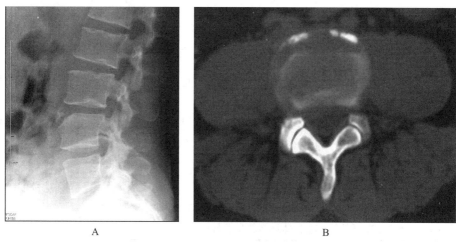

图 25-15　椎缘骨 X 线、CT 影像

A：X 线侧位片上，腰 4 椎体前上角可见一三角形骨块，后缘为一斜面，与椎体缺损区相对应，

骨与椎体间夹有一条形透亮带　B：CT 扫描示椎体前 1/3 半圆形骨质缺损，边缘硬化，

缺损区与同层面椎间盘呈等密度，游离骨块位于缺损区前方，呈节段状，周围无软组织肿块

第七节　椎间盘变性

椎间盘变性（degenerative disk diseases）多为生理性老化过程。正常椎间盘由软骨终板、纤维环和髓核构成，纤维环分为内外两层，内层由纤维软骨组成，外层由胶原纤维组成，髓核主要由胶原基质组成，10 岁以前髓核含水达 85% ～ 88%，纤维环内层部分含水 75% 左右。随着年龄的增长椎间盘含水量逐渐减少，又由于椎间盘的血液供应很少，负担重量很大，活动多，抵抗压力的能力逐渐降低，髓核脱水、碎裂，出现"真空现象"，软骨终板变薄和玻璃样变，轻度的反复挤压损伤即可使纤维环变性，出现不同程度的撕裂，并可引起一系列的退行性改变，如椎间盘膨出、椎间盘疝、Schmorl 结节及脊椎其他部分的退行性改变。临床上，椎间盘变性一般不引起临床症状，并发其他退行性变时可引起相应的症状和体征。其影像学表现见表25-9。

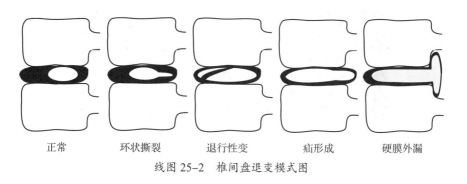

| 正常 | 环状撕裂 | 退行性变 | 疝形成 | 硬膜外漏 |

线图 25-2　椎间盘退变模式图

表 25-9　椎间盘变性影像学表现

影像类别	影像表现
X线	无特异性，如下征象可提示诊断：①脊柱生理曲度异常；②椎间隙变窄；③椎体边缘骨质增生、硬化
CT	①椎间盘厚度减低，可见"真空现象"（图 25-16），椎间隙不同程度变窄；②可累及椎体导致软骨终板下骨质硬化；③Schmorl 结节形成，表现为终板软骨下结节状骨质缺损，边缘硬化
MRI	①椎间隙变窄；②椎间盘于 T_2WI 上信号减低，"真空现象"呈无信号区；③椎体终板软骨下 Schmorl 结节形成，其与椎间盘呈等信号，边缘硬化带为长 T_1、短 T_2 低信号；④椎体终板软骨下骨髓腔水肿、脂肪浸润或骨质硬化（图 25-17）

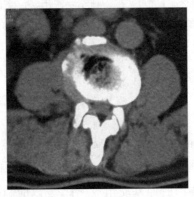

图 25-16　椎间盘变性 CT 影像

椎间盘内出现"真空现象"，并向右侧椎间孔外突出

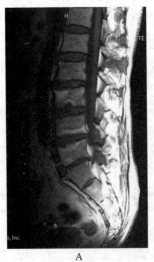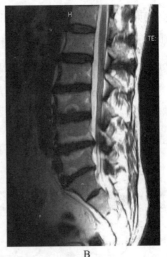

A   B

图 25-17　腰椎间盘变性 MRI 影像

A～B：椎间隙变窄，椎间盘于 T_2WI 上信号减低，椎体终板软骨下

Schmorl 结节形成，椎体终板软骨下骨髓腔脂肪浸润

第八节　椎间盘膨出

椎间盘膨出（bulging disk）是指椎间盘组织向周边广泛性膨出并超过了相应椎体的边缘。大多是椎间盘老化引起的，极少数由急性外伤所致。单纯椎间盘膨出一般没有明显临床症状，少数可有下腰痛或病变继续进展引起的一系列继发性改变所致的症状。其影像学表现见表 25-10。

表 25-10　椎间盘膨出影像学表现

影像类别	影像表现
X 线	不能直接诊断，依据椎间隙变窄、椎体边缘硬化、增生及椎间盘的钙化和"真空现象"等征象可间接提示诊断
CT	①椎间盘高度下降，纤维环向周边膨出，直径增大，边缘超出椎体的边缘而髓核位置正常；②椎间盘后缘正常肾形凹陷消失，圆隆饱满；③椎间盘重度膨出时边缘明显增宽，超出椎体边缘，但椎间盘仍然对称，外形圆，可伴有纤维环钙化及"真空现象"；④硬膜囊受压变形，马尾神经受压扭曲、移位（图 25-18）；⑤椎间隙变窄，椎体边缘可发生唇样骨质增生
MRI	①变性的椎间盘于 T_2WI 上信号明显减低；②矢状面上变性的椎间盘向周边膨出，低信号的纤维环呈凸面向后的弧形改变，边缘光滑，无局部突出（图 25-19）；③硬膜囊前缘及硬膜外前脂肪间隙受压变形；④椎间隙变窄，椎体边缘可伴有骨赘形成，表现为长 T_1、短 T_2 信号，软骨终板下骨质内可有水肿、脂肪浸润及骨质硬化表现，可有 Schmorl 结节形成

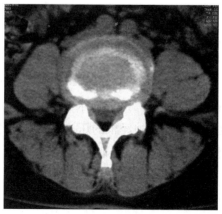

图 25-18　椎间盘膨出 CT 影像

椎间盘纤维环向周边膨出，后缘圆隆饱满，边缘明显增宽，

超出椎体边缘，硬膜囊受压变形

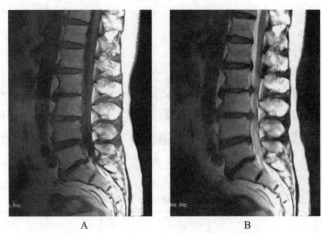

图 25-19　椎间盘膨出 MRI 影像

A ～ B：低信号的纤维环呈凸面向后的弧形改变，边缘光滑，
硬膜囊前及硬膜外前脂肪间隙受压变形，椎间隙变窄，椎体边缘伴有骨赘形成

第九节　椎间盘疝

椎间盘疝（herniation of intervertebral disk）也称"椎间盘突出"，是指局限性椎间盘物质凸出，超过了椎体的边缘。凸出的部分可以是纤维环，也可以是沿着撕裂的纤维环裂隙向外疝出的髓核。椎间盘疝可发生于脊柱的任何部位，以腰部多发（90%），其次是颈部，胸部少见。病理上椎间盘疝的内因是随着年龄的增长，髓核脱水、变性，弹性减低，纤维环出现裂隙，周围韧带松弛等退行性改变；外因是急性或慢性损伤，造成椎间盘内压增高。根据椎间盘疝的部位不同，分为三型：①后中央型，为椎间盘物质通过纤维环后部中央疝出，到达后纵韧带下，也称包涵型；②旁中央型，为椎间盘物质偏于后方一侧但未超过椎间孔内口的疝出，也称非包涵型，为椎间盘疝的最常见类型；③外侧型，指椎间盘物质疝出于椎间孔或椎间孔外。此外，椎间盘的髓核可经相邻上下椎体软骨板的薄弱区向椎体松质骨内疝出，形成椎体上下缘大小不等的压迹，边缘光整、硬化，称为"Schmorl 结节"。脱出的髓核还可以与纤维环分离，离开椎间盘平面进入上下椎管内，形成游离体。临床上本病好发于 30 ～ 50 岁，男性多于女性，主要为局部刺激症状及脊髓、神经根的压迫症状。临床症状和体征依椎间盘疝出的部位不同而异，颈椎间盘疝多发于颈 4 ～ 5、颈 5 ～ 6、颈 6 ～ 7 椎间盘，表现为肢体感觉和运动异常，如上肢及颈部疼痛、四肢麻木无力、跛行等，Hoffman 征阳性。胸椎间盘疝多发于胸 8 ～胸 12 椎间盘，表现为特定部位的感觉障碍、下肢运动障碍、膀胱和直肠功能障碍及椎旁肌肉萎缩等。腰椎间盘疝多发于腰 4 ～ 5 和腰 5 ～骶 1 椎间盘，表现为腰痛、坐骨神经痛、下肢反射及感觉异常等症，直腿抬高试验常呈阳

性（线图 25-3）。其影像学表现见表 25-11。

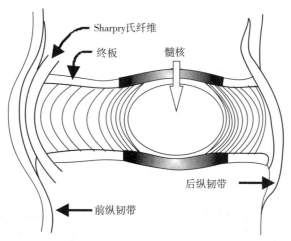

线图 25-3　椎间盘椎体衔接模式图

表 25-11　椎间盘疝影像学表现

影像类别	影像表现
X 线	无特异性，如下征象可提示诊断：①椎间隙变窄或前宽后窄；②椎体边缘尤其是后缘骨质增生、肥大，骨赘或 Schmorl 形成；③脊柱生理曲度异常或侧弯等
CT	直接征象：①椎间盘边缘局限性突出，密度与椎间盘一致，形态不一，边缘规则或不规则；②疝出的椎间盘可有大小、形态不一的钙化，与椎间盘紧密相连，上下层面不连续（图 25-20）；③椎间盘髓核脱垂、游离时，多位于硬脊膜外，密度高于硬膜囊（图 25-21）；④ Schmorl 结节表现为椎体上或下缘规则或不规则压迹，多位于椎体上、下缘中后 1/3 交界部，中心密度低，为疝出的髓核及软骨板，边缘为反应性骨质硬化带（图 25-22） 间接征象：①硬膜囊前缘或侧方及神经根受压变形、移位，CTM 显示蛛网膜下腔受压；②硬膜外脂肪间隙变窄、移位或消失；③伴有周围椎体骨质结构改变，突出髓核周围反应性骨质硬化
MRI	直接征象：①椎间盘高度减低，信号于 T_2WI 上明显减低，可见"真空现象"及钙化（图 25-23）；②髓核突出于低信号的纤维环之外，呈扁平形、圆形、卵圆形或不规则形，信号强度一般呈等 T_1、T_2 信号，变性明显者呈短 T_2 信号，髓核突出与未突出部分之间多有一"窄颈"相连（图 25-24）；③髓核游离时，突出于低信号的纤维环之外，突出部分与髓核分离，可位于椎间盘水平或向上下椎管内移位，形成游离体（图 25-25）；④ Schmorl 结节为一特殊类型的椎间盘疝，表现为椎体上或下缘规则或不规则形压迹，其内信号与同层面髓核相等，周边为低信号骨质硬化带（图 25-26）

影像类别	影像表现
MRI	间接征象：①硬膜囊、脊髓或神经根受压变形、移位，表现为局限性弧形受压，与椎间盘突出物相对应；②硬膜外脂肪间隙变窄或消失；③受压节段的脊髓内可出现等或长 T_1、长 T_2 异常信号，为脊髓内水肿或缺血性改变；④硬膜外静脉丛受压、迂曲，表现为突出层面椎间盘后缘与硬膜囊之间出现短条形或弧形高信号；⑤相邻椎体骨质增生，软骨终板下骨质内可出现长 T_1、长 T_2，长 T_1、短 T_2 及短 T_1、中等 T_2 三种信号改变，分别提示骨髓水肿、骨质硬化及髓腔内脂肪浸润

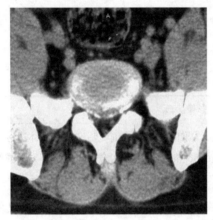

图 25-20 椎间盘边缘局限性突出 CT 影像

椎间盘向后中央局限性突出，边缘规则，边缘有条
形钙化，与椎间盘紧密相连

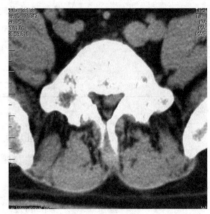

图 25-21 椎间盘髓核脱垂、游离 CT 影像

椎间盘髓核向左旁中央脱垂、游离，位于硬脊膜外，
密度高于硬膜囊

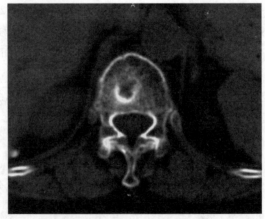

图 25-22 Schmorl 结节 CT 影像

椎体上缘中后1/3交界部，不规则压迹，中心密度低，边缘为反应性骨质硬化带

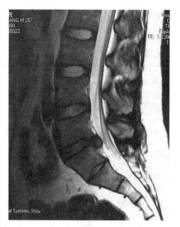

图 25-23　椎间盘高度减低 MRI 影像

腰 5～骶 1 椎间盘高度减低，信号于 T_2WI
上明显减低

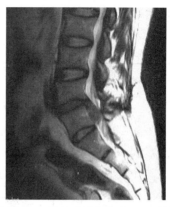

图 25-24　椎间盘髓核突出 MRI 影像

椎间盘髓核突出于低信号的纤维环之外，
呈卵圆形短 T_2 信号，与未突出部分之间有
一"窄颈"相连

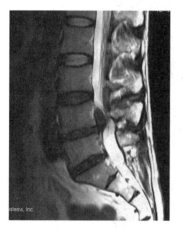

图 25-25　椎间盘髓核游离 MRI 影像

椎间盘髓核游离突出于低信号的纤维环之外，
突出部分位向椎间盘上方椎管内移位

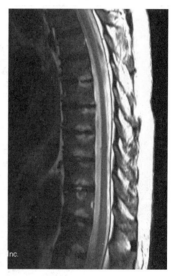

图 25-26　Schmorl 结节 MRI 影像

胸椎多发 Schmorl 结节，椎体上、下缘不规
则形压迹，其信号与同层面髓核呈等信号，
周边为低信号骨质硬化带

第十节　椎间盘损伤

外伤性椎间盘损伤主要包括椎间盘疝、椎间盘变性和椎间盘断裂。常由脊柱外伤引起，当过屈性损伤时，后纵韧带断裂使椎间盘随负压进入椎管硬膜外空间；过伸性损伤时，前纵韧带撕裂使椎间盘向前突出。此外，在施行脊髓造影和椎间盘造影时常行腰椎穿刺，亦能引起椎间盘的损伤，多为刺伤。外伤性椎间盘疝常发生于颈胸段，

椎间盘损伤多发生于腰 3 ～ 4 及以下椎间盘。其影像学表现见表 25-12。

表 25-12　椎间盘损伤影像学表现

影像类别	影像表现
X 线	可见椎体及附件的骨折、脱位，椎间隙可变窄，均为间接提示诊断
CT	①椎体及附件骨折或脱位，椎间隙变窄，椎管多受压变形、狭窄；②椎间盘变性，厚度变薄或厚薄不均，可见椎间盘内积气及椎间盘局部破裂或断裂，但较难显示；③硬膜囊、脊髓及马尾神经可受压变形
MRI	①椎间盘变性，表现为椎间盘非对称性增厚或变薄，于 T_2WI 上其内可见局限性高信号（图 25-27）；② T_1WI 上椎间盘仍为低信号，但体积增大，形态变扁，呈前突或后突；③受损椎间盘除体积增大外，尚可见信号不均匀，脊髓受压，常提示椎间盘撕裂，表现为矢状位上椎间盘信号于断裂处中断，裂缝两侧的椎间盘可因张力牵拉而分离，椎间盘断裂常伴有邻近椎体及附件的骨折

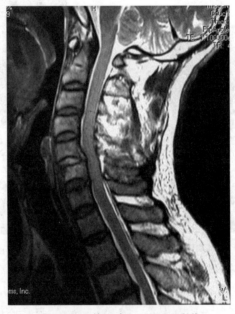

图 25-27　椎间盘损伤 MRI 影像

颈 5 ～ 6 椎间盘于 T_2WI 上呈明显高信号

第十一节　硬膜外出血

硬膜外出血指由外伤或其他原因所致聚集于脊椎管内硬膜外腔的血肿。硬膜外间隙为骨性椎管与硬脊膜之间的狭窄的腔隙，其间主要有硬膜外脂肪、静脉、营养动脉、脊神经及少量结缔组织。本病多由脊椎外伤引起硬膜外小血管撕裂所致，自发性的脊柱硬膜外出血罕见。Holtas 等认为，自发性硬膜外出血的易感因素有三个：①轻微外伤；②抗凝治疗增加了硬膜外出血的危险性；③动静脉畸形。此外，血压增高（多为成年人）、血管瘤破裂也可能是其少见因素。少量出血可逐渐吸收而不影响脊髓功能的恢复；出血较多时，椎管内压力增大，压迫脊髓造成不同程度的瘫痪。临床上有或无外伤史，可有双下肢瘫痪，血肿平面以下感觉障碍等。其影像学表现见表 25-13。

表 25-13　硬膜外出血影像学表现

影像类别	影像表现
X 线	①外伤性所致硬膜外出血时，可见椎体及附件的骨折表现；②自发性硬膜外出血 X 线无特异性，脊髓造影表现同硬膜外肿瘤，病变多位于硬膜外后部，硬膜囊受压变形、移位，椎管可部分或完全性梗阻
CT	①外伤性硬膜外出血可见椎体及附件骨折、移位，硬膜外偏腹侧呈梭形的软组织肿块影，CT 值为 60～70Hu，边界清楚，边缘光整、规则，硬膜囊受压变形、移位（图 25-28）；②自发性硬膜外出血可位于椎管内硬膜外的任何部位，表现同外伤性出血。CTM 可显示血肿的位置及硬膜囊受压情况。扫描层面不同，血肿的形态亦不同，中心层面血肿呈圆形位于硬膜外脂肪中央，远离中心层面血肿呈不对称的双凸形或不规则形，厚度逐渐减小
MRI	①硬膜外出血的 MRI 信号特征与颅内硬膜外血肿的相同，也符合从含氧血红蛋白→去氧血红蛋白→正铁血红蛋白→含铁血黄素的演变规律；②急性期见硬膜外异常的梭形肿物，可呈等或低信号，亚急性期在所有的成像序列上均呈高信号（图 25-29），慢性期呈长 T_1、长 T_2 信号，周边为长 T_1、短 T_2 的含铁血黄素环；③脊髓受压变形，可伴有脊髓内水肿、出血征象

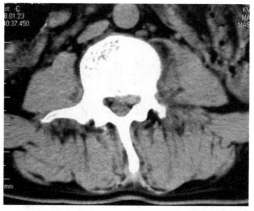

图 25-28　外伤性硬膜外出血 CT 影像

左侧硬膜外偏腹侧呈梭形的软组织肿块影，CT 值为 60～70Hu，边界清楚，
边缘光整，硬膜囊受压变形、移位

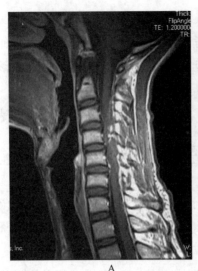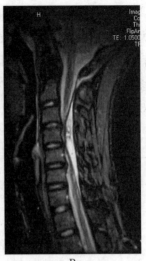

图 25-29   自发性硬膜外出血 MRI 影像

A～B：急性期，硬膜外异常的梭形肿物，呈等 T_1、长 T_2 信号，脊髓受压变形

第十二节   脊髓损伤

一、创伤性脊髓损伤

脊髓和 / 或马尾神经损伤是脊椎骨折、脱位的最严重的合并症，占全身损伤的 $0.2\% \sim 0.5\%$，占脊柱损伤的 $35.8\% \sim 71.1\%$，临床较常见，好发部位依次为颈椎、下胸椎和上腰椎。导致脊髓损伤的原因有：①脊椎骨折或脱位，骨片移位进入椎管压迫硬膜囊和脊髓；②椎间盘破裂突入椎管；③黄韧带皱褶并突入椎管；④外力作用导致脊髓水肿；⑤硬膜内、外出血和血肿压迫脊髓；⑥火器伤或刺伤等创伤因素造成脊髓直接损伤；⑦外伤后由于脊柱失稳导致退变性脊髓损伤；⑧脊柱先天性畸形基础上，轻微的外力作用即可导致脊髓损伤。

脊髓损伤的病理变化依据损伤程度分为：①脊髓休克是脊髓损伤的最轻表现，为短暂的脊髓功能抑制所致，脊髓形态一般正常，组织学上仅表现少许脊髓及脊膜肿胀和点状出血，而无真正神经细胞和神经纤维的破坏。临床表现为损伤水平以下功能丧失，肢体呈弛缓性瘫痪，感觉、反射和括约肌功能全部丧失，两周内脊髓功能逐渐恢复正常。②脊髓水肿为脊髓损伤的早期表现，脊髓损伤后，均可出现不同程度的水肿，可以单独存在，也可位于血肿、坏死组织周围或与其混杂，为可逆性损伤。主要是由于外力的作用使脊髓出现创伤性反应，水肿消退后脊髓功能可部分或完全恢复。③脊髓挫裂伤最常见，包括挫伤、撕裂伤，严重者脊髓可完全横断。常伴有较严重的脊椎骨折和脱位，脊髓内可见点片状或局灶性出血，常合并水肿、血液循环障碍、液化坏死及蛛网膜下腔出血，病变可累及上下数个节段，造成机体损伤平面以下感觉、运动功能丧失。④脊髓断裂为脊髓的实质性损伤，是最严重的一种脊髓损伤。多见于严重的骨折、脱位。主要病理改变是神经纤维束的撕裂和髓质内神经细胞的破坏。⑤脊髓受压是因各种损伤因素未直接损伤脊髓而造成椎管容积减小，脊髓受到持续性机械性压迫导致脊髓损伤，临床表现为不同程度的瘫痪。早期解除压迫因素，脊髓功能可大部分或完全恢复，若压迫因素持续存在且严重，时间较长，即使解除压迫，脊髓功能也无法恢复。⑥椎管内血肿是由脊髓损伤后所引起脊髓外血肿或脊髓内出血。脊髓损伤的部位不同，其功能障碍的范围和程度也不同。其影像学表现见表 25-14。

表 25-14　脊髓损伤影像学表现

影像类别	影像表现
X 线	①椎体及附件骨折或骨折脱位，骨折块移位突入椎管；②关节突绞锁、骨折及脱位（图 25-30A）；③脊髓造影可显示脊髓受压的程度及硬膜囊撕裂的部位和范围
CT	①脊髓休克无特殊阳性表现；②脊髓挫裂伤表现为脊髓外形膨大，边缘模糊，脊髓内密度不均匀，有时可见斑片状高密度区；③椎体及附件骨折，关节突绞锁，骨折块向后突入椎管内，骨性椎管受压狭窄（图 25-30B）；④ CTM 可以区别脊髓外损伤和脊髓损伤，脊髓内血肿表现为高密度，脊髓外血肿常使脊髓受压移位；⑤ CTM 对神经根撕脱和脊髓横断意义较大，前者可见造影剂经撕裂的硬膜囊溢入撕脱的神经根鞘内，呈束状或条形高密度，硬膜囊撕裂时边缘模糊不清，严重者造影剂溢出周围组织中，形成脑脊液硬膜漏，后者表现为脊髓结构紊乱，高密度对比剂充满整个椎管
MRI	①脊髓休克多无阳性表现。②脊髓水肿，伤后即可出现，可持续 1～2 周，于伤后 3～6 天最明显，主要表现为脊髓弥漫性增粗，于 T_1WI 上呈稍低或中等信号，T_2WI 上为梭形、条形高信号（图 25-30C～D）。③脊髓挫裂伤、水肿伴脊髓内出血，是脊髓局灶性出血伴水肿，局部脊髓增粗，髓内出血最初 24 小时内于 T_1WI 上呈灶性等或低信号，T_2WI 上呈中央低信号，周围高信号水肿；1～3 天内于 T_1WI 上呈低或等信号，病灶中央信号逐渐升高，T_2WI 上仍为低信号；4～7 天，于 T_1WI 上病灶周围出现短 T_1 高信号，T_2WI 上为短 T_2 低信号；1 周～数月后于所有序列上均为高信号；数月～1 年后，呈明显长 T_1、短 T_2 低信号，以 T_2WI 显示较好。病灶周围常伴有广泛的"彗星尾"状水肿，呈长 T_1、长 T_2 信号（图 25-31）。④脊髓横断，MRI 清晰显示横断的部位、形态及脊椎的损伤，T_2WI 上能直接观察神经根撕脱和硬膜脑脊液漏，长 T_2 信号的脑脊液呈束状或条形溢入神经根鞘或周围软组织中（图 25-32）。⑤脊髓软化、坏死，自创伤后 48 小时后即开始，最终病灶形成创伤性脊髓软化或空洞，表现为束状长 T_1、长 T_2 信号（图 25-33）。⑥脊髓被膜损伤，椎管内脊髓外软组织增厚，T_1WI 上呈不均匀低信号，T_2WI 上呈高信号，可与脊髓、蛛网膜粘连，局部硬膜外静脉丛出现肿胀、瘀血等表现。⑦脊髓萎缩，绝大多数严重的脊柱和脊髓创伤病例均可出现病灶及其上下段脊髓的萎缩、变细等改变（图 25-34）。⑧椎管内出血，主要为

续表

影像类别	影像表现
MRI	硬膜外及硬膜下血肿。硬膜外血肿表现为硬膜外较局限的梭形异常信号影，急性期呈等或低信号，3～7天后血肿呈短 T_1、长 T_2 高信号（图 25-35）。硬膜下血肿表现为硬膜下范围较大的梭形异常信号影，信号演变同硬膜外血肿

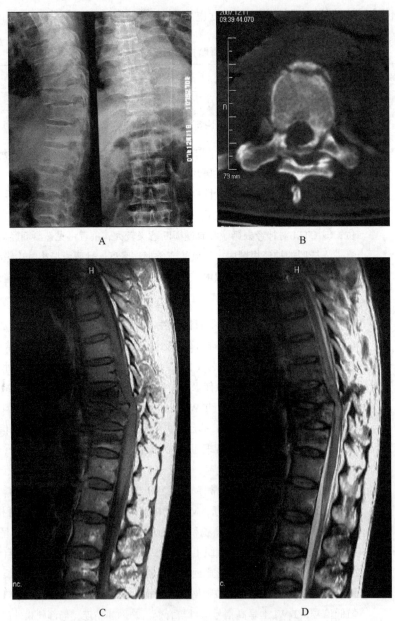

图 25-30　脊髓损伤 X 线、CT、MRI 影像

A～B：胸椎多发椎体及附件骨折，椎管受压狭窄

C～D：脊髓受压、水肿，于 T_1WI 上呈稍低信号，T_2WI 上为条形高信号

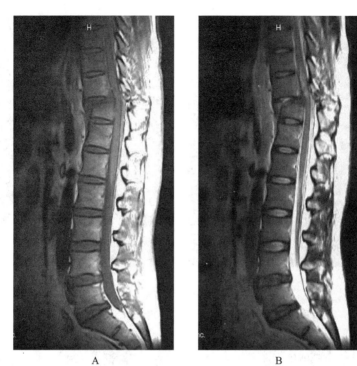

A　　　　　　　　　　　　　B

图 25-31　脊髓挫裂伤 MRI 影像

A～B：脊髓受压、水肿，于 T_1WI 上呈低信号，T_2WI 上呈高信号

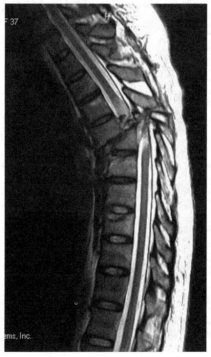

图 25-32　脊髓横断损伤 MRI 影像

A～B：MRI 清晰显示脊髓于骨折椎体部位上下分离，周围脊髓水肿

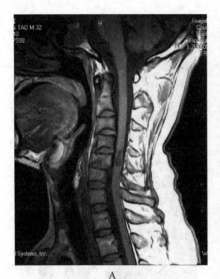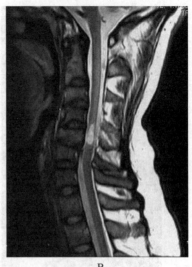

A
B

图 25-33 脊髓软化、坏死 MRI 影像

A～B：颈 5 节段脊髓软化、空洞，表现为囊状长 T_1、长 T_2 信号

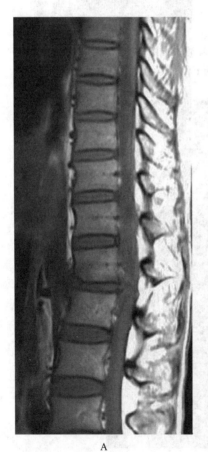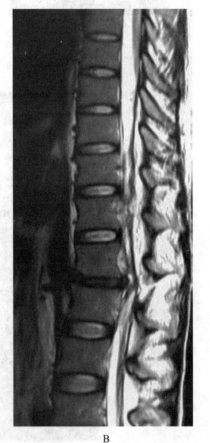

A
B

图 25-34 脊髓萎缩 MRI 影像

A～B：脊柱和脊髓创伤后，胸段脊髓广泛性萎缩、变细

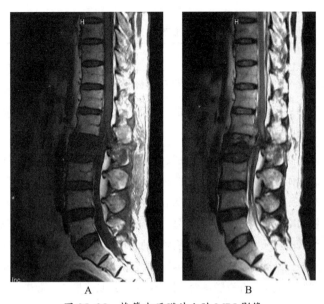

图 25-35　椎管内硬膜外血肿 MRI 影像

A～B：硬膜外局限的梭形长 T_1、长 T_2 信号影，边界清楚，硬膜囊受压变形

二、放射性脊髓损伤

放射性脊髓损伤（radition injury of spinal cord）是放射治疗后并发的一种少见而严重的并发症，其发生率为 0.8%～3.5%。本病的发病机制主要是外照射直接损伤脊髓组织，脊髓供血血管损伤引起缺血性改变，导致脊髓缺血性坏死，静脉内皮损伤导致静脉闭塞，使局部渗出、出血、坏死等，机体对放射性损伤产生变态反应，脊髓出现过敏性脱髓鞘改变及细胞团块状坏死。放射性脊髓损伤的病理改变主要累及白质，依不同阶段及损伤程度的不同而表现有所差异，肉眼观脊髓肿胀变软，切面蝴蝶形结构消失或呈淡黄色，质地较硬，切面干燥。镜下见局灶性凝固性坏死和神经纤维脱髓鞘改变为其主要特征，也可见组织溶解、液化、坏死、空泡变，神经细胞和胶质细胞变性、固缩和消失，毛细血管明显增多，管壁增厚，呈玻璃样变性，管腔闭塞，周围有陈旧性出血，胶质瘢痕形成和少量炎性细胞浸润，病灶周边组织有水肿，神经纤维脱髓鞘和胶质增生等改变。

放射性脊髓损伤主要表现为脊髓损害的症状，患者对放射线的敏感程度及照射剂量的大小不同，症状出现的时间和程度不等。早期表现为照射相应部位的项背痛，肢体麻木、无力，感觉异常等。典型表现为曲颈时，有从颈部或腰部沿背向下或四肢放射的触电感。随剂量的增加和时间的延长，可出现偏瘫、截瘫等症状。放射性脊髓损伤病灶症状呈渐进性、上行性发展，最后体征检查平面与脊髓损害平面一致。该病激素治疗有效。其影像学表现见表 25-15。

表 25-15 放射性脊髓损伤影像学表现

影像类别	影像表现
X 线	X 线平片检查多为阴性，脊髓造影诊断价值不大
CT	平扫显示病变节段脊髓增粗，密度减低，边界不清楚，增强扫描多数无强化，少数可呈条、片状强化
MRI	①脊髓损伤的部位均发生在放射照射野内，该部位椎体 MRI 信号因弥漫性脂肪浸润而呈短 T_1 信号。损伤的脊髓轻度增粗或增粗不明显，范围较局限（图 25-36A）。②急性期 MRI 表现为在照射部位出现大片状、条状或 / 和结节状边缘模糊的略长 T_1、长 T_2 异常信号，与脊髓平行（图 25-36B），病变主要累及脊髓边缘区或灰质，这与白质损害为主的病理基础是相符合的。增强扫描呈大片状明显强化是放射性脊髓损伤的特征性表现。③慢性期和晚期 MRI 表现为脊髓内不规则的软化灶和脊髓萎缩，其内可见斑片状略长 T_1、等 T_2 异常信号或小囊状长 T_1、长 T_2 异常信号，增强时呈斑点状强化或不强化

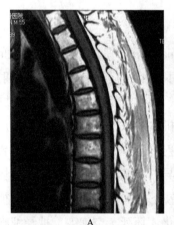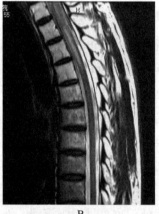

图 25-36 放射性脊髓损伤 MRI 影像

A ～ B：食管癌放疗后上胸段急性期脊髓损伤，脊髓损伤部位的椎体呈短 T_1 信号，
损伤的脊髓轻度增粗，呈条状边缘模糊的稍长 T_1、长 T_2 异常信号，与脊髓平行

第十三节 脊髓囊虫病

脊髓囊虫病（cysticercosis）是猪肉绦虫囊尾蚴阶段所致的脊髓寄生虫感染性疾病，感染途径主要是人误食猪绦虫卵或猪绦虫病人呕吐时虫卵逆流入胃，在十二指肠处六钩蚴脱出钻入肠壁，经血液循环至全身，演变为囊尾蚴，囊尾蚴是猪肉绦虫包在囊内的形式，具有特征性的头节。囊虫病易侵及中枢神经系统，原发性的、孤立的脊髓囊

虫病罕见，仅占 1% ～ 2.7%。脊髓囊虫病分为脊髓内和脊髓外两型，软脊膜型（髓外型）脊髓囊虫病（长在蛛网膜下腔）最常见，比髓内型多 6 ～ 8 倍。软脊膜型脊髓囊虫病大概是由囊尾蚴从脑蛛网膜下腔沿脑脊液通路到脊椎蛛网膜下腔的下行、迁移播散所致，颈段蛛网膜下腔有蛛网膜小梁，囊尾蚴常寄宿于此，常在蛛网膜下腔的后部。脊髓内型被认为是通过血源性播散引起的，临床表现为腰背痛、发热、颈僵硬，有时有瘫痪。在病理上，其神经症状和体征可能是由以下机制造成：①寄生虫代谢产物或退变蚴虫体引起的炎性反应；②脊髓内或外囊肿的肿块效应；③硬脊膜、软脊膜炎或血管机能不全引起的脊髓病变。囊虫性脊膜炎时，脑脊液中可见嗜酸性细胞，蛋白增高。血清与脑脊液的囊虫补体结合试验和间接血凝试验呈阳性反应。其影像学表现见表 25-16。

表 25-16　脊髓囊虫病影像学表现

影像类别	影像表现
X 线	①平片常无异常表现，有时可见髓内钙化。②脊髓造影：髓内型可见脊髓增粗，椎管梗阻；软脊膜型可确切显示囊虫在脊柱蛛网膜下腔内的位置，蛛网膜下腔内可见多发的、自由漂浮或不动的圆形充盈缺损影，伴有完全性或部分性椎管梗阻，可伴有蛛网膜炎
CT	软脊膜型：蛛网膜下腔囊肿在 CT 上与脑脊液呈等密度，无法检出，CTM 可见蛛网膜下腔内有囊性病变，表现为边界清楚的充盈缺损
MRI	①脊髓内型，脊髓呈梭形增粗，病变区呈长 T_1、长 T_2 信号。②软脊膜型，囊性液体的信号于 T_1WI 及 T_2WI 上与脑脊液类似，肿块效应、显示囊肿边缘和在囊肿附近缺乏脑脊液流空有助于二者鉴别。退变性囊肿呈高信号，可能为囊内蛋白增高所致

第十四节　多发性硬化

多发性硬化（multiple sclerosis，MS）又称"播散性硬化""岛性硬化"，是中枢神经系统以白质受累为主的炎性脱髓鞘病变。其病因不明，一般认为属自体免疫性疾病，目前认为与病毒感染或遗传有关。脊髓是多发性硬化的好发部位，易侵犯颈段，最多见于颈髓外侧柱，常合并其他部位如大脑、脑干、小脑及视神经等的多发性硬化。病理上以髓鞘脱失与胶质增生为特征，形成特征性的"斑块"。分为三期：早期髓鞘崩解，小胶质细胞增生形成泡沫状细胞，血管周围有淋巴细胞、浆细胞浸润，轴索保持；中期髓鞘崩解产物被清除，形成局限性坏死与缺损，轴索消失；晚期病变区胶质细胞增生，周围有网状与胶原纤维增殖，形成硬化斑，轴索破坏。各期的病理征象往往在同一病人的不同部位看到，病灶多发，新旧、大小不一，病变后期有脊髓萎缩，蛛网膜下腔扩大。

临床上以 20 ～ 40 岁的中青年多见，女性多于男性。脊髓受累后表现为肢体疼痛、无力以及四肢瘫痪，椎体束征阳性，膀胱功能障碍。部分可有感觉障碍，无完整感觉平面。脑脊液化验检查 IgG 增高是病变活动的生化指标。约 50% 病人的脑电图检查无放电现象，但为非特异性改变。其影像学表现见表 25-17。

表 25-17 多发性硬化影像学表现

影像类别	影像表现
X 线	普通平片及脊髓造影均无诊断价值
CT	CT 平扫及增强扫描的诊断价值不大
MRI	①病灶主要位于颈髓，常见脊髓内与脊髓长轴平行的长条形、斑片状斑块影，大小不等，斑块易在 T_2WI 上显示，呈明显高信号。②活动期的斑块，往往只在 T_2WI 上显示为长 T_2 高信号，系 T_2 值对于水分子环境的变化敏感之故，于 T_1WI 上亦可显示，但较 T_2WI 上小。该期多发性硬化斑块具有明显的异常对比增强，边界模糊，占位效应不明显。③静止期多发性硬化斑块，呈长 T_1 信号，提示自由水的增多。④激素治疗后多发性硬化斑块缩小，强化减轻或不明显

第十五节　急性脊髓炎

急性脊髓炎（acute myelitis）是指累及整个脊髓或几个脊髓节段的急性非特异性炎症。其病因不明，通常在细菌、病毒、立克次体及寄生虫等感染后发病，因此有人认为是感染后引起的自身免疫反应。发病诱因可为直接外伤使病原进入脊髓或脊髓附近及脊膜的感染灶扩散，也可为受寒、过度劳累等。病理改变为脊髓充血、水肿和神经纤维的脱髓鞘改变。病变最初常位于血管周围，继之邻近病变融合成片，发生脊髓软化，甚至坏死而形成空洞。病变部位的血管扩张，周围有颗粒细胞、炎症细胞及胶质细胞浸润，血管内皮细胞肿胀使部分血管闭塞。晚期，病变部位脊髓萎缩，胶质瘢痕形成。病变部位以胸段最为常见，颈段次之。

本病无性别差异，任何年龄均可发病，青壮年居多，以横断性脊髓炎最常见，急性发病，症状于数小时至数日内发展至高峰。病变 1 ～ 3 天内患者发热、全身不适、咳嗽或腹膜炎；1 ～ 3 天后出现双下肢麻木无力，伴大小便障碍，有肢体疼痛、背部疼痛、腹痛、胸腹束带感等神经根刺激症状。病初下肢均为轻瘫，感觉平面以下深感觉消失，生理反射消失，上下肢肌力均下降达 0 ～ Ⅲ级。数周后，下肢则出现痉挛性瘫痪，腱反射亢进，病理征阳性。实验室检查外周血白细胞可正常或轻度增高。脑脊液压力不高或轻度升高，一般无椎管梗阻现象。脑脊液外观无色透明，偶尔出现混浊，白细胞和蛋白轻度增多。其影像学表现见表 25-18。

表 25-18　急性脊髓炎影像学表现

影像类别	影像表现
X 线	平片检查多为阴性，脊髓造影示脊髓均匀膨大伴椎管部分或完全性梗阻，其诊断价值有限
CT	平扫显示病变节段脊髓膨大，密度降低，边界不清楚，增强扫描无强化
MRI	①急性脊髓炎常累及上胸段及下颈段，常以胸 3、4 为中心，上下延及数个节段，范围较长；②急性期受累脊髓增粗，其内呈长 T_1 或等 T_1、长 T_2 信号，信号均匀，增强扫描不强化或仅有小斑片状轻度强化（图 25-37）；③慢性期脊髓不再肿胀，T_2WI 可见弥漫性或灶性高信号，可有轻微的结节状强化，以后病变区可恢复正常，脊髓出现萎缩

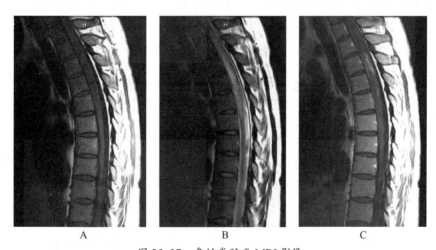

图 25-37　急性脊髓炎 MRI 影像

A～C：累及上胸段脊髓，以胸 3、4 为中心，上下延及数个节段，受累脊髓增粗，呈较均匀的长 T_1、长 T_2 信号，增强扫描呈斑片状轻度强化

第十六节　蛛网膜炎

蛛网膜炎（arachnoiditis）又称"粘连性蛛网膜炎"，是蛛网膜的一种慢性炎性过程，蛛网膜多因不同感染或化学刺激产生的非特异性炎性反应粘连、肥厚并形成囊肿，从而阻塞髓腔或压迫脊髓与神经根，影响血液供应，甚至引起髓腔囊腔形成。常见致病原因为各种炎症如脑膜炎、肺炎、伤寒、病毒性疾病、结核和梅毒、寄生虫感染、

外伤、蛛网膜下腔出血、碘剂刺激、腰椎穿刺感染、术后炎症等。发病年龄一般自成人至老年，婴儿亦可出现。病程中具有反复发生的倾向，常有间歇消退期，以成人与老人多见，颈、胸、腰段均可受累，下胸椎及腰椎常见。

蛛网膜炎可以各种形式发生于椎管的任何部位，可为局限性病变仅侵犯椎管的一短段，以散在增厚的形态分布，与未受侵犯的区域相间，或广泛侵犯整个椎管。局限性者形成局部粘连型与局部囊肿型；弥漫性者可断续累及整个脊髓，以局限性者较常见。有粘连存在的蛛网膜炎，可以是薄而轻微的局限性变化，也可以是弥漫扩散的带白色增厚的网状纤维带，严重程度不同。当机化继续进行时，可形成不同厚度的、炎症性的纤维膜，有时伴有局限性的囊性区域，并可彼此交通。硬膜囊的变形，伸延至神经根束可压迫神经根并使其变形。网状粘连可形成多个小房，出现充满液体的囊肿，后者可引起梗阻、血管受累和脊髓炎及脊髓萎缩，以及囊腔形成伴有脊髓和马尾神经的压迫。软脊膜的间皮增殖、网状纤维的沉积、软脊膜星形细胞和神经胶质纤维的增多使纤维组织反应增加。

临床上蛛网膜炎无特异性症状，可表现为非特异性背痛、神经根病和脊髓病，其症状和征象变化较大，可经过多年症状方趋于明显。临床表现出来的运动、感觉障碍、截瘫等类似脊髓肿瘤，腰部的蛛网膜炎不应轻易排除，同时存在或复发椎间盘脱垂的可能性。脑脊液检查可见蛋白含量升高。其影像学表现见表25-19。

表 25-19　蛛网膜炎影像学表现

影像类别	影像表现
X 线	平片表现可正常，脊髓造影对诊断具有重要意义，其表现：①缺乏神经根袖并见鞘膜囊内增粗的神经根或显著的马尾神经根；②碘柱中等度狭窄或不规则；③鞘膜囊显示宽大，其内为均一性高密度（碘柱），边界光滑，缺乏神经根袖，尾侧鞘膜囊内见不到神经根影；④蛛网膜下腔梗阻，充盈缺损伴有鞘膜囊的狭窄和缩短，有时可见阻塞平面远端显影的蛛网膜下腔不规则，碘剂分散，如斑点状、串珠状或不规则条索状，呈"蜡烛滴征"，分布范围较广；⑤蛛网膜炎伴有硬脊膜周围炎和神经周围炎者常见，在硬脊膜囊上可表现为对称性锥形或一侧外缘不规则或完全性梗阻
CT	平扫无异常，诊断要靠CTM，其表现：①增粗粘连的神经根位于硬膜囊的中心，周围是高密度的造影剂，可看到远端鞘膜囊内早期粘连现象，缺乏神经根袖充盈；②脊髓偏于硬膜囊一侧，或神经根聚集在一起，有时神经根贴在增厚的蛛网膜壁上，呈现"空硬膜囊征"，硬膜囊变小或不规则，严重时蛛网膜下腔可完全阻塞；③蛛网膜下腔内有密度增高的软组织肿块，周边有小区域分房样造影剂分布；④粘连可使蛛网膜下腔形成囊肿，与蛛网膜下腔相通，延迟CTM可见造影剂进入囊内

续表

影像类别	影像表现
MRI	MRI 表现分为三型：①Ⅰ型为中心型，神经根呈大的球形成团结构，居于硬膜囊中心，周边硬膜无增厚，于 T_1WI 上神经根呈圆形的软组织信号，T_2WI 能更好地分辨粘连成簇的神经根；②Ⅱ型为边缘型，成簇的神经根粘向周边部脊膜，似局限性脊膜增厚，蛛网膜下腔内无或看见少数神经根，呈"空硬膜囊征"（图 25-38）；③Ⅲ型为肿块型，髓腔内粘连肥厚的软组织形成肿块样影，呈长 T_1、长 T_2 信号，肿块在中心处占据蛛网膜下腔的大部分，形态不规则，可时断时续；④蛛网膜粘连形成局部囊肿，呈更长 T_1、长 T_2 信号，有占位效应，可压迫脊髓与神经根；⑤注射 Gd-DTPA 后，肿块一般不强化，但粘连的炎性神经根可强化（图 25-39）

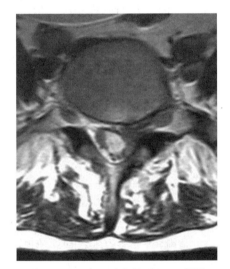

图 25-38　蛛网膜炎Ⅱ型 MRI 影像
神经根粘向周边部脊膜，似局限性脊膜增厚，
蛛网膜下腔内无神经根，呈"空硬膜囊征"

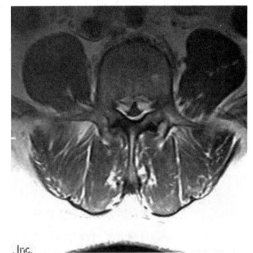

图 25-39　蛛网膜炎Ⅲ型 MRI 影像
炎性神经根与脊膜粘连、肥厚，
注射 Gd-DTPA 后强化

第十七节　神经鞘膜囊肿

神经鞘膜囊肿包括神经束膜囊肿和蛛网膜囊肿。

神经束膜囊肿又称"神经周围囊肿""神经根囊肿"或"Tarlor 囊肿"，1972 年片冈治等统称为"神经根囊肿"。本病为一解剖变异，是一种背侧神经节远侧的囊肿，内含脑脊液，可使神经孔扩大，使受压的椎体或椎弓根骨质呈扇边样改变。发生机理目前尚不明确，一般认为是由神经鞘软脊膜移位的神经内膜和蛛网膜移行至神经束之间被劈开所致；也有作者认为是外伤性神经束膜下腔出血所致；还有系先天性硬膜憩室或蛛网膜疝即先天性缺陷，或局部缺血引起变性或蛛网膜细胞增生，不断循环搏动的脑脊液通过阀门机制引起神经下间隙扩张所致。本病并非少见，颈部常见，患者多为老年人。囊肿大小不一，直径可达约 7mm，与蛛网膜下腔相通，囊腔内有蛛网膜覆盖，其增生层可形成囊壁的大部分，来源于背侧神经根鞘的硬脊膜及与之延续的胶原纤维组成其外层，神经纤维可压缩于内并与囊壁合并。临床主要表现为神经根病的症状。

蛛网膜囊肿（arachniod cyst）系起自先天性硬脊膜憩室，或来自手术或外伤性缺损处的脱垂，蛛网膜粘连，形成活瓣，脑脊液于局部聚集，逐渐增大形成。囊壁由一无血管的纤维组织覆以上皮细胞所组成，有些囊肿内液体呈胶状。硬膜囊内蛛网膜囊肿罕见。先天性椎管内硬膜外蛛网膜囊肿主要发生于胸段硬膜囊，颈、胸腰椎亦可发生，骶椎区域很少，80% 位于脊髓后部，有半数病人囊肿通过椎间孔外突。男性患者略多见，细小的蛛网膜囊肿无症状，青年期趋于明显时，相对疼痛较少，但年龄较大的人可发生进行性痉挛性截瘫和感觉障碍。位于腰部和腰骶部椎管的病变很少产生症状。此类病变出现症状的平均年龄为 50 岁，主要为脊髓压迫症状。当圆锥部和马尾神经受压时产生肌肉软弱和萎缩、阵挛，有时还有括约肌障碍。其影像学表现见表25-20。

表 25-20 神经鞘膜囊肿影像学表现

影像类别	影像表现
X 线	神经鞘膜囊肿：①X 线平片未见异常改变，但囊肿很大、病程长者邻近骨质可有侵蚀，呈凹陷性低密度区，周边密度稍高，常合并隐性脊椎裂和移行椎。②脊髓造影时囊肿内可有造影剂充盈，清晰显示扩张的神经根鞘，有时因造影剂黏滞度高和通道狭小，进入囊肿缓慢，不能立即充盈，常造成漏诊 蛛网膜囊肿：①X 线平片一般无明显改变，病变很大时可引起压迫性改变。多半发现于胸椎，椎弓根呈梭形变形，在变形最宽处的内缘变薄，以及附近椎体后面的凹痕。巨大的蛛网膜囊肿可突出于椎管之外，表现为椎旁的圆形阴影，可压迫上面椎板使之变薄，同时使相邻肋骨颈部硬化和凹陷。②脊髓造影可见囊肿充盈造影剂，脊髓受压、移位
CT	神经鞘膜囊肿：①椎管直径增大，椎板变薄，椎体后缘压迫性凹陷，但较小囊肿可无上述改变，仅显示神经根粗大，CT 值与硬膜囊相似，此改变具有特征性。②部分可有侧隐窝扩大，但无骨质的异常改变。③神经根类软组织密度影与硬膜囊无法分开，二者密度相仿，CT 值为 14～29Hu，平均 20Hu（图25-40）。④病灶边界清楚，周围间隙变窄，相同层面其他神经根被推移，但彼此界限清楚

影像类别	影像表现
CT	蛛网膜囊肿：①CT平扫显示蛛网膜下腔增宽，边界不清，脊髓受压移位或萎缩、变细（图25-41）。②CTM不能显示囊肿，仅见脊髓向腹侧移位，后缘平坦，背侧神经根牵拉，有时可见神经根向前外弧形移位，偶尔可见囊肿内造影剂–脑脊液平面
MRI	神经鞘膜囊肿：MRI有定性的诊断价值。T_1WI及T_2WI上分别表现为类似脑脊液的均匀长T_1、长T_2信号，边界清楚，边缘光滑（图25-42） 蛛网膜囊肿：MRI可清晰显示扩大的蛛网膜下腔，上下边界不清楚，其内呈与脑脊液相似的均匀长T_1、长T_2信号（图25-43）。有时囊肿呈略长T_2高信号，是由囊肿内脑脊液搏动弱，信号丢失所致

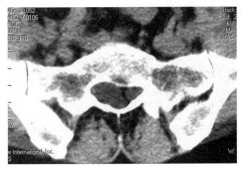

图25-40　骶椎管内右侧神经鞘膜囊肿CT影像

右侧隐窝扩大，椎板变薄，椎体后缘压迫性凹陷，CT值与硬膜囊相似，边界清楚

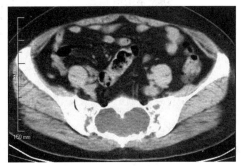

图25-41　骶椎管蛛网膜囊肿CT影像

CT平扫显示蛛网膜下腔增宽，椎体及椎板呈弧形压迹，椎管扩大

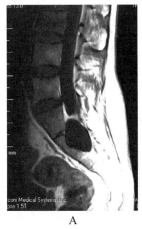
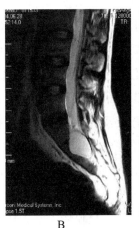
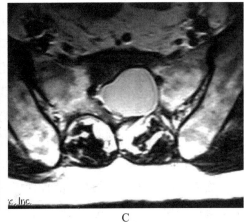

A　　　　　　　　　　　B　　　　　　　　　　　C

图25-42　神经鞘膜囊肿MRI影像

A～C：T_1WI及T_2WI上分别表现为类似脑脊液的均匀长T_1、长T_2信号，边界清楚，边缘光滑

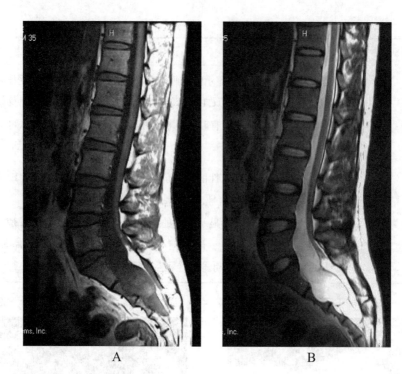

图 25-43　蛛网膜囊肿 MRI 影像

A～B：蛛网膜下腔扩大，其内呈与脑脊液相似的均匀长 T_1、长 T_2 信号

第十八节　脊膜膨出和脊髓脊膜膨出

脊膜膨出和脊髓脊膜膨出发生于胚胎发育期神经管关闭时皮肤外胚层与神经外胚层的不全分离，结果使神经基板的那部分神经管经—脊椎裂向外膨出。脊膜膨出是脊髓中胚层的先天发育异常，特征为脊膜通过脊椎缺损部位向外呈囊袋样膨出，而脊髓仍位于椎管内的正常位置。脊髓脊膜膨出是脊髓、脊神经、马尾与囊壁粘连并同时突出于椎管之外，系中胚层及外胚层发育障碍。本病发生率占出生存活儿的（0.6～2）/1000，女性略多于男性，可见于脊柱的任何节段，而以腰骶部最为常见，颈椎次之，胸椎少见。常见多个椎弓根受累，向后膨出最常见，亦可向前或侧方膨出。皮肤、硬脊膜和蛛网膜形成其囊壁，囊内充满脑脊液及脊髓组织，常伴有中枢神经系统、骨骼系统的其他缺陷，如 Chiari 畸形 II 型、脊柱分段异常、脊椎形态异常、脊髓空洞、纵裂等，少数情况下膨出物中含有脂肪，称为"脂肪脊髓脊膜膨出"。

临床上病人常有不同程度的脊柱后凸畸形，躯体后正中线上有可压缩、有波动的圆形囊性肿块，于嚎哭或屏气时膨胀更明显，脊膜膨出常无任何神经症状，而脊髓脊膜膨出常有明显症状，主要表现为下腰痛及背部软组织肿块，严重者可出现不同程度的下肢弛缓性瘫痪，以及膀胱直肠功能障碍。其影像学表现见表 25-21。

表 25-21　脊膜膨出和脊髓脊膜膨出影像学表现

影像类别	影像表现
X 线	①病变处椎板闭合不全及软组织肿块影，膨出物区域附近的椎弓根均有不同程度的分离，受侵犯的区域可以仅是 1～2 个脊椎，而较多见的是多数椎弓根呈梭形分离，最宽处位于病变的中部。②部分病例可伴有脊柱或骨骼的其他畸形，如椎弓发育不良、椎体畸形、椎板和棘突缺如或畸形等。③脊髓造影显示脊髓圆锥下移，有条索状粘连带，脊髓脊膜膨出时可在充满造影剂的囊袋内见到异位的脊髓影
CT	①可清楚显示椎骨异常和膨出的脊膜，表现为在发育不全的椎管后方见到边界清楚的圆形或椭圆形病变，与鞘膜囊相交通，密度与硬膜囊接近，周围有一层硬脊膜包绕，后者呈一薄层高于脑脊液密度的环形影，增强扫描无强化。②可显示相应椎弓、棘突等骨发育缺陷的程度和范围。③ CTM 可显示囊形膨出物与鞘膜囊交通的情况，其密度与鞘膜囊内的密度一致性增高，依造影剂在囊内的充盈情况可判断上述不同类型的膨出。囊内为均匀一致的造影剂充填者为单纯的脊膜膨出，囊内造影剂内有较低密度类圆形充盈缺损时为脊髓脊膜膨出，并发脂肪时可在膨出部位见到低密度的脂肪结构。④向后膨出者多见，也可通过椎间孔或发育不全的椎体向侧方及前部膨出，压迫相应结构，类似肿瘤影
MRI	① MRI 是诊断本病的首选和最可靠的检查方法。②矢状位 T_1WI 上可清晰显示脊膜膨出的全貌、范围及其内容物的情况，向后膨出的囊袋样结构信号与脑脊液相同，与蛛网膜下腔相通，囊内液体呈长 T_1、长 T_2 信号，而脊髓组织在 T_1WI 上信号较高，在 T_2WI 上信号较低，囊外覆以皮肤与皮下脂肪组织（图 25-44）。横断面 T_1WI 上还能显示囊腔向两侧膨出的范围及内容物的情况，囊腔边界清晰、光整。③脊膜膨出椎管腔扩大不明显，而脊髓脊膜膨出椎管腔则明显扩大。④ MRI 能同时显示其他畸形情况，如椎体后弓缺如，几乎 100% 脊髓脊膜膨出同时伴有 Chiari Ⅱ 型畸形，30%～75% 合并脊髓空洞积水，80% 合并脑积水，30%～45% 合并脊髓纵裂等。⑤脂肪脊髓脊膜膨出时，在膨出物中可见到明显高信号的脂肪结构（图 25-45）

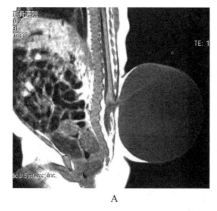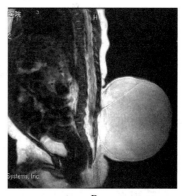

A　　　　　　　　　　　　　　　B

图 25-44　脊膜膨出 MRI 影像

A～B：腰骶段椎管向后膨出的囊袋样结构，信号与脑脊液相同，与蛛网膜下腔相通，囊内液体呈长 T_1、长 T_2 信号，而脊髓组织在 T_1WI 上信号较高，在 T_2WI 上信号较低，囊外覆以皮肤

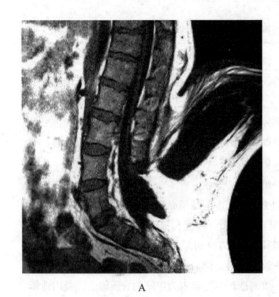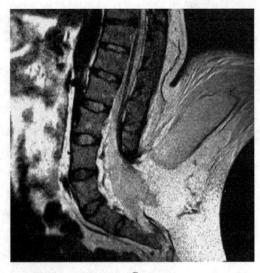

A   B

图 25-45　脂肪脊髓脊膜膨出 MRI 影像

A～B：在膨出物中可见到明显高信号的脂肪结构

第十九节　皮样和表皮样囊肿

先天性椎管内皮样和表皮样囊肿产生于神经管关闭时外胚层成分的包埋，可能由胎儿在第三周到第五周神经沟闭合时包含有外胚层的成分在内所形成。这两种肿瘤的壁均含有脱屑性角化鳞状上皮、液体脂肪、胆固醇及纤维组织等。

皮样囊肿（dermoid cyst）又名"囊性畸胎瘤""成熟畸胎瘤"，来自胚胎时期原始神经管形成过程中皮肤外胚层，包含于神经管内。囊肿内含有来自皮肤各层的组织，包括毛发、皮肤组织、胆固醇和其他脂肪衍生物以及由角化上皮形成的不定形的乳酪样肿块。椎管内皮样囊肿罕见，多见于婴儿，占 1 岁以内硬膜下肿瘤的 20%。由于囊肿生长缓慢，成人时才出现症状。病变最常发生于腰骶段椎管内，63% 位于脊髓外硬膜下，37% 位于脊髓内。常伴有局部脊柱的发育异常，常见的并发畸形为脊髓空洞和脊髓栓系，25% 的皮样囊肿伴有背部皮窦。肿瘤可发生感染及恶变，可因外伤和手术破裂，但多为自发性皮样囊肿破裂（ruptured dermoid of intraspinal canal，RDIC），破裂后囊肿内容物的脂肪滴可向蛛网膜下腔、脊髓中央管和脑室、池内移动，引起多种并发症，重者可死亡。皮样囊肿破裂溢出物所致的脑和椎管内的病变主要有化学性脑脊膜炎、蛛网膜炎、蛛网膜粘连、室管膜炎、血管痉挛、颅神经和脊神经纤维化、中脑导水管狭窄和脑积水等。临床上常见症状为疼痛、下肢无力、二便功能障碍等不同程度的脊髓和（或）马尾神经损害的临床表现。皮样囊肿破裂时，还可出现脑膜刺激征、短暂性脑缺血发作和痴呆等症，认为是由囊肿溢出的胆固醇分解产物刺激所致。此外，还有囊肿本身的占位压迫症状，随其内容物溢出，皮样囊肿可有缩小，从而减轻压迫症状。

表皮样囊肿（epidermiod cyst）少见，为中枢神经系统良性肿瘤之一，可发生于椎管内任何水平，占椎管内肿瘤的1%，脊髓肿瘤的0.5%～1%，以腰骶部常见，脊髓外占60%，脊髓内占40%。多见于儿童，为儿童脊柱内肿瘤的10%，也可见于成年人，好发年龄为20～30岁，男性多见，男女之比约为8∶1。根据其来源分为先天性和获得性：先天性表皮样囊肿系胚胎发育时期形成的肿瘤，来自于异位生长的残余组织，发生于宫内5～6周神经管闭合时期。其组织学特点为只含有外胚层的表皮组织，囊壁被覆鳞状上皮，由于鳞状上皮不断增生角化积存在囊内逐渐增大，而呈白色或灰白色。表皮样囊肿伴有相关骨结构异常，如脊柱裂、半椎体畸形等，2%合并背侧皮窦。获得性表皮样囊肿约占40%，为腰椎穿刺的晚期并发症，认为主要是由于腰穿时表皮组织移于椎管内所致，常于神经根及软脊膜粘连，发病时间距腰穿1～20年，不伴有脊柱骨质结构异常，又称为"医源性椎管内表皮样囊肿"。临床上主要表现为进行性腰背疼及下肢放射性疼痛，常伴有腘绳肌痉挛、下肢无力、二便功能障碍等，可出现脊柱前突及步态异常。其影像学表现见表25-22。

表25-22　皮样和表皮样囊肿影像学表现

影像类别	影像表现
X线	①X线平片能反映病变的范围和大小。肿瘤很大时可见椎管的前后径和左右径均增宽，可侵蚀椎弓根，并在附近脊椎的后面出现弓状压迹，先天性病变常伴有骨质缺损，包括脊椎裂、脊髓纵裂、半椎体、脊柱侧凸和神经管与原肠的囊肿。②脊髓造影对病变的定位诊断很重要，能根据造影剂受阻情况对椎管内肿瘤作出准确定位诊断，表现为梗阻端的碘剂呈弧形压迹，可类似髓外硬膜下的病变，较大的囊肿可产生完全性梗阻
CT	①表皮样囊肿：CT平扫与CTM显示椎管内髓外硬膜囊内占位，较低的软组织密度，具有脂肪密度的组织，脊髓和/或马尾神经受压变形或被推移，大者可造成硬膜囊部分或完全梗阻。发生于圆锥的囊肿与圆锥不能区分。静脉注射造影剂后肿物内部无增强，但边缘可有轻度增强。先天性表皮样囊肿可见相关脊柱异常。②皮样囊肿：CT平扫显示硬膜囊内占位，密度接近脂肪密度。与MRI相比，CT不易显示囊肿破裂后脂肪类内容物在硬膜囊内的播散与蛛网膜炎的增强表现。CTM显示椎管内硬膜囊内占位，表现类似皮样囊肿。增强扫描皮样囊肿内部及边缘均无增强

影像类别	影像表现
MRI	皮样囊肿和表皮样囊肿 T_1WI 多呈低或等低信号，亦可出现等高信号，T_2WI 上多为高信号及等信号，其内的液态脂肪及胆固醇 T_1WI 及 T_2WI 表现为高信号，角化蛋白及胆固醇 T_1WI 及 T_2WI 均为低信号，这些成分经常混杂分布，因而信号多不均匀，高低混杂（图 25-46～图 25-47）。囊肿的囊壁可清晰显示，厚度约数毫米，表皮样囊肿病灶边缘可出现脂肪信号。增强扫描：病灶内部均无增强，表皮样囊肿病灶边缘有轻度环状增强，可能与肿瘤刺激周围正常组织造成的反应性改变有关，或为肿瘤壁中胶原纤维组织发生硬化。而皮样囊肿则无类似现象，这是区别二者的重要表现。皮样囊肿破裂时，导致化学性蛛网膜炎，脑室、脊髓中央管和蛛网膜下腔内脂肪滴 CT 表现为低密度，CT 值 -20～-150Hu，MRI SE 序列呈高信号，以 T_1WI 显示清楚，脂肪抑制序列呈极低信号。确诊皮样囊肿必须具备以下条件：①蛛网膜下腔、脑室或脊髓中央管内发现脂肪滴，这是首要条件和关键所在。②椎管内发现含脂肪性物质的肿瘤，主要是皮样和表皮样囊肿，也可为畸胎瘤。③排除颅内皮样囊肿、表皮样囊肿、畸胎瘤和颅咽管瘤等含脂质肿瘤的存在与破裂。④排除椎管内或脑室内注入碘油性对比剂的可能性以及其内亚急性或慢性期血块。⑤排除由椎管、颅内手术或腰穿所致的多发性表皮样肿瘤的可能性

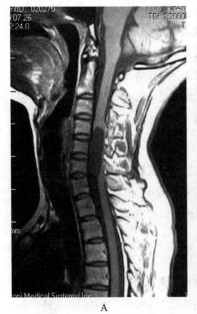
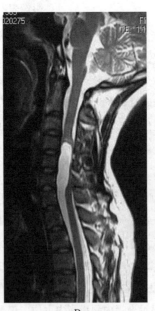
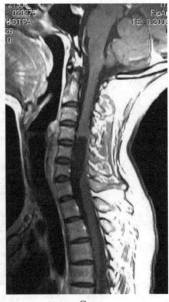

图 25-46　表皮样囊肿 MRI 影像

A～C：T_1WI 呈低信号，T_2WI 为高信号，信号均匀，增强扫描未见强化

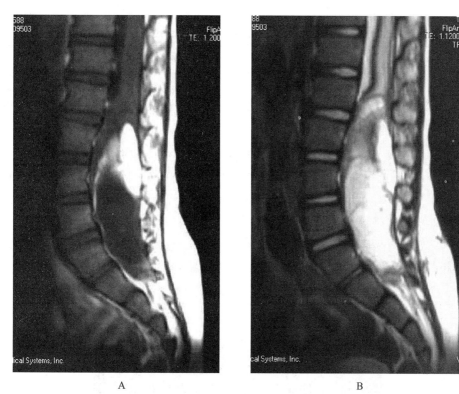

图 25-47 皮样囊肿 MRI 影像

A ～ B：T_1WI 呈低信号，T_2WI 呈高信号，其内的脂肪成分表现为高信号，囊壁清晰显示

第二十节 终丝栓系综合征

终丝栓系综合征（tethered cord syndrome，TCS）为胚胎时期脊髓末端发育障碍，或脊髓上移过程中，神经根未能顺利延长所致，多伴有相关脊柱异常。以圆锥低位、终丝增粗为其特征，二者往往同时发生，亦可单独存在，脊髓低位而无终丝增粗，或终丝增粗而位置正常。脊髓圆锥位于第 1 腰椎下缘椎管内，此水平以下已无脊髓，而为腰骶尾部的脊神经根，自脊髓圆锥向下延续为一根细长的终丝，终丝直径不超过 2mm。当脊髓圆锥低于腰 2 水平，脊髓栓系，终丝增粗超过 2mm，常出现一系列临床症状。多种原因可造成终丝栓系综合征，约 3/4 的病例与脊柱脂肪瘤有关，其他原因包括终丝紧张、脊椎纵裂及脊髓脊膜膨出等。本病临床表现为鞍区、后背或小腿疼痛，足部畸形，步态异常，下肢肌力减退、感觉丧失，大便障碍及脊柱侧凸，多数神经症状是随生长发育逐渐出现的，首发症状常出现于 3 ～ 35 岁，无性别差异，约 25% 的患者可有脊柱前凸或后凸。其影像学表现见表 25-23。

表 25-23　终丝栓系综合征影像学表现

影像类别	影像表现
X 线	①X 线平片诊断价值不大，可显示伴随的脊柱骨质畸形改变；②X 线脊髓造影显示脊髓圆锥位置降低（低于腰 2 水平），终丝增粗、变短，常伴有腰骶椎椎裂
CT	CT 与 CTM 可见：①脊髓圆锥低位，常位于腰 4 水平以下；②终丝增粗，直径大于 2mm，终丝与圆锥分界不清，有时可见纤维粘连带；③常伴有腰骶椎椎裂；④增粗的终丝内有脂肪组织嵌入时，形成终丝纤维脂肪瘤；⑤少数情况下仅有圆锥低位而无终丝增粗或其他异常
MRI	①脊髓圆锥低位，常位于腰 2 水平以下；②终丝增粗、变短，直径大于 2mm，与圆锥分界不清；③可伴随纤维脂肪瘤及终丝纤维粘连；④常伴有脊椎裂、脂肪脊髓脊膜膨出、脊髓纵裂、皮肤窦道等畸形（图 25-48）

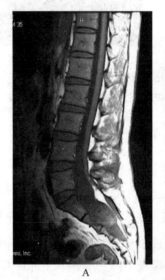 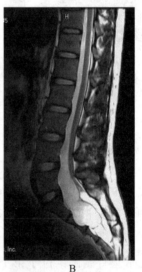

A　　　　　　　　　　　　　B

图 25-48　终丝栓系综合征 MRI 影像

A ～ B：脊髓圆锥低位，位于腰 4 水平以下，终丝增粗、粘连，伴随脂肪瘤和蛛网膜囊肿

第二十一节　脊髓纵裂

　　脊髓纵裂（diastematomyelia）是指脊髓或马尾神经节段性的矢状分裂，裂隙中无或者有骨性、纤维性和软骨性隔刺，两半脊髓可共用一脊膜或有各自的脊膜，归属于隐性脊柱闭合不全。病理上由于胚胎早期外胚层与内胚层粘连，形成副神经 - 原肠管，内间充质束于其周围填充包绕，将形成中的脊索分为左右两部分，在两半脊索的诱导下，形成了两个半原始神经板，最终形成了分裂的脊髓。脊髓部分或完全性分裂，多

不对称，但均小于正常脊髓。约 50% 的脊髓纵裂有骨性、纤维性或软骨性间隔，由前向后将椎管完全分开，每一个半脊髓各具有独立的硬膜囊、中央管及一侧的前后角神经根。约 50% 的脊髓纵裂位于同一硬膜囊内，其间无纤维间隔，仅在其背侧可能有纤维组织相隔，一半以上合并有脊髓积水。脊髓纵裂以下脊髓可再度融合为一。脊髓纵裂分型意见不一：曾幼鲁等依据临床表现并结合有无隔刺分为轻型和重型，并认为有隔刺者为重型。Fitz 和张云亭等将脊髓纵裂分为两型：Ⅰ 型有隔刺，硬膜囊一分为二，两半脊髓位于各自的硬膜囊内，此型约占 40%；Ⅱ 型无隔刺，分裂脊髓位于同一硬膜囊内，此型约占 60%。程敬亮等对脊髓纵裂的分型为：Ⅰ 型有隔刺，又分为有完整隔刺的 Ⅰa 型（隔刺前后贯穿骨性椎管，将骨性椎管和硬膜囊一分为二）和不完整隔刺的 Ⅰb 型（隔刺前后未贯穿骨性椎管，两侧脊髓位于同一硬膜囊内）；Ⅱ 型无隔刺，又分为完全性纵裂的 Ⅱa 型（两侧脊髓间为脑脊液）和部分性纵裂的 Ⅱb 型（两侧脊髓间有薄层脊髓组织相连），Ⅰa 型和 Ⅱb 型分别依隔刺位置和脊髓纵裂主要部位进一步分为腹侧型和背侧型。

脊髓纵裂少见，多见于腰段脊髓，85% 发生在胸 9 到骶椎，其中腰段约占 62%，胸段约占 20%，胸腰段约占 18%，颈段罕见。15% ～ 20% 的患儿可同时出现胸、腰两处脊髓纵裂。脊髓纵裂可仅限于脊髓的部分节段，亦可累及脊髓全长，多数患者同时伴有圆锥低位，约 3/4 的病例圆锥位于腰 2 水平以下，50% 以上的脊髓纵裂伴有纵裂段头侧的脊髓空洞积水，骶段脊髓纵裂者常伴终丝增粗、栓系及其他伴随畸形，包括脊柱分段异常、脊椎形态异常、脂肪瘤、皮样肿瘤和表皮样肿瘤。大部分病人病变节段的背部棘突处皮肤有异常，包括毛发斑块、痣、血管瘤等。临床上脊髓纵裂多见于女性，占 80% ～ 90%，发病年龄各异。脊髓纵裂本身并无症状，不良的影响来自伴发的脊椎畸形和束缚脊髓。半数以上患者可出现症状，如疼痛、下肢肌力弱、感觉减退或消失、步态不稳、神经性膀胱等，多见于有分隔、双硬膜囊的脊髓纵裂患者。但脊髓纵裂神经损害程度与纵裂脊髓内有无隔刺及隔刺部位并不平行。其影像学表现见表 25-24。

表 25-24　脊髓纵裂影像学表现

影像类别	影像表现
X 线	① X 线平片可显示较特征性的伴发的脊柱骨骼变化，包括多种椎体畸形，如半椎体、未分节或发育不良的椎体、椎间隙变窄、脊柱后凸和侧弯。椎弓也可发生畸形，如病变处椎弓根间距增宽、椎弓未融合等（图 25-49A）。但 X 线平片无法直接反映脊髓的异常改变，仅能诊断含有厚大骨性隔刺的 Ⅰ 型脊髓纵裂，对 Ⅱ 型脊髓纵裂以及纤维性、软骨性隔刺 Ⅰ 型脊髓纵裂无能为力。② X 线脊髓造影是诊断脊髓纵裂的较好方法，有特征性意义的是纵裂的半脊髓只有外侧神经鞘袖而无内侧神经鞘袖，隔刺典型表现

续表

影像类别	影像表现
X 线	为"岛屿征"。Ⅱ型脊髓纵裂可能显示双脊髓影而明确诊断。当特征性的骨刺不存在时，可在脊髓造影片上中线部位看到一线状密度减低的阴影，提示可能有一软骨性或纤维性间隔存在，与此同时可见由于蛛网膜粘连引起的碘油柱不规则，脊髓束缚的显示则根据圆锥部和脊前动脉向下移位
CT	① CT 平扫可以明确显示脊髓纵裂中的位于椎管中线纵行的骨性间隔或纤维软骨间隔的形态、部位及走行，后二者把椎管一分为二，其诊断率可达100%。能清楚显示伴发的脊柱异常，如半椎体畸形、蝴蝶椎、椎间隙变窄等，约占全部病例的85%，椎管骨性间隔约占全部病例的50%，可为部分性或完全性，可位于正中矢状线上，也可偏于一侧。② CTM 可充分显示脊髓纵裂的部位、范围及形态，轴位示分裂的脊髓多呈圆形或卵圆形，两半脊髓大小对称或不对称，但均较正常脊髓细，分裂的脊髓部分可位于同一硬膜囊和蛛网膜下腔，也可位于各自的硬膜囊内（图 25-49B），重建MPR 显示畸形范围更清楚，并可很好显示相关的畸形，如圆锥低位或栓系、终丝肥厚、中央管积水等。15% ～ 20% 的 Chiari Ⅱ 型畸形的患者合并脊髓纵裂
MRI	是诊断脊髓纵裂最有效的非创伤性方法。T_1WI 可清楚显示脊髓纵裂，其所见与 CT 相仿，信号与正常脊髓相近，冠状面可显示脊髓纵裂的全长，伴随畸形有相应的 MR 表现。横轴位 T_1WI 是显示两侧脊髓的最佳断面，T_2WI 显示 Ⅱ 型脊髓纵裂隔刺较具优势，二者结合更有利于脊髓纵裂的分型（图 25-49C，图 25-50）

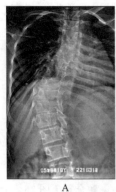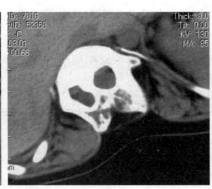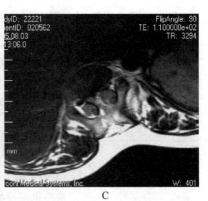

图 25-49 脊髓纵裂影像

A：X 线平片示胸椎椎体畸形、椎间隙变窄、脊柱侧弯　B：CT 平扫明确显示椎管中线纵行的完全性骨性间隔，把椎管一分为二，分裂的脊髓呈类圆形，两半脊髓大小不对称，但均较正常脊髓细，分裂的脊髓位于各自的硬膜囊内　C：MRI 横轴位 T_2WI 示两侧脊髓位于各自的硬膜囊内，其间为完全性骨性间隔

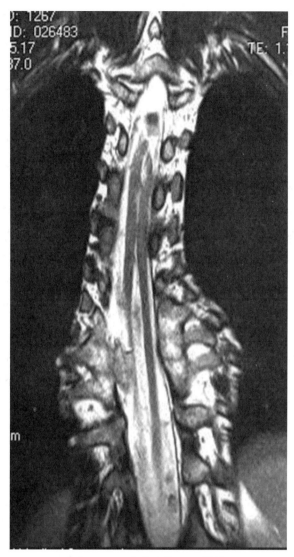

图 25-50 脊髓纵裂 MRI 影像

MRI 冠状位 纵裂脊髓的信号与正常脊髓相近，清楚显示脊髓纵裂的全长

第二十二节 脂肪堆积症与脂肪瘤

脂肪堆积症是指非库欣病（包括原发或继发性）性硬膜外脂肪增多。病理上椎管内硬膜外脂肪大量沉积，边界不明显，无包膜。本症罕见，病因不明，与体胖无肯定关系。病变多位于胸段椎管，其次为腰骶部，胸腰段少见。发病年龄 18 ～ 54 岁，男性多见，症状缓慢进展，严重时出现脊髓压迫症状。

脂肪瘤（lipomas）为椎管或椎管外脂肪纤维组织肿块，与脊髓或脊膜粘连，为隐性骶椎裂最常见的并发异常。脂肪瘤被认为是由软脊膜的间质多极结缔组织细胞化生而来，大多位于椎管背侧，易纵向生长，常累及数个节段。肿瘤多位于硬脊膜外，亦可位于脊髓内或伴有脊髓脊膜膨出，胸腰髓最易受累。多发生于 40 岁以下，男性多于女性，病程进展缓慢。主要表现为脊髓压迫症状，疼痛出现较少且无放射痛，有些硬膜外脂肪瘤可出现柯兴综合征的表现。常将脊柱的脂肪瘤分为三类：硬膜内脂肪瘤（约占 4%）、终丝脂肪瘤（约占 12%）和脂肪脊髓脊膜膨出（约占 84%）。硬膜内脂肪瘤和脂肪脊髓脊膜膨出产生于神经胚形成时皮肤外胚层与神经外胚层的不全分离。终丝脂肪瘤可能来源于尾侧细胞团退缩性异常。硬膜内脂肪瘤也称为"软膜下脂肪瘤（subpial lipoma）"，实际上是起自脊髓背侧裂内向外突出的软脊膜下肿块，较少见，约占椎管内肿瘤的 1%，有些与先天性畸形并发，如皮下脂肪瘤；有些伴有先天性改变者可位于硬膜内或硬膜外，常发生于颈、胸段，脊髓背侧或背外侧面，与脊髓相邻。终丝脂肪瘤可累及终丝的硬膜内部分、硬膜外部分或二者同时受累。硬膜内部分受累者，肿瘤多呈梭形，向下逐渐变细，并终止于终丝穿过硬脊膜处；硬膜外部分受累者，肿瘤常呈弥漫性增大，与邻近硬膜外脂肪混在一起，并使硬膜囊尾侧升高和变形，若终丝脂肪瘤不伴有栓系或无神经功能障碍可认为是正常变异。脂肪脊髓脊膜膨出时，可见硬膜囊缺损及椎裂，脂肪、脊髓、脊膜经硬膜缺损和椎裂突向皮下组织内，紧贴脂肪下方的脊髓常有裂缺，膨出处的皮下组织典型情况下形成凹凸不平的隆起，且约半数病人合并脊柱的分节异常和骶骨、骶髂关节的异常。其影像学表现见表25-25。

表 25-25　脂肪堆积症与脂肪瘤影像学表现

影像类别	影像表现
X 线	脂肪堆积症：① X 线平片无诊断价值，有时可见脊椎的骨骼异常；② X 线脊髓造影可见脊髓或马尾神经受压变形，蛛网膜下腔受阻表现。脂肪瘤：① X 线平片可显示病变节段椎管增宽，椎体发育畸形，椎弓根和椎板的压力性萎缩，附近脊椎后面的凹痕增加（扇形压迹），以及一些非特异性变化，如脊柱侧凸等；②脊髓造影时可见椎管增宽，硬膜囊受压变形，脂肪瘤样组织的肿块引起的充盈缺损，蛛网膜下腔梗阻以及诸如脊髓纵裂等的改变，但肿块边界清楚，边缘光整
CT	脂肪堆积症表现为椎管内硬膜外一侧脂肪明显增加，多位于背侧，上下范围可达数个节段，呈连续性带状或梭形分布，前后径大于 8mm，硬膜囊受压狭窄，其 CT 值约为负值。脂肪瘤：CT 平扫显示椎管内低密度的肿瘤组织，边界清楚，密度均匀，CT 值为 -20 ～ -100Hu，多位于脊髓背侧（图 25-51）。髓外肿瘤有时可经发育不全的椎弓向背侧生长，但很少突破表皮。增强扫描肿瘤多无强化。髓内脂肪瘤多位于颈、胸段，较少伴发椎管骨质结构异常为其特征

影像类别	影像表现
MRI	脂肪堆积症：与 CT 表现类似，矢状位可显示其全貌，呈短 T_1、等 T_2 信号，脂肪抑制呈明显低信号可确诊（图 25-52）。脂肪瘤：T_1WI 对其诊断具有决定性作用，可见椎管内异常增多的圆形或长条形高信号脂肪组织，胸段者常位于脊髓背侧，腰段者可位于背侧或腹侧，有时可环绕硬膜囊生长，使之受压。于 T_2WI 上呈中等高信号，边界清楚，但其前方常与脊髓背侧粘连，呈参差不齐的表现。脂肪抑制技术可确诊。不少患者同时伴有脊髓低位或腰骶部皮下脂肪瘤、脊柱裂、椎体发育不良等畸形，并常与脊膜膨出并存（图 25-53）

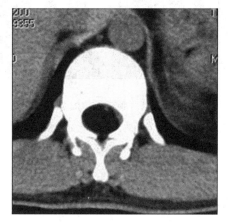

图 25-51　脂肪瘤 CT 影像

平扫显示椎管内低密度的团状脂肪组织，边界清楚，

密度均匀，CT 值约为 -80Hu，位于脊髓背侧

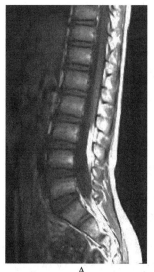
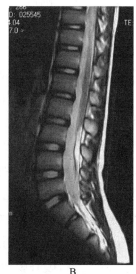

A　　　　　　　　　　　　　B

图 25-52　脂肪堆积症 MRI 影像

A ～ B：矢状位显示椎管后部脂肪堆积，呈短 T_1、长等 T_2 信号，边界清楚

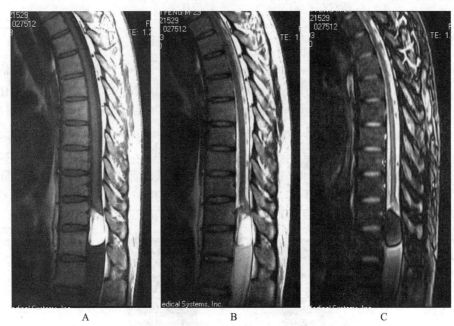

图 25-53　脂肪瘤 MRI 影像

A ～ C：T$_1$WI 及 T$_2$WI 显示椎管内团状高信号脂肪组织，位于脊髓腹侧，

脊髓受压，脂肪抑制序列上呈低信号

第二十三节　神经鞘肿瘤

　　神经鞘肿瘤（nerve sheath tumors）主要包括三种神经病理类型，即雪旺细胞瘤（schwomnoma，神经鞘瘤）、神经纤维瘤（neurofibroma）和神经节瘤（ganglioneuroma）。

　　雪旺细胞瘤外形呈圆形或椭圆形，常有分叶，有包膜，边界清楚，易有囊性变、出血及黄色细胞瘤变。肿瘤多邻近背侧感觉神经，从发生神经一侧偏心性生长，不包被邻近的神经根，相邻神经受压移位，不经肿瘤中心穿过，但位于肿瘤包膜内。镜下可见密集规则排列的梭形细胞或疏松的黏液样基质（Antoni A 型或 B 型），未见恶变报道，但可退化、囊变，囊可大，可有囊内出血。雪旺细胞瘤可单发或多发，多发常见于神经纤维瘤病 II 型患者。

　　神经纤维瘤多呈梭形，无包膜，边界不清楚，常见于神经纤维瘤 I 型患者，囊变罕见，发生神经穿过肿瘤并散布于整个肿瘤内，手术不易完全切除。肿瘤由纤维细胞和增殖的血旺细胞混合组成，其基质含有黏多糖酸和大量的在纤维束内的组织液，基质沿轴突向远侧伸展，造成神经纤维瘤的纺锤形态。恶变率为 2% ～ 12%。

　　以上两种肿瘤多位于硬脊膜下，不与脊髓粘连，但随着肿瘤的生长，脊髓受压变形，肿瘤沿神经根生长时，穿过硬脊膜到达硬脊膜外，或穿过椎间孔长到椎管外，形成葫芦状或哑铃状外观，造成椎间孔的扩大和破坏。

神经节瘤（ganglioneuroma）多见于儿童与少年，常见部位为颞叶和第三脑室底，发生于脊髓的肿瘤罕见。肿瘤起源于脊柱旁沟的交感神经节，常通过神经孔在椎管内硬膜外蔓延，也可见于脊髓，边界清楚，切面可见明显漩涡状结构。镜下除雪旺细胞、纤维母细胞外，还可见节细胞。当肿瘤内含肿瘤性胶质细胞时称为"胶质节瘤（gangliogliomas）"。神经鞘肿瘤常见，占所有椎管内占位病变的 16% ～ 30%，占脊髓外硬膜下良性肿瘤的 25% ～ 30%，好发于 20 ～ 40 岁中年人，无性别差异。可发生于脊髓的任何节段，最常位于颈段，其次为腰和胸段，绝大多数位于硬膜下，占 58% 左右，27% 完全在硬膜外，15% 同时在硬膜内外，少于 1% 完全在脊髓内。临床上以脊神经根痛为本病早期的突出症状，表现为患侧神经根分布区的放射性疼痛，以后神经根逐渐被肿瘤破坏，脊髓受压，疼痛反而减轻。若肿瘤位于脊髓背侧则压迫或侵入脊髓的后索和后角，出现病变以下的位置觉丧失及感觉异常，还可见锥体束征、肢体瘫痪、膀胱和直肠括约肌功能障碍等。有的患者伴有皮肤咖啡色素斑及皮下多发性小结节状肿瘤（神经纤维瘤）。其影像学表现见表 25-26。

表 25-26　神经鞘肿瘤影像学表现

影像类别	影像表现
X 线	①若瘤体较小 X 线平片可无异常发现。②瘤体较大时，可见椎弓、椎体和椎板受压、推移和骨质吸收、破坏等改变。③呈哑铃状生长的肿瘤可见相应的椎管、椎间孔扩大以及椎管内病理钙化（图 25-54）。④位于胸段脊柱者，X 线胸片可显示肿瘤的硬膜下部分，表现为后纵隔肿瘤。⑤多发神经纤维瘤可见脊柱曲度异常，脊柱弧度的改变，可伴有由肿瘤压力性侵蚀引起的显著骨质改变，表现为脊椎的扇形压迹和侵蚀性椎间隙增宽，多发于下胸、腰骶段，椎体后缘明显被侵蚀，连贯性的椎间孔扩大，椎弓变细，椎管内径明显扩大，椎体高度减低，后缘常不清楚。⑥X 线脊髓造影可显示典型的硬膜下肿瘤的征象，表现为肿瘤侧蛛网膜下腔增宽，对侧变窄，部分阻塞时可以显示围绕肿瘤边缘的充盈缺损，完全阻塞时，阻塞端呈典型的"双杯口"状，脊髓受压并向健侧移位。若同时发现硬膜下和硬膜外肿瘤的征象，则为哑铃状肿瘤的特征性表现，若见多发硬膜下肿瘤的表现并伴有皮下结节，则可作出本病的定性诊断
CT	①CT 平扫可见肿瘤所在的椎管或椎间孔扩大，椎体、椎弓根及椎板骨质压迹、吸收和破坏，肿瘤呈圆形实质性肿块，密度较脊髓略高，CT 值在 40 ～ 60Hu 之间，易向椎间孔方向生长（图 25-55）。脊髓受压向对侧移位，增强扫描肿瘤呈中等均匀强化，CT 值升高至 80 ～ 120Hu。当肿瘤穿过硬膜囊神经根鞘向硬膜外生长时，可见到哑铃状肿块骑跨于硬脊膜内外。②CTM 可清楚显示肿瘤阻塞蛛网膜下腔的部位、肿瘤与脊髓的分界以及脊髓受压移位情况，肿瘤阻塞部位上下方的蛛网膜下腔常扩大。③CT 区分不同类型的神经鞘肿瘤较困难

影像类别	影像表现
MRI	①肿瘤呈圆形或卵圆形软组织肿块影，常位于脊髓背侧，脊髓受压移位、变扁，同侧蛛网膜下腔增宽，对侧蛛网膜下腔变窄。在 T_1WI 上呈略高于或等于脊髓的信号，边缘光滑，常较局限，当肿瘤大时常同时累及数个神经根，尤以后根多见。在 T_2WI 上肿瘤呈高信号，少数为混杂信号。肿瘤常有囊变及出血部分，因此 T_2WI 信号常不均匀，显著高信号甚至高于脑脊液时代表囊性部分，相对高信号代表实质部分，有时肿瘤在 T_2WI 上有灶性低信号，为含铁血黄素、脂肪变性或纤维化所致。②Gd-DTPA 增强扫描，由于肿瘤缺乏血脑屏障而呈显著均匀或不均匀强化，强化程度可增高 1～4 倍，边界更清楚，少部分可呈环形强化，取决于囊变的程度。③在冠状位和轴位可清晰显示骑跨椎间孔的哑铃状肿瘤的全貌（图 25-56）。④神经鞘瘤与神经纤维瘤的 MRI 表现相似，但由于后者内部存在纤维组织，在 T_2WI 上可见瘤内低信号，为其特殊改变。以下几点有助于二者鉴别：前者常单发，后者易多发，且易伴发神经纤维瘤病；神经纤维瘤生长过程中易浸润神经，导致神经的梭形增大（图 25-57），而神经鞘瘤常为偏离神经的局限性病变；神经纤维瘤起源的神经常被肿瘤吞没，而神经鞘瘤则见明显的神经移位；T_2WI 上神经纤维瘤内部可见低信号"星芒状"靶征，代表纤维组织，而神经鞘瘤无此征象；Friedman 等认为早期神经鞘瘤强化不均匀，外围更致密，即周围型强化。⑤神经节瘤胸腰段多见而颈段少见，MRI 能准确显示肿瘤在椎管内的蔓延及脊髓受压改变，肿瘤可有灶性出血、坏死及钙化，仅凭信号特点不能与神经鞘膜肿瘤鉴别

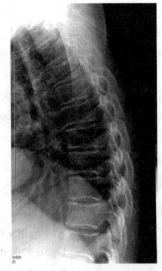

图 25-54　神经鞘肿瘤 X 线影像

胸椎管内神经鞘瘤，X 线片示相应椎间孔扩大

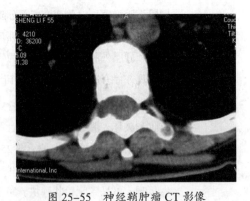

图 25-55　神经鞘肿瘤 CT 影像

平扫可见肿瘤向椎间孔方向生长，所在的椎间孔扩大，椎板骨质压迹

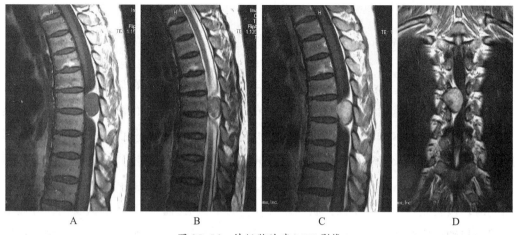

图 25-56 神经鞘肿瘤 MRI 影像

A～D：平扫上肿瘤呈卵圆形，位于脊髓背侧，脊髓受压移位，同侧蛛网膜下腔增宽，对侧蛛网膜下腔变窄，在 T₁WI 上呈等于脊髓的信号，在 T₂WI 上肿瘤呈高信号，肿瘤内有小囊变，Gd-DTPA 增强扫描时，肿瘤呈显著均匀强化，边界更清楚，在冠状位可清晰显示肿瘤向椎间孔内生长

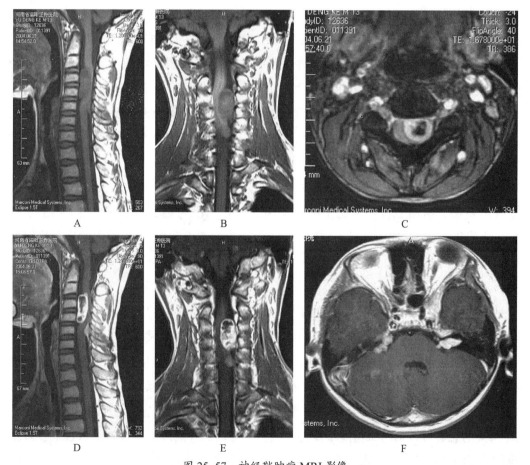

图 25-57 神经鞘肿瘤 MRI 影像

A～F：颈椎管内多发神经纤维瘤合并双侧听神经纤维瘤

第二十四节　脊膜瘤

脊膜瘤（meningioma）起源于蛛网膜层的帽状细胞，通常在靠近神经根穿过的突起处，也可起源于蛛软膜和硬脊膜的间质成分。肿瘤与蛛网膜的附着很少，一般与硬脊膜紧密附着，偶尔也可分开。脊膜瘤很少穿破硬脊膜至硬膜外而失去其附着于蛛网膜的根部，软脊膜及其附近的神经根可与肿瘤结合在一起。肿瘤大多数呈圆形或卵圆形，大小可有很大不同，一般直径为 2～3.5cm，偶尔较大的肿瘤可超过数节。肿瘤表面光滑，包膜完整，呈实质性，质地较硬，包膜上覆盖有较丰富的小血管网，肿瘤呈广基底与硬脊膜紧密连接，极少浸润到脊髓内。肿瘤压迫脊髓使之变形、移位，在受压部位的远端由于血供障碍，可出现水肿、软化甚至囊变，大约 6% 的脊膜瘤可发生恶变。肿瘤的血液供应来自脊膜血管，故常见肿瘤附近的脊膜血管增粗，肿瘤易发生钙化为其病理学的显著特征。

脊膜瘤的细胞类型分为 8 种，最常见的是脊膜上皮型（50%），其次为纤维母细胞型（28%）和砂样瘤型（15%），少数为骨母细胞型（4%）、血管母细胞型、脂肪瘤型（2%）、软骨瘤型、黑色素瘤型或恶变性者（6%）。WHO 根据组织学特点又将其分为 9 个类型，即脊膜上皮型、纤维细胞型、混合型、砂粒型、血管瘤型、血管母细胞型、血管外皮细胞型、乳头型和间变型（恶性）脊膜瘤。镜下可见肿瘤细胞为脊膜内皮细胞，呈旋涡状排列，形成沙砾样小体，中央可有钙化，间质为纤维组织，脊膜瘤还可引起邻近骨质结构的增生性改变。

脊膜瘤是成人常见的椎管内占位性病变，占所有椎管内肿瘤的 25%，发病率仅次于神经鞘瘤，居第二位。多见于中年女性，男女之比约为 1∶6，发病年龄 13～82 岁，峰值年龄 50～70 岁，平均 53 岁，发生于儿童者不到 2%。椎管内的脊膜瘤可发生于自枕骨大孔至下腰部的任何水平，大约 80% 位于胸段椎管，以第 6 胸椎水平异常更为常见，16% 位于颈段，3% 位于腰段。在颈段，除枕大孔区外，颈 3 和颈 4 平面最常见。颈段的脊膜瘤多位于脊髓腹侧（80%），发生于胸腰段的肿瘤则常位于脊髓背侧（67%）。脊膜瘤主要是脊髓外硬膜下的肿瘤，约 93% 发生于硬膜内，约 5% 的肿瘤呈哑铃状跨硬膜生长，5% 位于硬膜外，硬膜外的脊膜瘤更具有侵袭性，其中约 50% 为神经纤维瘤病（线图 25-4）。肿瘤多为单发，多发性少见。脊膜瘤的典型临床表现为脊髓压迫所致的神经功能损害，90% 的患者可有运动神经功能损害，感觉障碍约占 60%，约 50% 的患者可有括约肌功能不良与疼痛，可为局部疼痛或放射性神经根性痛。腰椎穿刺脑脊液外观呈黄色，蛋白含量明显增高。其影像学表现见表 25-27。

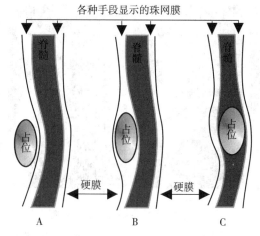

利用珠网膜下腔鉴别硬膜外（A）硬膜内髓外（B）髓内（C）

线图 25-4　椎管造影术鉴别模式图

表 25-27　脊膜瘤影像学表现

影像类别	影像表现
X 线	①X 线平片检查一般无帮助，可显示椎管增宽，邻近骨质硬化及椎管内占位病变的征象。当肿瘤内存在钙化时，为其特征性表现。偶尔高位颈椎管的肿瘤可能在枕大孔边缘下方发现一软组织阴影突出。肿瘤局部的压力性骨质变化少见。②X 线脊髓造影可见椎管内有肿块或出现明显的梗阻，梗阻端呈偏心性小杯口状，肿瘤侧蛛网膜下腔增宽，肿瘤将脊髓向对侧推压，脊髓变扁
CT	①CT 平扫表现包括骨改变如椎弓根侵蚀，椎间孔的增宽以及高密度的软组织肿块。肿瘤常位于胸段蛛网膜下腔，多为实质性，呈圆形或卵圆形，有完整包膜，密度等于或高于邻近部位的脊髓，有时瘤体内可见不规则形钙化灶。增强扫描肿瘤呈均匀或不均匀明显强化。②CTM 可见肿瘤侧蛛网膜下腔部分或完全阻塞，脊髓受压变细明显移位。能更清楚显示肿瘤与相邻脊髓的关系
MRI	①肿瘤多位于脊髓外硬膜下，以宽基底附着于硬脊膜，阻塞蛛网膜下腔。②肿瘤于 T_1WI 上信号强度低或等于脊髓，边界清楚，常位于脊髓前外或后外侧，并使脊髓受压移位，T_2WI 上其信号强度略高于脊髓，脊膜瘤与脊髓间有一道规则线状低信号。增强扫描大多呈明显强化，邻近肿瘤的硬脊膜亦明显强化，并与肿瘤相连，形成"硬脊膜尾征"。③肿瘤伴钙化时，信号强度不均匀，而 T_2WI 上肿瘤内部有低信号，为其特征性 MRI 表现（图 25-58 ～图 25-59）。肿瘤出现囊变时，常在其内见到高信号的囊变区域。④肿瘤邻近部位的椎体、椎板以及椎弓根的反应性骨质增生在 T_2WI 上也呈低信号

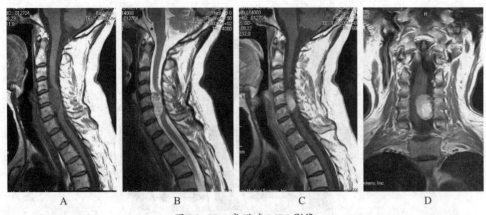

图 25-58　脊膜瘤 MRI 影像

A～D：胸 5～6 胸节段脊膜瘤，肿瘤位于脊髓前外侧硬膜下，以宽基底附着于硬脊膜，

阻塞蛛网膜下腔，于 T_1WI 上信号强度低于脊髓，并使脊髓受压移位，

T_2WI 上信号强度高于脊髓，脊膜瘤与脊髓间有一道规则线状低信号，增强扫描呈明显强化

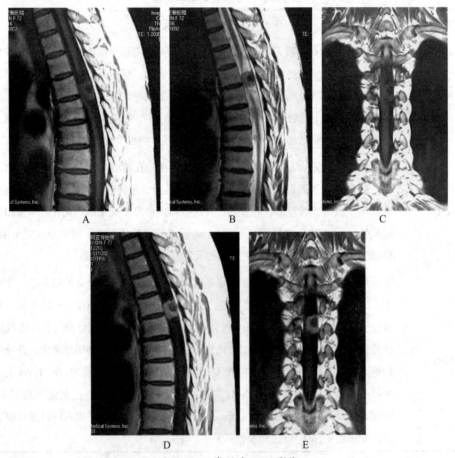

图 25-59　脊膜瘤 MRI 影像

A～E：胸 4～胸 5 节段脊膜瘤，肿瘤伴有钙化，信号强度不均匀，T_2WI 上肿瘤内部有低信号，

为其特征性 MRI 表现，增强扫描肿瘤内低信号未强化

第二十五节 脊髓星形细胞瘤

星形细胞瘤（astroncytoma）起源于脊髓星形细胞，呈膨胀性或浸润性生长，占脊髓胶质瘤的 36% ～ 54%。镜下按肿瘤的分化程度不同将之分为四级，其分级标准与颅内星形细胞瘤相同。脊髓星形细胞瘤多为纤维型星形细胞瘤，低级别肿瘤多见，Ⅰ～Ⅱ级星形细胞瘤占 75% ～ 85%，间变型星形细胞瘤不足 25%，多形性及胶质母细胞瘤仅为 0.5% ～ 1.5%。肿瘤生长缓慢，沿纵轴浸润性生长，病变脊髓呈梭形膨大，范围可达数个节段甚至全脊髓，与脊髓组织分界不清，有时也可呈囊性而边界清楚，肿瘤内常见囊变，多为小而不规则、偏心性，约 38% 合并脊髓空洞。肿瘤恶性程度的高低与病变范围往往不成正比。

星形细胞瘤占脊髓内肿瘤的 25% 左右，常发生于 20 ～ 50 岁，男性略多，男女之比约为 1.5 : 1，儿童比成人常见。肿瘤发病部位以颈、胸段脊髓最多，占 75%，脊髓远端和终丝约占 25%。颈胸段脊髓内肿瘤出现症状早，症状重，患者就诊时肿瘤常较小，脊髓外形变化不大或轻度膨大。临床表现以疼痛最常见，一般不剧烈，位于肿瘤所在节段的后背侧，还有一侧或双侧肢体瘫痪、感觉减退或消失和括约肌功能障碍等。儿童有进行性脊柱侧弯。其影像学表现见表 25-28。

表 25-28　脊髓星形细胞瘤影像学表现

影像类别	影像表现
X 线	①本病大多不引起骨质缺损，少数可见多个椎体后缘萎缩，椎管内径增大，椎弓根和椎板受侵蚀，椎弓根间距增宽。② X 线脊髓造影表现为脊髓梭形膨大，蛛网膜下腔部分阻塞时，对比剂呈对称性分流，完全性阻塞时则呈大杯口状梗阻，两侧蛛网膜下腔均匀变窄或完全闭塞。与其他脊髓内肿瘤不易鉴别
CT	① CT 平扫可见脊髓不规则增粗，邻近蛛网膜下腔狭窄，多数肿瘤为等密度，少数可呈高密度，边界不清楚，常累及多个脊髓节段，囊变较常见，表现为更低密度区，位于肿瘤中心或表面。②静脉注射对比剂后，肿瘤呈实质性和 / 或环状强化，囊变部分无强化，肿瘤实质部分轻度强化或不强化。偏良性星形细胞瘤可出现椎管扩大，很少见到钙化。③ CTM 可见脊髓膨大，蛛网膜下腔变窄甚至闭塞，瘤体上下端形成肿瘤性脊髓空洞者，对比剂可流入空洞内

续表

影像类别	影像表现
MRI	①肿瘤常引起脊髓梭形增粗，瘤体一般位于最粗部分。②星形细胞瘤在 T_1WI 上呈 不同信号强度，多呈不均匀低信号，少数分化好的肿瘤也可呈等信号，其边界不清楚，肿瘤实体部分信号等于或略高于脊髓。绝大多数肿瘤内部伴有囊变和继发脊髓空洞，呈囊状、条状不均匀低信号；T_2WI 显示肿瘤及其内部的囊变和周围脊髓水肿均呈高信号，多数信号不均匀，囊变区往往位于瘤体的上下端。③少数星形细胞瘤呈较小的卵圆形长 T_1、长 T_2 信号，其上与下部分脊髓形成较长的脊髓空洞。有的可位于脊髓中央，上下延伸，如铅笔勾划，病变冗长，但脊髓本身不增粗。④注射 Gd–DTPA 后，星形细胞瘤多数可有不均匀、明显强化，呈斑片状或在囊变区周围呈环状（图 25–60），即使 Ⅰ～Ⅱ级星形细胞瘤也如此，这一点与脑内 Ⅰ～Ⅱ级星形细胞瘤有所不同。肿瘤有延迟强化现象，也有不强化者，提示肿瘤分化甚好或肿瘤全部坏死

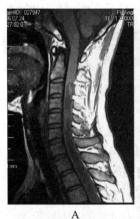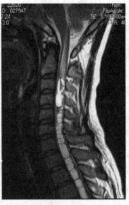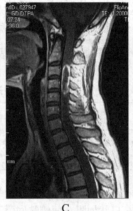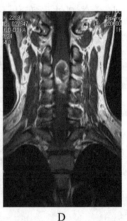

A B C D

图 25-60 脊髓星形细胞瘤Ⅱ级 MRI 影像

A ～ D：脊髓轻度增粗，在 T_1WI 上呈不均匀低信号，肿瘤内部伴有囊变，

继发脊髓空洞，呈囊状低信号；T_2WI 显示肿瘤及其内部的囊变和周围脊髓水肿均呈高信号，

注射 Gd–DTPA 后，肿瘤呈环状不均匀明显强化

第二十六节　脊髓室管膜瘤

室管膜瘤（ependymomas）系由脊髓中央管及终丝的室管膜上皮细胞分化而成，病变多位于脊髓内中央管或终丝部位。起源于中央管的室管膜瘤，上下蔓延生长，可长达数个脊髓节，通常颈髓和胸髓的室管膜瘤呈梭形膨胀样外观，而圆锥或终丝的肿瘤

常较大，可充满整个椎管。大体横切面观可见肿瘤居于脊髓的中央，呈长的圆柱状，局部脊髓梭形增粗，灰红色，表面光滑，质地脆软，常有薄层包膜，将肿瘤与正常脊髓分开。肿瘤可长入圆锥，粘附于腰神经根。半数患者可有囊肿形成，但钙化少见。肿瘤大多呈良性表现，少数恶性，为室管膜或胶质细胞两种细胞组成，肿瘤形成假菊形团状结构，即瘤细胞围绕小血管排列成环形，在血管周围形成一个放射状红染的无核区，为室管膜瘤的病理学特征性改变。分化不良的肿瘤细胞呈多形性及异形性，易见核分裂相。室管膜瘤两个显著的病理特征是种植转移和空洞形成。据报道，室管膜瘤有 45% 合并有脊髓（继发性）空洞。空洞的形成是由于肿瘤生长造成软脊膜内压力不断增加，导致血液循环障碍，肿瘤与肿瘤邻近脊髓组织发生坏死、脱髓鞘改变。室管膜瘤好发于脊髓后部，正常脊髓其后部较薄弱，因此，坏死组织易顺应脊髓后部向上和向下如挤牙膏似地挤入邻近组织，甚至进入脊髓神经后根。室管膜瘤并发急性蛛网膜下腔出血者主要是乳头型。

　　室管膜瘤占脊髓内肿瘤的 55%～65%，常见于 20～60 岁之间，男性居多，男女之比约为 3:2，可发生于脊髓各段，好发于腰骶部、圆锥和终丝，是尾侧脊髓、圆锥及终丝最常见的原发肿瘤，倾向于位于中央管部位并呈离心性生长。终丝的室管膜瘤易发生黏液样变，46% 可发生囊变，发生囊变时，其囊腔大小不一，可与蛛网膜下腔相通。临床上常见症状为颈背部疼痛、神经根痛、步态不稳、麻木及二便障碍等。腰穿脑脊液检查蛋白的含量变化不大，常在正常范围内。其影像学表现见表25-29。

表 25-29　脊髓室管膜瘤影像学表现

影像类别	影像表现
X 线	①肿瘤较小时可无阳性表现，较大时可发现肿瘤本身对附近骨质所造成的改变，巨大的病变有些可延伸数节神经根。附近脊椎的上关节面和椎弓的侵蚀性变化很不明显，当侵犯数节椎体时，特别是在腰部椎管，椎体前后径减小和其高度相对降低，X 线表现类似于"狗脊椎"。颈、胸段脊髓室管膜可使椎管明显增宽，椎弓根骨质吸收、变薄及变形和多个椎体后缘凹陷等，可有脊柱侧凸或背屈改变。②脊髓造影显示脊髓外形膨大，肿瘤范围较长，与正常脊髓界限不清，造影剂流动困难，蛛网膜下腔狭窄。部分阻塞时呈对称周边分流，完全阻塞时梗阻端呈"杯口征"，也可表现为偏心性。圆锥或马尾区室管膜瘤可见到肿瘤的外形。造影剂充满蛛网膜下腔，当有马尾神经或蛛网膜下腔的种植转移时，也可见到马尾神经增粗或串珠样充盈缺损

影像类别	影像表现
CT	①可见椎体后缘、椎弓根的骨质吸收、侵蚀。②平扫可见脊髓密度不均匀，呈不规则膨大，边缘模糊。肿瘤与正常脊髓分界不清，肿瘤多呈较低密度，有时肿瘤密度与脊髓相等，但极少数高于脊髓密度。囊变较常见，表现为更低密度区。增强扫描囊变部分无强化，实质部分轻度强化或不强化，有时可在近中央管的部位见到异常强化影，钙化较少见。③CTM可见蛛网膜下腔变窄、闭塞、移位，延迟扫描有时可见对比剂进入囊腔
MRI	①室管膜瘤常由实性部分和囊性部分组成。实性部分为肿瘤存活部分，与临近正常脊髓信号强度比较，T$_1$WI信号较低，T$_2$WI信号较高。由于肿瘤周围脊髓水肿部分在T$_2$WI上也呈高信号，所以T$_2$WI异常信号的大小要比肿瘤的实际大小大得多。②脊髓梭形增粗，发生于圆锥以下的脊髓内肿瘤，可呈球形或分叶状，通常肿瘤较大。当肿瘤内部发生囊变时，由于肿瘤坏死液中富含蛋白质、陈旧性出血等，使其信号强度在T$_1$WI和T$_2$WI上均呈高低混杂信号。③肿瘤瘤体上下可形成肿瘤性空洞，呈更长T$_1$、长T$_2$信号。④Gd-DTPA增强扫描肿瘤呈不均匀或均匀强化，种植灶也明显强化，囊变不强化，囊壁周围有增强，空洞清晰可辨。⑤腰髓下段的室管膜瘤可长得很大，充满整个椎管，整个瘤组织阻塞了静脉回流，上界尚可辨认，下界不可分，均呈长T$_1$与长T$_2$信号（图25-61～图25-62）。⑥起源于圆锥的室管膜瘤在肿瘤较小时，难以识别，由于小的室管膜瘤往往呈等信号，所以肿瘤的检出主要有赖于病变圆锥的形态学变化，表现为圆锥增粗，前正中裂的切凹消失，圆锥后外缘明显浑圆膨隆，提示占位性病变的存在

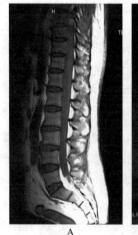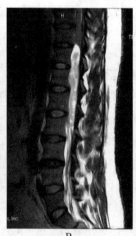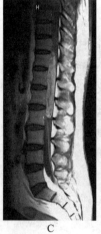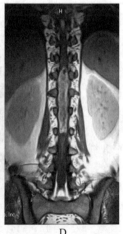

A   B   C   D

图 25-61 腰椎管内室管膜瘤 MRI 影像

A～D：肿瘤与临近正常脊髓信号强度比较，T$_1$WI信号较低，T$_2$WI信号较高，肿瘤较大，几乎充满整个椎管，Gd-DTPA增强扫描肿瘤呈不均匀强化，边界清楚

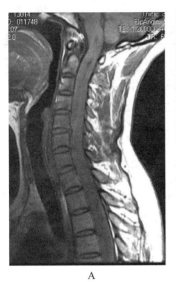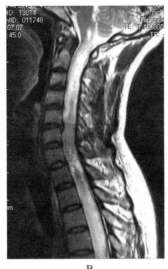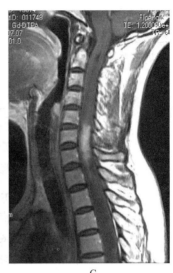

图 25-62　颈髓室管膜瘤 MRI 影像

A ～ C：T_1WI 信号较低，T_2WI 信号较高，脊髓梭形增粗，肿瘤瘤体上下形成肿瘤性空洞，

呈更长 T_1、长 T_2 信号，Gd-DTPA 增强扫描肿瘤呈均匀强化

第二十七节　脊髓血管母细胞瘤

血管母细胞瘤（hemangioblastomas）又称"毛细血管母细胞瘤""血管网织细胞瘤"。本病有家族性，也可散发，确切病因不明。一般认为，瘤细胞起源于残余的中胚层细胞，这种细胞在胚胎第 3 个月时，应发育为中枢神经系统的血管组织。WHO 分类将其归入脑膜肿瘤类、组织来源不明的肿瘤。病理上，血管母细胞瘤一般无包膜，多呈囊状，囊液往往呈铁锈色，与先前出血有关，囊壁上有瘤结节，常位于脊髓背侧。肿瘤血运丰富，有较粗的引流静脉，有时瘤壁可出现钙化，肿瘤导致较广泛的脊髓水肿以及继发性脊髓空洞。脊髓内血管母细胞瘤大约 80% 为单发，10% 为多发，合并 Lindau 综合征，即脑与脊髓多发性血管瘤、视网膜血管母细胞瘤、胰、肾囊肿与肾癌。常发生瘤内出血，肿瘤位于脊髓表面时，易发生蛛网膜下腔出血。

血管母细胞瘤占脊髓内肿瘤的 1% ～ 3%，常见于 20 ～ 30 岁之间的成年人，男女无明显差别，以颈、胸段多见，绝大多数发生在脊髓背侧，约有 10% 的髓内血管母细胞瘤并有小脑血管母细胞瘤。临床上表现为脊髓压迫症征象，多数患者的病程为数月之久，有时病变刺激脊髓的脊神经根，产生剧烈的根痛为本病的唯一症状。若本病伴发视网膜血管瘤、皮肤血管瘤或其他先天性病变，则有相应的临床表现。可行手术全部切除囊性血管母细胞瘤，预后良好。其影像学表现见表 25-30。

表 25-30　脊髓血管母细胞瘤影像学表现

影像类别	影像表现
X 线	①X 线平片检查一般无阳性表现，若肿瘤的壁发生钙化，X 线平片可发现范围较长的多发致密钙化斑，分散于脊髓的不同节段。②脊髓造影可发现颈部蛛网膜下腔有部分性或完全性阻塞，部分性阻塞时，可发现蜿蜒的血管阴影，有时难与颈髓的血管畸形相区分，但其血管丛较为分散，脊髓血管造影可见血管染色，对诊断有一定帮助
CT	①CT 平扫显示脊髓不规则增粗，在颈胸段有大范围异常低密度，有时可见等密度边缘有多发点、条状钙化影。多见瘤内囊变而呈更低密度。增强扫描显示肿瘤囊壁上低密度或等密度结节明显均匀强化，有时在邻近的脊髓背侧可见到迂曲扩张的血管强化影。②CTM 可显示肿瘤内空洞
MRI	①病变脊髓不规则增粗，长圆形，信号不均匀。②脊髓背侧有异常扩张的引流静脉呈流空低信号，肿瘤结节常位于脊髓的背侧，在 T_1WI 上呈低信号，T_2WI 上呈高信号，肿瘤内囊液的信号强度高于脑脊液。③肿瘤内可见少量出血正铁血红蛋白的高信号影，肿瘤囊变区呈长 T_1、长 T_2 信号。④增强扫描肿瘤的壁结节明显强化，其边缘清晰，有时可见多个大小不等的肿瘤壁结节，结节也可位于脊髓实质内，但是囊壁不强化。MRI 有时还可显示肿瘤的引流静脉或供血动脉蜿蜒走行。⑤肿瘤可形成较广泛的脊髓继发性空洞呈长 T_1、长 T_2 信号。偶尔血管母细胞瘤在 T_1WI 上呈"环征"，表现为中心低信号，外缘围绕环状高信号，低信号为囊液，高信号为囊壁上含有脂肪的神经胶质结构，"环征"为该病的一种特征性表现

第二十八节　硬脊膜动静脉瘘

硬脊膜动静脉瘘（spinal dural arteriovenous fistula，SDAVFS）至少占脊柱血管畸形的 35%，一般认为本病由硬膜外静脉丛血栓形成引起。发生在脊髓硬膜内的动静脉分流通常位于接近椎间孔处或在硬膜根袖内。动脉供应来自根动脉的硬膜分支，一个硬膜内静脉直接引流入脊髓的软脊膜后静脉丛相交通的根静脉内，其结果是脊髓的静脉充血和静脉高压。充血和压力增加降低了脊髓内动静脉的压力差别，组织灌注降低，组织缺氧，脊髓内血管舒张及自动调节能力失常，引起脊髓水肿、血流停滞及血脑屏障破坏。本病是最常见的脊柱血管异常。多发生于下胸段脊髓到圆锥的背侧，供血动脉穿过硬膜，直接引流入硬膜内的动脉化静脉，可上行数节段。80%～90% 的患者为男性，出现症状的年龄一般在 40～50 岁，60% 为自发性动静脉瘘，40% 病变与外伤有关。进行性下肢无力是最常见的临床症状，其次是局部或放射性疼痛。多数患者也可有感觉障碍、二便及性功能异常。症状常呈慢性进展性，从出现症状到确定诊断常超过 2～3 年。其影像学表现见表 25–31。

表 25–31 硬脊膜动静脉瘘影像学表现

影像类别	影像表现
X线	①平片检查常为阴性，极少数出现椎体及附件骨质改变。②脊髓造影常见到髓周和髓后的血管影，主要有呈直线状的脊髓前静脉和弯曲的脊髓后静脉。碘柱中出现粗大弯曲走行的如同蛔虫样或蚯蚓样的透光条状影，有时可呈多囊状充盈缺损。碘柱在病变区流动缓慢，一般无梗阻。合并蛛网膜粘连时碘柱才完全停滞；伴有硬膜下或硬膜外血肿时，蛛网膜下腔可出现阻塞征象，有时呈髓内占位表现，椎管不全梗阻；有时表现为双侧蛛网膜下腔不对称，窄的一侧脊髓边缘不规则，有时造影无异常发现。透视情况下可见到病变区脊髓搏动异常增强。脊髓造影虽可显示病变，但不能确定病变的范围、类型、供血动脉及引流静脉，也不能区别髓内和髓外血管畸形，对病变缺乏直观、全面的显示
CT	①平扫显示病变部位脊髓局限性增粗，有时在其表面可见到斑点状钙化灶。脊髓密度正常或异常，伴脊髓出血时，可见到脊髓内密度增高，CT 值 60～70Hu，血肿呈圆形或条状。陈旧性出血则因血肿吸收、胶质增生而呈低密度。如为脊髓外出血，则髓外密度增高，而脊髓密度正常，脊髓受压，椎管梗阻，因而血供减少，脊髓可呈萎缩性改变。增强扫描在脊髓内或其表面可见到异常强化的血管，呈扩张迂曲或团状分布，多位于脊髓背外侧，有时可见到粗大的供血动脉及引流静脉。② CTM 可见脊髓表面蛛网膜下腔内有大小不等、数目不定的圆形或短管状充盈缺损，缺损沿脊髓纵向延伸，提示为供血动脉和曲张的引流静脉。脊髓偏向一侧增大导致蛛网膜下腔狭窄和阻塞，提示为脊髓实质内或软膜的畸形血管。脊髓萎缩变形，由于大量血液进入动静脉短路，脊髓实质缺血导致脊髓萎缩，硬脊膜动静脉瘘呈局限性硬膜外间隙增宽，呈软组织密度，病变较小时，仅见硬膜外缘有小凹痕
MRI	受累的腰髓及圆锥均匀增粗。也可有整个脊髓的弥漫性增粗。这些表现是非特异性的，也可见于脊髓的炎症、脱髓鞘及新生物。软脊膜静脉的扩张是诊断硬脊膜动静脉瘘的特征，他们常位于脊髓背侧面，在 T_2WI 上表现为低信号，脑脊液内的流空影像。必须仔细区别真正的流空和由脑脊液搏动引起的伪影，尤其是在这些静脉相对较小，血流较慢的情况下。此时，静脉血流可能表现为等信号甚至高信号。在 Gd–DTA 增强后的 T_1WI 上，这些慢血流的静脉可能表现为高信号区。少数情况下，MRI 可能是正常的或仅显示脊髓信号异常而无扩张的软脊膜静脉

第二十九节 脊髓动静脉畸形

脊髓动静脉畸形（spinal cord arteriovenous malformrtions，SCAVMs）是先天性病变，产生于血管的早期胚胎发育异常。畸形血管的巢位于脊髓内或其表面，供血动脉起于前或后脊椎动脉，扩张的上升或下降的引流静脉位于脊髓背及腹侧。经巢的高血流可能引发供血动脉的动脉瘤，是本病脊髓出血的风险因素。除此以外，脊髓动静脉畸形还可引起脊髓缺血、静脉高压、引流静脉的血栓形成或其增粗产生的占位效应、脊髓出血及蛛网膜下腔出血。引起临床症状的病理基础为血运"偷流"导致脊髓缺血，畸形血管破裂出血，破坏脊髓组织及较大的畸形血管团或血管瘤直接压迫脊髓，椎管内静脉高压。

本病男性略多，男女之比约为 4∶1，占全部脊柱肿瘤的 3%～7%，出现症状的年龄半数小于 16 岁。多于 30% 的患者最初症状为无力，接近所有的患者病程中有运动功能障碍，70% 以上的患者有感觉异常，近 1/5 的患者发病时即有背部疼痛，二便异常及性功能损害在病程进展中也可出现。本病可作为全身血管性异常如 Rendu Osler Weber 或 Klipped Trenauney 综合征的一部分而存在。Cobb 综合征可能存在于 5% 的脊髓动静脉畸形的患者。脑脊液检查 2/3 的患者有蛋白含量增加，细胞数正常或稍增多，脑脊液外观可呈血性或黄色。压颈试验约 1/5 患者提示椎管部分梗阻。其影像学表现见表 25-32。

表 25-32　脊髓动静脉畸形影像学表现

影像类别	影像表现
X 线	①X 线平片检查常为阴性，少数可出现血管壁的钙化及椎体、附件的骨质改变。②X 线脊髓造影血管畸形的典型表现为碘柱中出现粗大弯曲走行的如同蛔虫样的透光状影，有时可呈多囊状充盈缺损。碘柱在病变区流动缓慢，一般无梗阻。合并蛛网膜粘连时，碘柱才完全停滞；伴有硬膜下或硬膜外血肿时，蛛网膜下腔可出现阻塞现象。有时呈脊髓内占位征象，椎管不全梗阻，有时表现为两侧蛛网膜下腔不对称，窄的一侧脊髓边缘不规则，有时造影无异常发现
CT	①平扫显示病变部位脊髓局限性增粗，伴有髓内出血时，出血灶常呈条状高密度，CT 值在 60～70Hu，在脊髓表面可见到斑点状钙化灶。②增强扫描脊髓内或其表面可见扩张的畸形血管呈迂曲或团块状异常强化，多位于脊髓的背外侧，可显示粗大的供血动脉及引流静脉，动态扫描显示异常强化密度的演变过程与附近大血管的密度变化一致。③CTM 可显示脊髓动静脉畸形的如下征象：蛛网膜下腔内有大小不等、数目不定的圆形或短管状充盈缺损紧贴于脊髓表面，并沿脊髓纵向延伸，提示为供血动脉和曲张的引流静脉；脊髓偏向一侧增大，导致蛛网膜下腔狭窄和阻塞，提示为脊髓实质内或软膜的畸形血管团；脊髓萎缩变形，由于大量血液进入动静脉短路，脊髓实质缺血导致脊髓萎缩，动静脉畸形的病灶通常位于脊髓后方的硬膜囊外

续表

影像类别	影像表现
MRI	①脊髓动静脉畸形最常发生于胸腰段，增粗的供血动脉的流空和脊髓内的巢可很好地被看到。②能准确显示动静脉畸形的出血，尤其对亚急性或慢性期出血更敏感，表现为供血动脉和引流静脉的流空征象不明显，T_1WI 上呈灶样混杂信号或高信号，T_2WI 上亚急性出血灶呈高信号，向慢性期转化的血肿，高信号周围可围绕薄层低信号环。③能显示邻近巢的非出血性髓内信号异常，有可能是胶质增生、水肿或梗塞的结果，巢向髓外结构特别是向椎体和椎旁软组织的扩展可看到。④当血管畸形伴有血栓形成时，由于血流缓慢或无血流，动静脉畸形通常相当典型，但 MRA 不能可靠地指出供血动脉和引流静脉，CE-MRA 可清楚显示畸形血管、供血动脉和引流静脉

第三十节　脊髓动静脉瘘

脊髓动静脉瘘也称为硬膜内动静脉瘘或髓周动静脉瘘。它由位于脊髓上的直接的动静脉瘘组成，由供应脊髓的动脉直接供血，此供血动脉最常为脊柱前动脉，分流的硬膜内位置、供应脊髓的动脉的恒定受累以及缺少居间的巢是本病的血管特征，并因此区别于硬脊膜动静脉瘘和脊髓动静脉畸形。本病被认为是先天性疾病，较少见，占脊髓占位的 3%～11%，约一半的病变发生在胸腰段脊髓，通常于 30～40 岁间出现症状，男性多见。临床表现主要为涉及下肢的进行性非对称性神经根脊髓病的症状和体征。大约 1/3 的患者有脊髓蛛网膜下腔出血。其影像学表现见表 25-33。

表 25-33　脊髓动静脉瘘影像学表现

影像类别	影像表现
X 线	①平片检查多无阳性发现，偶尔可见椎管及椎弓根间距增宽，类似椎管内肿瘤的征象。②X 线脊髓血管造影显示脊髓的动脉与静脉之间直接交通，病灶可位于从颈髓到马尾的任何节段，但以圆锥和马尾部多见。分为三型：Ⅰ型为纤细的供血动脉和引流静脉之间仅有一个小瘘口，血流缓慢，常位于马尾部。Ⅱ型有多支供血动脉，脊髓前动脉扩张、迂曲，瘘口血流速度较快，引流静脉迂曲，可有瘤样扩张。Ⅲ型瘘口大，流速极快，有多支供血动脉，引流静脉呈瘤样扩张
CT	①CT 平扫显示病变部位脊髓局限性增粗，伴脊髓出血时，髓内密度增高，如为脊髓外出血，则髓外密度增高，而脊髓密度正常，脊髓受压，椎管部分或完全梗阻，脊髓萎缩。②CT 增强扫描可见异常强化的供血动脉和引流静脉。③CTM 显示的征象类似脊髓动静脉畸形

影像类别	影像表现
MRI	①血管的流空效应可描绘出增粗的供血动脉和引流静脉。②增粗的血管结构可能引起占位效应和脊髓的扭曲、移位，脊髓内可有包括出血在内的异常信号（图25-63）。③小的病变和巢的缺少可能使本病的发现及其与硬脊膜动静脉瘘的区别发生困难。④Gd-DTPA增强后的 T_1WI，可见脊髓的异常强化

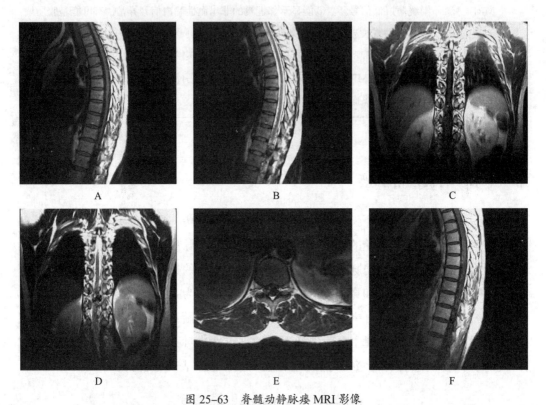

图 25-63 脊髓动静脉瘘 MRI 影像

A～F：下胸段脊髓动静脉瘘，血管的流空效应，可增粗的供血动脉和引流静脉呈低信号的流空效应，增粗的血管结构使脊髓扭曲、移位，Gd-DTPA 增强后的 T_1WI，可见脊髓的异常强化

第三十一节 海绵状畸形与海绵状血管瘤

海绵状畸形与海绵状血管瘤（spinal cavernous angiomas）是慢血流的血管畸形而无动静脉分流，是隐匿性脊髓血管畸形中最常见的一种。其起源及机制同颅内海绵状血管瘤，是脊髓血管的先天性、非肿瘤性发育异常。近年来研究证实海绵状血管瘤是一种不完全外显性的常染色体显性遗传疾病，具有家族性遗传倾向。目前多认为是起自毛细血管水平的血管畸形。典型的海绵状畸形与海绵状血管瘤大体标本肉眼呈紫红色或深红色血管性团块，大小自数毫米至 1cm（直径），边界清楚。组织学上，病灶由

紧凑而扩大的窦样血管构成，管壁由菲薄的内皮细胞和成纤维细胞组成，缺乏弹力纤维和肌层，血管的壁厚薄不一，管腔内充满血液。附近的胶质组织显示恒定的含铁血黄素染色，偶有炎性细胞堆积。钙化在病变中少见，病灶内有时可见数目不等的片状出血以及坏死囊变灶。由于海绵状血管瘤血窦扩张，血流缓慢，易引起血栓形成，窦壁菲薄，易破裂出血。反复出血后可出现新旧出血灶和钙化等继发性病理改变，是病灶的主要影像学成像基础。由于病灶内血管腔的扩大，新生血管生长或薄壁血管反复破裂出血及血肿机化，纤维组织增生或囊腔形成等，随着时间的延长，可使病灶不断增长扩大。涉及中枢神经系统所有部位的海绵状畸形的发生率为 0.02% ～ 4%，女性多见。

　　本病临床表现多种多样。尽管症状可出现于各种年龄，但以 40 岁左右为多。发作性的神经功能失常伴发作之间不同程度的恢复是较为典型的病程表现，但也有以慢性或急性脊髓功能损害发病且持续进展者，后者可能继发于出血。海绵状畸形出血造成临床症状恶化的进展速度慢于脊髓动静脉畸形出血，进行性脊髓病可能产生于病变的增大。其影像学表现见表 25-34。

表 25-34　海绵状畸形与海绵状血管瘤影像学表现

影像类别	影像表现
X 线	①X 线平片无帮助。②X 线脊髓造影可见局限性脊髓增粗、受压，可因病灶出血导致蛛网膜粘连，蛛网膜部分或完全性狭窄
CT	①CT 平扫可显示局部脊髓增粗，其内密度不均匀，可有高密度出血灶，陈旧性出血则因血肿吸收、胶质增生而呈低密度。②CTM 脊髓内变化同 CT 平扫，可因病灶出血导致蛛网膜粘连，使蛛网膜下腔部分性或完全性阻塞
MRI	①瘤巢 MRI 成像的病理基础是反复多次出血所存留的正铁血红蛋白、含铁血黄素沉积、血栓钙化及反应性胶质增生，一般不显示流空信号。②瘤巢中心的血栓及反复小量出血，内含游离稀释的正铁血红蛋白，后者在所有成像序列中均呈高信号。③血栓与出血灶外围形成的含铁血黄素环在所有成像序列中均呈黑色低信号，在 T_2^*WI 上最明显。此现象为 MRI 诊断本病的特异性表现。④陈旧性出血以及反应性胶质增生呈长 T_1、长 T_2 信号，由此形成的病灶呈团状混杂的"爆米花"状信号。⑤病灶一般较小，边界较清晰。⑥主要应与肿瘤出血及脊髓动静脉畸形相鉴别

第三十二节　平山病

　　平山病又称"青少年上肢远端肌萎缩症"，是一种罕见、原因不明的自限性神经系统疾病。本病青春早期隐匿发病，多数在 15 ～ 17 岁起病，男性明显多于女性（约为 20∶1），进展数年（一般不超过 5 年）后停止发展，但亦有二次波动的报道。本病的发病机理目前并不清楚，Hirayama 提出动力学学说，认为屈颈时，硬膜囊后壁被拉紧、移位前移，从后方推压低段颈髓，造成血液循环障碍，最终使对缺血缺氧最敏感的脊髓前角发生变性，从而引起所支配的肌肉的神经源性损害。Toma 等提出生长发育失衡学说，认为身高快速增长的青少年，颈髓后根相对短缩，屈颈时，缩短的后根将下位颈髓拉向前方，使脊髓受到前方椎体的压迫；运动神经元病说，根据平山病的病变部位局限于下颈段脊髓前角的病变，认为是运动神经元病的一种特殊类型；目前还有生长发育因素学说、遗传机制学说、血管因素学说、免疫机制学说等。

本病主要症状表现为一侧手及前臂的无力（右侧稍多见），随后出现手部肌肉萎缩，以小肌肉（大小鱼际肌、骨间肌）显著。随着病情发展，可出现该侧前臂肌肉不同程度的萎缩（一般尺侧较明显），严重时前臂可呈斜坡样改变，少数可累及上臂，亦可累及对侧上肢，但呈不对称性。多数患者可出现"寒冷麻痹"，即患肢暴露在寒冷环境中无力症状明显加重；震颤在安静状态下多不出现，但在患侧手指伸直时常可发生；受累肢体腱反射较对侧正常或偶见降低，以肱三头肌腱反射降低相对多见，一般无疼痛、麻木等感觉障碍。无锥体束及括约肌功能障碍等症状。

平山病的临床诊断标准如下：

（1）临床表现：①青春早期隐袭起病，男性多见；②局限于前臂远端的肌无力伴肌萎缩；③寒冷麻痹和手指伸展时出现震颤；④症状为单侧或以一侧明显；⑤无感觉异常，颅神经损害及括约肌功能障碍；⑥病后数年内病情进行性加重，但绝大多数患者病情在 5 年内停止发展。

（2）辅助检查：①肌电图检测显示萎缩肌肉呈神经性损害，对侧无萎缩的同名肌肉也可见神经源性损害，但周围神经传导速度正常；②临床影像学，颈椎 X 线平片正常，但脊髓造影有时可见下颈髓轻度萎缩。

（3）判定标准：①肯定诊断为具备"临床表现"及"辅助检查"各项；②可能诊断为缺少"临床表现"中除第⑥项以外的 1 项，但具备"辅助检查"各项；③可疑诊断为缺少"临床表现"中除第⑥项以外的 2 项以上，但具备"辅助检查"各项，并排除其他可能相关疾病。其影像学表现见表 25-35。

表 25-35　平山病影像学表现

影像类别	影像表现
X 线	普通 X 线检查，可见生理曲度变直，无其他异常发现。屈颈位 X 线脊髓造影显示低位颈部后硬脊膜前移，屈颈时脊髓受压，由于颈部后硬脊膜前移导致颈部中下椎管前后径变窄

续表

影像类别	影像表现
CT	普通 CT 检查，一般亦无异常发现。在自然位时，脊髓造影发现 65% 的患者存在下段颈髓轻至中度萎缩；CT 脊髓造影发现可达 88%
MRI	①自然体位：颈椎生理曲度变直，低位颈髓的萎缩（萎缩节段分布范围在颈～胸 1，最明显在颈 6 水平）形态变扁平，部分病例脊髓前角可见异常信号；②屈颈位：受累颈髓硬脊膜囊后壁拉紧，硬脊膜向前移位并压迫脊髓，颈髓前移、变平、硬脊膜外腔增宽且可见的异常流空信号，并与血管的搏动一致，增强扫描硬膜外异常信号明显强化的静脉丛（图 25-64）

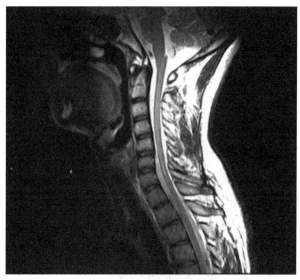

图 25-64　平山病颈椎 MRI 影像

颈椎生理曲度变直，脊髓受累呈高信号改变

第二十六章　软组织疾患

第一节　软组织异物

软组织异物指人体遭受创伤，外来物质在体内存留。高原子序数的异物，如金属异物可依靠 X 线检查发现，CT 检查可发现低原子序数的异物，同时能对异物进行准确定位，软组织异物一般不行 MRI 检查。其影像学表现见表 26-1。

表 26-1　软组织异物影像学表现

影像类别	影像表现
X 线	①异物的直接 X 线投影（图 26-1）。②软组织肿胀、积气、骨折等间接表现
CT	同 X 线，但 CT 密度分辨率更高，能发现低原子序数的异物，并对异物造成的软组织改变如损伤、炎症、瘢痕等有较清晰的显示

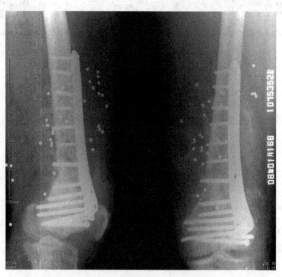

图 26-1　软组织异物 X 线影像

左侧大腿中下段软组织密度不均，其内可见大量点状金属密度影，

左侧股骨下端骨折，钢板内固定

第二节 软组织炎症

一、软组织水肿

引起软组织水肿的原因较多，包括炎症、外伤、血液外溢以及淋巴液淤滞等。在放射诊断中，注意观察由急性感染所致的炎性水肿，尤有一定意义，因它有助于某些骨关节疾患的早期诊断和鉴别诊断。其影像学表现见表 26-2。

表 26-2　软组织炎症影像学表现

影像类别	影像表现
X 线	①弥漫性软组织肿胀或增厚；②皮下组织与肌肉之间以及肌间隙模糊或消失；③皮下低密度的脂肪层以及结缔组织内出现密度增高的条纹状或网状影；④软组织内慢性脓肿，表现为局限肿胀的软组织内显示浓密的块影，若为结核性，可伴有附近骨的破坏
CT	①皮下脂肪层密度增高；②肌肉厚度增加，密度降低，肌间脂肪变薄、移位；③慢性脓疡形成后，表现为圆形或类圆形病灶，可呈分叶状，边界较清，中央呈低密度坏死、液化，增强扫描于坏死灶周围出现环状高密度带
MRI	①较 CT 和普通 X 片更为敏感；②T_1WI 病灶呈低或略低信号，甚至等信号，T_2WI 病灶呈高信号，边界不清（图 26-2）；③慢性脓肿表现为圆形或类圆形病灶，T_1WI 呈低或略低信号，T_2WI 呈高信号，可有分叶，病灶边缘常可见一圈低信号带环绕

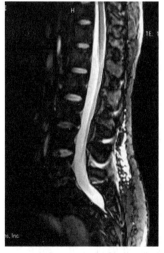

图 26-2　软组织炎症 MRI 影像

脂肪抑制序列腰 3～骶 1 棘突后软组织于 T_2WI 脂肪抑制序列呈明显高信号

二、软组织积气

软组织内气体可来自外界、含气器官穿孔或破裂、产气菌感染、血液释放的过饱和气体。其影像学表现见表26-3。

表26-3 软组织积气影像学表现

影像类别	影像表现
X线	①软组织透亮度增加，形成弥漫分布的泡状透亮影，或条带状透亮影（图26-3A）；②软组织肿胀、出血、骨折等间接表现
CT	①软组织厚度增加，其内有圆形、类圆形不规则气体样密度区，大小不等，CT值<-150Hu；②软组织肿胀、出血、骨折等间接表现（图26-3B）
MRI	对气体显示不敏感

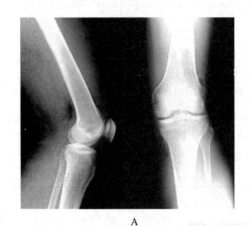
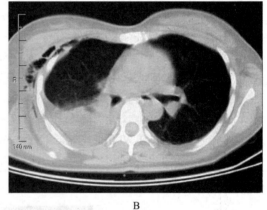

A   B

图26-3 软组织积气影像

A：左膝关节后方及外侧软组织内显示不规则片状低密度影，边界清晰，周围软组织轻度肿胀　B：右侧前外侧胸壁增厚，软组织内大量不规则、分房状低密度影，可见相邻肋骨骨折，右侧胸腔内弧形高密度积液（血）

第三节　软组织钙化与骨化

一、骨化性肌炎

肌肉或软组织发生的异位骨化性疾病，本病可能与外伤有关，由肌肉变性、出血或坏死而致，也可能为肌肉炎症后继发性改变。病变主要位于横纹肌，也可涉及筋膜、肌腱及骨膜等，多见于四肢、肩部、臀部等深部软组织。其影像学表现见表26-4。

表 26-4　骨化性肌炎影像学表现

影像类别	影像表现
X 线	①钙化及骨化肿块，早期界限不清，晚期界限清晰，直径约 5cm；②骨化表现为线条状或层状，沿肌束或骨干方向排列；③其内可见网状排列的骨小梁结构，病变多与相邻骨干界限清晰（彩图 26-1A、C）
CT	①可早期发现软组织出血，及早期骨化病灶；②异常骨化界限清晰，周围有时可见硬化环，无软组织肿块（彩图 26-1B）
ECT/CT	判断病灶活跃程度，连续复查显示放射性核素异常摄取增加提示病灶进展（彩图 26-1D）

二、进行性骨化性肌炎

进行性骨化性肌炎又称"进行性骨化性纤维增殖症""进行性骨化性纤维蜂窝组织炎""苗希米耶（muenchmeyer）病"等，为一较少见的先天性疾患。其病因不明，多发生于 10 岁以下儿童，男性多见，病变进行缓慢，直至全身大部分结缔组织及肌肉骨化、关节僵直，可造成病人终身残疾以至死亡。其影像学表现见表 26-5。

表 26-5　进行性骨化性肌炎影像学表现

影像类别	影像表现
X 线	①早期软组织肿胀，受侵犯部位可出现点、条状密度增高影；②其后密度逐渐增高，点逐渐增多，并相互融合形成带状或斑片状致密影，结构与一般骨质相同，走行方向与肌肉行径一致，当肌肉附着处肌腱骨化时，表现为骨赘样突出；③严重的病变可形成骨桥或假关节甚至骨性强直（彩图 26-2A）；④晚期，可见废用性骨质疏松
CT	同 X 线，但可早期发现病变（彩图 26-2B）
ECT/CT	骨化区呈异常放射性核素浓聚（彩图 26-2C）

三、截瘫后软组织钙化

因脊髓神经通路损害，临床上引起截瘫者，软组织钙化或骨化的发生率可高达 50% 左右，病理上属于营养不良性钙化最常见于骨盆、大腿和膝关节周围。其影像学表现见表 26-6。

表 26-6 截瘫后软组织钙化影像学表现

影像类别	影像表现
X 线	①表现关节周围单发或多发的高密度钙化影；②髋部钙化可呈团块状或絮状，常包绕于关节周围；③膝关节周围的钙化或骨化多呈小片状或条状，沿股骨髁边缘分布，大多在内髁处；④大腿部的钙化或骨化，常分布在骨干周围的肌腱与结缔组织内，也可见于骨膜下，常呈骨针状改变；⑤截瘫平面以下骨质疏松（图 26-4）

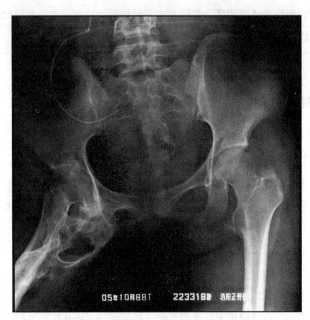

图 26-4 截瘫后软组织钙化 X 线影像

双侧髋关节周围多发的高密度钙化影，形态不规则，

边界清晰，右侧明显，钙化密度与骨质密度相同

四、关节周围钙化

关节周围钙化病因尚不清楚，一般认为外伤是致病原因之一，运动或职业对关节的过度使用均可导致关节周围钙化。其影像学表现见表 26-7。

表 26-7 关节周围钙化影像学表现

影像类别	影像表现
X 线	关节周围肌腱、韧带、关节囊区域出现不同形态的高密度影（图 26-5）

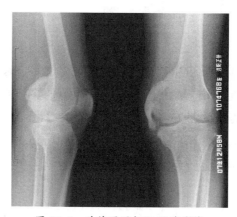

图 26-5　关节周围钙化 X 线影像

左膝关节内后方关节囊区可见索条状高密度影，界限清晰

五、肌腱及韧带钙化

肌腱内的非生理性骨化，往往是慢性损伤的结果，这些病理性的肌腱骨化所形成的肌腱骨，有时可引起某些临床症状或功能障碍。其影像学表现见表 26-8。

表 26-8　肌腱及韧带钙化影像学表现

影像类别	影像表现
X 线	①有的可见清楚的骨性结构，有的显示为不同形态的浓密块影；②最常见的是肌腱附着处骨骼有大小不同的骨刺样阴影；③韧带钙化表现为韧带内的形态各异的高密度影，有时可见相邻骨骼骨刺样增生（图 26-6）

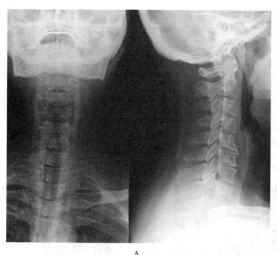
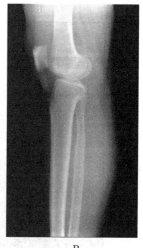

图 26-6　肌腱及韧带钙化 X 线影像

A：第 5、第 6 颈椎后方项韧带区域内可见条状高密度钙化影，边界清晰

B：左侧髌骨下方可见条块状高密度影，边界清晰

六、寄生虫钙化

　　人体寄生虫种类较多，既可单独一种器官或组织受累，又可多组织、多器官同时发病，常见有钙化的软组织内寄生虫有囊虫病、丝虫病、旋毛线虫病、包虫病、麦地那龙线虫病。其影像学表现见表 26-9。

表 26-9　寄生虫钙化影像学表现

影像类别	影像表现
X 线	①囊虫病：表现为长轴与肌肉纤维的走向一致的高密度钙化影，密度不均，边缘粗糙，以头部及躯干部较多，四肢较少（图 26-7）；②丝虫病：主要分布于大腿皮下脂肪组织内，数量不多，显示为密度较低的细条状钙化影，长约 5mm，宽约 1mm，典型的钙化影可呈串分布；③旋毛线虫病：X 线难以发现；④包虫病：最常见的囊壁钙化，形成环状或弧线状高密度影，若囊内分隔或内容物钙化可呈条索状、结节状、团块状或不规则点条状，交错存在；⑤麦地那龙线虫：显示为极长的细条状钙化影
CT	①囊虫病：早期发现呈低密度结节，增强后不强化或呈结节状小环状强化；②丝虫病：少用；③旋毛线虫病：可发现微小钙化灶；④包虫病：是最有价值的诊断方法，表现为单发或多发圆形或卵圆形低密度占位性病变，边界清楚，囊壁可有强化，可显示各种形态的钙化及其他间接征象如胆道梗阻、肝硬化等；⑤麦地那龙线虫：显示为极长的细条状钙化影
MRI	①囊虫病：T_1WI 呈低信号，T_2WI 呈高信号，周围伴轻度水肿，对虫体的钙化不能显示；②丝虫病：少用；③包虫病：包虫囊在 T_1WI 上呈单发或多发圆形或卵圆形低信号灶，边界清楚，T2WI 呈高信号灶，母囊的信号强度略高于子囊，囊壁和囊隔易于显示，但不能显示钙化

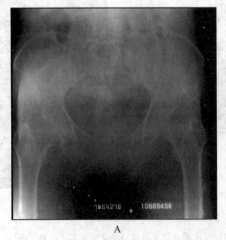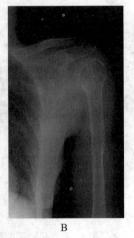

A　　　　　　　　　　　　　　　　B

图 26-7　寄生虫钙化 X 线影像

A～B：双侧臀部、大腿上段、上臂软组织内可见散在多发的梭形、椭圆形高密度影，边界清晰

七、钙质沉着症

钙质沉着症是一种很少见的疾病，临床上又称石灰沉着症、钙性痛风、间质组织沉着症、间质性钙化症、结缔组织性钙化症及皮下结石症。本病可分为局限性、弥漫性及肿瘤状钙质沉着症。其影像学表现见表26-10。

表26-10 钙质沉着症影像学表现

影像类别	影像表现
X线	①局限性常于皮下显示出无定形的致密钙斑，多见于手、足的指（趾）骨末节临近软组织内，好发于掌侧，钙斑的大小不一，可为边界清楚的结节状或条索状，也可呈斑片状，有时呈沙粒状，故又有"骨沙"之称，若深部钙斑向体表排出而形成瘘管时，钙盐往往聚集成管状；②弥漫性常于四肢易受伤的部位，如手指掌侧、肘部伸侧、膝部前侧以及双髋部两侧等，表现与局限性相似，唯所涉及的范围较广，钙化影也较浓，并多沿肢体的长轴呈带状分布；③肿瘤状钙斑的大小不一，密度亦不均匀，常为多个钙化结节聚在一起，可呈圆形、卵圆形或分叶状（图26-8）
CT	对钙质沉着的发生部位、形态显示更为清晰，对一些X线显示不出的细粒钙化，CT也可以显示

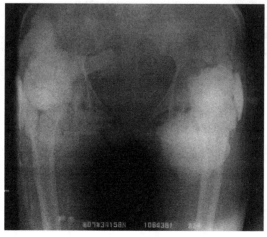

图26-8 钙质沉着症X线影像
双侧髋关节周围可见团块状、分叶状高密度影，边界清晰

八、血管及淋巴结钙化

发生于血管系统的钙化除少数系生理性表现（如侧脑室脉膜丛球的钙化）之外，其他多数为病理性；淋巴结的钙化，大部分由结核所致，多见于颈部和胸腹部。其影

像学表现见表 26-11。

表 26-11　血管及淋巴结钙化影像学表现

影像类别	影像表现
X 线	①主动脉壁钙化呈现条形与动脉长轴一致，有时平行呈对称的双轨征（图 26-9A），发生于弧顶的钙化呈新月形；②蒙克伯格（moenckeberg）动脉硬化，亦称 "Moenckeberg 中膜钙化性硬化" 或 "动脉中膜钙化"，系中等大动脉的营养不良性钙化，好发于下肢动脉，呈管状、平行的线条状或轮状阴影；③不同部位的动脉瘤的钙化呈断续的弧状或囊状高密度影；④血管瘤和动静脉畸形的钙化表现为分散的圆点状或弯曲状钙化；⑤某些静脉曲张症的小静脉或盆腔小静脉的血栓中，亦可发生钙化，称为 "静脉石"，显示为小圆形高密度影，直径 2～6mm，边缘光滑；⑥淋巴结钙化常为多发，多显示为圆形或卵圆形阴影，密度多不均，呈颗粒状或斑点状影像，边缘清楚但不规则
CT	对血管和淋巴结的钙化显示良好，诊断更加准确，详细（见图 26-9B）

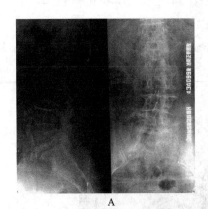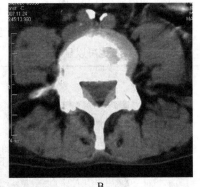

A　　　　　　　　　　　　　　B

图 26-9　血管及淋巴结钙化影像

A～B：腹主动脉呈现条形与动脉长轴一致的高密度影，
部分节段呈对称的双轨征，CT 对动脉壁的钙化显示更为清晰

第四节　易累及骨骼的软组织肿瘤

一、大块骨质溶解症

　　大块骨质溶解症（massive osteolysis）为一种进行性局灶性骨质破坏性病变，又称为 "Gorharm 病" "骨消失病" "特发性骨溶解" "进行性骨萎缩" 等。大块骨质溶解症是一种好发于儿童和青少年的进行性骨破坏性罕见疾病，其病因和发病机制尚不明确，临床常以局部疼痛及病理性骨折为主要症状，易误诊为骨肿瘤，确诊比较困难（线图

26-1）。其影像学表现见表 26-12。

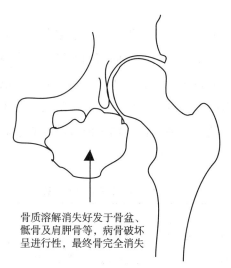

骨质溶解消失好发于骨盆、骶骨及肩胛骨等，病骨破坏呈进行性，最终骨完全消失

线图 26-1 大块骨溶解模式图

表 26-12 大块骨质溶解症影像学表现

影像类别	影像表现
X 线	①全身大部分骨骼均可受累及，好发于骨盆、骶骨及肩胛骨等，但颅骨、锁骨、肋骨、脊柱、肱骨、跖骨、趾骨等也可发生；②常开始于某一骨，而后波及临近骨骼；③病骨破坏呈进行性，最终骨完全消失，多个骨破坏区还可相互融合呈大片的骨质缺损；④长骨破坏区残端边缘常削尖变细，此为诊断此病的重要依据

二、淋巴管瘤

淋巴管瘤是小儿常见疾病，因原始淋巴囊和淋巴管在发育过程中，某些原始淋巴腔隙或原始淋巴管缺乏与淋巴干的交通而形成的一种先天发育异常的良性错构瘤。淋巴管瘤是肿瘤样畸形，具有畸形和肿瘤的双重特性，并非实性肿瘤。小儿淋巴管瘤多在出生就存在，少数在婴幼儿期出现，好发于颈部、腋窝、纵隔、口腔等部位。淋巴管瘤分为毛细淋巴管瘤、海绵状淋巴管瘤、囊状淋巴管瘤和弥漫性淋巴管瘤。其影像学表现见表 26-13。

表 26-13 淋巴管瘤影像学表现

影像类别	影像表现
X 线	①周围脏器移位或肠道梗阻表现；②相邻骨局部吸收或受压变形；③造影检查可见瘤组织呈多发性囊状水瘤，可表现为表面光滑、彼此相连、类似一束葡萄状的影像

三、血管瘤

血管瘤是先天性良性肿瘤或血管畸形，多见于婴儿出生时或出生后不久。其起源于残余的胚胎成血管细胞，发生于口腔颌面部的血管瘤占全身血管瘤的 60%，其中大多数发生于颜面皮肤、皮下组织及口腔黏膜，如舌、唇、口底等组织，少数发生于颌骨内或深部组织。按其临床表现及组织学特征，一般可分为毛细血管型血管瘤、海绵状血管瘤及蔓状血管瘤，其中以毛细血管瘤及海绵状血管瘤较常见。其影像学表现见表 26–14。

表 26–14　血管瘤影像学表现

影像类别	影像表现
X 线	①软组织阴影增厚或肿胀；②若静脉石存在，可表现为大小不等，多发散在的圆形或椭圆形环状钙化，典型的钙化呈"纽扣"样；③发生于眼眶的血管瘤表现为眼眶普遍性增大，少数有局部扩大，个别可见钙化或伴有视神经孔及眶上裂增大；④骨多为压迫性改变，表现为骨边缘局部凹陷性骨质缺损，多发血管瘤可发生于骨骼内，表现为多发的囊状骨质缺损；⑤血管造影可见血窦不规则囊状扩张，粗细不均，迂曲蔓延，亦可呈大片状与主干深静脉相连，造影剂于瘤体内滞留，当有较大动静脉瘘时，动静脉可同时显影
CT	①对"静脉石"显示极为敏感；②海绵状血管瘤多伴有脂肪成分，表现为肌肉内或肌间隙的不均匀低密度影；③增强扫描，强化明显；④骨可表现为压迫侵蚀、骨皮质变薄或破坏等
MRI	①海绵状血管瘤表现为长 T_1 长 T_2 信号，流空现象不明显；②亚急性出血在 T_1WI 为高信号，T_2WI 高信号的外缘往往有一圈低信号，为含铁血黄素所致；③增强扫描强化明显，特别是延时强化明显；④T_2WI 血管瘤与周围软组织对比清晰（图 26–10）

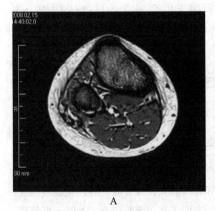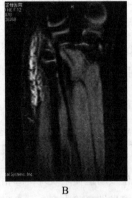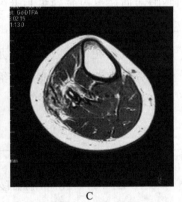

图 26–10　血管瘤 MRI 影像

A ～ C：小腿上段外侧匍匐状长 T_1、长 T_2 信号，压脂 T_2WI 序列呈明显高信号，增强扫描呈不规则中等强化

四、韧带样纤维瘤

韧带样纤维瘤，又称"成纤维瘤或纤维增生纤维瘤"，简称"硬纤维瘤"。临床较少见，多发生于软组织，以产妇的脐下腹壁和四肢及胸壁多见，偶见于肠系膜及腹膜后，可向骨内侵蚀。其影像学表现见表 26-15。

表 26-15　韧带样纤维瘤影像学表现

影像类别	影像表现
X 线	当肿块特别大时，可表现为局部条状或不规则高密度块影，界限不清，密度较均匀，周围骨质可表现为受压征象
CT	①大部分呈边界清楚、密度均匀的软组织肿块，与肌肉呈等或稍低密度，不见钙化和囊变；②但有少部分边界不清，呈浸润状；③增强扫描时与肌肉比较，大多为等密度或为高密度，少数为低密度，大部分为均匀强化，约 1/3 患者为中央低、边缘高的环状或条纹状增强
MRI	病变在 T_1WI 及 T_2WI 均为低信号，均质，较大的肿瘤内部可有长 T_2 的坏死或囊变信号（图 26-11）

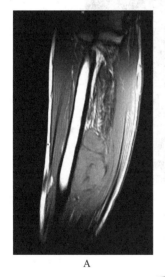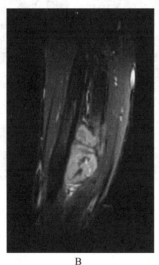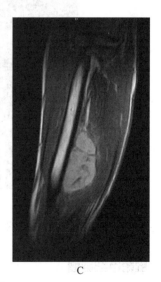

图 26-11　韧带样纤维瘤 MRI 影像

A ～ C：右侧前臂团块状占位、有分叶，边界清晰，T_1WI 呈等信号、
T_2WI 压脂序列呈明显高信号，增强扫描中等强化

五、脂肪瘤

脂肪瘤（lipoma）是起源于脂肪组织的一种良性肿瘤。瘤周有一层薄的结缔组织包

囊，内有被结缔组织束分成叶状成群的正常脂肪细胞。有的脂肪瘤在结构上除大量脂肪组织外，还含有较多结缔组织或血管，即形成复杂的脂肪瘤。全身任何部位的脂肪组织均可发生，但很少发生恶变。临床上常见发生于肩、背和臀部的皮肤下面。其影像学表现见表 26-16。

表 26-16　脂肪瘤影像学表现

影像类别	影像表现
X 线	①边缘规整、边界清楚的圆形或卵圆形透亮区；②透亮区内可见密度较高的网状影；③若肿瘤呈浸润性生长，则缺乏明显的轮廓，表现为淡淡的不规则密度减低区
CT	①表现为一个或多个非常完整的极低密度区，CT 值一般为 -50 ~ -120Hu，密度均匀；②肿瘤边界清晰，有包膜，可呈分叶状，形态规则，其内有时可见分隔（图 26-12）；③周围组织受压表现
MRI	表现为边缘清楚，形态规则，信号均匀的脂肪信号占位，部分有低信号分隔

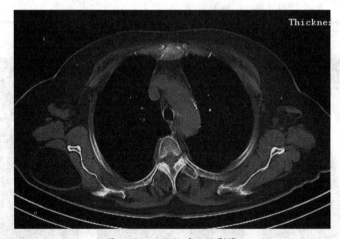

图 26-12　脂肪瘤 CT 影像

右肩胛骨后侧软组织内类圆形低密度影，内密度均匀，CT 值约 -110Hu，包膜清楚

六、腱鞘巨细胞瘤

腱鞘巨细胞瘤为发生于关节囊、腱鞘、滑膜囊附近的少见良性肿瘤，又名"良性滑膜瘤""滑膜黄色纤维瘤""瘤样滑膜组织增生""色素结节性腱鞘炎""结节性腱鞘炎"等。本病病因不清，认为与局部外伤、炎症关系密切。可能与结缔组织变性及胆固醇代谢有一定的关系。其影像学表现见表 26-17。

表 26-17　腱鞘巨细胞瘤影像学表现

影像类别	影像表现
X 线	①好发生在手指的指端及指间关节处，但膝关节、足踝部、手腕甚至髋关节附近均可发生；②表现为局限性密度增高影，亦可表现为境界清楚的骨样块影；③肿瘤临近的骨质表现为压迫性骨吸收，或呈边缘清楚的囊状骨破坏
CT	①关节囊、腱鞘、滑膜囊附近软组织肿块，中等密度；②肿瘤临近的骨质表现为压迫性骨吸收，或呈边缘清楚的囊状骨破坏（图 26-13A）
MRI	①关节囊、腱鞘、滑膜囊附近长 T_1、长 T_2 信号软组织肿块；②肿瘤临近的骨质表现为压迫性骨吸收，或呈边缘清楚的囊状骨破坏，破坏边缘骨质内可见长 T_1、长 T_2 信号带（图 26-13B ～ C）

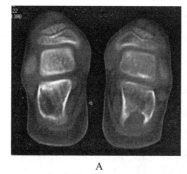

A

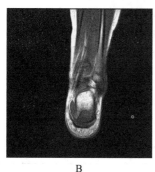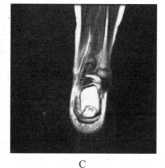

B　　　　　　　　　　　　C

图 26-13　腱鞘巨细胞瘤影像

A：左侧跟骨跟腱附着处，可见类圆形囊状骨质缺损，边界清晰，边缘轻度硬化，

相应部位软组织增厚　B ～ C：MRI 呈长 T_1、长 T_2 信号，骨质破坏区边缘可见长 T_1、长 T_2 信号带

七、化学感受器瘤

化学感受器瘤又名"副神经节瘤"，是一种起源于化学感受器的神经细胞的支持组织的肿瘤，好发部位依次为颈动脉体、主动脉体、颈静脉体、迷走神经体、腹膜后副神经节等。此瘤多数为良性，极少数有恶变。其影像学表现见表 26-18。

表 26-18　化学感受器瘤影像学表现

影像类别	影像表现
X 线	（1）骨化学感受器瘤，长骨多为单骨受累，扁骨多为多骨受累，骨质多为溶骨性破坏，其内无死骨和钙化，边缘锐利、不规则，骨皮质可被穿破，穿破周围可有骨质增生，也可为骨质膨胀性破坏，骨皮质菲薄，多无骨膜反应；少数可有病理性骨折。长骨化学感受器瘤的邻近关节均完整，不受侵犯；骶骨等扁平骨者可发生邻近关节的溶骨性侵犯，附近软组织肿胀，或见致密肿块，其内可见钙化，可发生同骨转移或多骨转移 （2）软组织化学感受器瘤，在平片检查中，常可显示出软组织块影，边缘清楚或模糊不清，较大的肿瘤可压迫并侵蚀其邻近组织或器官。如早期的颈静脉体肿瘤并无骨质破坏，类似慢性乳突窦炎的表现；当肿瘤发展增大时，可见鼓室及乳突窦的破坏；若再继续增大，则岩骨、外耳道及颅底骨等均可遭受侵蚀破坏。主 - 肺动脉体瘤，于上纵隔处可显示巨大突出的块影，与主动脉重叠，并可压迫气管及食道移位。如肿瘤位于后纵隔，还可侵蚀肋骨后端
CT	颈静脉球部化学感受器瘤常为颈静脉孔扩大及周边骨破坏，破坏的骨碎屑常被推到肿瘤的边缘。CT 平扫肿瘤呈等密度或略高密度软组织肿块，增强扫描肿块明显强化。其他部位的化学感受器瘤在 CT 平扫时为占位性软组织肿块，推压周围的组织或脏器，增强后呈明显强化
MRI	颈静脉孔区显示 T_1WI、T_2WI 均呈高信号的软组织肿块，沿颈静脉孔上下延伸，瘤体内出现迂曲线状或点状流空信号伴点状高信号形成"盐和胡椒征"，大多数化学感受器瘤强化明显
DSA	血管造影均可显示肿瘤粗大的供血动脉、肿瘤血管及瘤染色，肿瘤轮廓范围清晰。颈动脉体瘤显示颈内、颈外动脉分叉角度变大，颈内动脉外移和颈外动脉内移；肿瘤内可出现丰富的不规则之血管网和血窦，部分血管可不规则变细，血管壁不完整，实质期和静脉期可显示瘤染

八、弹力纤维瘤

弹力纤维瘤是一种少见的软组织肿瘤样病变，多认为是结缔组织弹力纤维发育异常或反应性瘤样病变，而非真性肿瘤。好发于肩胛下区深层，生长缓慢，单侧或双侧发病，无明显伴随症状。其影像学表现见表 26-19。

表 26-19　弹力纤维瘤影像学表现

影像类别	影像表现
CT	①类似肌肉密度的扁丘状肿块；②夹杂粗线状脂肪样低密度的软组织肿块（图 26-14）
MRI	①病灶呈扁丘状肿块，夹杂条索样脂肪信号影；②无包膜，边界欠清楚，强化程度不等

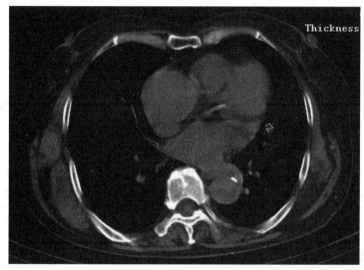

图 26-14　弹力纤维瘤 CT 影像

右侧肩胛下区显示一扁丘形软组织密度肿块，内密度不均匀，边缘较清楚

第五节　易累及骨骼的非肿瘤性病变

一、静脉曲张

静脉曲张俗称"浮脚筋"，是静脉系统最常见的疾病，形成的主要原因是长时间维持相同姿势很少改变，血液蓄积下肢，在日积月累的情况下破坏静脉瓣膜而产生静脉压过高，造成静脉曲张。静脉曲张多发生在下肢，腿部皮肤冒出红色或蓝色像是蜘蛛网、蚯蚓的扭曲血管，或者像树瘤般的硬块结节，静脉发生异常的扩大肿胀和曲张。静脉曲张系因腿部静脉活瓣逐渐萎缩退化，致使静脉血流迟滞难以上行，且返流其他支流血管，倒流到外层静脉血管而造成；或者因静脉血管壁薄弱，承受不住血管由上而下的压力，使得静脉血管涨大，而形成静脉曲张。其影像学表现见表 26-20。

表 26-20　静脉曲张影像学表现

影像类别	影像表现
X 线	①软组织水肿和萎缩，显示为轮廓增粗，脂肪层边缘模糊或呈网状阴影，晚期软组织轮廓凹陷；②皮下骨化或钙化，显示为点状、条状或片状，多发者可相互交织呈蛛网状；③骨间膜骨化，可呈离心型或向心性发展；④钙化与结石，静脉管壁钙化，显示为条纹状钙盐沉着，静脉石显示为按扣状影，或为无结构之均匀密度增高影；⑤骨膜增生局限性，可呈骨赘或骨疣状改变，也可呈广泛性线状或棘状增生，可包绕骨干，呈高低不平之波浪状，骨干可示增粗，髓腔宽窄不一；⑥骨质硬化，为松质骨的骨增生，显示为多数致密斑点影；⑦骨质疏松，可为普遍性或局限性骨质疏松，后者常显示囊状透亮区
静脉造影	①单纯性浅静脉功能不全，可见扩张的浅静脉逆向充盈；②交通静脉瓣功能不全，显示交通静脉逆向充盈，交通静脉扩张迂曲，瓣膜影消失，造影剂通过交通静脉进入扩张迂曲的浅静脉中；③深静脉功能不全，显示一段静脉内没有静脉瓣，或有静脉瓣但瓣窦宽径与瓣膜下静脉宽径之比值变小，静脉管壁光滑或不规则，甚至表现为扭曲、扩大，呈圆柱状；④ Klippel Trenarnay 综合征，具有静脉曲张、患肢增长和皮肤呈现大片状血管样红斑的特征，而且体征都局限于下肢的外侧面。顺行性下肢静脉造影可显示相应区域的静脉曲张

二、小腿溃疡

小腿溃疡可由静脉曲张、静脉栓塞、机械性外伤、烧烫伤以及炎症等引起，其中以并发于静脉曲张及静脉栓塞者最为常见。其影像学表现见表 26-21。

表 26-21　小腿溃疡影像学表现

影像类别	影像表现
X 线	①局部软组织密度减低，其周围往往伴有不同程度的密度增高影；②切线位，溃疡处可先显示局部凹陷、皮面失去光滑的轮廓；③溃疡加深，则可伴有邻近骨骼改变，如轻度的骨膜反应，甚至骨皮质破坏；④下肢静脉曲张引起的小腿溃疡表现同下肢静脉曲张

三、硬皮病

硬皮病（Scleroderma）现称"系统性硬化症（Systemic Sclerosis，SSC）"。临床上以局限性或弥漫性皮肤增厚和纤维化为特征，并累及心、肺、肾、消化道等内脏器官的结缔组织病。各年龄均可发病，但以 20 ～ 50 岁为发病高峰。女性发病率为男性的

3～4 倍。由于病因不明，治疗上无满意方法，一旦罹患，痛苦万分，甚至伴随终生，故属于难治性疾病。其影像学表现见表 26-22。

表 26-22　硬皮病影像学表现

影像类别	影像表现
X 线	①胸部：常有肺纹理增多或（和）广泛的间质纤维化，可伴有片状炎症、肺气肿及肺大泡，胸膜增厚，心影增大。②胃肠道：食道有不同程度的扩张，蠕动减慢，管壁柔软度消失，钡剂通过缓慢，胃排空时间延长，小肠运动功能减弱。③骨关节：指（趾）端、尺桡骨远端、锁骨吸收变细变短，软组织萎缩。指（趾）端骨质吸收而致不同程度的残缺及关节间隙变窄。当有此种改变同时发现指（趾）端或其相邻近软组织内有钙质沉着时，则有助于硬皮病的诊断

四、肢端动脉痉挛症

肢端动脉痉挛症，又称"雷诺病"，是一种血管神经功能紊乱引起的肢端小动脉痉挛性疾病。以阵发性四肢肢端间歇性苍白、紫红和潮红为主要临床特征，以手指指端多见，且呈对称性。好发于 20～30 岁之间的女性，且于寒冷季节或情绪激动、紧张或过度疲劳后发作频繁，病情加重。本病的致病因素目前尚不明确。一般认为与内分泌功能、中枢神经功能失调、遗传因素等有关，现代医学目前尚无令人满意的治疗方法。其影像学表现见表 26-23。

表 26-23　肢端动脉痉挛症影像学表现

影像类别	影像表现
X 线	初期无异常，病情严重时，可显示指骨脱钙
DSA	①未发作时，手指动脉充盈良好，循环正常，病程长者可显示受累指（趾）动脉管径纤细，甚至不能完全充盈。②将病人手浸入冰水 20 秒后，再行手指动脉造影，绝大多数病人显示血管痉挛明显加重。③血管痉挛除见于手指动脉外，较大的掌动脉，甚至前臂动脉亦可累及。血管痉挛多分为三级：Ⅰ级为血管管腔轻度缩小，Ⅱ级为血管管腔明显缩小但未闭塞，Ⅲ级为血管管腔呈光滑的同心圆状闭塞

五、肌营养不良症

肌营养不良症（musculardystrophy，MD），也称为"进行性肌营养不良症（P-orgressive muscular dystyophy）"，是临床常见的肌肉疾病之一，是一组原发于肌肉的遗传性疾病。由于先天基因缺陷，细胞膜功能紊乱产生肌原纤维断裂、坏死而引起肌肉疾病。主要临床表现特征为某些对称部位的骨骼肌肌群出现进行性无力和萎缩，多是肌体近端开始呈两侧对称性和肌肉无力和萎缩。本病有家族史，男性较多，女性偶见，发病亦较晚。其影像学表现见表 26-24。

表 26-24　肌营养不良症影像学表现

影像类别	影像表现
X 线	①单骨或多骨小囊状破坏；②患骨增长；③软组织肿瘤可见粗大血管和静脉石；④骨与软组织动静脉瘘同时发生时，局部骨皮质常有溶骨性缺损
CT	①早期表现为肌肉内散在的虫蚀样低密度影；②中晚期则因肌纤维萎缩、变性，脂肪纤维组织增生，表现为广泛的低密度影；③小腿肌肉可表现为假性肌肥大，即肌肉面积增大，但肌肉密度随着病变的加重却逐渐减低

第二十七章　骨与关节介入放射学

骨与关节介入放射学是以影像诊断学为基础，在医学影像设备的引导下，利用穿刺针、导管等器材，对骨骼、关节和软组织疾病进行介入性诊断或介入性治疗的学科。其具有微创性、可重复性、定位准确、疗效高、见效快及并发症发生率低等特点。可分为非血管性介入技术和血管性介入技术两大类。

第一节　骨、关节及肌肉病变经皮穿刺活检术

经皮穿刺活检术是非血管性介入技术中的重要内容，属于介入性诊断范畴，即在影像设备引导下，通过活检采集细胞学、组织学标本，对临床及影像学难以明确性质的骨与关节、肌肉病变做出定性诊断和鉴别诊断，为治疗方案的选择、制订及预测预后提供重要依据。置入后应抗凝治疗。

1. 适应证　临床与影像学诊断困难，而治疗又需要组织病理学证实的各种骨与关节、肌肉病变。包括①原发性软组织和骨骼肿瘤；②转移性骨肿瘤；③原发骨肿瘤和继发骨肿瘤的鉴别；④骨肿瘤和炎性病变的鉴别；⑤可疑的病理骨折、组织细胞增生症 X、畸形性骨炎、结节病、非特异性骨炎的诊断；⑥内分泌代谢性骨病的诊断。

2. 禁忌证　①未纠正的严重出血倾向；②血供丰富的骨转移瘤；③晚期极度衰竭；④严重脊柱畸形。

3. 操作技术要点　在 X 线透视或 CT 的引导下准确定位，选用 Ackermann 环钻针、Craig 针、Ostycut 针或 Trucut 切割针等合适的活检针操作。入路选择的原则：尽量经病变距皮表最近处，确保避开大血管、神经和其他重要脏器。取出用 10% 甲醛或 95% 乙醇固定后送检。

多种因素可影响其诊断准确率，包括病灶性质、活检针及取材点的选择、取材量的多少、操作者的熟练程度及临床经验、标本的处理、病理诊断水平及活检前的治疗等。通常对转移性肿瘤的准确率最高可达 90% 左右，而原发性肿瘤的诊断准确率为 73% ~ 94%。据多组大宗文献报道，综合性骨疾患的活检准确率总体在 80% 左右（图 27-1、图 27-2）。

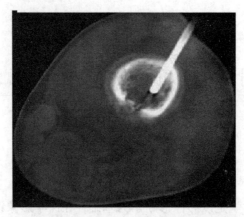

图 27-1　股骨干病变 CT 引导下活检穿刺

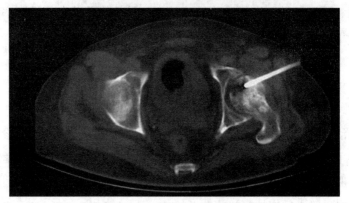

图 27-2　经皮穿刺活检术影像

左侧股骨头病变 CT 引导下活检穿刺，避开周围重要神经血管

第二节　骨肿瘤和肿瘤样病变经皮穿刺介入治疗术

骨肿瘤和肿瘤样病变经皮穿刺介入治疗术是用非血管性介入技术，在 X 线电视透视或 CT 扫描定位下对某些骨骼软组织病变进行病灶内穿刺，然后注入药物或对瘤巢进行抽吸切除，以达到治疗目的的一种治疗方法。

1. 适应证　①某些良性局限性肿瘤样变，如单纯性骨囊肿、动脉瘤样骨囊肿、血管瘤、嗜酸性肉芽肿及骨样骨瘤等；②少数恶性骨肿瘤，如多发性骨转移瘤、骨髓瘤的姑息性治疗。

2. 禁忌证　无绝对禁忌证。相对禁忌证：①未纠正的严重出血倾向；②局部表皮感染；③病理性骨折。

3. 技术要点　良性囊性病变应先抽取囊内液体，然后注入药物。单纯性骨囊肿、动脉瘤样骨囊肿可用无水乙醇，血管瘤可注入碘化油，嗜酸性肉芽肿应注射皮质激素，骨样骨瘤应采用环锯、射频或激光彻底毁损瘤巢；恶性肿瘤常用无水乙醇、加有化疗药物的碘化油乳液或聚甲基丙烯酸甲酯骨水泥（PMMA）治疗。

本疗法是一种相对简单、安全、微创而避免手术的治疗方法，对部分骨肿瘤及肿瘤样病变均能缓解临床症状，良性囊性病变可促使病骨的硬化修复、骨质结构重建而预防病理性骨折，恶性骨肿瘤注射治疗后可明显缓解疼痛，提高患者的生活质量。（图27-3）

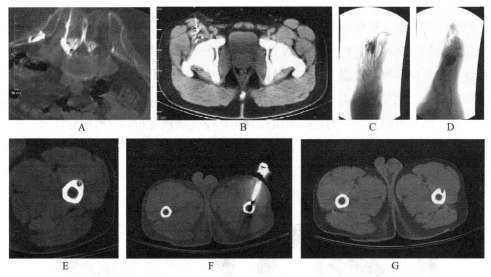

图 27-3 经皮穿刺介入治疗术影像

A：腰 5 右侧附件转移瘤，CT 引导下经皮穿刺注射栓塞剂　B：右侧髂腰肌良性肿瘤，
CT 引导下经皮穿刺注射栓塞剂　C ～ D：左足跖间软组织血管瘤，X 线引导下经皮穿刺
注射栓塞剂　E ～ G：左侧股骨骨样骨瘤 CT 引导下经皮穿刺瘤巢毁损术

第三节　经皮椎体成形术和后凸成形术

经皮椎体成形术（percutaneous vertebroplasty，PVP）是一种在放射影像引导下的微创性非血管介入治疗技术，即通过经皮穿刺的方法将骨水泥注射到病变椎体内，以起到强化椎体和缓解疼痛的作用。1987 年最先由 Galibert 等应用 PVP 治疗椎体血管瘤并取得良好效果，之后该技术应用逐渐延伸到治疗骨质疏松症和椎体恶性肿瘤。经皮椎体后凸成形术（PKP）是在前者基础上的发展，它将球囊技术应用其中，可部分恢复塌陷椎体的高度。

1. 适应证　①外伤性和骨质疏松性椎体压缩骨折；②椎体血管瘤；③溶骨性转移瘤；④骨髓瘤。PKP 主要应用于新鲜的外伤性椎体压缩骨折和骨质疏松性椎体压缩骨折。

2. 禁忌证　无绝对禁忌证。相对禁忌证：①凝血机制障碍；②局部感染及严重心血管病变；③椎体压缩严重累及椎体后缘；④椎体的爆裂骨折；⑤成骨性转移瘤等疾病。

3. 技术要点   多用 C 臂引导，关键在于精确定位穿刺和骨水泥的调配注射。均经椎弓根入路，局部麻醉，使用显影骨水泥在黏稠状态下注射可提高其安全性，注射过程一定要在侧位下严密监控，不要使骨水泥达到椎体后缘，若发现骨水泥渗漏到椎体外则立即停止注射。

　　PVP 能够增加患椎椎体的耐压力和强度，有效缓解疼痛症状，使椎体稳定性增加，可使患者早期下床活动，提高其生活质量。对各种原因引起的椎体压缩骨折，且不伴有明显脊髓及神经根受压症状，包括经传统治疗后疼痛仍不能缓解者，PVP 效果良好，选择疼痛局限、明显，且为近期或进展性椎体压缩骨折的病例效果最佳。对于瘤性椎体破坏者，PVP 可阻止肿瘤的进一步生长并防止发生病理骨折；对有椎管狭窄症状者，可简化手术方案，降低手术风险。作为转移瘤的姑息治疗，PVP 无论在缓解疼痛速度和持续时间上均优于传统的放射治疗。此外，PKP 可增加骨水泥注入量，降低渗漏率，能够部分恢复或恢复塌陷椎体的高度。（图 27-4 ～图 27-5 ）

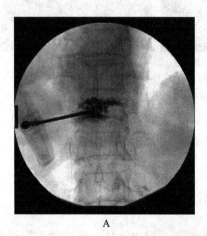
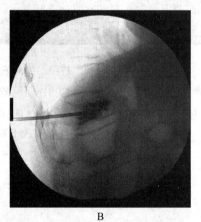

图 27-4   经皮椎体成形术影像

A ～ B：骨质疏松性椎体压缩骨折，经皮椎体成形术，后注入骨水泥

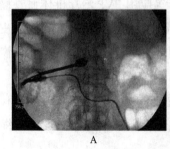
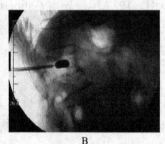
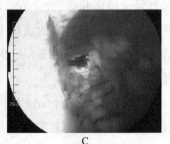

图 27-5   经皮椎体后凸成形术影像

A ～ C：骨质疏松性腰 1 椎体压缩骨折，球囊后凸成形术

第四节　椎间盘突出症的经皮介入治疗

一、经皮椎间盘切除术

经皮穿刺椎间盘切除术的基本原理是通过切除部分髓核组织，使椎间盘内压力减低，使突出的外层纤维组织和后纵韧带随之回缩，从而减轻或解除对神经根、脊髓及周围痛觉感受器的刺激和压迫，以达到治疗目的。目前多用于腰段椎间盘突出症的治疗，故又称"经皮腰椎间盘切除术（percutaneous lumbar diskectomy，PLD）"。

1. 适应证 ①临床症状明显，包括持续性腰腿痛、跛行等；②脊神经受压体征阳性或感觉异常，如直腿抬高试验阳性等；③经 CT 或 MRI 检查等影像学确诊为包容性或单纯性椎间盘突出，并且影像学表现与临床症状相一致；④经保守治疗 6～8 周效果不佳者。相对适应证：①以腰痛症状为主，无明显神经根压迫症状，但经 CT 或 MRI 证实有相应平面的椎间盘病变，并排除其他原因所致的腰痛；②合并后纵韧带钙化；③外科手术治疗后无效。

2. 禁忌证 ①椎间隙明显狭窄，提示严重退行性变或椎间盘突出病史过长，尤其 10 年以上；②椎间盘突出伴钙化或合并骨性椎管狭窄、侧隐窝狭窄及椎体滑脱；③ CT 或 MRI 提示突出髓核有明显粘连者或纤维环及后纵韧带破裂，髓核组织脱入椎管内；④突出物大，压迫硬脊膜＞50%，椎间盘突出致侧隐窝填塞；⑤曾做过化学性溶核术或合并椎管或脊柱其他病变；⑥严重心、肺功能不全或出血性疾病。

3. 技术要点 常用 C 臂引导；术前准确定位测量是操作成功的前提，术中清晰透视监视是操作成功的保障；常采用局部麻醉，但严禁将脊神经根麻醉以免造成损伤；细针正确穿刺后逐级扩张工作通道，用环锯将纤维环开窗，经工作套管插入髓核钳或切割器，反复切割抽吸至无髓核组织吸出为止。术前准备及术中严格的无菌操作是预防感染的重要措施。

PLD 术后多数学者采用 MacNab 的判断标准，改善临床症状与体征的有效率（显效＋有效）均在 70%～90% 之间，且近期疗效与远期疗效基本一致。术后大多数病人的神经根压迫症状能立即缓解，但之后 1～2 周约 30% 的病人可出现"反跳"，即出现与术前一样的症状，再经 1～3 个月后逐渐消失，故判断疗效的最佳时间在术后 3 个月左右。术后影像学表现与疗效不成正相关。对疗效与年龄、髓核切除量及髓核变性是否相关，尚有不同看法，但切除髓核尽量多，更有利于降低椎间盘内压力，改善患者症状。（图 27-6）

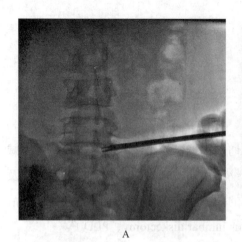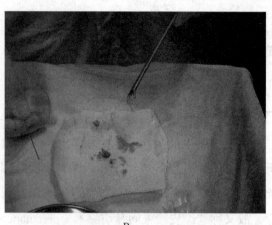

图 27-6　经皮椎间盘切除术影像

A～B：腰 4/5 椎间盘突出，X 线引导下经皮椎间盘切除术

二、经皮椎间盘医用臭氧髓核消融术

医用臭氧疗法是近年来介入微创治疗椎间盘突出症领域中的新方法，目前在欧洲国家发展迅速并广泛应用于临床，与其他微创技术相比具有创伤更小、安全性更高的特点；臭氧是一种强氧化剂，需专用发生器制备，注入髓核后能迅速氧化其蛋白多糖、破坏髓核细胞，使之变性萎缩，从而降低盘内压，缓解突出物对神经根的压迫。

1. 适应证　①经保守治疗无效的颈腰椎间盘膨出及轻中度单纯性包容性颈腰椎间盘突出、且有相应颈肩腰腿痛症状，须经 CT 或 MRI 检查证实；②非包容性中度突出（突出小于 5mm）。

2. 禁忌证　①椎间盘突出较大超过椎管面积 50%；②伴有突出物游离下垂、钙化；③合并关节突增生、韧带钙化等骨性椎管狭窄及椎体滑脱；④有出血倾向、精神异常等。

3. 技术要点　用 C 臂或 CT 引导，局部麻醉，18～22G 细针穿刺；术前准确定位测量是操作成功的前提，腰椎采用健侧卧位或俯卧位，选用侧后方或小关节内侧入路，颈椎采用仰卧位侧前方入路；常用臭氧浓度为 25～60μg/mL，盘内注射应选用较高浓度；椎旁注射严禁注入蛛网膜下腔。

臭氧的氧化能力除能使椎间盘髓核氧化变性萎缩外，还具有抗炎、镇痛作用，可直接注射到椎旁神经根周围消除水肿、缓解疼痛，而对正常组织无损伤；临床有效率国外统计为 66%～86%，国内报道为 75%～95%；而影像学复查突出物回缩率差异较大且与临床疗效不成正比。所有文献均未有椎间盘感染、脊髓及神经根损伤、出血等严重并发症的报道。严格选择适应证是提高疗效的关键，术后合理的康复锻炼有助于疗效的巩固和稳定。（图 27-7）

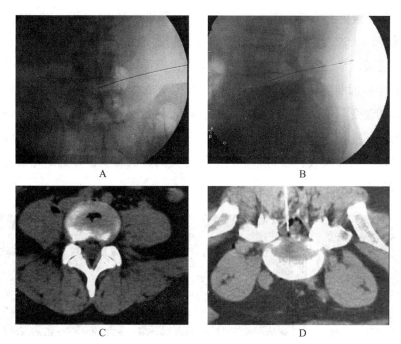

图 27-7　经皮椎间盘医用臭氧髓核消融术影像

A～B：腰 4/5 椎间盘突出，X 线引导下行经皮臭氧髓核消融术影像　C：经皮臭氧消融术后
CT 扫描显示椎间盘内臭氧分布　D：腰 5/ 骶 1 椎间盘突出，X 线下穿刺困难的选择 CT 引导

第五节　股骨头缺血性坏死的介入治疗术

股骨头缺血性坏死（avascular necrosis of the femoral head, ANFH）是骨科临床中的常见病和多发病，发病率正在逐年上升。因其累及的髋关节是人体负重大关节，所以常导致严重的肢体功能障碍和关节后遗症。近 30 年来，国内外学者对 ANFH 进行了大量研究，但因其病因和发病机制不明，治疗缺少根据，其治疗方法的选择及评价仍存在较大争议。ANFH 介入治疗术是近几年来新开展的微创性介入治疗新技术，因其创伤小、见效快而得到广泛应用。

1. 适应证　适用于各种原因导致的股骨头缺血性坏死，按 Ficat 分期标准，Ⅰ、Ⅱ期为最佳适应证，也可用于Ⅲ、Ⅳ期患者疼痛症状的缓解和关节功能的改善，并延缓人工关节的置换时间。

2. 禁忌证　无绝对禁忌证。相对禁忌证：①未纠正的严重出血倾向；②糖尿病；③对造影剂有过敏反应。

3. 技术要点　用 C 臂 DSA 引导，在局部麻醉下经患髋对侧股动脉入路，采用 Seldinger 技术穿刺插管，分别将导管超选择插入旋股内、外侧动脉进行药物灌注；常用药物为罂素碱、尿激酶、复方丹参注射液和低分子右旋糖苷等；部分患者可追加灌注闭孔和臀上动脉。留置导管多次灌注及配合经皮髓心减压术可提高其疗效。

治疗后疼痛缓解和关节功能改善的近期有效率几乎 100%，其中 78.9% 疼痛症状消失或明显减轻，87.5% 关节功能恢复正常或 I 级。血管造影显示灌注后旋股内外侧动脉分支增粗、延长，小分支明显增多，股骨头内血液循环加快，微循环明显改善。作者一组病例治疗后远期随访有效率仍保持在 72.7%，影像学检查显示骨质结构有不同程度恢复，但其改变与临床症状改善不一致，前者的变化较后者明显缓慢。该方法可以改善股骨头局部血液循环，使坏死骨质吸收、新骨形成，具有一定的临床疗效，但受适应证的选择、治疗次数、后期综合治疗等相关因素的影响，其远期疗效有待进一步评价。（图 27-8）

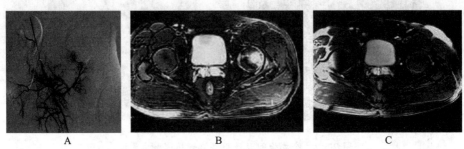

图 27-8　股骨头缺血性坏死介入治疗术影像

A：左侧股骨头缺血性坏死 II 期，造影显示旋股内侧动脉向股骨头内供血

B～C：左侧股骨头缺血性坏死 II 期，治疗前与治疗后 6 个月 MRI 对比

第六节　骨与肢体软组织肿瘤的经皮动脉栓塞或化疗性栓塞术

恶性骨与软组织肿瘤如骨肉瘤、转移瘤等大多血供丰富，有明显的供血动脉，使经血管介入治疗成为可能。经皮动脉栓塞或化疗性栓塞治疗的目的有二：减少术中出血的外科切除术前栓塞和对不能手术或拒绝手术切除者的姑息性治疗。多种良、恶性富血性肿瘤，尤其是骨盆及脊椎骨肿瘤，病变部位较深、周围解剖复杂，术中出血量大，使得手术风险和难度大大增加，而传统姑息治疗疗效差。该方法具有创伤小、疗效高、适用范围广等优势。

1. 适应证　①各种骨、关节与肢体软组织原发性恶性肿瘤；②转移性骨肿瘤；③部分富血性良性肿瘤。

2. 禁忌证　无绝对禁忌证。相对禁忌证：①全身广泛转移；②恶液质；③明显出血倾向；④血象及肝肾功能异常；⑤一般造影禁忌。

3. 技术要点　用 C 臂 DSA 引导，采用 Seldinger 技术穿刺置入导管，先行血管造影全面了解肿瘤部位、大小、轮廓、供血动脉数目、分支走行、瘤体内血管结构和引流静脉等，有助于明确靶动脉、提高疗效。常用栓塞剂为明胶海绵、PVA 微粒、碘化油及弹簧圈等，栓塞前灌注化疗或将化疗药物加入栓塞剂中可明显提高疗效；术中应严密监控，防止反流及误栓。

治疗后临床症状缓解，疼痛及局部肿胀可明显减轻，碱性磷酸酶下降，影像学复查骨破坏减缓或停止，病灶缩小，可出现骨修复征象；对于术前栓塞应在切除术前 24～72 小时内进行，瘤体及供血动脉多支栓塞可有效减少术中出血量，降低手术风险，提高肿瘤切除率；术前规范化经动脉灌注化疗并栓塞配合全身化疗使保肢率和 5 年生存率大大提高，如骨肉瘤可达 60%～80%。对于不能手术或拒绝手术切除者可明显缓解疼痛，控制肿瘤生长，提高患者生活质量。（图 27-9）

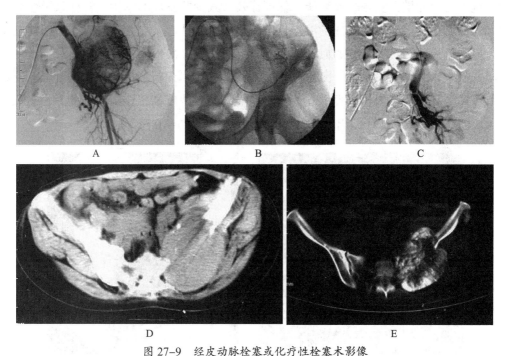

图 27-9 经皮动脉栓塞或化疗性栓塞术影像

A～C：左侧骨盆巨大转移瘤，DSA 下行经皮动脉化疗栓塞术　D～E：同一病人栓塞术前后 CT 对比

第七节　急慢性肢体动脉阻塞性病变的导管溶栓术

肢体动脉阻塞性病变包括血栓闭塞性脉管炎、动脉粥样硬化继发血栓形成及急性动脉栓塞等；临床上多见于下肢，致肢体缺血改变，急性典型者表现为疼痛（Pain）、无脉（Pulselessness）、苍白（Pallor）、麻木（Paresthesia）和运动障碍（Paralysis），即 5P 征，慢性者呈间歇性跛行和逐渐加重的疼痛，严重者可发生远端肢体难治性溃疡和坏疽。传统的全身静脉滴注溶栓效率低，用药剂量大易发生出血并发症，而外科手术创伤大，并发症多；目前采用介入微创经皮穿刺插管至血管腔内血栓局部灌注溶栓药物取得了较好的疗效，已成为治疗动脉阻塞性疾病的常用方法。

1.适应证　①各种急慢性血栓闭塞性脉管炎；②动脉粥样硬化继发血栓形成；③急

性动脉栓塞等动脉阻塞性病变；④具有相应的肢体缺血症状和体征；⑤无溶栓禁忌者。

2.禁忌证　①有出血倾向或活动性出血；②严重的血液系统疾病；③严重外伤或大手术后 2 周内；④近 3 周内发生的脑血管意外。

3.技术要点　用 C 臂 DSA 引导，根据阻塞部位选择入路，采用 Seldinger 技术穿刺插入导管，先行血管造影明确血栓闭塞部位，将导管置于血栓近端推注药物；用多侧孔溶栓导管插入血栓中接触性溶栓可提高疗效，依血管开通情况决定是否保留导管；目前常用溶栓剂为尿激酶，常用剂量 25 ～ 75 万单位 / 天，而 t-PA 不良反应更少；溶栓与抗凝治疗并重，监测凝血功能可保证疗效、减少并发症的发生。各种急慢性动脉阻塞性病变中，急性血栓形成的溶栓疗效明显优于慢性者，尤其 1 周以内的新鲜血栓效果显著；局限性、短节段的血管闭塞溶栓疗效优于弥漫性、长节段者。对于慢性动脉阻塞性病变中的陈旧性血栓，配合 PTA 或支架植入术而行溶栓治疗，仍可取得较好疗效。经导管血管腔内选择性灌注溶栓可使局部药物浓度高于全身用药的 5 ～ 10 倍，可大大提高溶栓效率，降低出血并发症的发生率。（图 27-10）

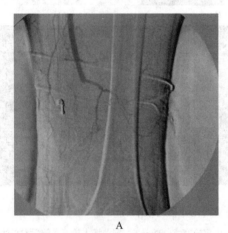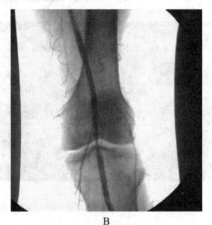

A   B

图 27-10　肢体动脉阻塞性病变的导管溶栓术

A ～ B：患者左侧股动脉中下段完全闭塞，行动脉导管灌注溶栓后闭塞血管开通

第八节　慢性髂股动脉闭塞症的介入治疗术

慢性髂股动脉闭塞症多由动脉粥样硬化引起，临床常见于 50 岁以上中老年患者，病因与高血压、高血脂及吸烟等因素有关。该病发展缓慢，其临床症状与粥样硬化斑块致管腔狭窄及闭塞程度相关，早期程度轻者可无症状，随着病变进展出现间歇性跛行、疼痛，当有继发性血栓形成或完全闭塞时，可导致严重的肢体缺血症状，出现 5P 征及远端肢体坏疽。目前传统外科手术已可获得较好疗效，而随着介入技术的发展，特别是经皮血管内成形术（PTA）和内支架植入术的应用，其治疗以创伤小、疗效好正不断被患者所接受。

1. 适应证　①髂股动脉局限性狭窄，长度小于 10cm；②动脉完全阻塞，长度小于 5cm；③狭窄段较长或 PTA 后管壁欠光滑、夹层或仍有 30% 以上狭窄者适于内支架植入；④动脉硬化狭窄伴有溃疡或动脉瘤可做覆膜支架植入术。

2. 禁忌证　①髂股动脉长段完全闭塞；②溶栓治疗后无改善；③阻塞远端股、腘动脉及分支已有明显狭窄或阻塞。

3. 技术要点　用 C 臂 DSA 引导，根据病变部位选择入路，采用 Seldinger 技术穿刺插入导管，先行血管造影明确狭窄或闭塞部位、长度及程度；长段狭窄或完全闭塞者常先溶栓治疗，然后选择 PTA 或 PTA+ 支架植入。球囊及支架应依据病变选择，操作前均应肝素化。

PTA 及内支架植入术治疗髂股动脉闭塞症可获得满意疗效，其中髂动脉 PTA 成功率在 95% 以上，局限性狭窄者 5 年通畅率可达 80% ～ 90%，而长段病变和股动脉病变介入治疗后再狭窄发生率相对较高；髂股动脉完全闭塞者配合局部溶栓治疗可减少支架置入的数量，对于已出现远端肢体严重坏疽需截肢的患者介入治疗可降低截肢平面；介入术后的综合治疗如祛除致病因素、功能锻炼及长期抗凝可提高和巩固疗效。（图 27-11）

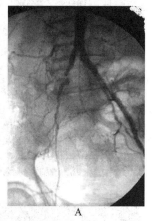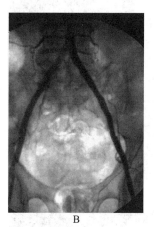

图 27-11　慢性髂股动脉闭塞症的介入治疗术影像

A ～ B：左侧髂股动脉闭塞，经灌注溶栓及血管成形术前后造影比较

第九节　下肢深静脉血栓形成的导管溶栓术

下肢深静脉血栓形成（deep vein thrombosis，DVT）是由血流瘀滞、血管内膜损伤及血液高凝状态等因素引发的。具体病因较多，除血液系统疾病外，骨科创伤和手术是临床常见高危因素，尤其是骨盆及下肢挤压伤、髋膝关节手术后发生率较高，下肢制动、高龄肥胖、肿瘤及心脏病患者也易发生下肢深静脉血栓。其中髂股静脉血栓形成危害大、自然预后差，易并发致命性肺动脉栓塞，可导致长期遗留的下肢深静脉功能不全。临床左侧多见，主要表现为肢体肿胀、疼痛，彩超及血管造影等检查可明确诊断。

1. 适应证 ①下肢深静脉血栓形成急性期、亚急性期；②慢性下肢深静脉血栓形成急性发作期。

2. 禁忌证 ①伴有脑出血、消化道及其他内脏出血；②患肢伴有严重感染；③急性髂股静脉或全下肢深静脉血栓形成；④管腔内有大量游离血栓而未做下腔静脉滤器置入。

3. 技术要点 根据分型可选择静脉置入导管顺流溶栓、逆流溶栓或经动脉置管溶栓；均采用 Seldinger 技术穿刺置管，应用多侧孔溶栓导管插入血栓中接触性溶栓，并保留导管持续灌注可明显提高疗效；目前常用溶栓剂为尿激酶，而 t-PA 不良反应更少；溶栓与抗凝治疗并重，不断监测凝血功能可保证疗效、减少并发症的发生。

对于 DVT，传统的内科抗凝及全身溶栓治疗疗效低、不彻底，且颅内和消化道出血等严重并发症发生率高；外科手术切开取栓适应范围窄，创伤大易复发，临床应用越来越少。经导管局部灌注，特别是接触性溶栓治疗可大大提高溶栓效率，缩短治疗时间，减少溶栓剂用量，降低严重出血并发症的发生率，在下肢 DVT 治疗上有代替传统疗法的趋势。对陈旧性血栓导致的管腔狭窄或闭塞，需配合 PTA 或支架植入术。（图 27-12）

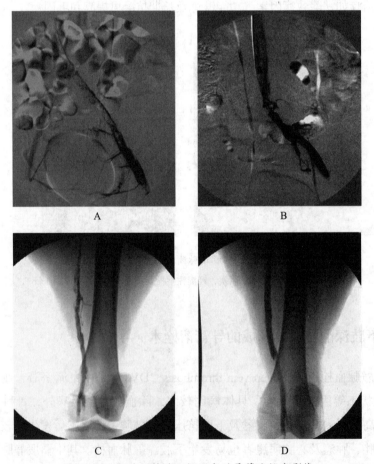

图 27-12 下肢深静脉血栓形成的导管溶栓术影像

A～D：左下肢深静脉血栓形成，行经右侧颈内静脉置管溶栓术前后对比，A、C 为术前，B、D 为术后

第十节　下腔静脉滤器置入术

下腔静脉滤器（inferior vena cava filter，IVCF）是为预防下腔静脉系统栓子脱落引起肺动脉栓塞而设计的一种装置。导致肺动脉栓塞的栓子75%～90%来源于下肢深静脉和盆腔静脉丛的血栓，其临床表现为突发胸痛、呼吸困难和发绀，严重者可出现休克，病死率为30%左右。传统的外科手术风险大、创伤重、并发症多，近年来随着下腔静脉滤器设计的发展，可采用介入微创的方法置入，大大提高了安全性，降低了并发症的发生率。

1.适应证　①下腔静脉系统中主要是下腔静脉及髂股静脉内存在游离大血栓；②下腔静脉系统内存在血栓，但伴有抗凝治疗禁忌证，如颅内出血等；③骨盆及下肢严重创伤，伴有或可能发生深静脉血栓；④下肢深静脉血栓治疗中有可能发生血栓脱落；⑤老龄、长期卧床伴有高凝状态；⑥已经或曾经反复发生肺栓塞并有可能再次发生。

2.禁忌证　①下腔静脉直径大小与滤器设计值不符；②置入途径管腔内有悬浮血栓存在；③有孕；④病情垂危或有脓毒血；⑤已发生广泛严重的肺栓塞，病情凶险。

3.技术要点　可采用经股静脉或右侧颈内静脉入路，根据造影测量选择合适滤器，确定肾静脉开口，常使滤器置于其水平之下，确保稳定后谨慎释放。滤器分为永久和临时性两种，应根据病情选择，现多主张使用临时可回收滤器。滤器置入后应进行抗凝治疗。

下腔静脉滤器置入可有效预防致命性肺动脉栓塞、明显降低肺动脉栓塞发生率已得到公认；对各种存在可能引发深静脉血栓并导致肺动脉栓塞风险的高危因素患者，国外学者多主张使用预防性临时滤器；但目前应用下腔静脉滤器后仍有2%～5%的肺动脉栓塞发生率。（图27-13）

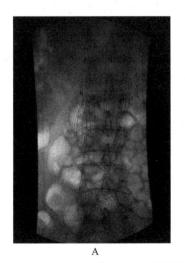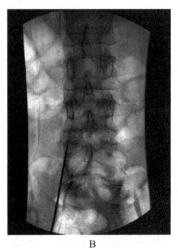

A　　　　　　　　　　　　B

图27-13　下腔静脉滤器置入术影像

A：经右侧颈内静脉放置下腔静脉滤器　B：经右侧股静脉放置下腔静脉滤器

第二十八章 医源性骨与关节病变

在临床诊疗过程中使用某些诊断和治疗方法，以及某些药物所引起的疾患，包括一些正确应用医疗措施可预防的并发症，也包括医疗措施使用不当，以及医疗失误所致的继发性疾患而引起的骨与关节病变，统称为"医源性骨与关节病变"。

第一节 医源性病变

医源性病变引起的骨与关节病变临床多见。这些损伤主要包括损伤类型、损伤部位、影像学表现等，分述如下：

强力治疗是最常见的损伤类型之一，主要由于急救时进行心脏按摩、人工呼吸，胸廓手术时过度牵拉，分娩时牵拉助产造成，常见于胸廓骨骼、新生儿锁骨、肱骨、股骨及新生儿长骨骨骺。影像表现为肋骨骨折、锁骨中外段骨折、肱骨骨折、股骨中上段骨折，折端常伴有多量骨痂；骨骺滑脱或骨骺周围因损伤出血而出现广泛钙化。

强力限制多见于精神病人或儿童在治疗过程中因强力限制其挣扎，而造成的被限制部位的骨与关节骨折脱位。

矫形外科、骨外科治疗中的长期、持续牵引可损伤被牵引部位，多造成儿童骨骺损伤。

长期对肢体或躯干石膏固定可引起被固定部位或儿童先天性髋关节脱位之股骨头损伤，前者多造成废用性骨质疏松、并发病理骨折，软组织钙化；后者则引起儿童先天性髋关节脱位之股骨头缺血性坏死。

精神病患者电休克治疗可引起肩关节及胸椎周围肌肉痉挛，造成肩关节脱位和压缩性骨折。

放射损伤可引起被照射部位病理骨折，同时诱发骨肉瘤、骨坏死、放射性骨炎、骨骺早闭、胎儿发育异常。

腰椎穿刺、椎间盘造影或封闭疗法及其他注射消毒不严，可引起被穿刺部位局限性骨髓炎、软组织钙化椎间盘变性、感染。

点穴可引起肌肉、软组织内出血逐渐钙化，导致被点穴部位骨化性肌炎。

第二节　手术后病变

手术后病变引起的骨与关节损伤主要见于以下这些类型。

植骨术后，植入骨被吸收可引起骨囊肿样病变。骨内金属异物植入术后，由于金属异物使骨吸收破坏类似于肿瘤或感染改变。肾移植术后，为治疗排斥反应而大量使用类固醇药物，可引起缺血性骨坏死、骨膜下骨吸收、硬化、骨质疏松，骨膜炎。胃切除及广泛肠切除术后，引起钙代谢紊乱，造成骨质软化症。甲状旁腺误全切术后，引起血钙降低，可致肌肉痉挛、病理性骨折。

第三节　药源性病变

药源性病变引起的骨与关节损伤主要见于以下这些类型：

1. 大量皮质激素的使用，可使骨骼血供障碍致骨缺血，引起缺血性骨坏死，如股骨头坏死，早期骨质密度不均匀增高，随之出现囊状改变，最后骨骼塌陷变形（图 28-1～图 28-2）。

2. 抗痉挛类药物（扑痫酮、苯巴比妥等）一方面减少蛋白质合成、促进其分解，从而抑制成骨，可引起骨质疏松、病理骨折、形成假骨痂；另一方面由于抗 VitD 作用，影响钙代谢，缓解疼痛，减少原有关节病的疼痛性保护，使活动过度，类似夏科关节病改变，还可以抑制骨骼发育而致骨生长障碍、骨龄落后、身材矮小。

3. 镇痛类药物减少原有关节病的疼痛性保护，使活动过度类似夏科关节病改变。

4. 抗凝血药物（肝素等）及致畸药物（孕妇服用华法伦等），可共同导致局部刺激引起骨质吸收，前者可引起骨质疏松改变，后者可引起胎儿软骨发育不全。

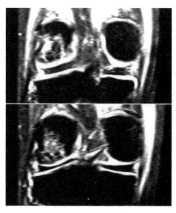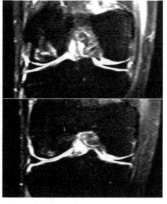

图 28-1　股骨内髁坏死 MRI 影像

股骨内髁关节面下骨质信号混杂，边界不清，符合骨坏死影像学改变

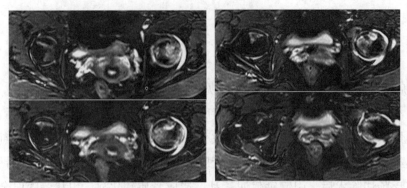

图 28-2　双侧股骨头坏死 MRI 影像
双侧股骨头信号混杂，边界不清，左侧股骨头球面节裂，提示双侧股骨头缺血性坏死

第二十九章　图像融合技术在骨与关节疾病中的应用进展

一、引言

　　医学影像主要分为两大类：解剖形态影像和功能影像，二者各有优缺点：前者具有较高的组织分辨率，能够清晰的显示组织和器官的解剖结构信息，但无法反映脏器的血供、功能和代谢情况，需要在解剖结构发生改变后才能发现病变，对疾病的早期诊断较困难；功能影像对病变的显示敏感性高，但特异性差，组织分辨率较低，但它能够较早地提供组织、器官的功能代谢信息，从分子水平对疾病进行早期诊断，这是解剖形态影像所不能替代的。当今，解剖形态影像以 DR、CT 和 MRI 的应用最为广泛，主要是显示脏器或组织的解剖学变化，分辨率高，精细的解剖结构显示清晰，但缺乏功能信息，尽管有时也显示功能变化，但仍然是建立在形态学基础之上。功能影像以核医学显像为代表，它是以放射性核素或标记化合物为示踪剂，应用射线探测仪器进行体外探测，获得人体内放射性核素分布的图像，该图像是一种功能影像，反映的是示踪剂在体内的功能分布与代谢情况，而不是组织解剖学形态和密度的变化。虽然核医学影像也可显示其解剖形态学变化，但图像的解剖学分辨率差，信息量小，其影像的清晰度主要由脏器或组织的功能状态决定，通常小于 1cm 的病灶难以被常规的 SPECT 显像所发现。

　　将核医学的代谢或血流等有价值的功能信息图像与 DR、CT 或 MRI 等精确解剖形态影像进行融合，以弥补核医学影像分辨率及解剖定位能力差和解剖学影像不能显示功能代谢变化的缺点，进而判断病变组织的代谢或血流变化，鉴别病变的性质，这就是"图像融合"技术，它为临床医生提供了更加全面和准确的图像信息，达到了 1+1 > 2 的效果，这也正是其优势所在。

二、各种图像融合技术的优势与不足

　　20 世纪 90 年代以来，随着计算机、通讯、新材料、传感器等技术的飞速发展，医学图像融合技术亦随之不断获得进步，1999 年，通用电器公司（GE）推出了全球第一台医用同机图像融合设备，它将 CT 扫描装置及放射性核素探头配置在同一机架上，可同时进行 CT 和 SPECT 检查，不仅把获得的 CT 图像和 ECT 图像进行融合，还可以利用 CT 图像对 SPECT 图像进行衰减校正，该设备的问世，使得图像融合技术发生了根本性的变化，具有划时代的重要意义。之后，GE 公司、西门子公司及飞利浦公司又先后推出了 PET/CT 设备，其功能更进一步，定位更加准确，诊断准确性进一步提高，在国内外医学影像诊断中得到了广泛的应用。目前的图像融合技术主要包括同机图像融合和异机软件图像融合两种：前者主要包括 SPECT/CT 和 PET/CT 等，一次显像可同时获得 CT 解剖影像和 ECT 的功能、代谢或血流影像，实现了核医学与 CT 的优势互补，大大提高了核医学影像的应用价值；而后者则是将 DR、CT 或 MRI 图像通过网络或光盘等储存介质传输到图像处理工作站，将解剖影像与核医学等的功能影像融合在一起进行分析，同样可以达到同机图像融合的效果。我国近 20 年来，SPECT/CT 和 PET/CT 的装机数量和临床应用均取得了迅猛进展，在肿瘤早期诊断、疾病疗效评价、心肌代谢及脑功能评价等方面取得了良好效果，但该设备昂贵，检查费用较高，推广普及受到了限制。

国内外相关文献中图像融合技术在骨与关节疾病的应用和研究，主要局限于恶性骨肿瘤（恶性肿瘤骨转移）、股骨头缺血性坏死、骨髓炎、骨折、良恶性骨折鉴别等有限的几个方面，而本书中作者将图像融合技术的研究领域拓展至良性骨肿瘤、骨肿瘤样病变、骨与关节炎症、骨性关节炎、骨骺损伤、足副舟骨慢性损伤、髋关节撞击综合征、人工关节假体松动、强直性脊柱炎、骨折愈合情况的判断等诸多方面。当今，临床广泛应用的图像融合技术主要是 SPECT/CT 及 PET/CT，而应用上述设备进行检查的患者，既要接受放射性核素的辐射，又要接受 CT 检查的辐射危害，对患者的身体健康构成了潜在的威胁。本书作者研究的 SPECT/DR 图像融合技术，将解剖结构图像由 CT 改为 DR，患者接受检查时所受的辐射剂量大大减少，具有更好的社会效益和更加环保的特点。

随着图像融合技术的飞速发展，相比 SPECT/CT、SPECT/DR 及 PET/CT 等图像融合技术，影像医学工作者更加期待的是 SPECT/MRI 和 PET/MRI 的研究。SPECT/MRI 和 PET/MRI 除具备现有图像融合技术的所有优点外，还可以提供更多的软组织信息，该信息可应用于高精度的 PET 图像衰减校正，从而进一步提高图像质量和空间分辨率。目前，将 PET 晶体置于 MRI 内部的 PET/MRI 设备已经研制成功，并开始应用于临床疾病诊断中，该图像融合技术对患者的 X 线辐射更少，能够在满足诊断的同时更加环保，利于患者的身体健康。

三、图像融合技术在骨与关节疾病中的应用

放射性核素骨显像是核医学检查中最重要的项目之一，它显示的是人体骨骼系统放射性示踪剂 $^{99}Tc^m$–MDP 在平面或断层图像的分布情况。$^{99}Tc^m$–MDP 骨显像的原理是

其通过化学吸附方式与骨骼中的羟基磷灰石晶体表面结合，通过有机基质结合方式与未成熟的骨胶原结合，用 SPECT 在体外探测，从分子水平反映病变的病理变化，属于分子影像学的范畴。核医学与分子影像学对骨与关节疾病的诊断和治疗起着重要作用，因为放射性核素骨显像具有反映骨代谢变化和血供的能力，从而可以对疾病进行早期诊断。

众所周知，骨与关节疾病大多在病变部位的解剖结构发生变化时才能在 X 线、CT 或 MRI 图像上表现出来，此时往往延误了最佳的治疗时机，而 SPECT 及 PET 显像的优势就在于能够较早期的、敏感的发现病变，属于分子影像学的范畴，但其解剖结构显示差，特异性较低。功能图像和解剖图像的结合是现在及将来影像学发展的趋势，SPECT/CT、SPECT/DR 及 PET/CT 等图像融合技术将功能显像和解剖结构图像的互补信息叠加显示出来，它不但提供核医学对病变组织的有价值的功能、代谢信息，而且提供准确的解剖结构定位图像，为临床提供了更加全面和准确的资料，并且该检查技术安全无创，灵敏度高，费用较低，无绝对禁忌症，在骨与关节疾病中的应用亦越来越受到临床的重视。

（一）骨肿瘤

放射性核素骨显像在原发及转移性骨肿瘤中的应用非常广泛和重要，对疾病的诊断和受累范围的判断都有重要意义。由于骨显像可以反映病变早期骨骼的血供及代谢改变，而此时其解剖结构尚未发生变化，故其对骨骼病变的诊断敏感性非常高，张永学等认为骨显像可较 X 线、CT 至少提前 3 ~ 6 个月发现病变。骨显像在寻找恶性肿瘤骨转移方面具有独特而重要的价值，是骨转移瘤的首选检出方法，主要判断肿瘤病人有无骨转移病灶，以进行疾病分期、骨痛评价、预后判断、疗效观察和探测病理性骨折的危险部位。对于原发性骨肿瘤，骨显像主要解决病变定位和分期的问题，观察病灶的数量，对病情的评估和制订治疗方案都很有必要。然而，骨显像的敏感性虽然较高，但其特异性较低，因为凡能引起骨骼血供和代谢变化的病变如创伤、炎症、肿瘤、骨代谢性疾病等均可影响 $^{99}Tc^m$–MDP 的浓聚，另外，复杂解剖部位的组织结构重叠，对于放射性浓聚分布部位的准确判断较困难。

图像融合技术的应用，大大提高了骨显像的灵敏度和特异度。Even-Sapir 等分析、比较了多种影像检查和骨转移瘤的显像原理、优势及局限性后认为，$^{99}Tc^m$–MDP 摄取的增高反映了骨质对肿瘤细胞中成骨细胞的反应，融合显像为异常放射性浓聚区的准确解剖定位提供依据，大大提高了骨显像检测恶性肿瘤骨转移的准确性。融合显像诊断骨良恶性病灶的优势主要表现在对骨显像中骨代谢增高的病灶进行准确定位，了解病灶与其周边组织器官的毗邻关系；明确解剖表现异常的病灶是否有功能代谢的变化；明确区分骨代谢增高部位为生理性摄取还是病理性摄取，二者结合的融合图像，对原发及转移性骨肿瘤的定性诊断具有重要价值。

　　岳明纲等认为，SPECT/CT 融合图像诊断骨转移的灵敏度、特异度和准确性均优于骨断层和同机 CT 扫描，对恶性肿瘤椎体转移的诊断具有很高的临床应用价值。马全福等认为，SPECT/CT 检查时，若 CT 显示骨质有病变而骨显像未见异常，一般认为是良性病变，若骨显像呈"热区"而 CT 表现正常，多考虑骨转移，SPECT 骨显像和 CT 结果的不一致，反映了这两种显像机理的差异，二者互补，可对某些疾病做出诊断。融合显像中的解剖影像可清晰显示骨皮质及髓质病变，能较好地分辨易与骨转移相混淆的退行性病变，明显减低了单纯骨显像诊断骨转移的假阳性率，同时能对骨转移的类型进行鉴别，清楚地分辨骨转移是溶骨性、成骨性或混合性，由于骨转移瘤以溶骨性居多，且溶骨性转移瘤往往表现为放射性减低区，融合显像的应用有效降低了溶骨性转移瘤所致的假阴性率。

（二）骨与关节损伤

　　核医学在骨与关节损伤中的应用日益广泛，尤其是融合显像技术成为一种重要的检查方法。用 $^{99}Tc^m$–MDP 作为显像剂的骨显像检查观察骨与关节损伤，具有无创、简便和敏感性高的优势，骨显像能在骨折早期检查出 X 线及 CT 不能发现的改变，外伤后 24 小时内骨显像即可呈异常表现，损伤部位对 $^{99}Tc^m$–MDP 摄取增加，表现为放射性浓聚，诊断清晰、明确，可证实其他方法难以显示的可疑损伤。若骨显像正常，则可除外骨关节损伤，因此，即使骨显像结果呈阴性也有临床意义。单纯骨显像对骨与关节损伤的应用价值主要体现在：X 线较难诊断而骨显像多可显示的肋骨和胸骨的急性损伤，手、足等小骨块的隐性骨折，小儿骨折及创伤，足部、肋骨、股骨和胫骨等部位的疲劳骨折，椎弓骨折及椎体滑脱，可鉴别骨骼的近期损伤和陈旧性损伤并指导治疗，骨折迟延愈合或不愈合及其远期愈合可能性的评价，定期或多次骨显像随访可了解骨折端的变化过程和辅助诊断骨折愈合情况，判断骨折后或移植骨的存活性。上述骨与关节损伤情况，单一应用解剖影像检查均有明显的局限性，部分损伤解剖影像可能表现为正常，是一种假阴性结果，单纯依靠解剖影像诊断，往往延误损伤的最佳治疗时机。

　　张敏等应用 SPECT/CT 检查正确诊断 11 例隐性骨折及 9 例髋臼唇损伤，认为 SPECT/CT 在诊断隐性骨折，特别是隐性骨与关节内骨折及髋臼唇损伤方面具有明显的优势。当损伤患者的临床症状与 X 线或 CT 检查结果不吻合时，可选择 SPECT/CT 检查进行早期诊断。蒲朝煜等认为 SPECT 骨显像可作为运动伤早期诊断的首选方法，而 SPECT/CT 融合显像可提高诊断的准确性。

（三）骨折愈合情况的判断

　　骨折愈合是骨的原始连续性重建，是一个极其复杂的细胞组织学修复过程，愈合时间受多种因素的影响。对骨折愈合的情况进行客观的评价，准确判断骨折是否愈合或有无远期愈合的可能性，对确定患者开始负重的时间、内固定物的取出时间以及是否需要再次手术等至关重要。以往评价骨折愈合的方法，无论是 X 线还是 CT 扫描，均需要见到骨折端有连续的骨痂形成且骨折线消失、骨皮质衔接，才能作出较准确的判断，因而对无骨痂或仅有少量骨痂形成的骨折，判断其是否愈合或能否远期愈合非常困难。

对 X 线平片及 CT 检查无法准确判断骨折是否愈合或是否有远期愈合的可能性时，应用图像融合技术进行检查，综合分析放射性核素在骨折端分布的形态、部位及程度，可实现对骨折是否愈合及能否远期愈合的诊断，并为临床诊断骨折延迟愈合与骨不连提供了一种客观评价的方法。张敏等对 16 例骨折患者的骨折部位进行图像融合分析，认为当发现放射性核素浓聚区部分或全部通过骨折端时，可判断骨折端处于愈合过程中，具有远期愈合的可能；相反，如果骨折端未见有连续的放射性核素浓聚区通过，则认为骨折未愈合，放射性核素浓聚区离骨折端越远，骨折愈合的可能性就越小。

（四）缺血性骨坏死

各种原因导致骨组织或骨髓局部血供中断，骨组织代谢出现障碍，即可导致局部骨组织发生缺血性坏死改变。骨组织血供中断后，6 ～ 12 小时骨髓造血细胞、间质细胞及原始成骨细胞首先死亡，12 ～ 48 小时后骨细胞和成熟成骨细胞死亡，脂肪细胞耐受性最强，2 ～ 5 天后死亡。缺血性骨坏死的早期骨显像表现为放射性分布正常或缺损，坏死的骨组织进入修复期，骨扫描表现为坏死组织与正常组织交界处放射性摄取增高，最后形成周围放射性摄取增高围绕中心放射性缺损的典型"炸面圈"样改变，这种表现持续数月，随着修复过程的完成，放射性分布又恢复正常，当出现骨皮质塌陷、关节面退变等骨关节炎改变时表现为关节周围的放射性浓聚。

临床诊断缺血性骨坏死的影像学方法主要有 X 线、CT、MRI 和核医学骨显像等，而这些方法均有一定的局限性，对骨坏死，尤其是早期的骨坏死诊断困难。X 线、CT 及 MRI 可以清晰显示骨形态及密度或信号的改变，但不能显示骨坏死区血供及骨盐代谢等功能信息，文献认为骨显像诊断缺血性骨坏死的优势在于能反映骨骼的局部血流、无机盐代谢及成骨活跃程度等，可发现病变组织形态发生改变前的代谢变化，是早期诊断该疾病的重要方法之一。由于解剖结构重叠及分辨率较差，对于较小的病变尤其是股骨头放射性核素分布稀疏或缺损区的病变，骨显像诊断困难。融合图像即可显示清晰的解剖结构，又避免了病灶周围组织重叠的影像，使病灶定位更准确，诊断准确率更高。高桂珠等认为 SPECT/CT 融合图像能明确显示股骨头核素分布状态，尤其对股骨头呈核素分布稀疏或缺损的病变的诊断优势明显，从而有利于缺血性骨坏死的早期诊断、鉴别诊断及疾病的分期和指导治疗、预测预后等。

（五）骨与关节发育异常

骨与关节发育异常包括骨与关节发育畸形、骨与关节发育障碍及染色体异常等一大类疾病，种类繁多、影像表现多样。目前影像学诊断主要是 X 线 DR 平片、CT 及

MRI 检查，主要表现为形态、位置、大小和数目的改变，但对患者骨关节早期功能改变及力学变化的显示不足，功能图像和解剖图像融合技术则可弥补此不足，从力学、功能学改变方面反映疾病的发生、发展并为临床治疗提供个体化指导依据。如：对于椎体峡部崩裂的诊断，X 线平片双斜位和 CT 断层，尤其是 MSCT 的图像重建可准确、灵敏显示峡部骨质不连，但临床中经常遇到的困惑是患者的峡部裂是稳定性还是非稳定性，即该峡部骨质不连处是否通过纤维或软骨相连接；或以前相连现在变成不相连，尤其是对椎体无滑脱患者，对稳定性峡部裂和不稳定性峡部裂临床的治疗方案截然不同，这是单纯依靠解剖影像学无法回答的问题，而图像融合技术则可以从解剖及代谢两个方面评价椎体峡部的骨质情况。对于骨骺板损伤的诊断亦是如此，目前判断骨骺闭合主要通过 X 线、CT 和 MRI，依据干骺端骨桥的形成，判断骨骺是否闭合，但临床工作中对判断骨骺是否闭合及闭合程度是一种比较困难的事情，儿童干骺端是骨质代谢比较活跃的地方，显像剂生理高浓聚，当干骺端损伤，骨骺闭合时正常干骺端的软骨内化骨的生长功能受阻，骨质代谢活跃程度减低，血流减慢，可表现为骨显像剂的浓聚减少，可明确判断骨骺板的发育情况。

（六）髋关节撞击综合征

股骨头与髋臼解剖学匹配性的差异是导致髋关节撞击综合征的主要原因，根据髋臼解剖形态不同，分为"钳夹型"髋臼和"凸轮型"髋臼，"钳夹型"髋臼的包容性增大，使得髋关节后伸受限，撞击多位于髋臼的后上缘，"凸轮型"髋臼较浅，撞击多发生于髋臼的前上缘。股骨头髋臼撞击综合征临床表现隐匿，呈渐进性、累积性发展，一旦出现临床症状，常常反复发作，难以痊愈。股骨头与髋臼的反复撞击将导致髋臼唇的损伤，部分患者股骨头撞击区亦可出现相应损伤。

髋臼唇的损伤影像学表现多样，常为髋臼唇增厚、边缘不规则、髋臼唇缺损等，在以往的 DR、CT、MRI 等常规影像学检查方法中，以 MRI 检查价值较大。单纯解剖学影像检查不能解决髋臼唇损伤假阳性、假阴性问题。尤其与发育性如髋臼副骨化中心、髋臼边缘小骨等鉴别困难。常规影像学检查能清晰显示髋臼唇撕裂、缺损及髋臼边缘骨质增生、退变等解剖结构的改变，SPECT 骨显像能通过放射性核素在髋臼唇浓度的情况从功能影像角度确认损伤是否存在，而且核素骨显像发现骨病变的时间常常早于 DR、CT 及 MRI 检查。我们将常规 DR、CT、MRI 影像与功能影像 SPECT 结合产生的融合图像，充分利用 DR、CT、MRI 的高分辨率与 SPECT 的功能影像（确认损伤的存在）优势，取长补短，对髋关节撞击综合征进行早期、及时、准确的诊断。

（七）骨髓炎

炎症是骨与关节受到致炎因子作用时局部组织的非特异性反应，分为急性和慢性炎症。骨髓炎是累及骨髓的骨感染，及时、准确的诊断骨髓炎对于愈后及减少并发症非常重要，为了达到早期、准确诊断骨髓炎的目的，仅仅依靠体格检查及实验室检查是远远不够的，紧密结合临床和影像学的特征表现对早期诊断骨髓炎非常必要。对于任何一个怀疑骨髓炎，尤其是早期骨髓炎的病例，无论是形态学还是功能显像检查都是需要的。临床上，骨髓炎的后期诊断较容易，对于 X 线或 CT 表现为骨质破坏、死骨形成、骨膜反应以及周围软组织肿胀或脓肿形成的典型病例大多可以明确诊断，但此时骨髓炎往往处于病程的中、晚期，因为骨髓炎的阳性影像学表现往往晚于临床症状 3～5 天甚至 2 周左右出现，此时大多临床治疗效果不佳。

X 线平片及 CT 检查对骨髓炎的早期诊断相对不敏感，当临床出现骨髓炎时，SPECT 骨显像即可表现为病变部位的异常放射性核素浓聚，其敏感性较高。文献认为急性骨髓炎发生 2 天时核素骨显像即可明确诊断，对于骨髓炎的早期诊断，SPECT 骨显像具有较大的优势，但其特异性较低，单纯的 SPECT 骨显像无法准确判断放射性核素浓聚的具体解剖位置，对诊断起决定作用的解剖结构可能无法精确显示，表现不典型时诊断困难。因此，应用融合显像即能对病变的功能代谢情况做出评价，又能观察其细致的解剖结构，实现了对病变的准确定位与定性，达到早期准确诊断的目的。

有学者尝试应用不同的放射性核素示踪剂显像对骨髓炎进行诊断，如 ^{67} 镓枸橼酸盐结合 ^{99}Tc^{m}-MDP 骨扫描、^{111} 铟标记白细胞显像、^{99}Tc^{m} 标记人类多克隆 IgG 和 ^{99}Tc^{m} 硫胶体骨髓显像联合 ^{111} 铟标记白细胞显像（TcBMs-InS）等。这些方法尽管有不同的敏感性和特异性，但由于研究仍不充分，甚至有些方法较原有的核素骨显像并未显示出更大的优势。其中，TcBMS-InS 虽有更高的敏感性和特异性，并被视为核医学显像诊断骨髓炎的金标准。但此方法价格昂贵，放射性核素药物制备复杂，因此上述方法在临床上并未得到广泛应用。

（八）人工关节置换术后假体松动的早期诊断

人工关节置换术是治疗关节严重疾患的有效方法，髋和膝关节置换是临床最常见的两种人工关节置换手术。由于患者自身原因、医源性原因或假体材料、制作工艺等所导致的假体松动是该手术失败的重要原因，严重影响着手术的远期效果和愈后。人工关节置换术后假体松动主要依据患者症状及 X 线上假体周围出现的低密度透亮带进行诊断。根据 IDES 的放射学诊断标准，凡 X 线或 CT 图像表现为假体移位、下沉、周围骨骼断裂者可诊断为临床假体松动，当假体周围骨质出现典型的骨皮质密度增高或增厚，骨髓腔封闭、骨硬化，假体周围出现不连续或连续的低密度透亮带且宽度大于 2mm 等征象时，说明假体与周围骨骼界面的贴合不良，是诊断关节假体影像学松动的重要征象。当人工关节假体周围骨骼出现明显的骨吸收，甚至发生假体移位、脱位、假体周围骨折等假体松动的晚期情况时临床诊断较容易，但在假体松动的早期或松动程度较轻时，由于假体周围骨骼尚未形成结构异常或假体周围较细小的透亮带被遮挡等，依靠 X 线、CT 等以解剖结构变化为基础的影像学检查进行诊断均很困难。另外，CT 或 MRI 检查存在金属伪影及相应的禁忌证，在假体松动诊断中的应用受到限制。

　　放射性核素骨显像在假体松动的诊断及其鉴别诊断中的临床应用价值较高，它反映的是假体周围骨骼的功能和代谢变化而不是解剖结构的改变，并有效避免了 X 线、CT 等检查时的伪影干扰，是目前临床比较公认的首选检查方法。用 SPECT 骨显像观察假体的松动，其早期假体受力部位血供、骨盐代谢和成骨过程发生改变，骨显像即可发生异常。松动的假体作用于邻近骨界面，产生一种间断性压力，促使局部骨质破骨、成骨过程增强，血流及骨盐代谢增加，新骨形成，这是 $^{99}Tc^m$–MDP 在假体松动部位浓聚的基础，根据生物力学的分析，受力最强处必然是放射性浓聚最明显处。尽管 SPECT 骨显像的灵敏度高于 X 线及 CT 诊断，但其显示解剖结构能力差，特异性低。

　　图像融合技术在假体松动的诊断及其鉴别诊断中的应用价值在于既能早期、敏感地反映假体周围骨骼的功能和代谢变化，又能清晰显示假体及其周围骨骼的解剖结构，SPECT 骨显像时假体周围骨骼界面出现的异常放射性核素浓聚区符合假体松动的生物力学原理，这种异常浓聚又能在解剖图像上得到准确的定位，更有利于异常放射性浓聚分布区域特征的判断，有效避免了两种影像的不利因素，可早期诊断假体是否松动，并能鉴别 SPECT 骨显像的假阳性结果，以避免不必要的翻修手术。刘玉珂等对 29 例人工髋关节置换术后假体松动的患者应用 SPECT/CT 图像融合技术进行诊断，结果显示松动假体周围骨骼界面的异常放射性核素浓聚分布具有明显的生物力学规律，诊断的灵敏度和特异性分别为 90.9% 和 71.4%，准确性达到 86.2%，认为该方法是诊断髋关节置换术后假体松动，尤其是早期假体松动的有效方法。

（九）假体周围炎

　　随着关节置换手术的增加，各种并发症也随之增多，特别是人工假体无菌性松动及感染性松动是各种并发症中最为严重者，直接导致手术失败，而两种并发症的处理方法截然不同：对无菌性松动，可以直接行翻修术，感染性松动则需一期骨水泥填充，二期再行手术修复，因此二者的鉴别十分重要，同时又非常困难，因为二者无论是在组织学上还是在临床表现上都非常相似。单纯 X 线平片在二者鉴别上既不灵敏也不特异，而 CT 或 MRI 检查存在金属伪影及禁忌证，在假体松动诊断中的作用也十分有限。核医学显像因不受假体伪影的干扰，是目前比较公认的首选方法。单纯 SPECT 静态显像具有良好的阴性预测值，且可明确指出松动的具体部位，对术前评价病情有重要意义，可作为一项初步检查。比较经典的 SPECT 静态显像判断假体无菌性松动亦或感染性松动的标准是将沿着假体周围弥漫性分布的异常放射性浓聚判断为合并感染，而认为假体远端或两端骨组织放射性增高多为单纯假体松动所致。有学者报道应用骨三时相显像来鉴别无菌性假体松动和感染性假体松动，Nagoya 等研究报告，以血流、血池及延迟相均为阳性作为感染的诊断标准，骨三相显像鉴别无菌性松动及感染性松动的灵敏度为 88%，特异度为 90%，准确率为 89%，李欣欣等的研究结果显示，联合应用血流、血池及骨延迟显像在鉴别假体无菌性松动和感染性松动的应用价值大于单纯骨静态显像，可提高鉴别无菌性松动及感染性松动的准确率。

图像融合技术在假体感染性松动的诊断及其鉴别诊断中的应用价值在于：既能早期、敏感地反映假体周围骨骼的功能和代谢变化，又能清晰显示假体及其周围骨骼的炎性改变，对炎性病变区域放射性核素分布的情况能做出准确的定位和受累范围的判断，并能根据放射性核素的分布是否符合生物力学的特征，与单纯性假体松动进行鉴别诊断，可早期诊断假体是否松动、是否为感染性松动，有利于临床早期及时治疗，以避免不必要的翻修手术。

（十）钢板、螺钉等植入体松动

手术治疗是骨关节疾病的一种重要治疗方法，大多需应用钢板、螺丝钉内固定，以达到稳定骨折端、促进骨折愈合的临床目的。由于患者自身骨质原因、医源性原因或钢板、螺丝钉材料、制作工艺等所导致的钢板松动、断裂、螺钉松动脱落等是内固定手术失败的主要原因，严重影响骨折端的稳定性，导致骨折延迟愈合或不愈合，多需再次手术治疗，给患者带来不利影响，临床治疗亦较困难。骨关节疾病内固定术后，钢板及螺钉松动的影像诊断主要依靠 X 线检查，对于发生位移或脱落、断裂等严重情况的钢板及螺钉松动诊断较容易，但在钢板及螺钉松动的早期或未发生位移、脱落等早期松动时，由于钢板及螺钉周围的骨骼尚未表现出解剖结构的异常，依靠 X 线、CT 等以解剖结构变化为基础的影像学检查进行诊断很困难。

图像融合技术在钢板及螺钉松动的诊断中的应用价值在于既能早期、敏感地反映钢板及螺钉周围骨骼的功能和代谢变化，又能清晰显示其周围骨骼的解剖结构。在钢板及螺钉松动的早期，其周围骨质发生代谢改变时，SPECT 骨显像即能显示松动的钢板及螺钉周围骨骼界面出现的异常放射性核素浓聚，其分布符合生物力学原理，同时，这种异常浓聚又能在解剖图像上得到准确的定位，更有利于分析异常放射性浓聚的分布特征，达到对钢板及螺钉是否松动的诊断，尤其对钢板及螺钉早期松动的诊断具有明显优势。

（十一）骨性关节炎

骨性关节炎是以人体可活动关节软骨退行性改变和关节表面、边缘形成新骨为特征的非炎症性退行性病变。它分为原发性和继发性两种：原发性骨性关节炎随年龄的增大而进展，常见于中老年患者；继发性骨性关节炎为继发于其他疾病所致，如关节内骨折、类风湿性疾病、神经性及肿瘤性疾病等，以原发性骨性关节炎最常见。目前，对骨性关节炎的诊断和病情评估主要依靠临床表现、X 线、CT 和 MRI 等影像学手段及关节镜检查等。上述检查方法对于有明显的临床症状和放射学解剖结构改变的骨性关节炎诊断相对容易，而对于尚未发生明显放射学解剖形态改变的早期骨性关节炎，应用上述检查方法诊断较困难。

放射性核素骨显像能敏感地显示骨关节的细微变化，其敏感性远高于 X 线检查。

SPECT/CT 融合显像技术在骨性关节炎中的应用越来越受到重视，它不但能对骨性关节炎做出早期诊断和鉴别诊断，而且可以根据放射性核素在关节的分布及浓聚情况，评估病变关节的病情分期及进展预期，为临床治疗提供客观依据。耿会霞等对 22 例髋关节良性病变应用 SPECT/CT 融合显像和 MRI 诊断进行比较，认为核素平面显像虽能早期发现髋关节病变，但不能有效区分股骨头与髋臼的解剖关系，而 SPECT/CT 融合显像则能清楚显示，病变定位准确，有助于提高髋关节病变诊断的准确率。由此推而广之，SPECT/CT 融合显像对其他关节骨性关节炎的早期诊断亦应具有重要价值。

（十二）强直性脊柱炎

强直性脊柱炎（AS）是一种病因不明的慢性炎症性疾病，主要累及骶髂关节、脊柱小关节以及周围的韧带和肌腱，四肢关节亦可受累。病变特点是发生在肌腱和韧带附着部位的炎症和钙化，同时可有软骨骨化和滑膜炎症。AS 对肌肉骨骼系统的侵犯，可分为关节炎、肌腱或韧带附着点炎（骨突炎）、骨炎、软组织炎四类。对于具有临床症状和放射学解剖形态改变的 AS 多能明确诊断，而对具有一定的临床症状但还没有发生明显放射学解剖形态改变的早期 AS 的诊断较困难，尤其是肌腱、韧带附着部位的早期炎症及软组织病变更加难以显示。AS 的早期诊断以及了解其是否活动并及时治疗对遏制病情进展、降低致残率具有重要意义。以往 AS 主要按照 1984 年美国纽约修订标准进行诊断，但 AS 自发病到解剖影像发现病变一般约需 6 个月，故对有临床症状而形态影像学检查阴性者难以早期诊断。CT 及 MRI 能更清晰地显示 AS 所致的关节炎、肌腱或韧带附着点炎，对关节和骨质的侵蚀破坏显示更为清晰，能较 X 线更早发现病变，解剖定位准确，诊断特异性较高，对病变的显示更为全面，但仍然未能解决早期 AS 病变关节和骨骼尚未发生解剖形态改变时的诊断问题。AS 的特征性 SPECT 骨显像表现不仅仅是骶髂关节的改变，若同时发现一处或多处其他关节、肌腱或韧带附着点及骨质、软组织的异常改变，则更有助于 AS 的诊断。

图像融合技术在强直性脊柱炎诊断中的应用价值主要在于：显示 AS 早期病变及其侵犯范围，评价病变关节及肌腱、韧带附着点炎的病变进展情况，为临床制订科学的治疗方案提供客观的依据。张敏等对 78 例 AS 患者应用 SPECT/CT 及 SPECT/DR 图像融合技术均获得了明确诊断，结果显示：当患者具有明显的临床症状又具有特征性的形态影像学征象时，应用形态影像学检查多能明确诊断，而此时融合图像同样具有特征性的表现，在 AS 的病变部位可见明显的放射性核素异常浓聚，并且对 AS 累及的部位、范围和程度的显示往往更加全面，对于形态影像检查不能显示的病变亦可清楚显示；由于 AS 病变部位的形态影像学表现相同时，其病理分期及病变的活跃程度可能不同，此时形态影像检查无法区分，而融合图像则能准确判断病变部位的病程分期及病变的活动程度。因此，图像融合技术对于形态影像学能够确诊的 AS 仍然具有重要的应用价值。当患者具有一定的临床症状，而形态影像学表现不典型或无异常发现时，AS

的影像诊断非常困难，此时，依据融合图像中放射性核素在病变部位的浓聚表现（尤其是当多部位受累时），结合实验室检查大多可以早期做出诊断，同时，融合图像对AS所致的骨炎和软组织炎也能清晰显示，其作用是单一影像学检查所不能替代的。此外，通过治疗前后放射性核素在病变部位分布范围和程度变化的对比，图像融合技术尚可应用于AS的早期疗效评价。

（十三）代谢性骨病

代谢性骨病是一种由多种原因所致的以骨代谢紊乱为主要特征的骨疾病，其发病机制包括骨吸收、骨生长和矿物质沉积三个方面的异常，临床表现为骨痛、畸形和骨折。代谢性骨病种类繁多，影像检查在其诊断与疗效观察中作用显著。大部分代谢性骨病骨显像表现为中轴骨、长骨、颅骨、下颌骨及关节周围核素摄取增加，部分甚至呈"超级骨显像"表现，此时依靠骨显像多可进行诊断，但对于部分病变的非典型骨显像表现、骨吸收时的放射性核素稀疏或缺失及无法确定放射性核素异常分布的准确部位等情况时，骨显像存在较多的假阳性和假阴性结果。图像融合技术既能对病变的功能、代谢情况做出评价，也能观察其细致的解剖结构，可提高疾病诊断的准确性。

图像融合技术在代谢性骨病中的应用价值主要体现在：对形态影像学不能确诊，而骨显像又不具有典型表现的代谢性骨病，明确是否存在阳性显像，相互印证是否存在假阳性与假阴性结果，进行诊断与鉴别诊断；对骨显像中的阳性显像部位进行精确的定位，观察放射性浓聚的具体范围和程度，对骨显像阴性的病变结合解剖图像表现进行综合分析，为代谢性骨病的诊断和鉴别诊断提供更多的信息，为相应的放射性核素治疗及疗效观察提供客观依据。在代谢性骨病患者中，常常会有多种影像表现同时存在，仅凭一种检查方法进行诊断误诊率较高。因此我们需要结合患者临床病史、影像表现及实验室检查等多种手段进行综合诊断，而图像融合检查技术不失为辅助诊断代谢性骨病的一个良好检查方法。

（十四）骨与关节疾病的疗效评价

近年来，随着分子生物学和基因药理学的快速发展以及放疗设备使用理念的不断创新，骨与关节疾病的综合治疗、分子靶向及个体化治疗已成为研究热点。以往评价骨与关节疾病治疗后的疗效，主要是以病人的临床症状、体征、相关实验室指标及影像学检查结果为依据。把病人的症状和体征作为疗效观察的依据，往往受病人主观感觉的影响，缺乏客观的评价指标。以X线、CT或MRI等以显示解剖结构为基础的影像检查方法作为疗效的评价标准，往往不能早期反映疾病治疗后的疗效情况，存在时间滞后的问题。因为组织功能、代谢的改变早于形态学改变，所以经过治疗后的病变部位必须发生解剖结构改变时才能表现出来，这种改变表现出来往往需要较长的时间，容易对早期的或隐匿性的病灶造成漏诊，延误了临床后续治疗方案的调整及对预后的准确判断。

　　SPECT/CT 图像融合技术的应用，实现了功能、代谢图像与解剖图像的有机融合，避免了骨显像的假阴性结果，能够准确地对病变进行定位、定性，达到早期、准确诊断疾病，监测疾病疗效和判断预后的目的。应用放射性核素骨显像的方法对骨与关节疾病治疗后的疗效进行评价，对决定治疗方案、追踪病程进展和疗效、判断疾病预后具有重要的应用价值。刘玉珂等对 12 例骨与关节疾病患者分别应用不同的药物进行治疗后，经 SPECT/CT 融合显像检查，根据治疗前后放射性核素分布范围和程度的改变，对所有病例均做出了准确的疗效评价。张敏等应用 SPECT/CT 图像融合技术对 16 例骨折治疗后的患者进行检查，综合分析融合图像中放射性核素在骨折端分布的形态、准确位置及程度，对所有骨折是否愈合及能否远期愈合做出了准确判断。

四、前景和展望

　　目前，尽管图像融合技术在临床应用中还存在一定的局限性，如对疾病诊断的特异性有待进一步提高、部分疾病需确立和规范诊断标准、部分病变的诊断和鉴别诊断手段还需进一步增加等。如：对于 SPECT/DR 融合图像，由于 DR 图像是一种多组织的重叠影像，SPECT 图像在体部及复杂部位的显示不够准确，缺乏特异性，其应用有一定的局限性；对于溶骨性的病变，由于放射性核素的分布缺失，容易造成误诊和漏诊，是目前图像融合技术急需解决的问题。尽管如此，我们仍然有理由相信，随着融合显像系统软、硬件设备的提高，尤其是各种特异性放射性核素显像药物的研制和在临床中的逐步应用，必将实现对骨与关节疾病的靶向诊断和治疗，使上述问题迎刃而解。将功能图像和解剖图像相结合的图像融合技术是医学影像发展的趋势，它已经开启了医学影像学的新时代，可以预期该项技术的广泛应用必将对患者的诊疗带来深远而重大的影响。

第三十章　红外图像融合技术诊断肌骨系统疾病

第一节　红外图像融合技术概述

一、红外图像融合技术成像原理

早在两千年前，就有体表皮肤温度用于诊断疾病的记载。古希腊医生希波克拉底发现人体发出的热能可用作诊断疾病：他在患者身上涂上一层泥，泥土最先干裂的部分就认为是温度高了，可能有炎症。1800 年发现三棱镜有分光作用，可区分出七种不同波长的可见光，同时还发现了红光上方区域内有异常的高热能集中区，命名为红外光。随后发现物理上任何温度大于绝对零度（-273.15℃）的物体都要向外辐射红外线，在光谱分析上根据波长将红外光线分为近红外线（0.75 ～ 3μm）、中红外线（3 ～ 6μm）和远红外线（6 ～ 15μm）。生物体所辐射电磁波的波长主要是在远红外区域，所以称为远红外线（大家习惯统称为红外线）。远红外线的波长范围为 4 ～ 14μm，峰值为 9.34μm。所以我们利用波长 8 ～ 14μm 红外线探测器就可以探测到生物体辐射的红外线。人与大多数的动物是恒温动物，身体温度的自动调节机制可使产热与散热保持着生理平衡，当散热和血液供应不一致时便会出现一定的皮肤温度差异，皮肤摩擦、内在挤压、环境温度、空气流动、人精神状态或汗腺分泌活动也会影响局部温度。随着近代科学的发展，医用热成像技术已经广泛用于临床各专科辅助诊断，成为影像诊断的技术之一，通过敏感反映人体温度的改变及其分布特点可客观反映人体内的许多病变。红外热像仪是通过非接触探测红外辐射（热量），并将其转换为电信号，进而在显示器上生成热图像和温度值，并可以对温度值进行计算的一种检测设备，是一种绿色无辐射的功能影像学技术。

红外热成像对温度的反映具有较高的灵敏度，解析温差可达 0.05℃，但其属于二维成像，红外热像图虽可大体勾画出人体轮廓，但对具体、细微解剖部位显示欠佳；同时对病变累及的范围，即红外热型的分布是沿神经分布或血管分布显示欠佳，这些局限性从一定程度上制约了红外热成像诊断标准、指南的制定。有研究者为了研究疼痛部位和温度之间的关系，对疼痛部位进行胶布敷贴标记，虽可大致判断病灶与温度的关系，但敷贴胶布影响了图像的分析，因为此时热像图显示胶布敷贴处为低温；此外如病灶范围较大，用胶布标记也不现实；同时人体很多部位也不宜用胶布敷贴标记。为了解决红外热成像的上述不足，我们通过硬件组装及计算机图像后处理，将红外热像图、可见光、数字人等三种图像进行融合，弥补了红外热成像的上述不足。

红外热像图与可见光图像融合，可解决红外热像图对患者体征定位不准的难题。红外热像仪和数码照相机装在同一机架上，有相同的电脑操作系统，患者在红外热像采集的瞬间，也采集到了可见光图，保证了二者解剖的准确匹配性。随后利用软件将二者图像重叠、叠加，分别将可见光图像或红外热像图的原始图像定位100%，之后可任意比例调整，就可以得到一幅既具备红外热像图、又具备可见光的图像。事先用记号笔在患者体表异常部位进行勾画，红外图像融合便可准确定位异常温度变化的部位。红外线、可见光图像融合之后，解决了患者体表定位问题，但是对热型的分析没有帮助，下一步是对患者的红外热像图与数字人进行融合，如临床怀疑神经损伤性病变，则预先将相应的神经数字人图片载入图像融合系统，具体融合原理同上述红外图像与可见光图像融合原理相似，最后得到一幅可见光、数字人、红外热像图三者一体的图像，直观、准确显示了病灶的范围。

二、冰敷干预在红外图像融合技术中的应用

人体温度发生变化是对人体病理生理状态的一种反映。正常人体温度维持稳定，当人体组织内代谢、血液循环及神经功能状态发生变化时，导致相应部位温度发生变化，这种变化会通过人体体表温度变化表现出来，即红外热像图的成像原理。皮肤下脏器组织，如心、肝、肺等温度称为体核温度，表面皮肤温度是体表温度，红外热成像仪采集的是体表温度。体表温度是体核温度的一种反映，体表温度也可以理解成一个复合温度，容易受体内皮肤下多种脏器的影响。此外，人体体表温度和人体外界环境温度维持一个相对稳态，容易受到外界环境的影响。目前临床主要通过对采集环境的控制来克服周围环境对体表温度的影响，如温度、湿度和风速的控制，人体在此环境静息后再采集图像。临床工作中，研究者更加关心的体核温度，通过皮肤温度探讨皮肤下组织器官的病变，但目前关于如何判断体核温度对体表温度的影响尚无一种成熟的方法，即易造成诊断疾病的假阳性和假阴性。

骨与关节软组织是位于皮肤下的脏器，相对表浅，皮肤表面冰敷后，容易通过温度传导及血管收缩等达到低温均衡状态。皮肤被冰敷后，血管收缩，病灶与周围正常组织均处于缺血状态，冰块去掉之后，病灶开始恢复温度，相当于一种再灌注状态，动态分析病灶区域与周围组织温度恢复过程，可间接反映病灶血供情况，为临床疾病的诊断及治疗提供指导依据。冰块敷贴于病灶部位 5 min 后，热像图显示病灶区及健康

组织温度均明显减低，呈超冷区改变，无明显低温及高温改变，但在恢复温度过程中，由于病灶组织和周围正常组织结构、血供的不同，可出现不同的复温速度。理论上冰敷之后动态观察复温过程，缺血组织恢复温度较慢，而充血组织恢复温度较快。

　　冰敷干预、动态分析红外热图变化，可为骨关节系统疾病诊断及病情分析提供更多有价值的信息，值得临床推广。但骨与软组织疾病种类繁多，同时由于不同疾病病理生理机制的复杂性，即使同一疾病不同时期其病理生理机制也不尽相同，因此冰敷之后恢复温度程度、速度也不一定相同，因此关于冰敷干预对红外热图的作用，还需临床进一步研究。

三、如何分析红外图像融合

　　医生应熟悉患者的疾病的病因及病理。红外热成像是一种辅助影像检查，不可替代其他影像学技术，它的价值在于辅助诊断疾病，并对疾病的病理生理过程进行体现，在帮助临床分析病情、指导临床治疗及疗效评价等方面发挥作用。医生应该熟悉检查部位的局部解剖，尤其是血管分布情况要有充分的认识，熟悉各部位的正常高温区形态，如：腋窝、乳下、脐孔、腰带部、腹股沟等。调整两侧热图对比，目标温区与周围组织的温差，仔细观察血管形态、温差；双侧性病变者更应该多检查高温区与周围组织的温差。图像不明显的病例，更换温窗，以求显示清晰图像。提供临床扫描的图像，能清晰的显示患者的主要症状有关的部位温度并通过温度改变实现图像清晰，尽量做到一目了然。正常人体的温度分布具有一定的稳定性和对称性。因此，人体温度分布的某处改变（一般是由血流和代谢的改变引起），即表示该处疾患的产生和存在。各种疾病所产生的局部新陈代谢的异常活跃、减低与周围组织温差的红外热图，为判断疾病和疗效观察提供了较客观的依据。红外热像图的一般诊断方法：统一的特定温度条件下；对称部位比较；全身综合分析；生理解剖系统分析；结合主诉、病史、查体、特殊检查综合判定；自身相比较、与他人相比较等。

第二节　外周神经损伤

　　创伤、血管闭塞性疾病、糖尿病及长期不当姿势等原因均可造成周围神经损伤，是临床中的常见病。临床检查可为周围神经损伤的诊断提供主要依据，但需结合必要的物理诊断手段才能明确诊断。目前临床上常用的周围神经损伤辅助诊断技术主要有电生理学、超声及磁共振等技术。超声和磁共振检查是形态学检查，主要对完全性或部分性周围神经的断裂诊断有价值，但当形态学无改变时，则容易漏诊。电生理检查是从神经肌肉电生理特性方面进行检测的功能评价，属于功能性检查，但肌电图不能早期诊断损伤的类型，即不能分辨是神经源性损伤还是肌源性损伤，想得到准确的电生理的明确诊断资科，须在伤后 2 周再进行检查，会耽误患者治疗。红外热成像是一种无辐射、非接触式的绿色检查，可敏感的反映人体温度改变及其分布特点，客观反映人体内的许多病变，同时不受患者病史时间的限制，通过对神经支配区的温度变化分析，可早期客观诊断其病变。

表 30-1　　外周神经损伤影像学表现

影像类别	影像表现
红外热成像	神经损伤支配区域温度均匀减低，呈温区改变，其内无异常高温及低温分布；患者冰敷干预 5 分钟之后，红外热像图显示双侧肢体温度明显减低，呈冷区改变，其内均未见无明显降温区域；随后 5 分钟、15 分钟连续采集图像，红外热成像显示双侧肢体温度逐渐恢复，但患侧肢体温度恢复速度慢于健侧肢体，至 15 分钟时，双侧肢体温度均恢复至冰敷干预之前（彩图 30-1～彩图 30-17）
红外图像融合	红外热像图可见光、数字、人的图像融合，显示患肢低温区与神经损伤支配区相吻合，其内无明显低温及高温分布（彩图 30-1～彩图 30-17）

第三节　红外图像融合诊断背肌筋膜炎

腰背肌筋膜炎是指因寒冷、潮湿、慢性劳损而使腰背部肌筋膜及肌组织发生水肿、渗出及纤维性变，而出现的一系列临床症状。目前红外热成像是应用于临床的唯一一种能为腰背肌筋膜炎的诊断及疗效评价提供客观依据的影像学检查技术，可为背肌筋膜炎的辅助诊断及病情做出客观评估。

表 30-2　　腰背肌筋膜炎影像学表现

影像类别	影像表现
红外热成像	类型：①高温型：病灶主体区域为红色，病灶周围依次为黄色、绿色过渡带，过渡带边界不清，存在交替现象；②混合温度型：病灶轮廓内热像图分布无规律，可见团状、不规则状红色区域及不规则状绿色区域，二者温度过渡带边界不清，存在交替现象；③低温型：病灶主体区域为绿色，病灶周围为黄色，温度过渡带相对清晰（彩图 30-18～彩图 30-22）
红外图像融合	红外热像图与可见光图像具有较好的吻合度，异常温度区与患者症状区及筋膜分布区相匹配（彩图 30-23～彩图 30-28）

第四节　红外图像融合系统指导临床治疗方案制订

医学影像学在整个医疗过程中发挥重要作用，红外热成像属于功能影像学的一种，也应发挥其应有的价值。经过近 3 年的临床应用，作者发现红外热成像的最大价值不是诊断疾病，而是对疾病病理生理过程的一个反映，即对疾病的分期、分型、治疗方案的制订、疗效评价提供客观依据。冷、热疗法是临床常用治疗骨关节系统疾病方法，使用目的是通过冷或热作用于人体局部或全身，达到止血、止痛、消炎、退热和增加舒适。但目前尚无一种能为冷或热治疗选择提供客观指导依据的方法，临床多是经验选择，有时在治疗过程中会出现适得其反的作用。病灶充血期时，治疗的目的是减轻局部充血或出血，控制炎症扩散，减轻组织肿胀和疼痛，适宜冰疗；病灶淤血时，此期治疗的目的是使集聚的炎症物质消失，加快运输，扩张血管，此期适宜热疗。

表 30-3　红外图像融合系统指导临床治疗方案制订

影像类别	影像表现
红外热成像	类型：①高温充血型：高温充血型先冷疗 7 天、后热疗 7 天；②高温淤血型热疗 7 天；③混合型冷热交替治疗 7 天。疗程结束后所有患者症状、体征均明显改善，治疗中间无疼痛出现（彩图 30-29）

第五节　膝关节骨性关节炎

膝关节骨性关节炎是指由于膝关节软骨变性、骨质增生而引起的一种慢性骨关节疾患，主要表现是关节疼痛和活动不灵活，X 线表现关节间隙变窄，软骨下骨质致密，骨小梁断裂，有硬化和囊性变，又称为膝关节增生性关节炎、退行性关节炎及骨性关节病等。本病多发生于中老年人，也可发生于青年人，可单侧发病，也可双侧发病。形态影像学可从结构改变方面显示其改变，红外热成像从功能方面显示其改变，两者相结合可整体全面显示其疾病进展程度、合理解释临床症状，并为疗效评估提供客观依据。

表 30-4　红外图像融合诊断膝关节骨性关节炎

影像类别	影像表现
红外热成像	慢性期，红外热成像表现为温度减低；急性期红外热成像表现为温度增高（彩图 30-30～彩图 30-37）

第六节 良恶性骨肿瘤

良恶性骨肿瘤的准确鉴别对治疗方案的选择、预后评估有重要价值。目前的影像学 DR、CT、MRI、PET/CT 等能为其鉴别诊断提供重要线索，但 DR、CT 、PET/CT 检查属于有射线检查，医疗射线剂量越来越受到社会的关注。MRI 是无辐射检查，但检查价格昂贵，红外图像融合是一种无辐射绿色检查，同时检查价格低廉，可短期内多次重复检查。恶性肿瘤多血供丰富，红外热图表现为温度升高；良性肿瘤血供相对较差，红外热成像表现为低温。关于红外热图对骨关节良性肿瘤的鉴别诊断，作者采用了定性分析，都能满足临床要求，但定量观察是否能为临床提供更多有价值的信息，则是下一步要研究的方向。

表 30-5 红外图像融合诊断良恶性骨肿瘤

影像类别	影像表现
红外热成像	恶性：红外图像融合表现为温度明显升高，呈热区改变；良性红外图像融合表现为温区或冷区（彩图 30-38 ～彩图 30-47）

附：彩 图

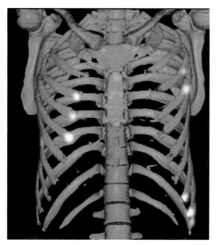

彩图 7-1　肋骨骨折 SPECT/CT 图像融合影像

显示左侧第 3、4、8、9、10 肋骨腋中线处及右侧第 2、3、4、5、7
前肋骨多发异常放射性核素浓聚，符合多发损伤性改变（隐性创伤骨折）

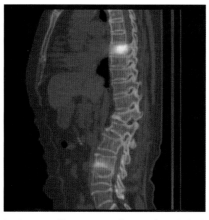

彩图 7-2　椎体压缩性骨折图像融合影像

胸 7、胸 11、胸 12、腰 1、腰 2、腰 3、腰 4 椎体高度不同程度减低，
提示骨质疏松并衰竭骨折；SPECT-CT 图像融合见胸 7 椎体中心显像剂异常
浓聚，腰 3 椎体下缘终板见显像剂片状浓聚，提示胸 7、腰 3 椎体骨折较新

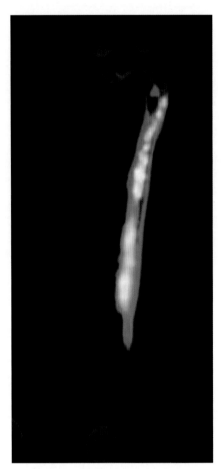

彩图 9-1　蜡泪样骨病 ECT 影像

图像融合显示显像剂异常浓聚，提示病灶骨代谢较活跃

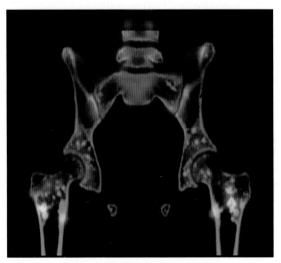

彩图 9-2　骨斑点症 ECT 影像

骨盆及双侧股骨上段散在、多发点状致密影，其中部分致密影显像剂异常浓聚

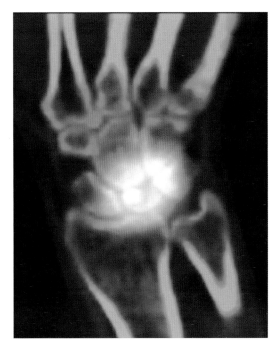

彩图 11-1　腕月骨缺血性坏死 SPECT-CT 融合影像

月骨显像剂异常浓聚，提示存在骨质修复过程

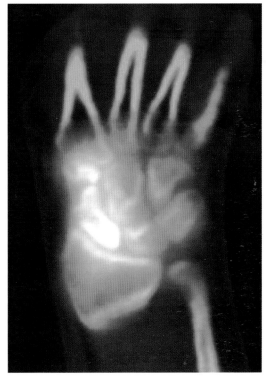

彩图 11-2　腕舟骨缺血性坏死 SPECT-CT 融合影像

舟骨近折端的显像剂异常浓聚

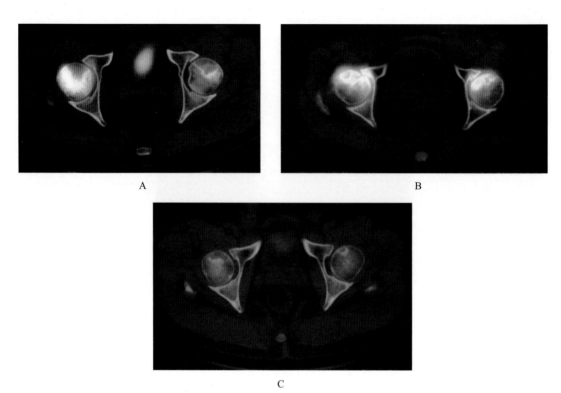

C

彩图 11-3　股骨头缺血性坏死 ECT 影像

A：断层显示双侧股骨头局灶性放射性浓集呈不完整的"炸面圈"样改变　B：双侧股骨头前外侧见斑片状显像剂

异常浓聚，反映病变存在修复　C：双侧股骨头缺血性坏死，但未见明显显像剂异常浓聚

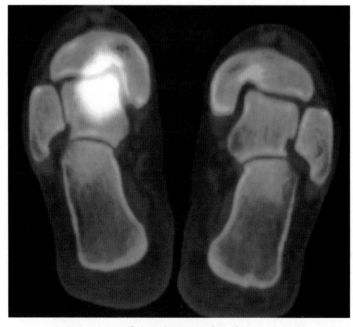

彩图 11-4　距骨内上角剥脱性骨软骨炎 ECT 影像

显像剂异常高摄取

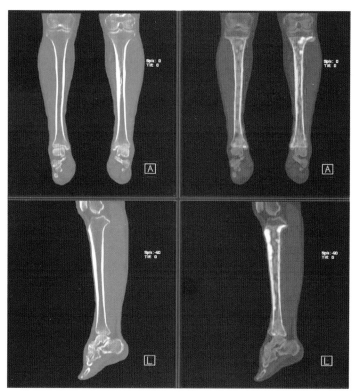

彩图 13-1　急性化脓性骨髓炎 SPECT-CT 影像

胫骨下端片状不规则放射性异常浓集

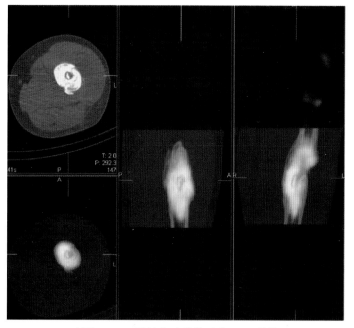

彩图 13-2　慢性化脓性骨髓炎 ECT 影像

股骨中上段病变呈斑片状放射性异常高度浓集，骨质硬化区尤为明显

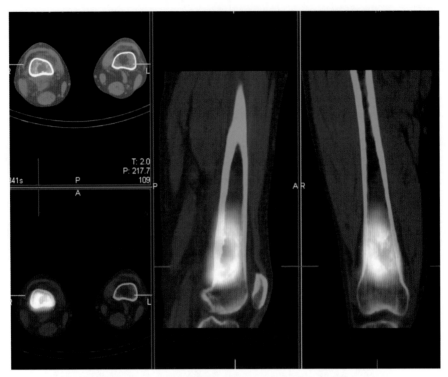

彩图 13-3　慢性骨脓肿 SPECT-CT 断层融合图像

股骨远端病变呈片状不均匀放射性异常浓集，破坏区显影较淡，周围较浓

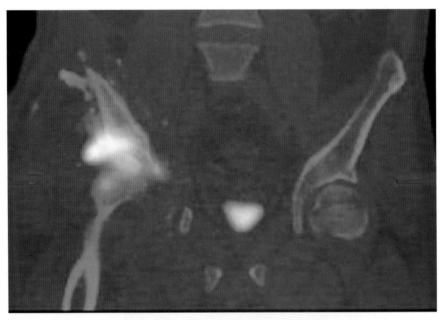

彩图 13-4　髂骨骨髓炎 SPECT-CT 影像

髂骨及髋关节放射性异常浓集，髋臼缘骨质硬化处最明显

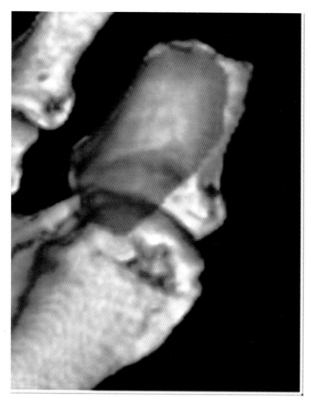

彩图 13-5　截肢残端骨髓炎 SPECT-CT 影像

拇趾残端骨质放射性异常中度浓集

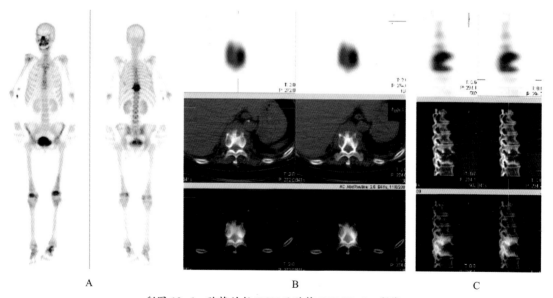

A　　　　　　　　　　　　　　　　B　　　　　　　　　　　　　　C

彩图 13-6　胸椎结核 ECT 及胸椎 SPECT-CT 影像

A～C：胸椎病变放射性不均匀异常浓集，破坏灶较淡，骨质硬化区较浓

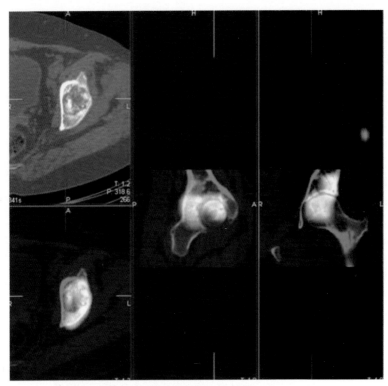

彩图 13-7　左髋关节结核 ECT 影像

髋关节骨质破坏区及周围骨质斑片状放射性异常浓集

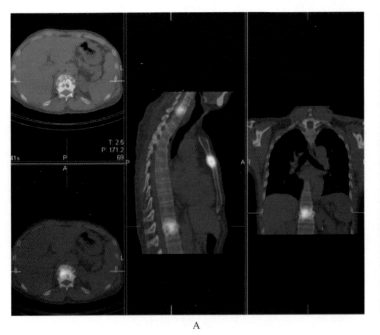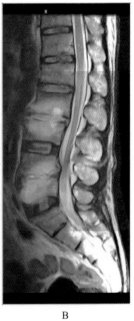

A

B

彩图 13-8　布氏杆菌关节炎 ECT 影像

A：颈椎、胸椎及胸骨角多处呈明显放射性核素中、高度浓集改变，以骨质硬化区为著

B：腰 2/ 腰 3 及腰 4/ 腰 5 呈明显放射性核素异常高度浓集

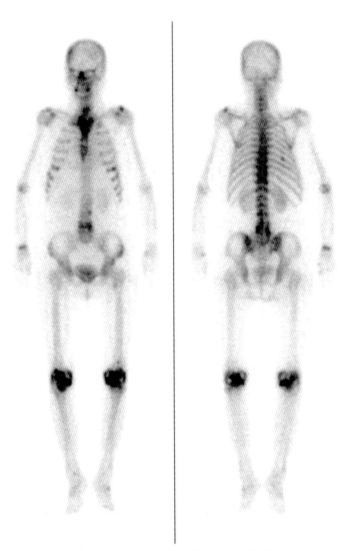

彩图 14-1　退行性骨关节病全身 ECT 影像

双膝关节放射性异常浓集，左侧重

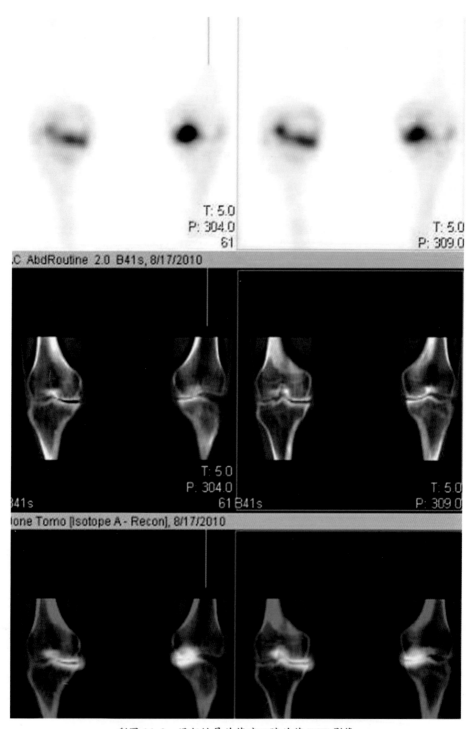

彩图 14-2　退行性骨关节病双膝关节 ECT 影像

双侧膝关节可见斑片状放射性核素异常浓集，内侧重，双膝内翻

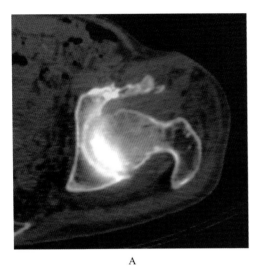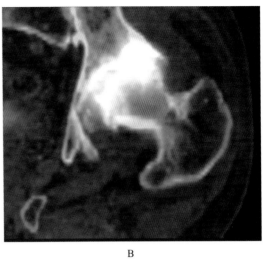

A　　　　　　　　　　　　　B

彩图 14-3　创伤性关节炎 ECT 影像

A～B：髋关节斑片状放射性核素异常浓集，关节面附近明显

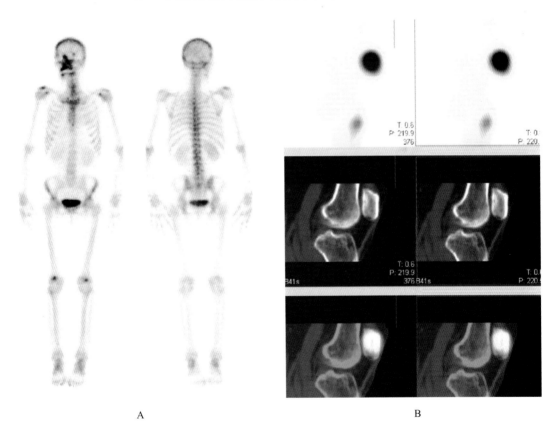

A　　　　　　　　　　　　　B

彩图 14-4　髌骨软化症 ECT 影像

A～B：双侧髌骨放射性核素异常浓聚

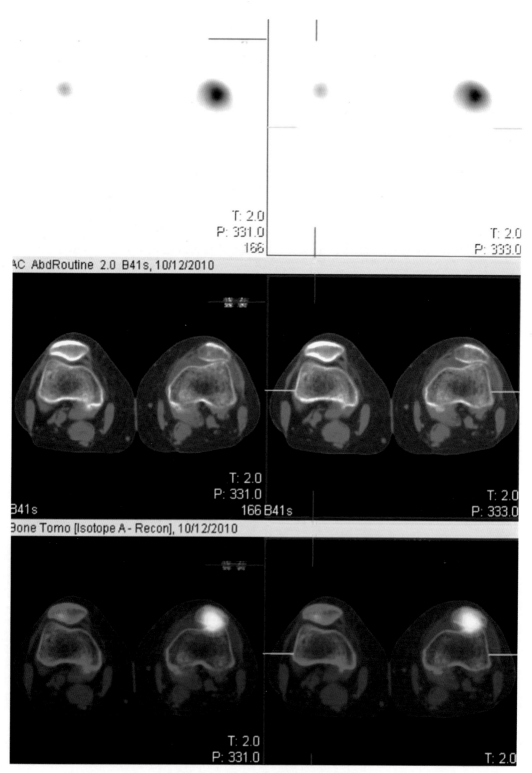

彩图 14-5　髌骨外移综合征 ECT 影像

左侧髌骨外移，髌股关节面撞击点及周围放射性核素异常高度浓集；右侧浓集较轻

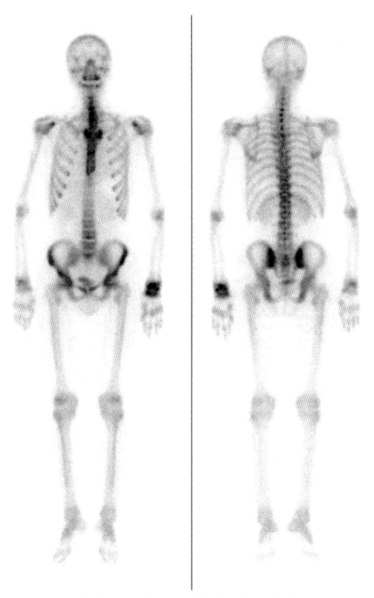

彩图 15-1　类风湿性关节炎全身 ECT 影像
双侧腕关节对称性放射性异常浓集（左侧重）

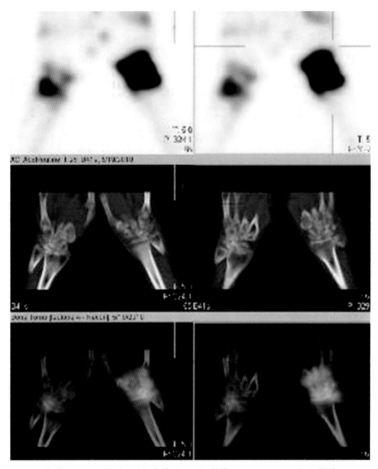

彩图 15-2　类风湿性关节炎双腕关节 SPECT–CT 融合影像

双侧腕关节呈对称性放射性异常浓集（左侧重）

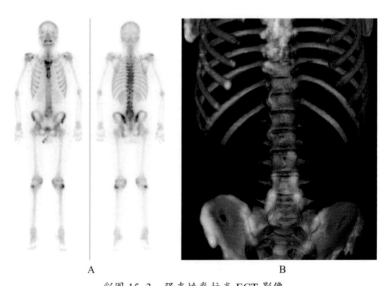

A   B

彩图 15-3　强直性脊柱炎 ECT 影像

脊柱大部、骶髂关节及胸锁关节可见不均匀斑片状放射性核素异常高度浓集

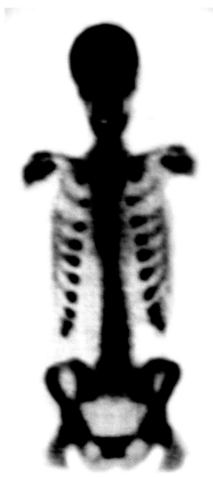

彩图 16-1　肾小球性骨营养不良影像
骨摄取呈弥漫性增加，肾脏不显影

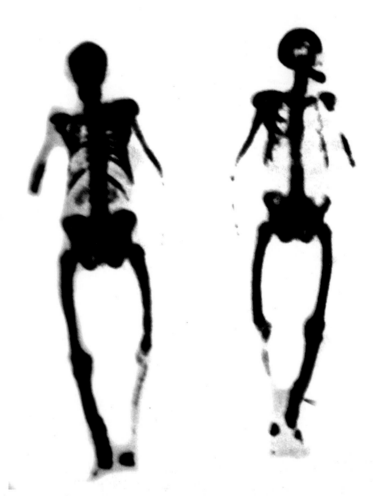

彩图 19-1　甲状旁腺机能亢进骨 ECT 影像

弥漫性骨放射性增高，可见双肾显影

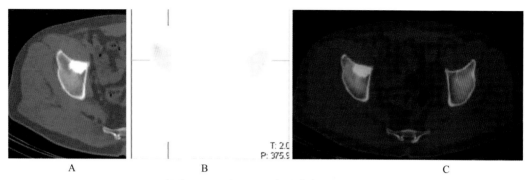

彩图 20-1　右髋臼致密型骨瘤 ECT 影像

A：CT 显示右髋臼骨髓腔内致密型骨瘤　　B：SPECT 显像显示双侧髋关节呈对称性放射性核素摄取

C：SPECT/CT 融合显像显示右侧髋臼内骨瘤无放射性核素异常摄取

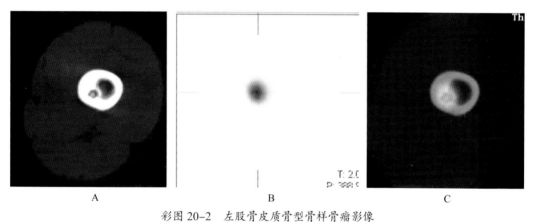

彩图 20-2　左股骨皮质骨型骨样骨瘤影像

A：CT 显示左股骨骨膜下低密度瘤巢，内有钙化　　B：SPECT 显像左股骨病变区呈团状异常放射性核素摄取　　C：
SPECT/CT 融合显像显示瘤巢及其周围骨质硬化区呈团状明显异常放射性核素摄取，以瘤巢中央区最为显著

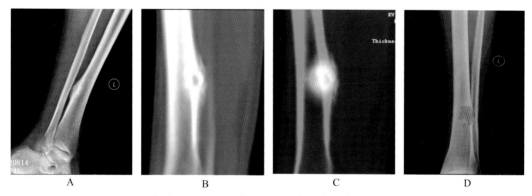

彩图 20-3　右胫骨下段皮质骨型骨样骨瘤影像

A：X 示左胫骨下段后侧骨皮质内低密度瘤巢，周围骨质硬化，边缘可见层状骨膜反应　　B：CT 矢状位 MPR 重组
示左胫骨后侧骨皮质内低密度瘤巢，周围骨质硬化及层状骨膜反应　　C～D：SPECT/CT 及 SPECT/DR 融合显像
显示瘤巢及其周围骨质硬化区呈团状明显异常放射性核素摄取，以瘤巢区最为显著

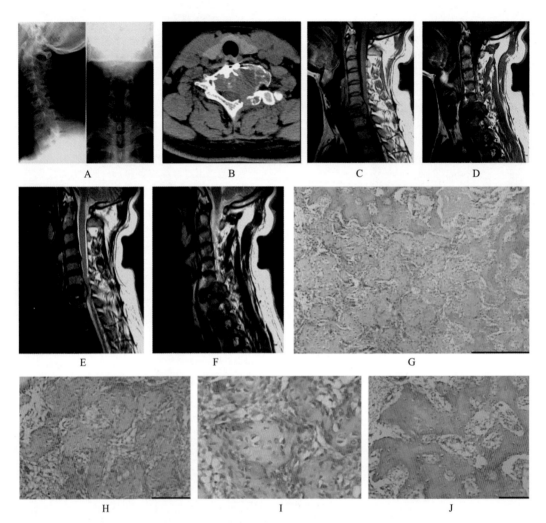

彩图 20-4 颈 7 椎体成骨细胞瘤影像及病理切片图

A：X 线显示颈 7 椎体左侧横突、椎板及部分椎体骨质破坏伴病理性骨折　B：CT 显示病变呈囊状、膨胀性骨质破坏，椎管受压狭窄　C～D：MRI T₁WI 上病变区呈低信号　E～F：MRI T₂WI 上病变区呈中等信号，其内可见小囊状高信号　G～J：手术后病理结果为成骨细胞瘤

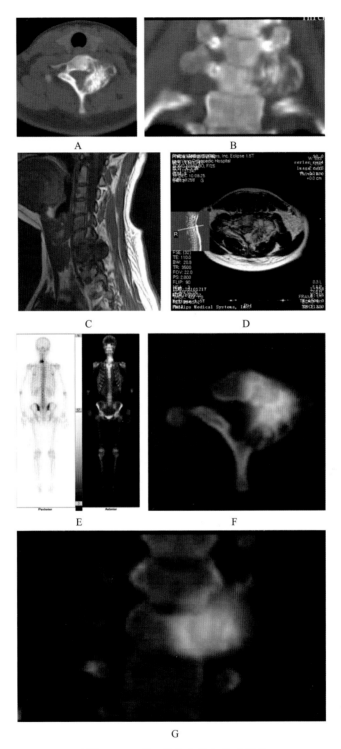

彩图 20-5　颈 7 椎体成骨细胞瘤影像

A ～ B：CT 示颈 7 椎体、左侧横突及椎板膨胀性骨质破坏，其内可见团状骨化　C ～ D：MRI 示颈 7 椎体病变区
呈略长 T_1、长 T_2 信号，中央骨化区呈低信号　E ～ G：全身骨显像及 SPECT/CT 融合显像显示颈 7 椎体病变区呈
团状明显异常放射性核素摄取，其程度以骨化区为著

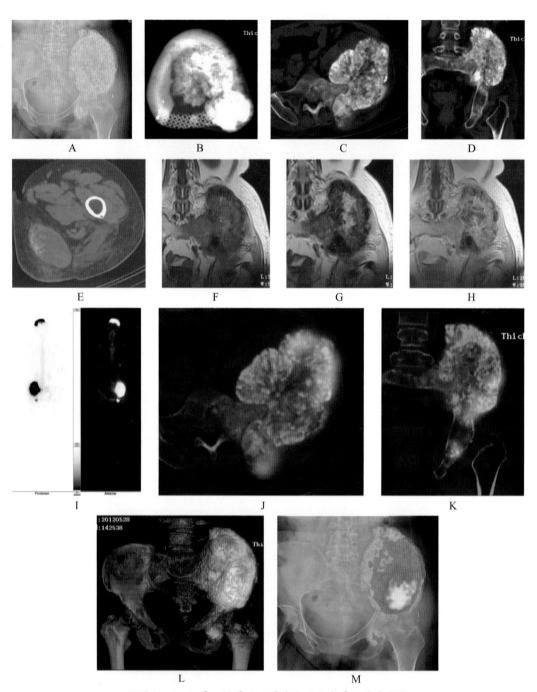

彩图 20-6　颅骨、髂骨及坐骨多发恶性成骨细胞瘤影像

A：X 线显示左髂骨及坐骨膨胀性骨质破坏并多发棉团状钙化　B ～ E：CT 显示颅骨、左髂骨、坐骨及骶椎椎体呈膨
胀性骨质破坏，并大量面团状骨化影　F ～ H：MRI 显示左髂骨病变区周围呈中等 T_1、中等 T_2 信号，中央呈片状长
T_1、长 T_2 信号，增强扫描明显不均匀强化　I ～ M：全身骨显像、SPECT/CT 及 SPECT/DR
融合显像显示颅骨、左侧髂骨及坐骨病变区骨代谢明显异常活跃，左侧坐骨病变区未见放射性核素摄取

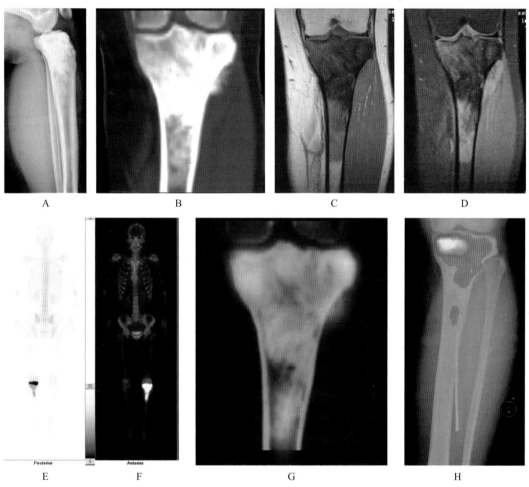

A　　　　　　B　　　　　　C　　　　　　D

E　　　　　　F　　　　　　G　　　　　　H

彩图 20-7　左胫骨近端混合型骨肉瘤影像

A：X 线示左胫骨近侧干骺端骨质密度高低混杂，以"象牙质"样高密度为主　B：CT MPR 重组图像示胫骨近侧
干骺端骨质密度高低混杂，伴有放射状骨膜反应　C～D：MRI 示病变区呈高低混杂信号，周围瘤骨呈低信号，
软组织肿块呈长 T_1、长 T_2 信号　E～F：全身骨显像示放射性核素于左胫骨上端病变区呈"热区"与"冷区"不
规则分布　G～H：SPECT/CT 及 SPECT/DR 融合图像示胫骨上端病变区呈不均匀放射性核素摄取，中央可见斑
片状放射性核素缺失区

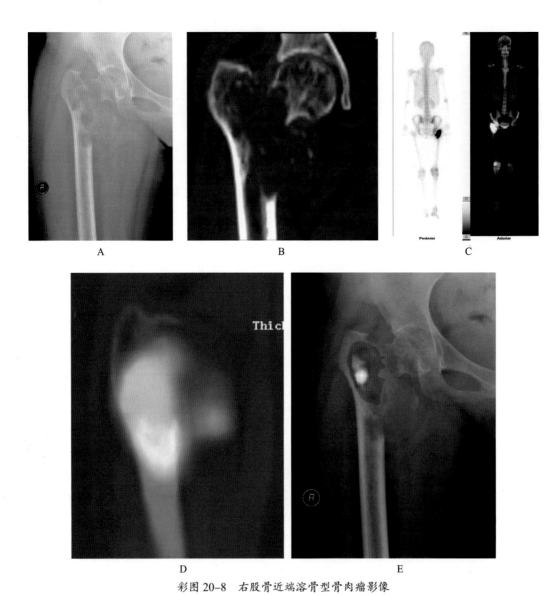

彩图 20-8　右股骨近端溶骨型骨肉瘤影像

A：X 线示右股骨近端溶骨性骨质破坏，边界不清楚　B：CT MPR 重组图像示股骨近端溶骨性

骨质破坏伴软组织肿块形成，其内可见斑点状瘤骨　C：全身骨显像示右股骨近端团状明显

异常放射性核素摄取　D ～ E：SPECT/CT 及 SPECT/DR 融合图像示右股骨近端病变区呈不均匀

异常放射性核素摄取，尤以病变区外侧缘骨代谢异常活跃

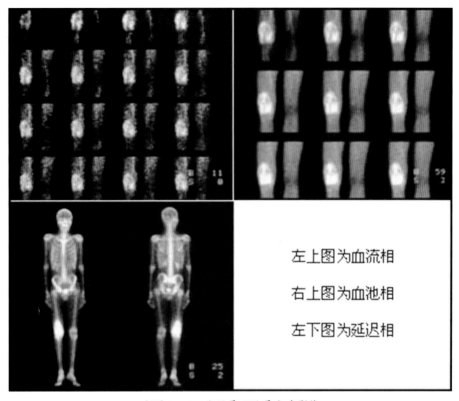

彩图 20-9　右股骨下端骨肉瘤影像

骨三时相图：血流相显示局部血流灌注增加、血池相及延迟相显示随时间延长病变放射性摄取显著增加

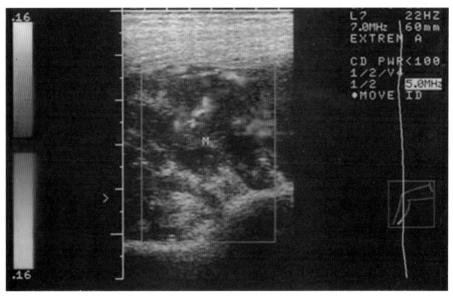

彩图 20-10　右胫骨下段骨肉瘤影像

声像图示瘤体内粗大的异常血管及丰富血流信号

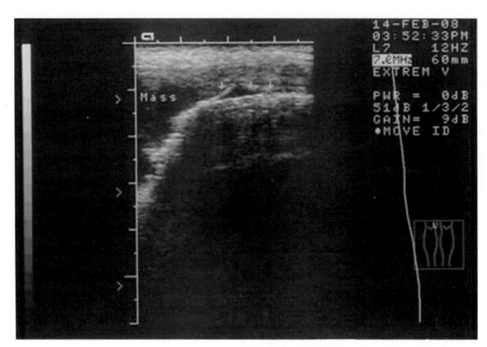

彩图 20-11　右股骨下端骨肉瘤影像

声像图示肿瘤边缘与正常骨干连接处骨膜抬起并增厚

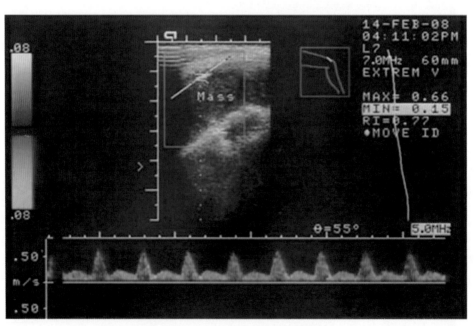

彩图 20-12　右股骨下端骨肉瘤影像

声像图示瘤体内粗大异常血管，呈动脉频谱

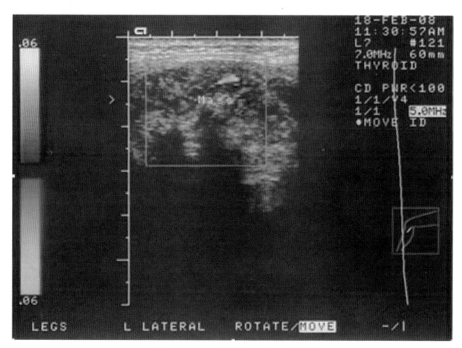

彩图 20-13　左腓骨头骨肉瘤影像

声像图示瘤体内杂乱回声及丰富血流信号

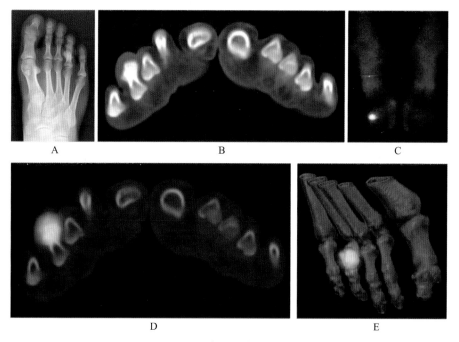

彩图 20-14　右足第四趾骨近节骨软骨瘤影像

A：X 线示右足第四趾骨近节骨软骨瘤　B：CT 平扫描示右足第四趾骨近节背侧骨性突起，

呈"三通征"改变　C ~ E：右足静态骨显像及 SPECT/CT 融合显像示右足第四趾骨近节

骨软骨瘤呈团状异常放射性核素摄取，提示该肿瘤状态不稳定，处于进展期

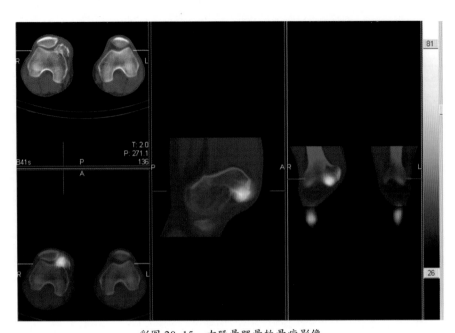

彩图 20-15　右股骨髁骨软骨瘤影像

SPECT/CT 融合显像显示右股骨髁骨软骨瘤，瘤体区呈团状异常放射性核素摄取，提示该肿瘤处于进展期

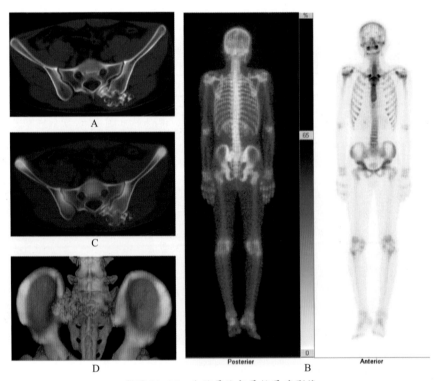

彩图 20-16　左髂骨体部骨软骨瘤影像

A：CT 示左侧髂骨体后部"菜花状"骨性肿块，与髂骨体有"蒂"相连，呈"三通征"改变

B：全身骨显像示左侧髂骨体肿瘤区呈团状明显异常放射性核素摄取　　C ～ D：SPECT/CT

融合显像示左侧髂骨体肿瘤区呈团状异常放射性核素摄取，提示该肿瘤处于进展期

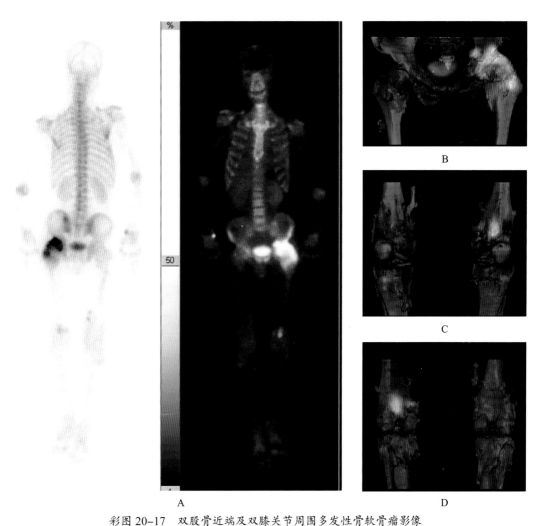

彩图 20-17　双股骨近端及双膝关节周围多发性骨软骨瘤影像

A：全身骨显像示左髋关节及膝关节骨质内不同程度斑片状异常放射性核素摄取，以左股骨近端为著

B ～ D：SPECT/CT 融合显像显示左股骨近端瘤体及双膝关节周围部分瘤体异常放射性核素摄取，另一部分瘤体

则未见异常放射性核素摄取，提示有放射性核素摄取的病变肿瘤增殖较活跃

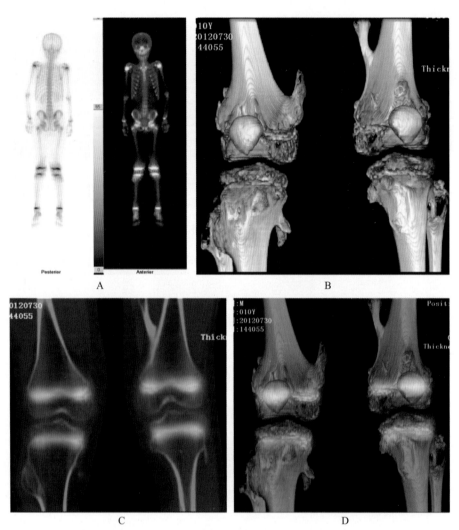

彩图 20-18　双膝关节周围多发性骨软骨瘤影像

A：全身骨显像示右腓骨头区局限性异常放射性核素摄取　B～D：SPECT/CT 融合显像显示

双股骨远侧干骺端及胫腓骨近侧干骺端多发骨软骨瘤，右胫骨外侧瘤体及左腓骨小头瘤体区

异常放射性核素摄取，其余瘤体未见异常放射性核素摄取

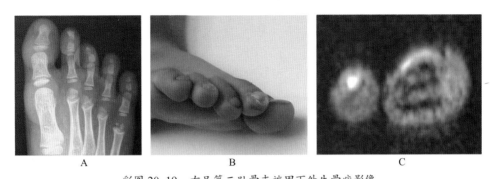

彩图 20-19　右足第二趾骨末端甲下外生骨疣影像

A：X 线示右足第二趾骨末端肥大，向背侧可见骨性高凸影　B：右足第二趾骨趾甲向上掀起，周围软组织肿胀，
表皮脱落　C：MRI 平扫描示瘤体软骨部分呈明显高信号

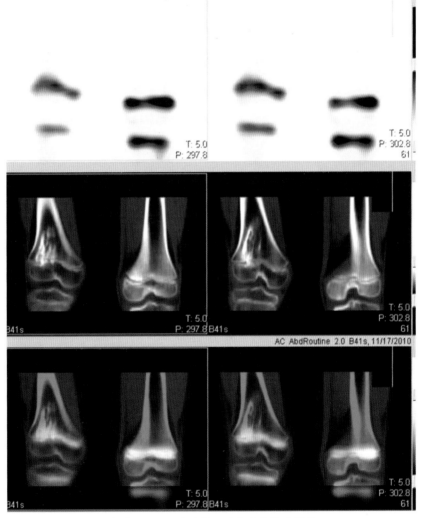

彩图 20-20　右股骨下端内生软骨瘤影像

SPECT/CT 融合显像显示右股骨远侧干骺端内生软骨瘤，融合图像上病变区未见
明显异常放射性核素摄取，提示该病变较稳定

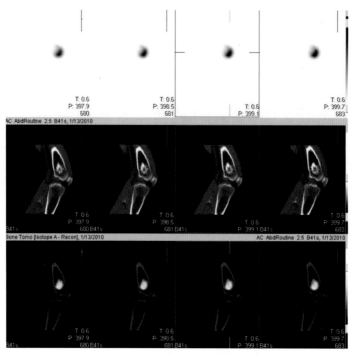

彩图 20-21　左股骨下端内生软骨瘤影像

SPECT/CT 融合显像示左股骨远侧干骺端内生软骨瘤，融合图像上病变区呈明显团状异常放射性核素摄取，且以中央区最显著，提示该病变处于进展期

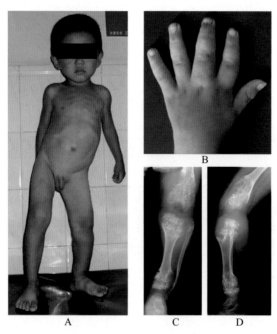

彩图 20-22　Ollier 病影像表现 3

A～B：多发内生软骨瘤患者外形像，左下肢短粗，跛行，指骨粗短、变形　C～D：X 线示左股骨下端及胫腓骨上下端骨骺、干骺端变形、增宽，病变区内可见多发沙砾样钙化，左下肢及对侧变粗短

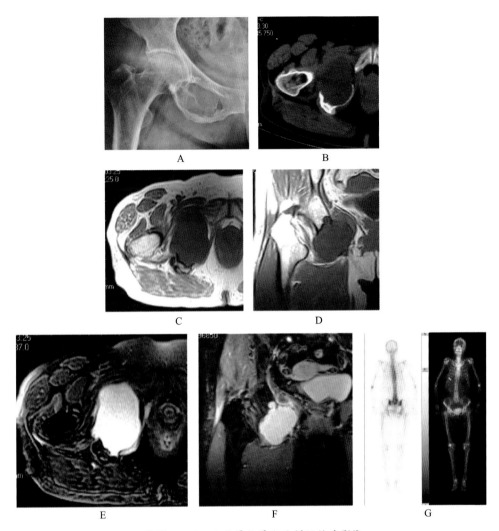

彩图 20-23　右坐骨软骨黏液样纤维瘤影像

A：X 线示右右坐骨呈类圆形囊状膨胀性骨质破坏，其内可见粗大骨嵴样结构，边界清楚，
边缘骨质硬化　B：CT 平扫描示病变区呈偏向性膨胀性骨质破坏，边界清楚，其内可见片状
水样密度区，前内侧骨皮质菲薄，周围未见软组织肿块　C ~ F：MRI 平扫描示病变区呈均匀的
长 T_1、长 T_2 信号　G：全身骨显像示右坐骨病变区边缘放射性核素轻度摄取

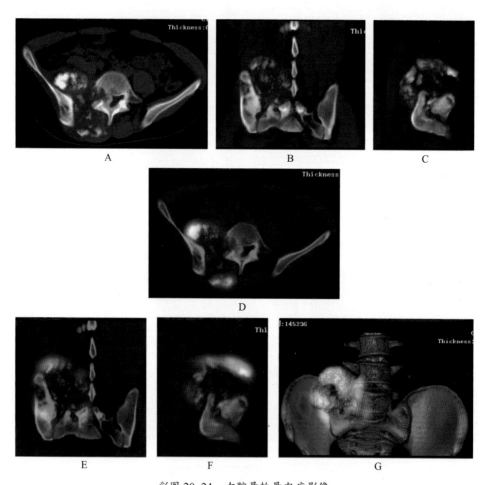

彩图 20-24　右髂骨软骨肉瘤影像

A～C：CT 平扫示右侧髂骨不规则骨质破坏伴巨大软组织肿块，邻近椎体及附件受侵犯，破坏区内可见大量斑片状及卷发状钙化　D～G：SPECT/CT 融合显像肿瘤成骨区及肿块周边钙化区明显异常放射性核素摄取，呈周边环形分布，部分钙化区未见放射性核素摄取

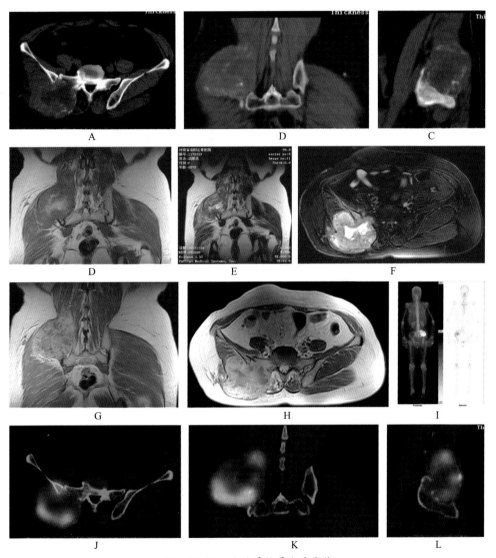

彩图 20-25　右髂骨软骨肉瘤影像

A～C：CT 平扫示右侧髂骨不规则骨质破坏伴巨大软组织肿块，邻近椎体及附件受侵犯，破坏区内可见散在斑点状及条形钙化　D～F：MRI 平扫描示病变区呈中等 T_1、中等 T_2 信号，中央可见囊肿坏死区及小斑点状低信号钙化　G～H：MRI 增强扫描示病变区呈明显不均匀强化，肿瘤实性区呈明显强化，坏死区及钙化未强化　I：全身骨显像示右侧髂骨区不均匀团状放射性核素摄取，放射性核素摄取的具体部位显示不清楚　J～L：SPECT/CT 融合显像示肿瘤成骨区明显异常放射性核素摄取，呈周边环形分布，部分钙化区未见放射性核素摄取

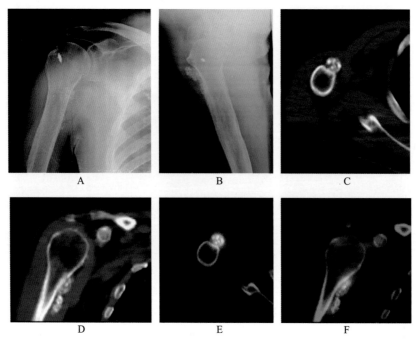

彩图 20-26 右肱骨上段皮质旁软骨肉瘤

A～B：X 线示右肱骨上段前侧软组织内可见类椭圆形软组织肿块，其内可见多发沙砾样钙化，
邻近骨皮质增生、硬化 C～D：CT 平扫示右肱骨前侧软组织肿块，其内可见散在斑点状，
邻近骨皮质呈弧形压迹，边缘骨质硬化 E～F：SPECT/CT 融合显像示肱骨前侧软组织肿块呈
明显团状异常放射性核素摄取，肱骨骨皮质呈片状放射性摄取

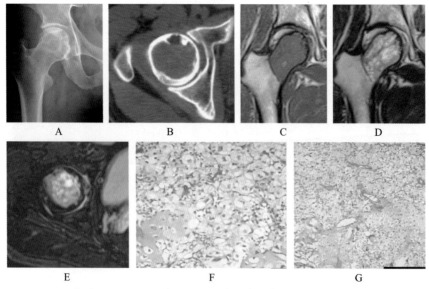

彩图 20-27 右股骨头透明细胞软骨肉瘤影像及病理切片

A：X 线示右股骨头囊状骨质破坏，其内密度欠均匀，边缘轻度骨质硬化 B：CT 平扫描示病变区不规则骨质破
坏，骨皮质完整，边缘呈花边状改变，病变区内密度较均匀 C～E：MRI 平扫描示病变区呈略长 T_1、混杂 T_2 信
号，其内可见多发囊状更高信号 F～G：病理组织切片诊断为透明细胞软骨肉瘤

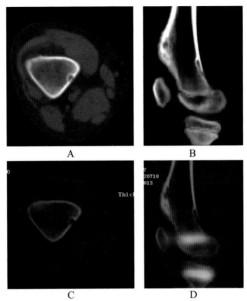

彩图 20-28　右股骨远侧干骺端内后侧生理性纤维骨皮质缺损影像

A～B：CT 平扫描示右股骨远侧干骺端内后侧骨皮质呈"碟"形骨质缺缺损，边界清楚，

边缘骨质硬化，干骺端前侧可见骨软骨瘤　C～D：SPECT/CT 融合显像显示右股骨远侧干骺端

内后侧骨皮质缺损区未见明显异常放射性核素摄取，干骺端前侧骨软骨瘤区可见片状异常放射性核素摄取

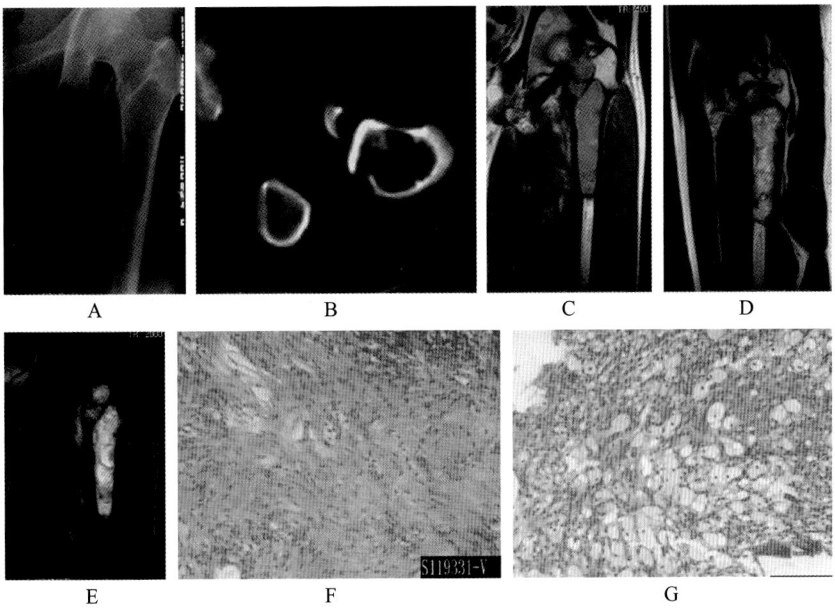

彩图 20-29　左股骨上段非骨化性纤维瘤影像及病理切片

A：X 线示左股骨上段骨髓腔内可见囊状骨质破坏区，其长轴与骨干一致，骨皮质变薄，边缘可见骨质硬化环

B：CT 平扫描示左股骨上段囊状骨质破坏，边界清楚，骨皮质病理性骨折，周围未见明显软组织肿块影　C～E：

MRI 平扫描示左股骨病变区呈明显囊状长 T_1、长 T_2 信号，于脂肪抑制序列 PDWI 上呈明显高信号，信号欠均匀

F～G：病理图片示病变由纤维组织组成，其间可见片状胆固醇结晶

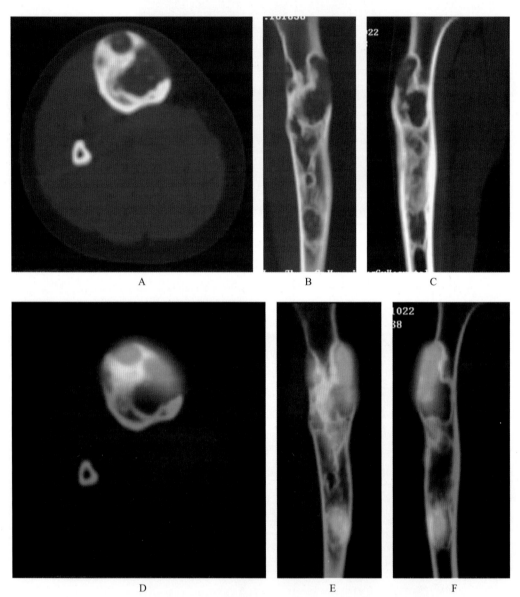

A ~ C   B   C

D   E   F

彩图 20-30 右胫骨中上段非骨化性纤维瘤影像

A ~ C：CT 平扫描 MPR 示右胫骨中上段骨髓腔内不规则轻度膨胀性囊状骨质破坏，

边缘骨质硬化 D ~ F：SPECT/CT 融合显像显示右胫骨中上段病变区边缘呈明显异常放

射性核素摄取，部分病变区未见异常放射性核素摄取

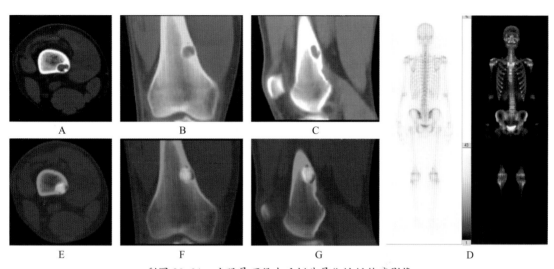

彩图 20-31　右股骨下段内后侧非骨化性纤维瘤影像

A～C：CT 平扫描并 MPR 示左股骨下段内后侧骨皮质呈轻度膨胀性囊状骨质破坏，骨皮质变薄，
边缘可见骨质硬化环　D：全身骨显像示右股骨下段内后侧局限性斑片状异常放射性核素摄取

E～G：SPECT/CT 融合显像显示病变区呈明显团状异常放射性核素摄取，病变区中央尤为显著

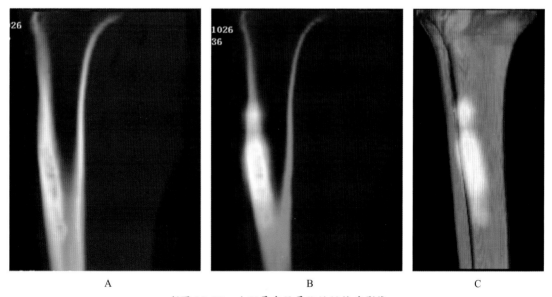

彩图 20-32　右胫骨中段骨化性纤维瘤影像

A：CT 平扫描后 MPR 矢状位重组示胫骨中段前侧骨皮质内多发囊状骨质破坏，X 线示左胫骨外前侧骨皮质内膨
胀性囊状骨质破坏，周围骨质硬化，骨皮质不规则增厚，病变区向骨髓腔内扩展

B～C：SPECT/CT 融合显像示胫骨中段病变区呈明显不均匀异常放射性核素摄取

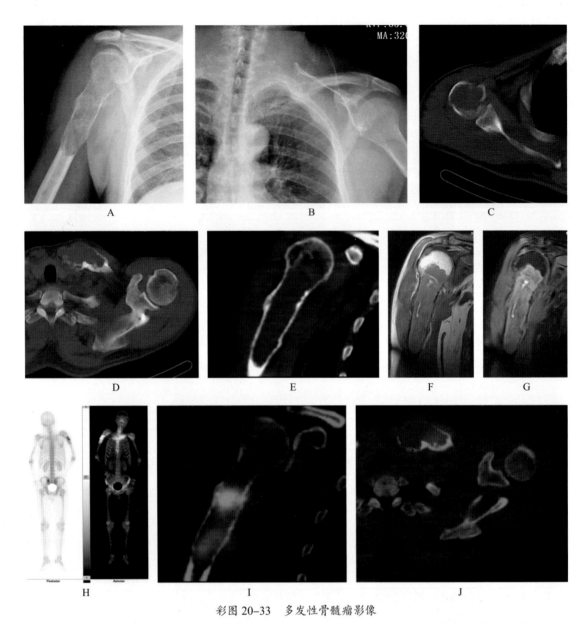

彩图 20-33　多发性骨髓瘤影像

　　A～B：X 线示右肱骨上段及左锁骨胸骨端多发穿凿样溶骨性骨质破坏，边界不清，右肱骨上段病理性骨折
C～E：CT 平扫描示右肱骨上段、肩胛骨及左锁骨胸骨端多发穿凿状溶骨性骨质破坏，骨皮质不完整，右肱骨及
左锁骨病变呈膨胀性改变，周围未见明显软组织肿块　F～G：MRI 平扫描示右肱骨及肩胛骨多发片状长 T_1、长
T_2 信号骨质破坏，肱骨破坏区内可见条形出血，呈短 T_1、长 T_2 信号，肱骨上段病理性骨折　H：全身骨显像显示
右肱骨上段骨折端、左锁骨胸骨端及左侧髂骨区多发不规则异常放射性核素摄取　I～J：右肱骨及左锁骨 SPECT/
CT 融合显像显示病变区边缘骨质呈片状轻度异常放射性核素摄取，右肱骨骨折端呈明显团状异常放射性核素摄取

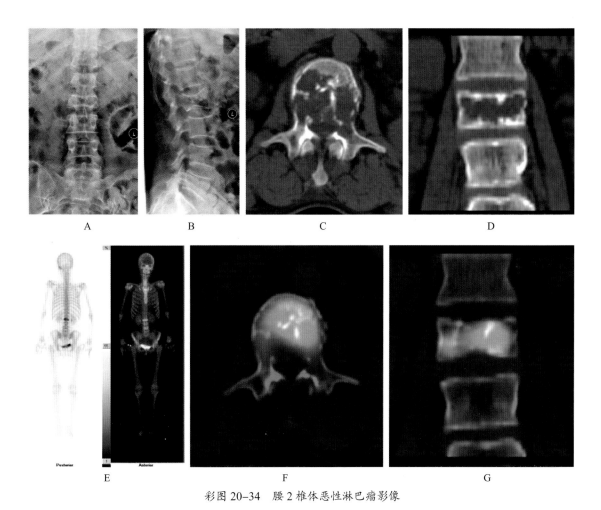

A　　　　　　　　　B　　　　　　　　　C　　　　　　　　　D

E　　　　　　　　　F　　　　　　　　　G

彩图 20-34　腰 2 椎体恶性淋巴瘤影像

A ～ B：X 线示腰 2 椎体溶骨性骨质破坏，边界不清，骨皮质不完整，椎体压缩性骨折　C ～ D：CT 平扫描示腰椎体及双侧椎弓根溶骨性骨质破坏伴病理性骨折，病变区中央可见斑片状骨质硬化区，骨皮质不完整，周围未见明显软组织肿块　E：全身骨显像显示腰 2 椎体局限性团状异常放射性核素摄取　F ～ G：SPECT/CT 融合显像示腰 2 椎体骨质破坏区呈不均匀异常放射性核素摄取，病变区边缘骨质呈轻度异常放射性核素摄取，中央骨质硬化区呈片状明显异常放射性核素摄取

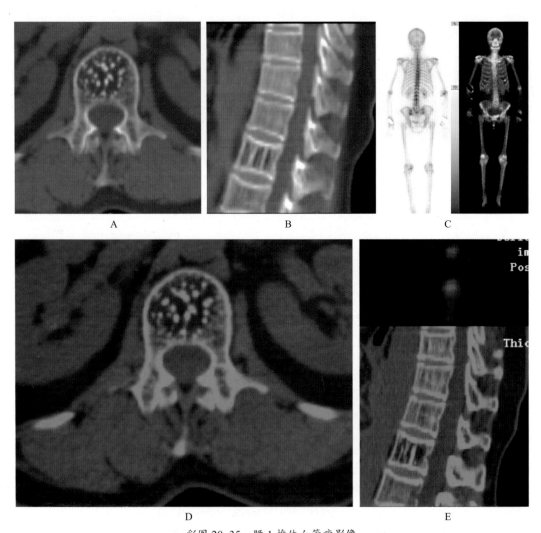

彩图 20-35　腰 1 椎体血管瘤影像

A ～ B：X 线示腰 1 椎体片状骨质破坏，破坏区内可见多发点状、栅栏状残余骨小梁，边界清楚

C ～ E：全身骨显像及 SPECT/CT 融合显像示腰 1 椎体无异常放射性核素摄取

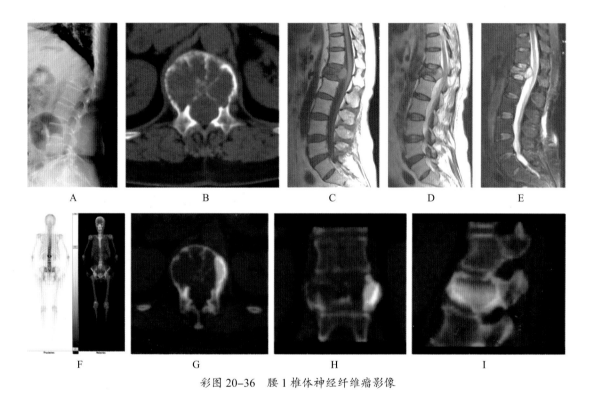

彩图 20-36　腰 1 椎体神经纤维瘤影像

A：X 线示腰 1 椎体溶骨性骨质破坏，边界不清楚，椎体压缩性骨折，呈楔形改变　B：CT 平扫描示腰 1 椎体呈膨胀性溶骨性骨质破坏，其内可见条形骨嵴，边缘骨质硬化，边界清楚。椎管及右侧椎间孔明显扩大，椎板受压变薄硬化，附件右前侧可见团状略低密度软组织肿块，边界清楚　C～E：MRI 平扫描示骨质破坏区呈中等 T_1、稍长 T_2 信号，于脂肪抑制序列 T_2WI 上呈明显高信号　F：全身骨显像示腰 1 椎体两侧呈"括号"状异常放射性核素摄取　G～I：SPECT/CT 融合显像示腰 1 椎体边缘呈斑片状异常放射性核素摄取，尤以椎体左右两侧为著

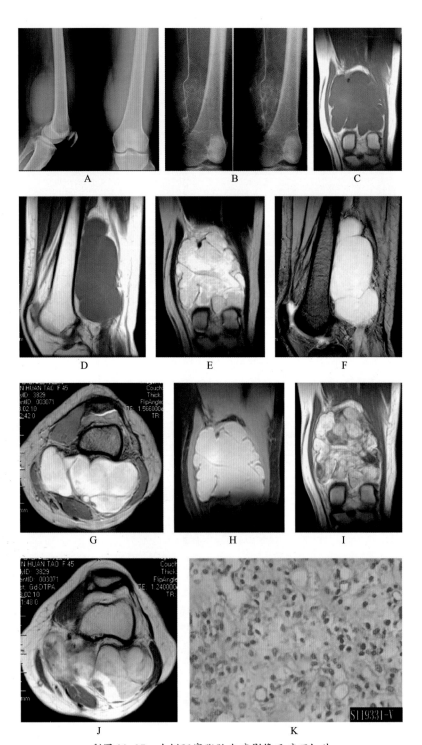

彩图 20-37　左侧腘窝脂肪肉瘤影像及病理切片

A：X 线示左腘窝内巨大软组织肿块，密度增高　B：DSA 血管造影显示肿瘤血供丰富，可见大量肿瘤血管　C～H：
MRI 平扫描示左腘窝内不规则软组织肿块，其内呈长 T_1、长 T_2 信号，边缘呈明显分叶状改变，并可见多个细条形短
T_1、中等 T_2 信号影伸入肿瘤内，脂肪抑制序列 PDWI 上肿瘤内呈明显高信号，肿瘤边界清楚　I～J：MRI 增强扫描示
肿瘤呈明显不均匀强化，边界清楚　K：病理结果为黏液瘤型脂肪肉瘤（10×40 倍）

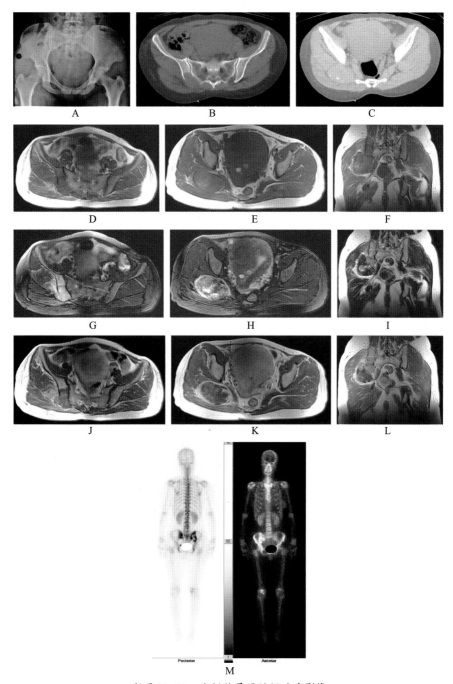

彩图 20-38　右侧髂骨恶性间叶瘤影像

A：X线示右侧髂骨局限性骨质破坏，边界不清楚　B～C：CT平扫描示右侧髂骨体部溶骨性骨质破坏，边界不清楚，骨皮质溶解消失，其内呈肌肉样软组织密度，臀肌内可见类椭圆形肌肉样密度软组织肿块，其内可见斑点状钙化影，边界清楚　D～I：MRI平扫描示右侧髂骨体部溶骨性骨质破坏，其后下方臀肌内可见较大软组织肿块，破坏区及其下方软组织肿块呈略长 T_1、略长 T_2 信号，中央可见囊状坏死区及斑片状短 T_1、长 T_2 信号影，周围软组织水肿　J～L：MRI增强扫描示骨质破坏区及其下方软组织肿块呈明显不均匀强化，以肿块边缘区强化明显　M：全身骨显像示右侧髂骨体部呈不规则斑片状明显异常放射性核素摄取

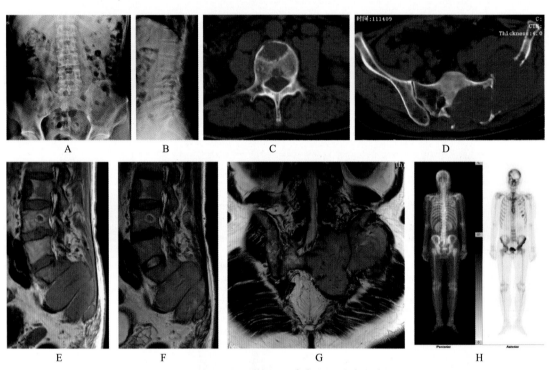

彩图 20-39　腰骶椎及髂骨多发转移瘤影像

A～B：X 线示腰骶椎及左侧髂骨不同程度溶骨性骨质破坏，边界不清楚　C～D：CT 平扫描示腰椎、骶椎椎体及双侧髂骨多发溶骨性骨质破坏，骶椎及左侧髂骨破坏区周围可见明显软组织肿块　E～G：MRI 平扫描示骨质破坏区及其周围软组织肿块呈略长 T_1、略长 T_2 信号，边界不清楚，其内信号欠均匀　H：全身骨显像示胸椎、腰椎、骶椎及左侧髂骨区均可见斑片状放射性核素缺失区，其边缘放射性核素局限性摄取

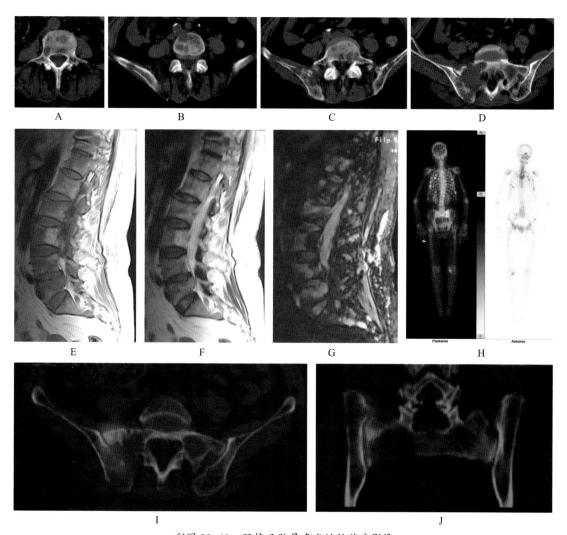

彩图 20-40　腰椎及髂骨多发性转移瘤影像

A～D：CT 平扫描示腰椎、骶椎及双侧髂骨多发性溶骨性骨质破坏，边界不清楚，

边缘骨皮质不完整，周围可见软组织肿块影　E～G：MRI 平扫描示腰椎及骶椎散在多

发斑片状略长 T_1、略长 T_2 信号，脂肪抑制序列 T_2WI 上呈明显高信号，异常信号区分布杂乱无章

H：全身骨显像示双侧肋骨及颅骨、胸椎、腰椎、骶椎、骨盆多发斑片状异常放射性核素摄取区，其分布杂乱无

章，放射性摄取程度轻重不一　I～J：SPECT/CT 融合显像示骶椎及双侧髂骨骨质破坏区边缘骨质呈轻度异常放

射性核素摄取，部分病变区周围骨质无放射性核素摄取，破坏区内呈"冷区"

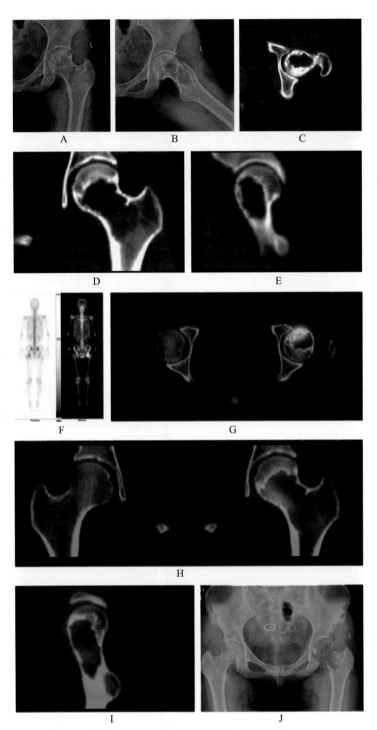

彩图 20-41　左股骨颈骨巨细胞瘤影像

A ～ B：X 线示左股骨颈轻度膨胀性溶骨性骨质破坏，其内可见条形骨性间隔，边界清楚，边缘骨质硬化
C ～ E：CT 平扫描示左股骨颈膨胀性溶骨性骨质破坏，边缘骨质硬化　F：全身骨扫描显示作出股骨颈病变区呈
局限性团状明显异常放射性核素摄取　H ～ J：SPECT/CT 及 SPECT/DR 融合显像示左股骨颈骨质破坏区内呈放射
性核素缺失，边缘骨质硬化区呈明显异常放射性核素摄取

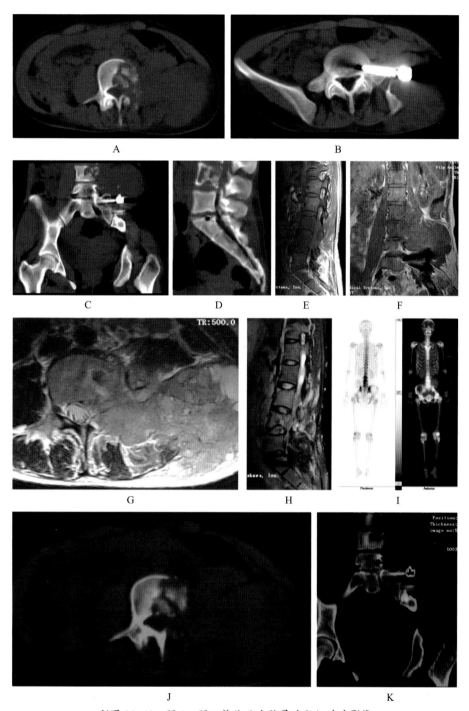

彩图 20-42　腰 3、腰 4 椎体及左髂骨造釉细胞瘤影像

A～D：X 线示腰 3、腰 4 椎体及左侧髂骨不规则溶骨性骨质破坏，边界不清楚，边缘骨皮质不完整，周围可见巨
大软组织肿块影　E～H：MRI 平扫描示腰 3、腰 4 椎体、附件及左侧髂骨多发溶骨性骨质破坏，边界不清楚，边
缘骨皮质不完整，周围伴有巨大软组织肿块影，椎管受压变形　I：全身骨显像示腰 3、腰 4 椎体及左侧髂骨区可见
斑片状明显不规则片状异常放射性核素摄取　J～K：SPECT/CT 融合显像示腰 3、腰 4 椎体及左侧髂骨骨质破坏区
边缘呈斑片状明显异常放射性核素摄取，破坏区内呈放射性核素缺失

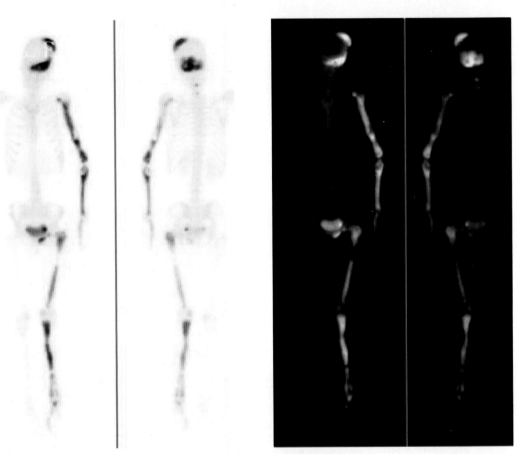

彩图 20-43　多发骨纤维异常增殖症影像

全身骨显像示颅骨、颅底及左侧半肢体异常放射性核素浓聚

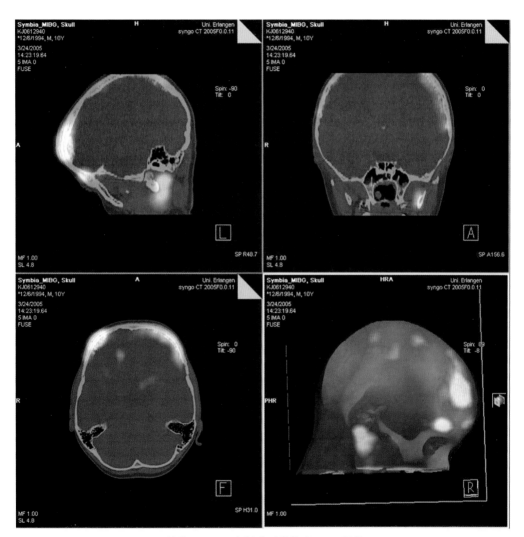

彩图 20-44　头颅畸形性骨头 ECT 影像
SPECT/CT 示颅骨多发大片状不规则异常放射性核素摄取

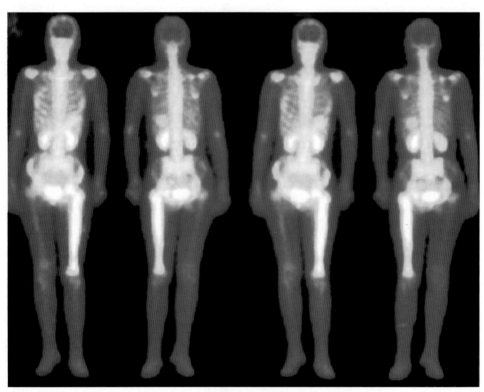

彩图 20-45　左股骨畸形性骨炎 ECT 影像

SPECT/CT 融合图像显示左股骨呈弥漫性，异常放射性浓聚，骨影增宽、弯曲变形异常放射性摄取增高

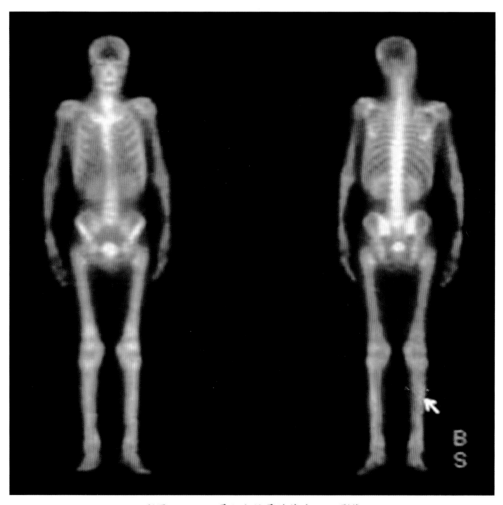

彩图 23-3　胫骨肥大性骨关节病 ECT 影像

肺性肥大性骨关节病，双侧胫骨骨皮质对称性和弥漫性的放射性增高呈"轨道样"改变

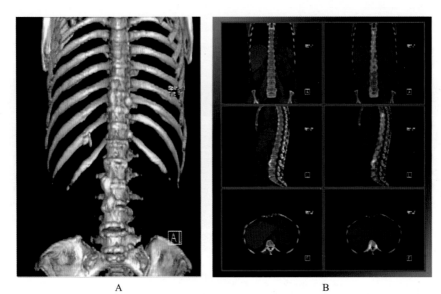

A   B

彩图 25-1 脊柱退行性变 ECT 影像

A ～ B：胸腰椎侧缘可见多处不对称性异常放射性核素浓聚

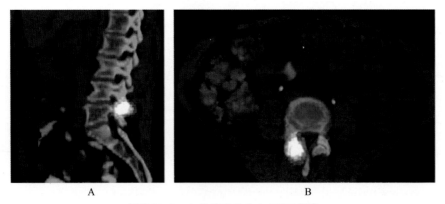

A   B

彩图 25-2 小关节面综合征 ECT 影像

A ～ B：L_4、L_5 椎体小关节放射性核素摄取异常浓聚

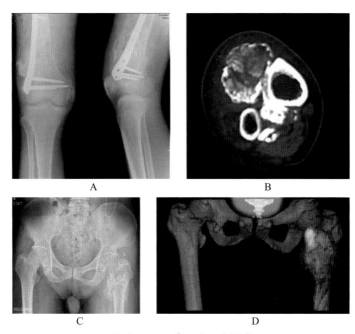

彩图 26-1　骨化性肌炎影像

A：右侧股骨下段陈旧性骨折，钢板内固定，周围软组织片状、索条状不规则高密度影，
界限不清　B：右侧小腿软组织内团块状高密度影，密度欠均匀，界限清晰　C：左侧股骨
粗隆间团状高密度影，密度欠均匀，边界清楚　D：左侧股骨粗隆间骨化区异常放射性核素浓聚

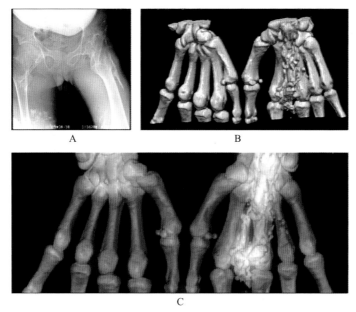

彩图 26-2　进行性骨化性肌炎影像

A：双侧髋关节轻度屈曲，关节周围可见条状密度增高影，结构与一般骨质相同，
走行方向与肌肉行径一致，左侧为著，出现强直　B：右手掌指关节区斑片状致密影，
走行方向与肌肉行径一致　C：右手掌指关节区异常放射性核素浓聚

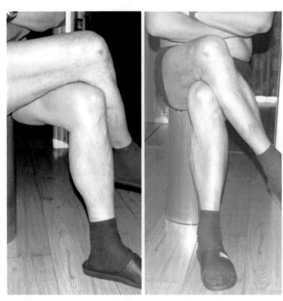

彩图 30-1　患者跷二郎腿姿势可见光图像

患者因左踝关节背伸及伸趾功能障碍、呈垂足、垂趾畸形；足不能外翻、
小腿前外侧和足背前、内侧感觉障碍 24 小时入院。患者于发病前晚上通宵
翘二郎腿打麻将，图为翘二郎腿姿势；肌电图显示左侧胫骨前肌、腓骨长肌
募集反应减弱，建议结合临床，病程短，建议 20 天后复查肌电图

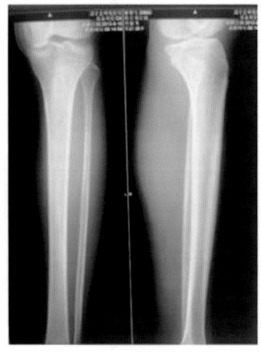

彩图 30-2　左胫腓骨正侧位 X 影像

左胫腓骨正侧位未见明显异常征象

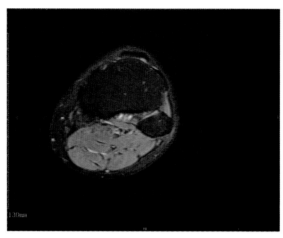

彩图 30-3　左膝横轴位 MRI PD 压脂影像

左膝横轴位 MRI 未见明显异常征象

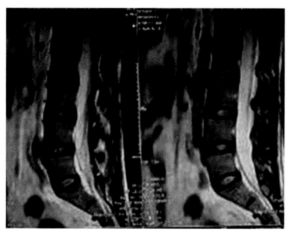

彩图 30-4　腰椎矢状位 MRI T_2WI 影像

腰椎 MRI 检查未见明显异常征象

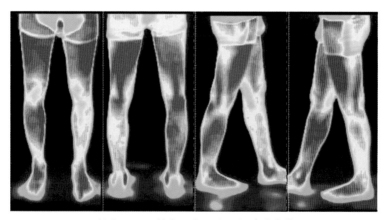

彩图 30-5　静息状态双小腿红外热成像

静息状态红外热像图显示患侧小腿前侧、后侧、内侧、外侧温度均匀减低，与膝关节区正常温度明显分界

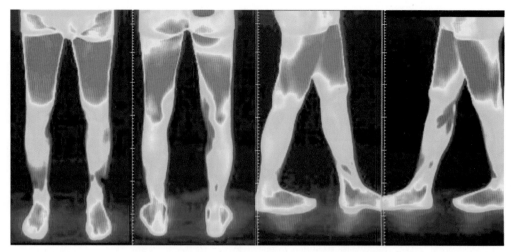

彩图 30-6　冰敷干预 0 分钟后双下肢红外热成像

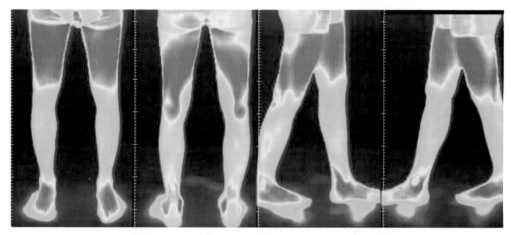

彩图 30-7　冰敷干预 5 分钟后双下肢红外热成像

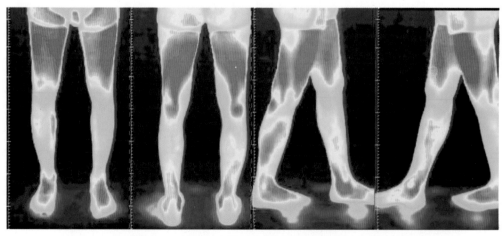

彩图 30-8　冰敷干预 15 分钟后双下肢红外热成像

冰敷后瞬间，双小腿温度同时减低，呈冷区改变，在复温过程中，患肢温度低于健侧肢体

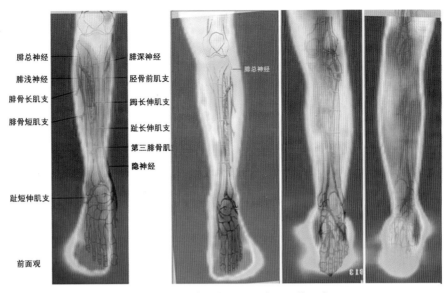

腓总神经　　　　　腓深神经
腓浅神经　　　　　胫骨前肌支
腓骨长肌支　　　　拇长伸肌支
腓骨短肌支　　　　趾长伸肌支
　　　　　　　　　第三腓骨肌
　　　　　　　　　隐神经
趾短伸肌支
前面观

腓总神经

彩图 30-9　红外热像图、数字人图像融合
热像图与数字人融合显示患肢温度减低区与腓总神经支配区相匹配，其内未见明显热区及冷区改变

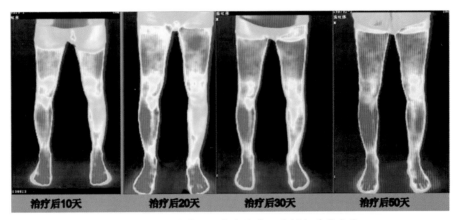

治疗后10天　　治疗后20天　　治疗后30天　　治疗后50天

彩图 30-10　治疗后、静息状态双小腿红外热成像

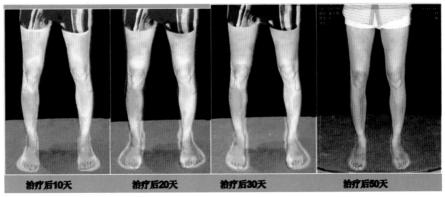

治疗后10天　　治疗后20天　　治疗后30天　　治疗后50天

彩图 30-11　治疗后、静息状态双小腿红外热像图、可见光图像融合
治疗复查显示左侧小腿病灶处温度逐渐升高，至 50 天时双侧小腿基本等温

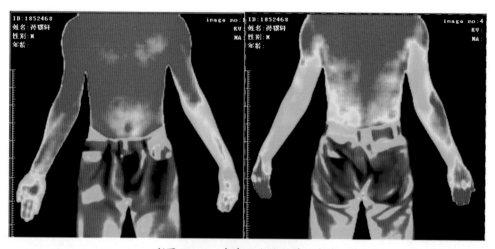

彩图 30-12　患者双上肢红外热成像

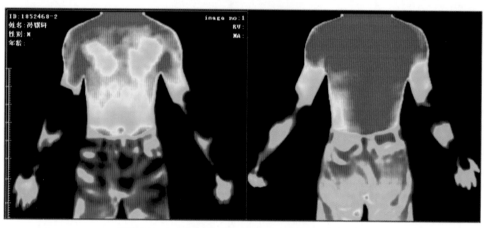

彩图 30-13　冰敷干预 0 分钟后双上肢红外热成像

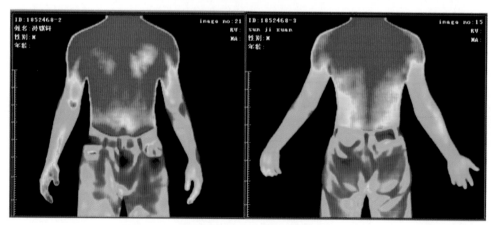

彩图 30-14　冰敷干预 15 分钟后双上肢红外热成像

红外热像图显示前臂外侧温度均匀减低。冰敷后瞬间，双上肢温度同时减低，
呈冷区改变，在复温过程中，患肢温度低于健侧肢体

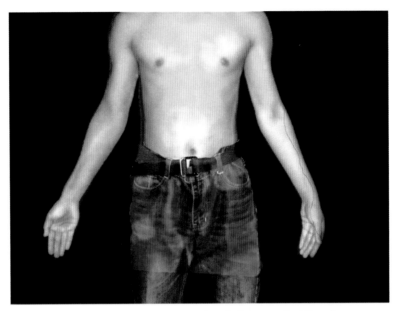

彩图 30-15　患者双上肢红外热成像、可见光图像融合

红外热像图、可见光融合显示患者温度减低区与感觉异常区相吻合

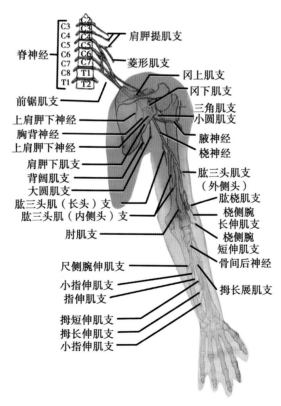

彩图 30-16　患者患肢红外热成像、数字人图像融合

红外热像图、数字人融合显示患者温度减低区与桡神经支配区相吻合

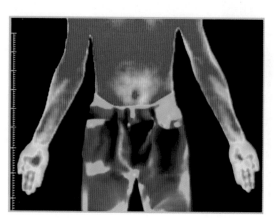

彩图 30-17　治疗后双上肢红外热像图
治疗后复查显示双患侧上肢温度恢复，双侧基本对称

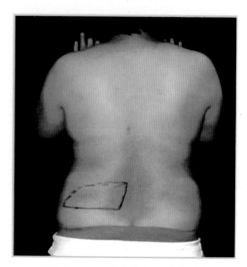

彩图 30-18　患者背部可见光图像
记号笔勾画区域为患者疼痛区

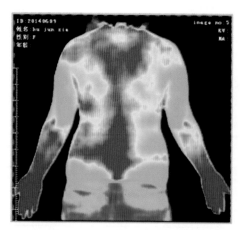

彩图 30-19　患者背部红外热成像
红外热像图显示病灶主体为红色，病灶周围依次为黄色、
绿色过渡带，过渡带边界不清；图像融合显示异常温度
区与勾画区及胸腰筋膜吻合

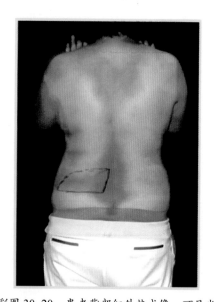

彩图 30-20　患者背部红外热成像、可见光
图像融合
红外热成像、可见光图像融合显示异常温度区与勾
画区吻合

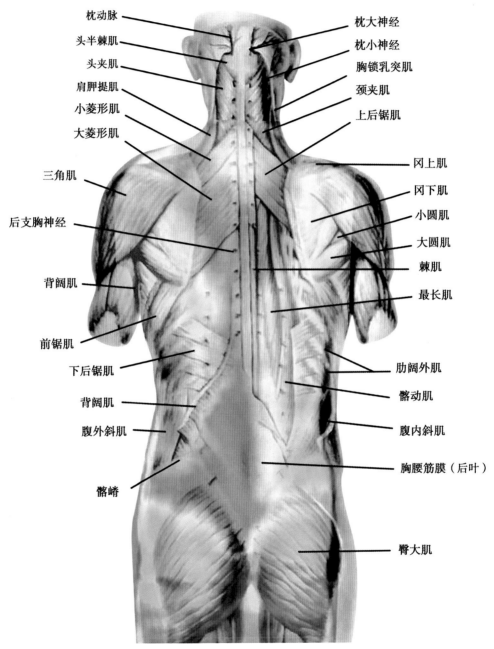

枕动脉

头半棘肌

头夹肌

肩胛提肌

小菱形肌

大菱形肌

三角肌

后支胸神经

背阔肌

前锯肌

下后锯肌

背阔肌

腹外斜肌

髂嵴

枕大神经

枕小神经

胸锁乳突肌

颈夹肌

上后锯肌

冈上肌

冈下肌

小圆肌

大圆肌

棘肌

最长肌

肋阔外肌

髂动肌

腹内斜肌

胸腰筋膜（后叶）

臀大肌

彩图 30-21　患者背部红外热成像、数字人图像融合

红外热成像、数字人图像融合显示异常温度区与病灶解剖走行吻合

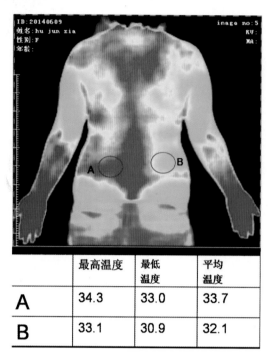

	最高温度	最低温度	平均温度
A	34.3	33.0	33.7
B	33.1	30.9	32.1

彩图 30-22　患者背部红外热成像测温图

病灶区平均温度 33.7℃，符合高温型改变

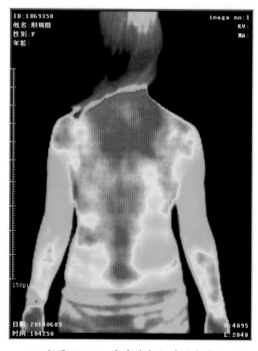

彩图 30-23　患者背部红外热成像

患者左侧异常温度区轮廓内热像图分布无规律，可见团状、不规则状红色区域及
不规则状绿色区域，二者温度过渡带边界不清；右侧病灶主体区域为绿色，病灶周围
为黄色，温度过渡带相对清晰；图像融合显示异常温度区与勾画区及胸腰筋膜吻合

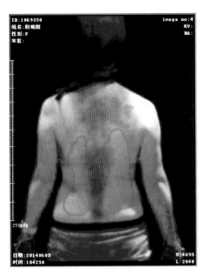

彩图 30-24　患者背部红外热成像、可
见光图像融合

患者异常温度与背部疼痛勾画区吻合

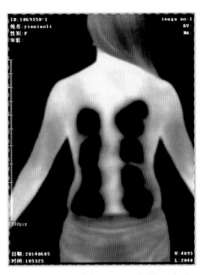

彩图 30-25　冰敷干预 0 分钟后患者
背部红外热像图

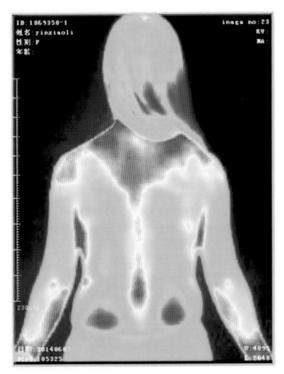

彩图 30-26　冰敷干预 15 分钟后患者背部红外热成像图

冰敷后瞬间，背侧温度明显减低，呈冷区改变，在复温过程中，
背侧温度恢复，但下部温度仍呈低温分布，此处也是患者最疼痛区

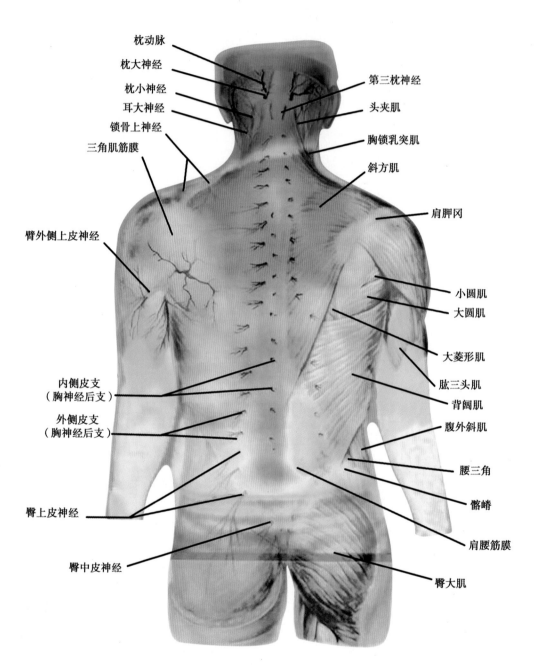

枕动脉
枕大神经
枕小神经
耳大神经
锁骨上神经
三角肌筋膜

第三枕神经
头夹肌
胸锁乳突肌
斜方肌
肩胛冈

臀外侧上皮神经

小圆肌
大圆肌
大菱形肌
肱三头肌
背阔肌
腹外斜肌
腰三角
髂嵴
肩腰筋膜
臀大肌

内侧皮支
（胸神经后支）

外侧皮支
（胸神经后支）

臀上皮神经

臀中皮神经

彩图 30-27　患者背部红外热成像图、数字人图像融合

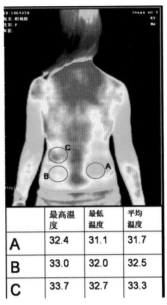

	最高温度	最低温度	平均温度
A	32.4	31.1	31.7
B	33.0	32.0	32.5
C	33.7	32.7	33.3

彩图 30-28　患者背部红外热成像测温图
左侧符合混合温度型，右侧符合低温型

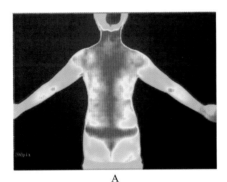

A

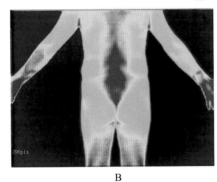

B

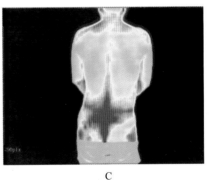

C

彩图 30-29　背部红外热成像

A：强直性脊柱炎　红外热图显示脊柱区条形高温，温度边界不清，存在明显过渡带，
符合充血型改变，建议冷疗　B：腰背肌筋膜炎。红外热图显示腰骶区温度明显升高，
边界清，符合淤血型改变，建议热疗　C：腰椎小关节撞击。红外热图显示患者腰骶区温度
明显增高，病灶部分边界清，部分不清，符合混合型改变，建议冷热交替治疗

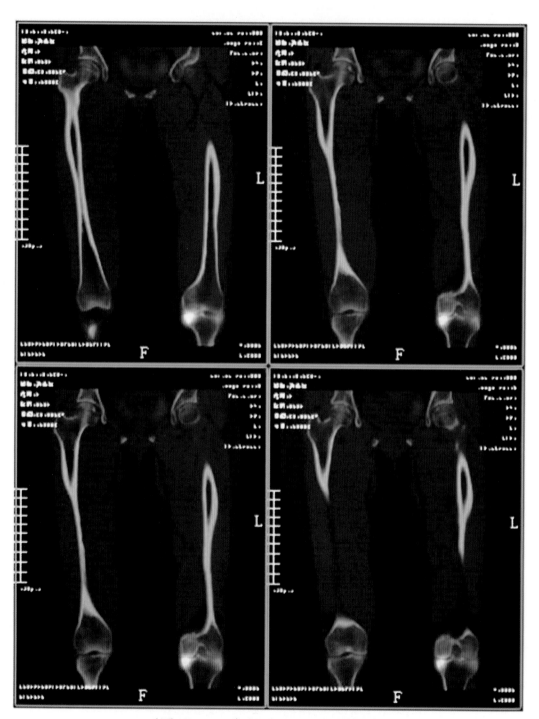

彩图 30-30　双膝冠状位 SPECT/CT 图像融合

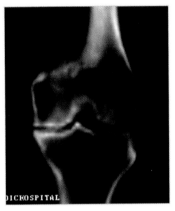

彩图 30-31　左膝关节 CT 冠状位

左膝关节内侧间隙变窄，见放射性核素异常浓聚

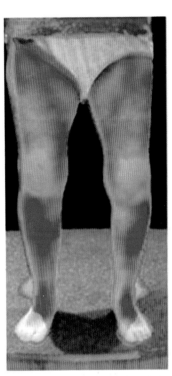

彩图 30-32　双下肢红外热成像

左膝内侧温度不均匀减低

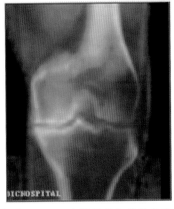

彩图 30-33　左膝关节红外热成像、
CT 图像融合

图像融合之后显示温度减低区与影像学
骨性关节炎区相吻合

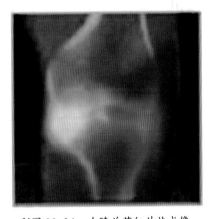

彩图 30-34　左膝关节红外热成像、
SPECT/CT 图像融合

图像融合之后显示温度减低区与影像学放射
性核素浓聚区相吻合，提示疾病比较久，解
释了患者疼痛

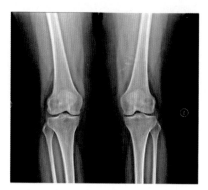

彩图 30-35　双膝关节 X 线影像
双膝关节间隙不均匀变窄，关节面硬化，符
合骨性关节炎影像学改变

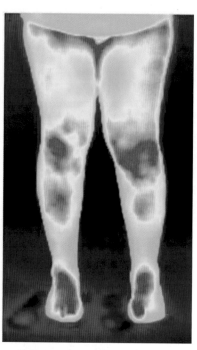

彩图 30-36　双下肢红外热成像
双膝关节区域温度不均匀升高，边界不清，
提示充血改变

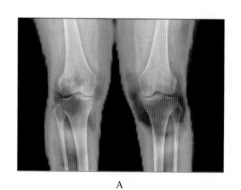

A

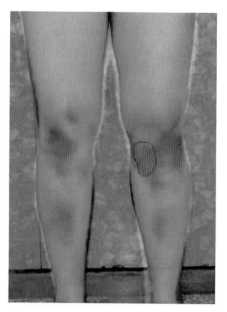

B

彩图 30-37　双下肢红外热成像、DR 图像融合
双膝关节异常温度区与患者症状区相吻合

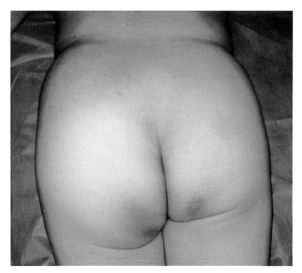

彩图 30-38　臀部可见光图像

可见光提示左侧臀部肿胀，但皮肤颜色无改变

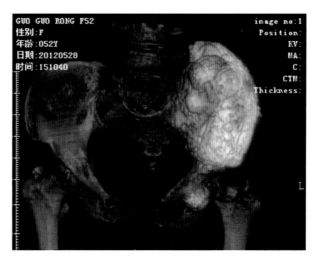

彩图 30-39　骨盆 ECT-CT 三维融合图像

左侧髂骨团状高密度影、放射性核素异常浓聚

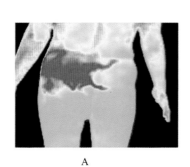

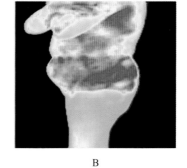

A　　　　　　　　　　　　　　　　　　B

彩图 30-40　臀部红外热像图

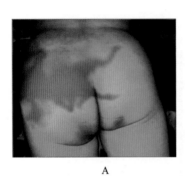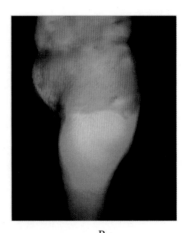

A   B

彩图 30-41　臀部红外热像图、可见光图像融合

左侧臀部温度明显增高，边界不清，周围见条形高温带

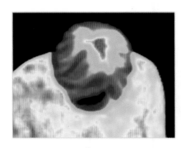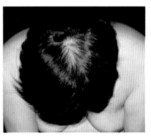

A   B

彩图 30-42　头颅红外热像图

头颅顶部左侧温度增高，上述影像学改变符合恶性肿瘤，病理证实侵袭性骨母细胞瘤

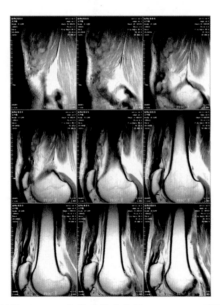

彩图 30-43　右膝关节矢状位 MRI T$_1$WI 图像

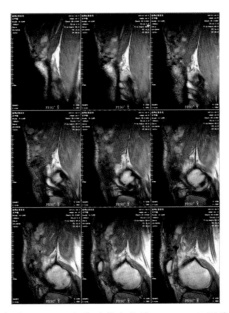

彩图 30-44　右膝关节矢状位 MRI T_2WI 图像

右股骨下段前外侧软组织内见团状等 T_1、稍长 T_2 信号影，

形态不规整，恶性不排除

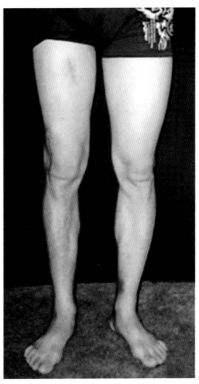

彩图 30-45　双下肢可见光图像

可见光显示右上段前外侧瘢痕影，患者 3 年前手术，

现下段前外侧新发病灶

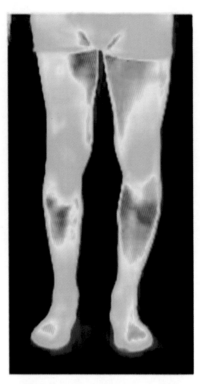

彩图 30-46　双下肢红外热像图

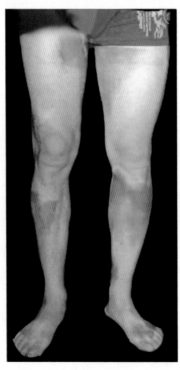

彩图 30-47　双下肢红外热像图、可见光图像

右大腿下段前外侧温度较对侧减低，符合良性病变，病理证实良性